Libro de texto sobre reanimación neonatal, *7.ª edición*

AF324635

Editor
Dr. Gary M. Weiner, FAAP

Editores asociados
Jeanette Zaichkin, RN, MN, NNP-BC

Editor emérito
Dr. John Kattwinkel, FAAP

Editores asistentes
Dra. Anne Ades, FAAP
Dr. Christopher Colby, FAAP
Dr. Eric C. Eichenwald, FAAP
Dra. Kimberly D. Ernst, MSMI, FAAP
Dra. Marilyn Escobedo, FAAP
John Gallagher, MPH, RRT-NPS
Dr. Louis P. Halamek, FAAP
Dra. Jessica Illuzzi, MS, FACOG
Dr. Vishal Kapadia, MSCS, FAAP
Dr. Henry C. Lee, FAAP
Linda McCarney, MSN, APRN, NNP-BC
Patrick McNamara, MB, FRCPC
Jeffrey M. Perlman, MB, ChB, FAAP
Dr. Steven Ringer, PhD, FAAP
Dra. Marya L. Strand, MS, FAAP
Dra. Myra H. Wyckoff, FAAP

Editor de diseño educativo
Jerry Short, PhD

Editores traducción al español
Teresa del Moral, MD, MPH
Oswaldo Revelo Castro, MD
Edgardo Szyld, MD, MSC
Enrique Udaeta Mora, MD

Editores administradores
Rachel Poulin, MPH
Wendy Marie Simon, MA, CAE

Basado en textos originales de
    Dr. Ronald S. Bloom, FAAP
    Catherine Cropley, RN, MN

Casos de simulación electrónica (eSim) del Libro de texto sobre reanimación neonatal, 7.ª edición:
Dra. Anne Ades, FAAP
Dra. Kimberly D. Ernst, MSMI, FAAP
Jeanette Zaichkin, RN, MN, NNP-BC

Publicado por la Academia Americana de Pediatría (American Academy of Pediatrics)
141 Northwest Point Blvd
Elk Grove Village, IL 60007-1019
Teléfono: 847/434-4000
Fax: 847/228-1350
www.aap.org

Las recomendaciones realizadas en esta publicación y los materiales que la acompañan no indican un tratamiento exclusivo ni sirven como estándar de atención. Las variaciones pueden ser apropiadas teniendo en cuenta las circunstancias, la naturaleza de la supervisión médica y los protocolos locales.

Se han realizado todos los esfuerzos posibles para asegurar que las personas que colaboraron en los materiales del programa de reanimación neonatal sean autoridades reconocidas en sus respectivos campos. No obstante, se les advierte a los lectores que las declaraciones y opiniones expresadas se proporcionan como pautas y no deben interpretarse como la política oficial de la Academia Americana de Pediatría o la Asociación Americana del Corazón.

Este material se pone a disposición como parte de los programas de educación profesional de la Academia Americana de Pediatría y la Asociación Americana del Corazón. No se pretende ni debe inferirse el respaldo a ningún producto o servicio.

La Academia Americana de Pediatría y la Academia Americana del Corazón declinan cualquier demanda o responsabilidad por las consecuencias de cualquier acción realizada confiando en estas declaraciones y opiniones.

La Academia Americana de Pediatría se reserva el derecho a divulgar información personal relacionada con la finalización del curso de los participantes/proveedores con fines administrativos, tal como verificar la participación o clases que se toman o validar el estado de cualquier Credencial de realización del curso. En ningún caso la Academia Americana de Pediatría ni la Asociación Americana del Corazón serán responsables de la divulgación o uso de la información con dicho propósito ni serán responsables de las consecuencias de ninguna de las medidas que se tomen confiando en dicha información.

Copyright © 2016 de la Academia Americana de Pediatría y la Asociación Americana del Corazón

Todos los derechos reservados. Ninguna parte de esta publicación o los materiales que la acompañan se pueden reproducir, almacenar en un sistema de archivo ni transmitir de forma alguna ni por ningún medio (electrónico, mecánico, fotocopiado, grabación u otro modo) sin el consentimiento anterior de la editorial (encuentre el título en http://ebooks.aappublications.org y haga clic en © Get Permissions; también puede enviar los permisos por fax al editor 847/434-8780 o enviarlos por correo electrónico a permissions@aap.org). Primera edición publicada en 1987; segunda, 1990; tercera, 1994; cuarta, 2000; quinta, 2006; sexta, 2011.

Impreso en los Estados Unidos de América.

NRP324

ISBN: 978-1-61002-026-8

Libro electrónico: 978-1-61002-027-5

Número de control de la Biblioteca del Congreso: 2015950710

5-287/0916   2 3 4 5 6 7 8 9 10

Agradecimientos

Miembros del Comité Directivo de PRN

Dra. Myra H. Wyckoff, FAAP, Subdirectora 2011-2015

Dr. Steven Ringer, PhD, FAAP, Subdirector 2013-2015

Dra. Marilyn Escobedo, FAAP, Subdirectora 2015-2017

Dra. Anne Ades, FAAP

Dr. Christopher Colby, FAAP

Eric C. Eichenwald, MD, FAAP

Dra. Kimberly D. Ernst, MSMI, FAAP

Dr. Vishal Kapadia, FAAP

Dr. Henry C. Lee, FAAP

Dra. Marya L. Strand, MS, FAAP

Representantes de enlaces

Dr. Eric C. Eichenwald, FAAP
  Comité del Feto y el Recién Nacido de la AAP

John Gallagher, MPH, RRT-NPS
  Asociación Americana de Cuidado Respiratorio

Dra. Jessica Illuzzi, MS, FACOG
  Colegio Americano de Obstetricia
    y Ginecología

Linda McCarney, MSN, APRN, NNP-BC
  Asociación Nacional de Enfermeros Neonatales

Patrick McNamara, MB, FRCPC
  Sociedad Pediátrica Canadiense

Materiales educativos asociados al *Libro de texto de reanimación neonatal, 7.ª edición*

Guía práctica del Instructor, Jeanette Zaichkin, RN, MN, NNP-BC, Editora

Curso de Instructor, Jeanette Zaichkin, RN, MN, NNP-BC, Editora; Dr. Vishal Kapadia, MSCS, FAAP; Dr. Henry C. Lee, FAAP; Taylor Sawyer, DO, MEd, FAAP; y Dra. Nicole K. Yamada, FAAP, Colaboradores

Exámenes en línea para instructores de PRN Jeanette Zaichkin, RN, MN, NNP-BC

Exámenes en línea para proveedores de PRN Dr. Steven Ringer, PhD, FAAP y Jerry Short, PhD, Editores

Tabla de referencia, Tarjetas de códigos, y tarjetas de bolsillo del PRN, Dr. Vishal Kapadia, MSCS, FAAP, Editor

Afiche de las habilidades de comportamiento claves de Programa de Reanimación Neonatal (PRN), Dr. Louis P. Halamek, FAAP, Editor

Afiche del equipo de PRN, Jeanette Zaichkin, RN, MN, NNP-BC, Editora

Aplicación de PRN, Dr. Steven Ringer, PhD, FAAP y Dra. Marya L. Strand, MS, FAAP, Editores

Escenarios de reanimación neonatal, Jeanette Zaichkin, RN, MN, NNP-BC, Editora; Dra. Myra H. Wyckoff, FAAP; Dr. Vishal Kapadia, MSCS, FAAP; Dra. Marya L. Strand, MS, FAAP, Colaboradores

El comité desea expresar su agradecimiento a los siguientes revisores y colaboradores del presente libro de texto:

Comité de Fetos y Recién Nacidos de American Academy of Pediatrics

Sección sobre Bioética de American Academy of Pediatrics

Comité de Unificación Internacional en Reanimación, Delegación de Neonatología

  Jeffrey M. Perlman, MB, ChB, FAAP, Subdirector

  Dr. Jonathan Wylie, Subdirector

Dr. Errol R. Alden, FAAP, AAP Revisor designado por la Junta

Dr. Steven M. Schexnayder, FAAP, Revisor designado por AHA

Aviva L. Katz, FAAP, Comité sobre Bioética de la AAP

Agradecimientos

Asociación Americana del Corazón

Dr. Allan R. de Caen, Presidente, Foro Pediátrico de la AHA

Dr. Farhan Bhanji, MSc, Presidente, Comité de Ciencia y Programas Educativos de la AHA

Créditos de las fotografías

Benjamin Weatherston

Gigi O'Dea, RN

Fundación Mayo para la Educación e Investigación Médica

Correctora

Jill Rubino

Personal de Publicaciones de la AAP

Theresa Wiener

Shannan Martin

Personal de Soporte Vital de la AAP

Kirsten Nadler, MS

Rachel Poulin, MPH

Wendy Marie Simon, MA, CAE

Robyn Wheatley, MPH

Thaddeus Anderson

Kristy Crilly

Gina Pantone

Olyvia Phillips

El comité desea expresar su agradecimiento a los siguientes colaboradores de la *7.ª Edición del PRN*:

Pacific Lutheran University MediaLab, Tacoma, WA

MultiCare Tacoma General Hospital, Tacoma, WA

Taylor Sawyer, DO, MEd, FAAP

Dra. Nicole K. Yamada, FAAP

Betty Choate, RNC-NIC

Ronna Crandall, RNC-NIC

Martine DeLisle, MSN, RNC

Maria Luisa Flores, BSN, RNC

Susan Greenleaf, BSN, RNC

Susan Hope, RN

Alta Kendall, ARNP, MSN, NNP-BC

Mary Kuhns, NNP

Gayle Livernash, RRT

Aimee Madding, RN

Cheryl Major, BSN, RNC-NIC

Tracey McKinney, RN, CNS, DNP, MS, NNP

Monica Scrudder, MSN, RNC-NIC

Dr. Kerry Watrin

Raymond Weinrich, RN

Dra. Stephanie K. Kukora, FAAP, University of Michigan, Ann Arbor, MI

Grupo de Trabajo de Desarrollo de Instructores del PRN

Dra. Anne Ades, FAAP

Dr. Eric C. Eichenwald, FAAP

Emer Finan, MB, DCH, Med, MRCPI

Dr. Louis P. Halamek, FAAP

Dr. Steven Ringer, PhD, FAAP

Dr. Gary M. Weiner, FAAP

Dra. Myra H. Wyckoff, FAAP

Karen Kennally, BSN, RN

Linda McCarney, MSN, RN, NNP-BC, EMT-P

Wade Rich, RCP

Kandi Zackery, BSN, RN, CEN, EMT-B

Jeanette Zaichkin, RN, MN, NNP-BC

Índice

Prólogo

Recibir la confianza de los padres para brindar atención a su bebé recién nacido es tanto un privilegio como una extraordinaria responsabilidad. Desde la primera edición del *Libro de texto de reanimación neonatal*, el Programa de Reanimación Neonatal® (PRN®) ha ayudado a más de 3 millones de proveedores de atención médica a cumplir con esta responsabilidad al proporcionarles la oportunidad de adquirir el conocimiento y las destrezas necesarias para salvar la vida de los recién nacidos. La historia y la evolución del PRN son fascinantes y brindan importantes lecciones a los educadores de la salud. En el sitio web de PRN está disponible una breve descripción y vale la pena leerla. Si bien la 7.ª edición incluye varias recomendaciones nuevas, destaca los mismos principios de guía que han sido la base del PRN durante casi 30 años.

El libro de texto de PRN, publicado en 1987, se basó en la práctica actual, conjetura racional y un consenso informal entre expertos. A partir de 2000, las recomendaciones en el libro de texto del PRN se desarrollaron utilizando un proceso de consenso internacional formal. La Academia Americana de Pediatría (AAP) y la Asociación Americana del Corazón (AHA) se asociaron para evaluar la ciencia de la reanimación a través del International Liaison Committee on Resuscitation (ILCOR). Los investigadores del Grupo de Trabajo Neonatal del ILCOR se reúnen a intervalos regulares para revisar la ciencia relevante para la reanimación neonatal. En un proceso riguroso, se identifican las preguntas que reflejan brechas claves en el conocimiento, los científicos de información realizan exhaustivas búsquedas de literatura, los miembros del Grupo de Trabajo Neonatal completan revisiones sistemáticas, se califica la calidad de la evidencia científica y se preparan borradores de resúmenes de declaraciones y se publican en línea para que los comenten. Finalmente, los miembros del Grupo de Trabajo se reúnen y discuten los resúmenes hasta que se logra un consenso en la ciencia y se formulan las recomendaciones de tratamiento. La declaración más reciente, llamada *Consenso internacional de la ciencia sobre reanimación cardiopulmonar y atención cardiovascular de emergencia con recomendaciones de tratamiento 2015 (Consensus on Science and Treatment Recommendations)*, se basa en una revisión de 27 preguntas de reanimación neonatal evaluadas por 38 miembros del grupo de trabajo que representan a 13 países. Luego de la reunión, cada organización miembro de ILCOR desarrolla pautas clínicas de acuerdo con el documento de *CoSTR*. Aunque los miembros de ILCOR están comprometidos a disminuir las diferencias internacionales, las pautas de cada organización pueden variar dependiendo de las diferencias geográficas, económicas y logísticas. Las pautas más recientes para los Estados Unidos se llaman *Actualización de las pautas de reanimación neonatal 2015 de la Asociación Americana del Corazón para la reanimación cardiopulmonar y la atención cardiovascular de emergencia.* Las pautas y los enlaces para acceder a las revisiones sistemáticas que apoyan cada recomendación están disponibles en línea en (http://pediatrics. aappublications.org/content/136/Supplement_2/S196). El Comité Directivo del PRN desarrolla los materiales educativos que ayudan al estudiante a adquirir las habilidades necesarias para implementar las pautas actuales de reanimación.

Esta edición del libro de texto incluye 11 lecciones. Se dedican dos nuevas lecciones a la preparación para la reanimación (Lección 2) y la atención posterior a la reanimación (Lección 8). De manera similar a la 6.ª edición, el libro de texto hace énfasis en la importancia de una preparación adecuada, la ventilación eficaz y el trabajo en equipo. Los detalles acerca de cómo implementar los pasos de ventilación correctiva han sido expandidos y complementados con ilustraciones adicionales. Casi todos los dibujos han sido reemplazados por fotografías a todo color para mejorar la definición. El orden de las lecciones ha sido revisado a fin de reflejar el aumento del énfasis en el hecho de intubar antes de comenzar con las compresiones torácicas. Los cambios importantes en las recomendaciones de la práctica incluyen nuevas pautas para el momento de la colocación de pinzas en el cordón umbilical, la concentración de oxígeno durante la reanimación, el uso de presión espiratoria final positiva (PEEP) y presión positiva continua en las vías respiratorias (CPAP) durante y después de la reanimación, el manejo del líquido amniótico teñido con meconio, el control cardíaco electrónico (ECG) durante la reanimación, la estimación de la profundidad de inserción de tubo endotraqueal y los métodos de termorregulación para recién nacidos prematuros (menos de 32 semanas de gestación). Dentro de cada lección, las secciones nuevas dedicadas al trabajo en equipo y las preguntas frecuentes permiten una consideración adicional de estos temas en el contexto del contenido de las lecciones.

La producción de un libro de texto tan complejo como el Libro de texto sobre reanimación neonatal no se puede lograr sin el esfuerzo de un equipo de individuos dedicados y talentosos. La asociación continua entre la AAP, AHA e ILCOR proporciona la infraestructura requerida para completar las rigurosas revisiones sistemáticas y desarrollar pautas internacionales basadas en la evidencia. Los miembros del Comité Directivo del PRN, sus representantes de enlaces y los voluntarios pasaron innumerables horas preparando, revisando y debatiendo cada palabra e ilustración en el libro de texto en un esfuerzo por proporcionarles a los estudiantes una guía práctica incluso cuando la evidencia no es suficiente para realizar una recomendación definitiva. El apoyo continuo de nuestro socio de alianza estratégica, Laerdal Medical, ha permitido al PRN ofrecer herramientas y tecnologías de aprendizaje que desafían a los participantes a todo nivel de habilidad. Al trabajar con Anne Ades (University of Pennsylvania), Kimberly Ernst (University of Oklahoma) y Jeanette

Zaichkin (AAP), esta sociedad creativa ha desarrollado un ambiente de aprendizaje virtual que le permite a cada profesional del PRN participar en una simulación electrónica. Llevar las fotografías y las palabras impresas al papel requiere de una enorme paciencia y atención al detalle. Los miembros del personal de la UCIN en el St Joseph Mercy Hospital-Ann Arbor (Chris Adams, Jennifer Boyle, Anne Boyd, Ann Caid) y la University of Michigan (Anthony Iannetta, Wendy Kenyon, Shaili Rajput, Kate Stanley, Suzy Vesey), junto con Jeanette Zaichkin, pacientemente modelaron las habilidades de reanimación para nuestro imperturbable fotógrafo médico Benjamin Weatherston. La mayoría de las fotografías en vivo de la sala de parto fueron proporcionadas por Christopher Colby y su personal talentoso en la Mayo Clinic-Rochester. La diligente corrección realizada por Jill Rubino aseguró coherencia y claridad, mientras que cada detalle en la planificación, redacción, producción y edición fue manejado hábilmente por Rachel Poulin.

Cada equipo eficaz necesita tener un líder fuerte, y el PRN ha sido guiado por un grupo de líderes excepcionales. Jeffrey Perlman (Weill Medical College), Jonathan Wylie (James Cook University Hospital) y Myra Wyckoff (University of Texas Southwestern) proporcionaron un impecable liderazgo que culminó en las declaraciones de consenso internacional sobre ciencia y tratamiento. A lo largo del ciclo de producción, los Subpresidentes del Comité Directivo del PRN Jane McGowan (Drexel University), Myra Wyckoff, Steven Ringer (Dartmouth-Hitchcock Medical Center) y Marilyn Escobedo (University of Oklahoma) pacientemente moderaron el enérgico debate. Lou Halamek (Stanford University) desafió al comité a enfocarse en la competencia más que en el cumplimiento y continúa dedicado a la innovación para el futuro. Jerry Short (University of Virginia) ha sido el responsable de asegurar que el diseño educativo y los componentes evaluativos del programa sigan coincidiendo con los principios del aprendizaje de los adultos y cubran las necesidades de un rango amplio de estudiantes. John Kattwinkel (University of Virginia) fue un miembro fundador del PRN, trabajó como Subpresidente del Comité Directivo, editó las 4 ediciones anteriores del libro de texto y proporcionó las palabras que expresaban las sutilezas y complejidades inherentes en un comunicado de consenso internacional. Su consejo y asesoramiento han sido importantísimos durante la producción de la 7.ª edición del libro de texto. Es realmente un gigante en el mundo de la reanimación neonatal y continúa guiando cualquier aspecto del programa con su comportamiento tranquilo y sabiduría cuidadosamente comunicada.

Ningún agradecimiento estaría completo sin reconocer los esfuerzos incansables de Jeanette Zaichkin y Wendy Simon. La creatividad y energía sin límites de Jeanette han estado en el centro de toda actividad educativa reciente del PRN. Entre sus contribuciones, Jeanette es una mentora de instructores reconocida, edita los materiales instructivos del PRN, creó el Curso de Instructor en línea, coedita la *Actualización del Instructor del PRN*, editó los escenarios de simulación del PRN y ha participado en cada video educativo del PRN. Ha sido socia en cada fase de la 7.ª edición comenzando con el primer borrador que fue diseñado en la mesa de su comedor. Jeanette considera con atención cada oración e instintivamente comprende las implicaciones prácticas para los lectores. Muchas veces, detrás de bambalinas, Wendy Simon es la persona que garantiza en silencio que todo lo relacionado con el PRN y los trabajos del Grupo de Trabajo Neonatal de ILCOR funcione. Ella comprende instintivamente cómo promover causas importantes, conectar con la gente y facilitar proyectos internacionales complejos. La convicción de Wendy inspira al grupo a lograr más de lo que nadie pensó posible. Aunque raramente acepta elogios, los padres de niños desde Boston a Beijing pueden agradecer a Wendy por el comienzo saludable de sus recién nacidos.

Dr. Gary M. Weiner, FAAP

Generalidades del curso para profesionales del Programa de Reanimación Neonatal

Pautas científicas para la reanimación neonatal

Los materiales del Programa de Reanimación Neonatal (PRN) se basan en las Guidelines for Cardiopulmonary Resuscitation and Emergency Cardiovascular Care of the Neonate (*Circulation*. 2015;132:S543-S560) de la Academia Americana de Pediatría (AAP) y la Asociación Americana del Corazón (AHA). El Apéndice incluye una reimpresión de estas pautas. Consulte las Pautas si tiene preguntas acerca del fundamento de las recomendaciones actuales del programa. Las pautas, publicadas originalmente en octubre de 2015, se basan en el consenso científico del International Liaison Committee on Resuscitation (ILCOR). Las revisiones basadas en evidencia preparadas por miembros de ILCOR, que sirven como base para ambos documentos, pueden verse en las pautas integradas basadas en el sitio web (https://eccguidelines.heart.org/index.php/circulation/cpr-ecc-guidelines-2/).

Nivel de responsabilidad

El Curso de proveedor del PRN consiste en 11 lecciones y los participantes deben completar las 11 lecciones para recibir la Credencial de realización del curso del PRN. Aunque no todos los proveedores de atención médica pueden realizar todos los pasos de la reanimación, pueden ser llamados para ayudar a un equipo y deben estar familiarizados con cada paso.

Nota especial: La reanimación neonatal es más efectiva cuando es realizada por un equipo de reanimación designado y coordinado. Es importante que conozca las responsabilidades de la reanimación neonatal de los miembros del equipo que trabajan con usted. La práctica periódica entre los miembros del equipo facilitará la atención coordinada y eficaz del recién nacido.

Simulación electrónica del PRN

La simulación electrónica (eSim) del PRN es un nuevo ejercicio de simulación en línea de reanimación neonatal requerido para alcanzar el estado de profesional del PRN con la 7.ª edición. La metodología eSim le permite al estudiante integrar los pasos del diagrama de flujo del PRN en un ambiente virtual. Por información adicional sobre eSim, incluyendo los requisitos del explorador web, visite www.aap.org/nrp.

Finalización de la lección

Se exige la realización exitosa del examen escrito en línea y los casos eSim *antes* de que los estudiantes asistan a la parte de habilidades/simulación del curso del PRN. Los estudiantes deben asistir a la parte de habilidades/ simulación del curso del PRN dentro de los 90 días de completados el examen en línea y los casos eSim. Para completar el curso con éxito, los participantes deben aprobar el examen en línea, completar los casos eSim, demostrar dominio de las destrezas de reanimación en la Estación de destrezas básicas integradas y participar en escenarios simulados de reanimación, según determinen los instructores.

Los participantes califican para recibir una Credencial de realización del curso si completan con éxito estos requisitos. Después de la parte de habilidades/simulación del curso, los estudiantes recibirán un correo electrónico con un enlace para completar una evaluación del curso. Una vez completada la evaluación en línea del curso, una Credencial de realización del curso electrónica estará disponible en la base de datos del perfil del PRN del estudiante.

La realización no implica competencia

El PRN es un programa educativo que presenta los conceptos y las destrezas básicas de la reanimación neonatal. Realizar el programa no implica que una persona tenga la competencia para realizar reanimaciones neonatales. Cada hospital es responsable de determinar el nivel de competencia y calificaciones requeridas para que alguien asuma la responsabilidad clínica para realizar la reanimación neonatal.

Precauciones estándar

Los Centros para Control y Prevención de Enfermedades de EE. UU. (CDC) recomiendan tomar precauciones estándar siempre que haya riesgo alto de exposición a la sangre o fluidos corporales y el estado de infección potencial del paciente sea desconocido, como precisamente es el caso en la reanimación neonatal.

Todos los fluidos de los pacientes (sangre, orina, heces, saliva, vómito, etc.) deben ser tratados como potencialmente infecciosos. Es preciso usar guantes al reanimar a un recién nacido, y la persona que realiza el procedimiento no debe usar su boca para aplicar succión a través de un dispositivo de succión. Se debe evitar la reanimación boca a boca, teniendo siempre a mano una bolsa de reanimación con máscara o un reanimador con pieza en T para usar durante la reanimación. Es preciso usar máscara y anteojos protectores o máscaras durante los procedimientos que probablemente generen gotas de sangre u otros líquidos corporales. Es preciso usar batas o delantales durante los procedimientos que probablemente generen salpicaduras de sangre u otros líquidos corporales. Las salas de parto deben contar con bolsas de reanimación, máscaras, laringoscopios, tubos endotraqueales, dispositivos de succión mecánica y los escudos de protección necesarios.

1

Fundamentos de la reanimación neonatal

Lo que aprenderá

- Por qué las destrezas de reanimación neonatal son importantes
- Cambios fisiológicos que ocurren durante y después del parto
- El formato del diagrama de flujo del Programa de Reanimación Neonatal (PRN)
- Destrezas de comunicación y trabajo en equipo utilizadas por los equipos de reanimación eficaces

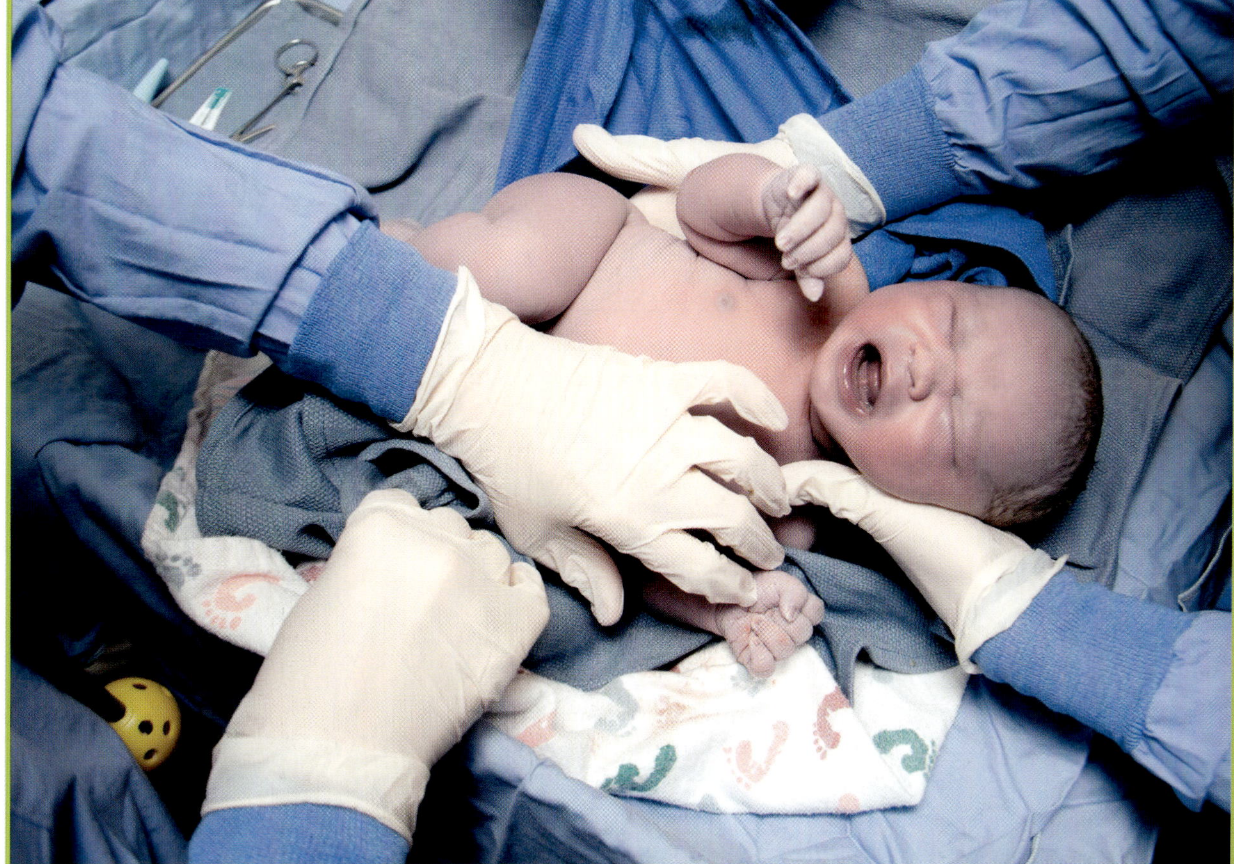

Utilizado con el permiso de la Fundación Mayo para la Educación e Investigación Médica.

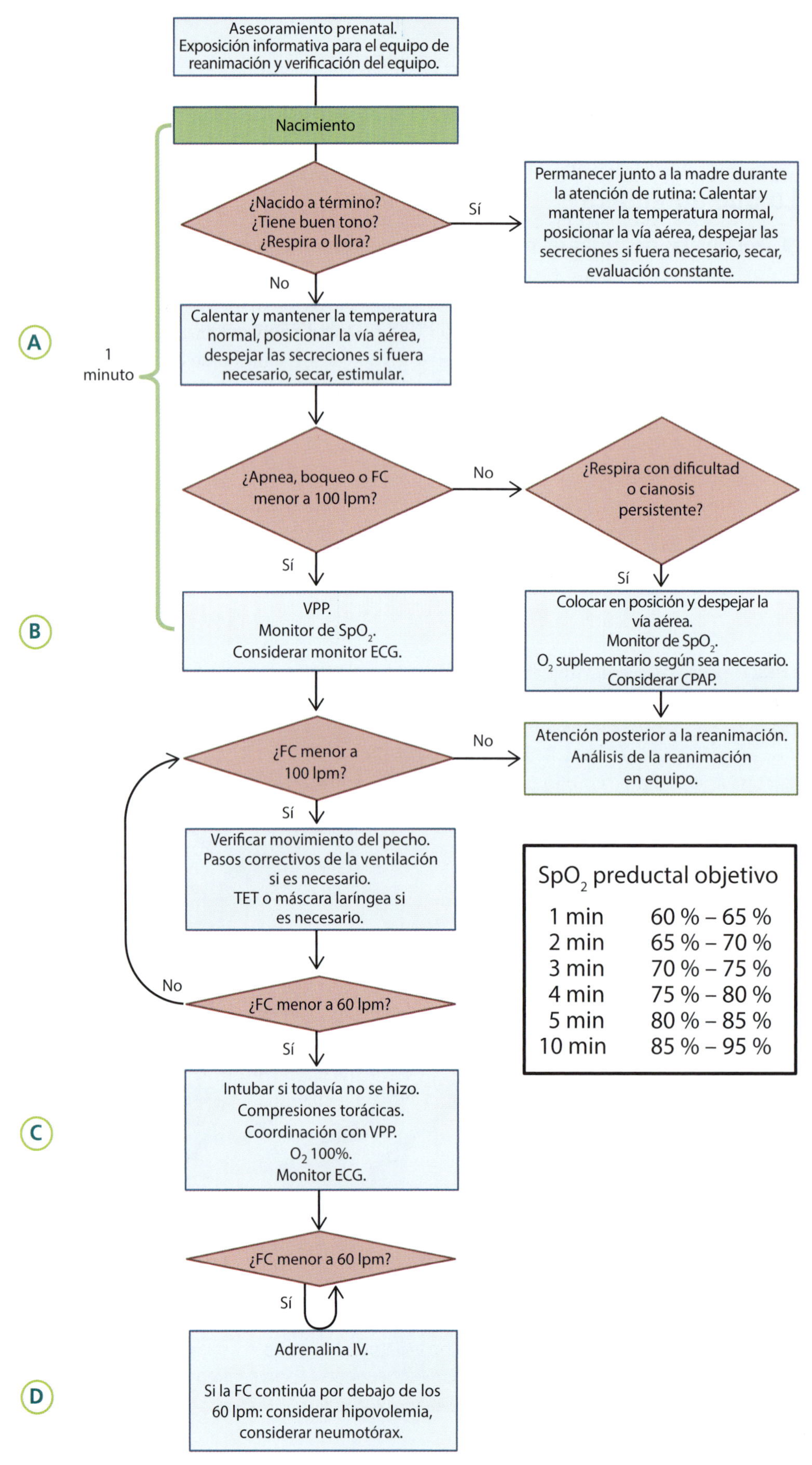
Asesoramiento prenatal.
Exposición informativa para el equipo de reanimación y verificación del equipo.

Nacimiento

¿Nacido a término?
¿Tiene buen tono?
¿Respira o llora?

Sí

Permanecer junto a la madre durante la atención de rutina: Calentar y mantener la temperatura normal, posicionar la vía aérea, despejar las secreciones si fuera necesario, secar, evaluación constante.

No

A

1 minuto

Calentar y mantener la temperatura normal, posicionar la vía aérea, despejar las secreciones si fuera necesario, secar, estimular.

¿Apnea, boqueo o FC menor a 100 lpm?

No

¿Respira con dificultad o cianosis persistente?

Sí

Sí

B

VPP.
Monitor de SpO₂.
Considerar monitor ECG.

Colocar en posición y despejar la vía aérea.
Monitor de SpO₂.
O₂ suplementario según sea necesario.
Considerar CPAP.

¿FC menor a 100 lpm?

No

Atención posterior a la reanimación.
Análisis de la reanimación en equipo.

Sí

Verificar movimiento del pecho.
Pasos correctivos de la ventilación si es necesario.
TET o máscara laríngea si es necesario.

No

¿FC menor a 60 lpm?

Sí

SpO₂ preductal objetivo

1 min   60 % – 65 %
2 min   65 % – 70 %
3 min   70 % – 75 %
4 min   75 % – 80 %
5 min   80 % – 85 %
10 min   85 % – 95 %

C

Intubar si todavía no se hizo.
Compresiones torácicas.
Coordinación con VPP.
O₂ 100%.
Monitor ECG.

¿FC menor a 60 lpm?

Sí

D

Adrenalina IV.

Si la FC continúa por debajo de los 60 lpm: considerar hipovolemia, considerar neumotórax.

El Programa de Reanimación Neonatal (Neonatal Resuscitation Program, NRP®) lo ayudará a aprender las habilidades cognitivas, técnicas y de trabajo en equipo que necesita para reanimar y estabilizar a los recién nacidos. Si bien la mayoría de los recién nacidos realizan la transición cardiorrespiratoria a la vida extrauterina sin intervención, muchos necesitarán asistencia para comenzar a respirar y unos pocos necesitarán una intervención importante. Después del nacimiento, aproximadamente del 4 % al 10 % de los recién nacidos a término y prematuros tardíos recibirán ventilación a presión positiva (VPP), mientras que solamente de 1 a 3 de cada 1000 recibirá compresiones torácicas o medicamentos de emergencia. Debido a que la necesidad de asistencia no siempre se puede predecir, los equipos deben estar preparados para proporcionar estas intervenciones que salvan vidas de manera rápida y eficaz en todos los partos. Durante su curso de PRN, su equipo de reanimación aprenderá cómo evaluar a un recién nacido, a tomar decisiones sobre qué acciones llevar a cabo y practicará los pasos involucrados en la reanimación. A medida que practiquen juntos con casos simulados, su equipo de reanimación obtendrá gradualmente un alto nivel de competencia y velocidad.

¿Por qué los recién nacidos requieren un enfoque de reanimación distinto al de los adultos?

Lo más frecuente es que un paro cardíaco en el adulto sea una complicación de un traumatismo o de una enfermedad cardíaca ya existente. Es causado por una arritmia repentina que impide que el corazón circule sangre de manera eficaz. A medida que disminuye la circulación hacia el cerebro, la víctima adulta pierde el conocimiento y deja de respirar. En el momento del paro, el contenido de oxígeno y dióxido de carbono (CO_2) de la sangre suele ser normal. Durante la reanimación cardiopulmonar del adulto se utilizan compresiones torácicas para mantener la circulación hasta que la desfibrilación eléctrica o los medicamentos restablezcan la función cardíaca.

En contraste, la mayoría de los recién nacidos que requieren reanimación tienen un corazón saludable. Cuando un recién nacido requiere reanimación, suele ser debido a un problema con la respiración que causa un intercambio gaseoso inadecuado. La insuficiencia respiratoria puede ocurrir antes o después del parto. Antes del parto, la placenta realiza la función respiratoria fetal. Si la placenta funciona normalmente, el oxígeno se transfiere de la madre al feto y se elimina el CO_2. Cuando la respiración placentaria falla, el feto recibe un suministro de oxígeno insuficiente para mantener las funciones celulares normales y el CO_2 no se puede eliminar. A medida que las células intentan funcionar sin oxígeno, se acumula CO_2 y aumenta el nivel de ácidos en la sangre. El monitoreo del feto puede mostrar una disminución en la actividad, pérdida de la variabilidad de la frecuencia cardíaca y desaceleraciones de la frecuencia cardíaca. Si la insuficiencia respiratoria placentaria persiste, el feto realizará una serie de boqueos seguidos por apnea y bradicardia. Si el feto nace en la fase inicial de la insuficiencia respiratoria, la estimulación táctil puede ser suficiente para comenzar la respiración espontánea y la recuperación. Si el feto nace en una fase posterior de la insuficiencia respiratoria, la estimulación no será suficiente y para recuperarse, el recién nacido requerirá ventilación asistida. Los recién nacidos más gravemente afectados pueden requerir compresiones torácicas y adrenalina para permitir que el músculo cardíaco comprometido restablezca la circulación. En el momento del parto no puede saber si el bebé se encuentra en una etapa inicial o final de la insuficiencia respiratoria. Después del parto, se produce insuficiencia respiratoria si el bebé no comienza un esfuerzo respiratorio eficaz o no puede mantenerlo. En cualquiera de las dos situaciones, el problema principal es la falta de intercambio gaseoso y *el objetivo de la reanimación neonatal es la ventilación eficaz de los pulmones del bebé.*

En este programa se enseñan muchos conceptos y destrezas. El concepto fundamental en el que se hace hincapié durante todo el programa es el de establecer la ventilación eficaz de los pulmones del bebé durante la reanimación neonatal.

¿Qué ocurre durante la transición de la circulación fetal a la neonatal?

Comprender la fisiología básica de la transición cardiorrespiratoria de la vida intrauterina a la extrauterina lo ayudará a comprender los pasos de la reanimación neonatal.

Respiración y circulación fetal

Antes del nacimiento, los pulmones fetales no participan en el intercambio gaseoso. La totalidad del oxígeno que utiliza el feto es suministrada por la madre por difusión a través de la placenta. El CO_2 producido durante el metabolismo del feto es transportado a través de la placenta y eliminado por los pulmones de la madre. Los pulmones fetales se expanden en el útero, pero los sacos aéreos (alvéolos) potenciales están llenos de líquido en lugar de aire. Los vasos pulmonares que transportarán la sangre a los alvéolos luego del nacimiento están muy contraídos y muy poca sangre fluye en ellos.

En la placenta, el oxígeno proveniente de la sangre de la madre se difunde hacia los vasos sanguíneos adyacentes del feto. La sangre oxigenada del feto deja la placenta mediante la vena umbilical. La vena umbilical viaja hacia el hígado, se une a la vena cava inferior e ingresa al lado derecho del corazón. Debido a que los vasos pulmonares están contraídos, solamente una pequeña parte de la sangre que ingresa al lado derecho del corazón viaja a los pulmones del feto. En cambio, la mayor parte de la sangre evita los pulmones, cruzando al lado izquierdo del corazón a través de una abertura en la pared auricular (persistencia del agujero oval) o fluyendo desde la arteria pulmonar directamente hacia la aorta a través del conducto arterioso (Figuras 1.1A y 1.1B). La sangre en la aorta suministra oxígeno y nutrientes a los órganos del feto. La sangre más altamente oxigenada fluye hacia el cerebro y corazón del feto. Parte de la sangre de la aorta vuelve a la placenta a través de las 2 arterias umbilicales para liberar CO_2, recibir más oxígeno y comenzar nuevamente el trayecto circulatorio. Cuando la sangre sigue este trayecto circulatorio y evita los pulmones, se denomina *derivación de derecha a izquierda.*

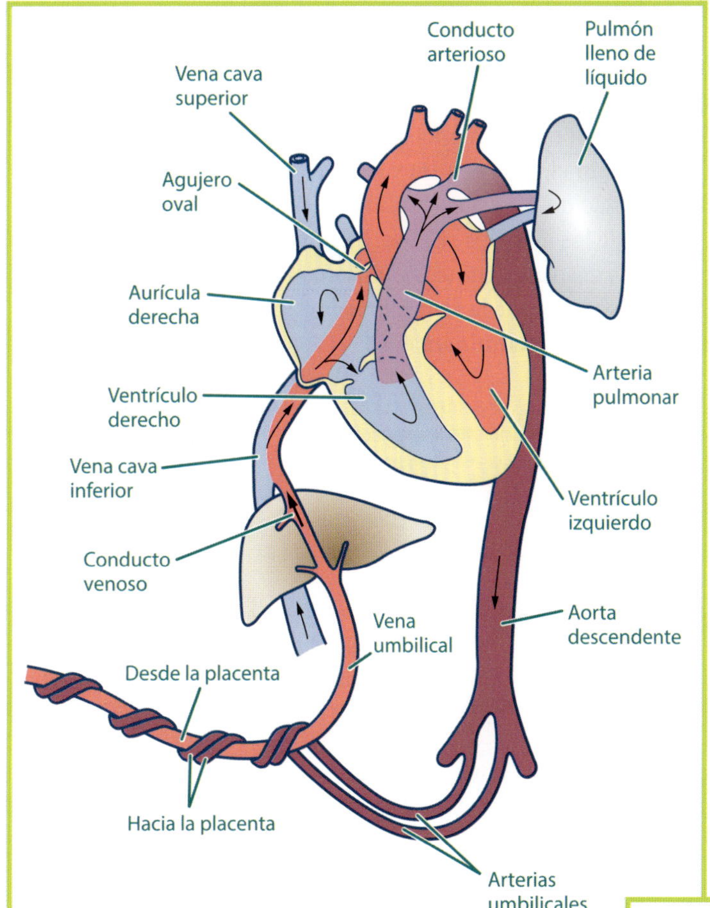

Figura 1.1A. Trayecto circulatorio del feto: Solamente una pequeña cantidad de sangre viaja a los pulmones. No hay intercambio gaseoso en el pulmón. La sangre que vuelve al lado derecho del corazón desde la vena umbilical tiene la saturación de oxígeno más elevada.

Figura 1.1B. Trayecto de circulación transicional: El bebé respira, la resistencia pulmonar disminuye y la sangre viaja hacia los pulmones. Hay intercambio gaseoso en los pulmones. La sangre que vuelve al lado izquierdo del corazón desde los pulmones tiene la saturación de oxígeno más elevada.

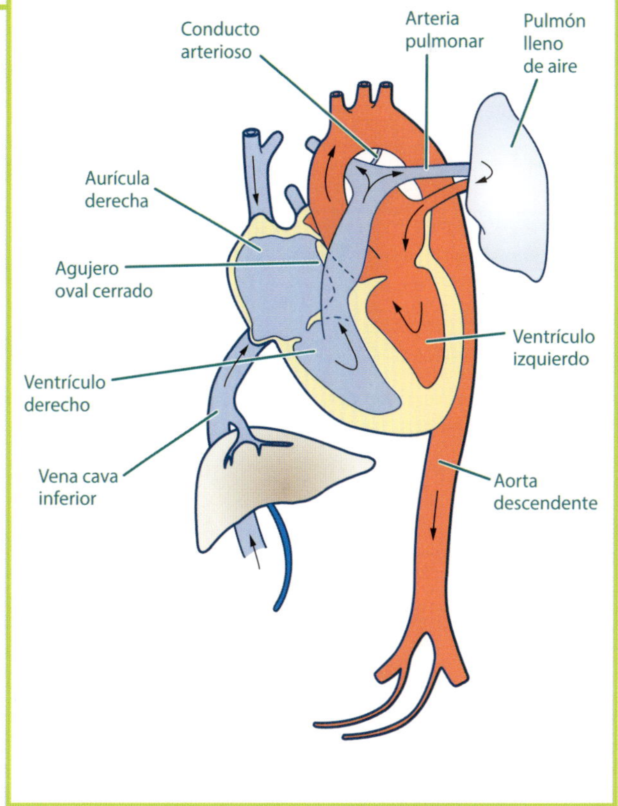

Circulación transicional

Se producen una serie de cambios fisiológicos luego del parto que culminan en una transición exitosa de la circulación fetal a la neonatal. La Tabla 1-1 resume 3 cambios fisiológicos importantes que ocurren durante esta transición. Cuando el bebé respira y se aplican las pinzas al cordón umbilical, el recién nacido utiliza sus pulmones para el intercambio gaseoso. El líquido de los alvéolos se absorbe rápidamente y los pulmones se llenan de aire. Los vasos sanguíneos pulmonares previamente contraídos comienzan a dilatarse para que la sangre pueda llegar a los alvéolos, donde se absorberá el oxígeno y se eliminará el CO_2 (Figuras 1.2A y 1.2B).

Tabla 1-1. Transición de la respiración fetal a la neonatal

Cambio en el parto	Resultado
El bebé respira. Se aplican las pinzas al cordón umbilical, separando la placenta del bebé.	El recién nacido utiliza sus pulmones, en lugar de la placenta, para el intercambio gaseoso.
Se absorbe el líquido en los alvéolos.	El aire reemplaza el líquido en los alvéolos. El oxígeno pasa de los alvéolos hacia los vasos sanguíneos del pulmón y el CO_2 pasa a los alvéolos para ser exhalado.
El aire en los alvéolos hace que los vasos sanguíneos en los pulmones se dilaten.	Aumenta el flujo sanguíneo pulmonar y el conducto arterioso se contrae gradualmente.

El llanto inicial y las respiraciones profundas del bebé ayudan a mover el líquido de las vías aéreas. En la mayoría de las circunstancias, la distensión con aire de los pulmones proporciona suficiente oxígeno (21 %) para iniciar la relajación de los vasos sanguíneos pulmonares. A medida que aumentan los niveles de oxígeno, el conducto arterioso comienza a estrecharse. La sangre desviada previamente a través del agujero oval y del conducto arterioso ahora fluye desde el lado derecho del corazón hacia los pulmones y la "derivación de derecha a izquierda" del feto gradualmente se resuelve. La sangre oxigenada que vuelve de los pulmones del bebé viaja hasta el lado izquierdo del corazón y se bombea a través de la aorta hacia los tejidos en todo el cuerpo.

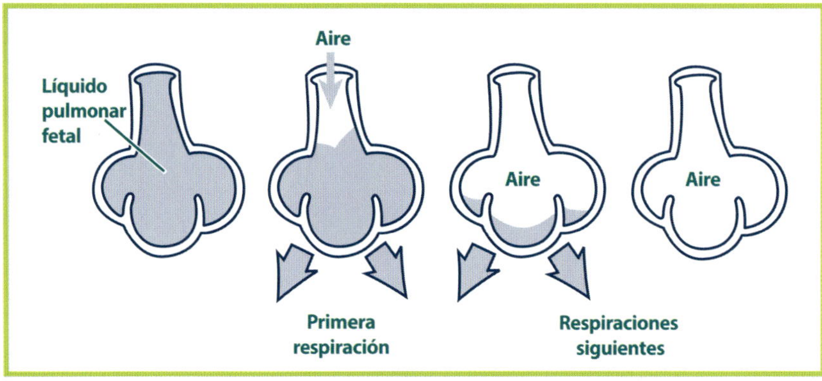

Figura 1.2A. El aire reemplaza el líquido en los alvéolos.

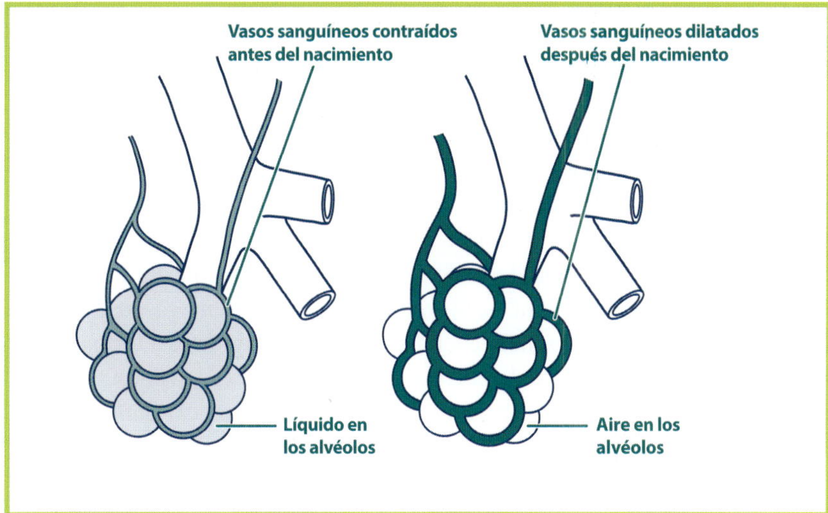

Figura 1.2B. Se dilatan los vasos sanguíneos del pulmón.

Si bien los pasos iniciales en una transición normal ocurren en un lapso de pocos minutos a partir del parto, el proceso completo puede no completarse hasta después de horas o incluso varios días. Por ejemplo, los estudios han demostrado que puede tomar hasta 10 minutos para que un recién nacido a término normal logre una saturación de oxígeno mayor a 90 %. Puede tomar varias horas para que el líquido alveolar se absorba completamente. El cierre funcional del conducto arterioso puede no ocurrir por 24 a 48 horas después del parto, y la relajación completa de los vasos sanguíneos pulmonares no tiene lugar hasta después de varios meses.

Revisión

1. Antes del nacimiento, los alvéolos en los pulmones del feto están (colapsados)/(expandidos) y llenos de (líquido)/(aire).

2. Antes del nacimiento, se suministra oxígeno al feto a través de (la placenta)/(los pulmones del feto).

3. Después del nacimiento, el aire en los alvéolos hace que los vasos en los pulmones del bebé se (estrechen)/(relajen).

Respuestas

1. Antes del nacimiento, los alvéolos en los pulmones del feto están expandidos y llenos de líquido.

2. Antes del nacimiento, se suministra oxígeno al feto a través de la placenta.

3. Después del nacimiento, el aire en los alvéolos hace que los vasos en los pulmones del bebé se relajen.

¿Cómo responde un recién nacido a una interrupción de la transición normal?

Si hay una interrupción de la función placentaria o la respiración neonatal, el intercambio gaseoso entre los tejidos disminuye y las arteriolas en los intestinos, riñones, músculos y piel podrían estrecharse. Un reflejo de supervivencia mantiene o aumenta el flujo sanguíneo al corazón y al cerebro. Esta redistribución del flujo sanguíneo ayuda a conservar la función de estos órganos vitales. Si continúa el intercambio gaseoso inadecuado, el corazón comienza a fallar y el flujo sanguíneo a todos los órganos disminuye. La falta de perfusión sanguínea y oxigenación tisular adecuadas interfiere con la función celular y podría provocar daño a los órganos. La Tabla 1-2 resume algunos de los descubrimientos clínicos asociados con la interrupción de la transición normal.

Tabla 1-2. Descubrimientos clínicos de la transición anormal

- Esfuerzo respiratorio irregular o ausente (apnea) o respiración rápida (taquipnea)
- Frecuencia cardíaca lenta (bradicardia) o frecuencia cardíaca rápida (taquicardia)
- Tono muscular disminuido
- Baja saturación de oxígeno
- Presión arterial baja

¿Qué es el Diagrama de flujo del Programa de Reanimación Neonatal?

El diagrama de flujo del PRN describe los pasos que usted seguirá para evaluar y reanimar a un recién nacido. Se divide en 5 bloques, comenzando con el nacimiento y la evaluación inicial. En el diagrama, los rombos indican evaluaciones y los rectángulos muestran medidas que pueden ser necesarias. Aunque es importante trabajar con rapidez y eficacia, *debe asegurarse de haber realizado adecuadamente los pasos de cada bloque antes de pasar al siguiente bloque.* Las evaluaciones se repiten al final de cada bloque y determinarán si debe continuar. Los detalles sobre cada bloque se describen en las lecciones posteriores.

- *Evaluación inicial:* Determinar si el recién nacido puede permanecer con la madre o deber ser llevado a un calentador radiante para realizar más evaluaciones.
- *Vías aéreas (V):* Realizar los pasos iniciales para establecer una *V*ía aérea despejada y apoyar la respiración espontánea.
- *Respiración (R):* Se administra ventilación a presión positiva para ayudar a la *R*espiración de los bebés con apnea o bradicardia. Otras intervenciones (presión positiva continua en las vías aéreas [CPAP] u oxígeno) pueden ser adecuadas si el bebé respira con dificultad o presenta baja saturación de oxígeno.

Tómese un momento para familiarizarse con el diseño del diagrama de flujo del PRN.

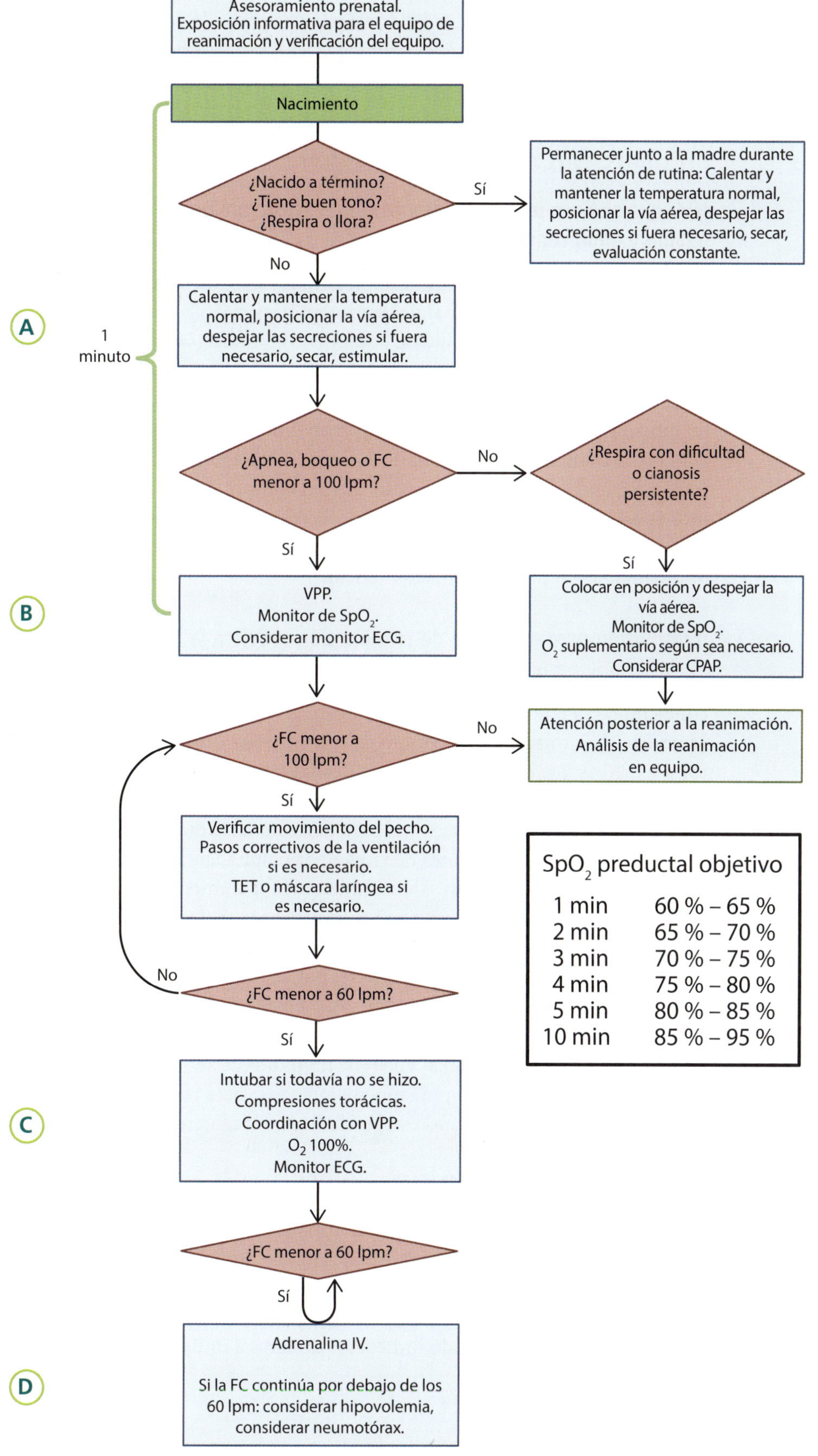

- *Circulación (C):* Si la bradicardia grave persiste pese a la ventilación asistida, se ayuda a la *C*irculación realizando compresiones torácicas coordinadas con la VPP.
- *Fármaco (F):* Si la bradicardia grave persiste pese a la ventilación asistida y las compresiones coordinadas, el *F*ármaco adrenalina se administra mientras continúan la VPP y las compresiones torácicas.

Enfocarse en el trabajo en equipo

¿Por qué se hace hincapié durante todo el programa en el trabajo en equipo y en la comunicación?

El trabajo en equipo y la comunicación eficaces son destrezas esenciales durante la reanimación neonatal. Una investigación de la Joint Comission concluyó que la falta de trabajo en equipo y comunicación eran las causas fundamentales más frecuentes de las muertes infantiles potencialmente evitables en la sala de parto. Durante una reanimación compleja, los reanimadores deberán realizar varios procedimientos sin retrasos. Puede haber confusión e ineficacia debido a que muchos equipos de cuidadores trabajan en un espacio restringido al mismo tiempo. Aunque cada individuo pueda tener el conocimiento y las destrezas para realizar una reanimación exitosa, las destrezas de cada persona no serán utilizadas óptimamente sin una coordinación eficaz.

Información para el equipo de reanimación previa a la reanimación

El primer paso en la preparación para la reanimación es planear cómo se contactará a su equipo de reanimación y quién responderá. Una vez reunidos, cada miembro del equipo de reanimación debe comprender su rol y las tareas que le serán asignadas. Realice una exposición informativa al equipo de reanimación previa a la reanimación antes de cada nacimiento para revisar la situación clínica y el plan de acción. Durante la exposición informativa, evalúe los factores de riesgo perinatal, identifique a un líder del equipo, delegue las tareas, identifique quién documentará los eventos a medida que ocurran, determine qué suministros y equipos se necesitarán e identifique cómo pedir ayuda adicional (Figura 1.3). La exposición informativa para el equipo previa a la reanimación es importante incluso para los equipos de reanimación bien establecidos. Una analogía común es comparar la exposición informativa previa a la reanimación del equipo médico con el control previo al vuelo de un piloto de aerolínea. Incluso los pilotos que ya han volado en mismo vuelo varias veces realizan su control antes de volar para garantizar la seguridad de sus pasajeros.

El líder del equipo de reanimación

Todo equipo de reanimación debe tener un líder identificado. Cualquier miembro del equipo que domine el diagrama de flujo del PRN y que tenga habilidades de liderazgo eficaces puede ser el líder del equipo de reanimación. Los líderes eficaces de un equipo de reanimación ejemplifican la buena comunicación dando indicaciones claras a individuos específicos,

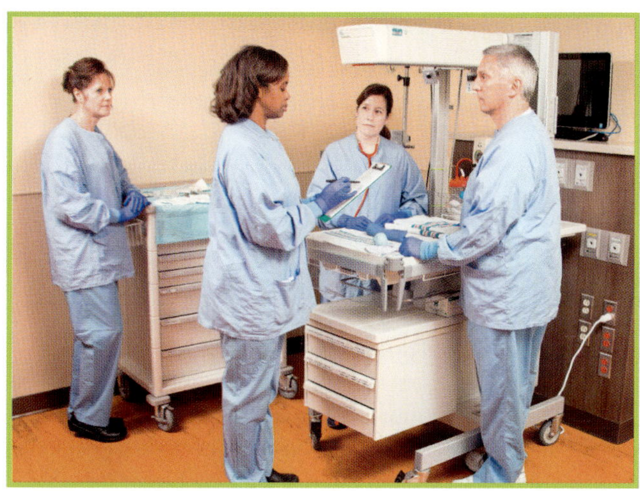

Información para el equipo previa a la reanimación
- Evalúe los factores de riesgo perinatales.
- Identifique al líder del equipo de reanimación.
- Delegue tareas.
- Identifique quién documentará los eventos a medida que ocurren.
- Determine qué suministros y equipo se necesitarán.
- Identifique cómo pedir ayuda adicional.

Figura 1.3. Información para el equipo previa a la reanimación

compartiendo información, delegando responsabilidades para asegurar una atención coordinada y manteniendo un ambiente profesional. Un líder habilidoso utiliza eficazmente sus recursos permitiendo que todos los miembros del equipo de reanimación contribuyan con sus talentos únicos al proceso de reanimación. Es importante que el líder del equipo de reanimación se mantenga informado de toda la situación clínica, mantenga una visión del "panorama general" y no se distraiga con una sola actividad. Esto se llama *conciencia situacional*. Si el líder se involucra en un procedimiento que acapara su atención, es posible que deba designar a otra persona capacitada para asumir el rol de líder. Si la persona en el rol de líder cambia durante la reanimación, se debe expresar verbalmente de manera clara para que todos los miembros del equipo de reanimación sepan quién está liderando al equipo.

Comunicación eficaz

Si bien el equipo de reanimación tiene un líder, todos los miembros del equipo comparten la responsabilidad de evaluar continuamente y asegurar que las intervenciones se realicen en la secuencia correcta con la técnica correcta. Para una coordinación exitosa se requiere que todos los miembros compartan la información y se comuniquen entre sí. La comunicación de circuito cerrado es una técnica que garantiza que se escuchen y se comprendan las indicaciones. Cuando da una indicación, dirija el pedido a un individuo específico, llame al miembro del equipo de reanimación por su nombre, haga contacto visual y hable claramente. Luego de dar una indicación, pídale al receptor que le informe apenas complete la tarea. Después de recibir una indicación, repítale la indicación al emisor. Por ejemplo:

Sandy: *"Robert, necesito un tubo endotraqueal de 3.5 mm, con un estilete y un laringoscopio con una hoja de tamaño 1. Dime cuando estén listos"*.

Robert: *"Necesitas un tubo endotraqueal de 3.5 mm, con un estilete y un laringoscopio con una hoja de tamaño 1"*.

Sandy: *"Correcto"*.

Una vez que el equipo de reanimación esté listo:

> Robert: *"Sandy, ahora están listos. El tubo endotraqueal de 3.5 mm, con un estilete y el laringoscopio con una hoja de tamaño 1".*

Documentación exacta

Los equipos de reanimación altamente efectivos demuestran tener la habilidad de documentar de manera exacta durante una emergencia. Los registros completos son importantes para la toma de decisiones clínicas y como fuente de datos de mejora de la calidad. La sensación de urgencia que rodea a la reanimación puede hacer que sea difícil documentar con exactitud, pero la preparación puede facilitar esta tarea esencial. Se deben documentar los eventos que tienen lugar durante la reanimación a medida que ocurren y se deben complementar con un resumen descriptivo en retrospectiva. Considere la posibilidad de usar una referencia de tiempo única para establecer correctamente la hora en que ocurren los eventos. Cuando los miembros del equipo de reanimación utilizan diferentes relojes durante la reanimación, las posibles diferencias en la lectura de la hora pueden causar confusión y errores en la documentación. El registrador no debe ser responsable de cumplir otros roles, debido a que realizar varias tareas a la vez puede afectar la observación y la comunicación. Los miembros del equipo de reanimación deben anunciar las intervenciones y evaluaciones de forma clara y directamente al registrador. Considere la posibilidad de usar un formulario en papel o una plantilla electrónica diseñados específicamente para la reanimación neonatal. Los formularios bien diseñados que siguen el diagrama de flujo del PRN permiten: el registro rápido de datos, que el registrador ayude al líder del equipo de reanimación proporcionándole indicaciones para la próxima intervención y ayudan al líder a identificar las evaluaciones retrasadas. Lo ideal es que el rol de registrador de la reanimación se asigne a un miembro del equipo con experiencia. Si no tiene experiencia, al registrador le puede resultar difícil decidir qué es importante registrar y brindarle apoyo en la decisión al líder del equipo de reanimación. Practicar la documentación exacta garantiza la misma preparación que cualquier otra destreza de reanimación y debe incluirse en los simulacros de códigos y otros simulacros.

Análisis del equipo luego de la reanimación

Realizar un análisis del equipo luego de la reanimación refuerza los hábitos del buen trabajo en equipo y ayuda a que su equipo identifique las áreas a mejorar. Si bien se puede programar para un poco más adelante un informe más exhaustivo, se puede realizar un análisis rápido inmediatamente después del evento. Los análisis no tienen la obligación de encontrar grandes problemas para ser eficaces. Su equipo puede identificar una serie de pequeños cambios que causen mejoras significativas en el desempeño de su equipo.

Las habilidades de comportamiento claves del Programa de Reanimación Neonatal

Las 10 habilidades de comportamiento claves del PRN, que se describen en la Tabla 1-3, están adaptadas de los modelos de trabajo en equipo eficaz descritos previamente (Centro para Educación Avanzada Pediátrica y Perinatal [CEAP], Lucile Packard Children's Hospital en Stanford University). En cada una de las lecciones que siguen se destacará la forma

Tabla 1-3. Habilidades de comportamiento claves del Programa de Reanimación Neonatal

Comportamiento	Ejemplos
Conozca su entorno	• Realice una verificación del equipo antes de que nazca el recién nacido. • Conozca la ubicación del equipo de reanimación y cómo acceder a él. • Sepa cómo pedir ayuda y quién está disponible.
Use la información disponible	• Conozca los antecedentes prenatales e intraparto, incluyendo las complicaciones maternas, los medicamentos maternos y otros factores de riesgo.
Anticípese y planifique	• Realice una exposición informativa para el equipo previa a la reanimación para asegurarse de que todos los miembros del equipo de reanimación conozcan la situación clínica. • Asigne los roles y responsabilidades. • Discuta un plan de acción en el caso de que haya complicaciones.

Identifique claramente al líder del equipo de reanimación	• Identifique al líder del equipo antes del nacimiento.
	• Líderes eficaces
	  – Expresan las metas claramente.
	  – Delegan las tareas de manera adecuada mientras controlan la distribución de la carga de trabajo.
	  – Incluyen a otros miembros del equipo de reanimación en la evaluación y la planificación.
	  – Piensan "en voz alta".
	  – Mantienen la conciencia situacional.
	  – Ceden el liderazgo a otro miembro del equipo si deben involucrarse en un procedimiento.

Comuníquese eficazmente	• Llame a los miembros del equipo de reanimación por su nombre. • Comparta la información activamente. • Informe a su equipo si identifica un problema, error o preocupación por la seguridad del paciente. • Pida los medicamentos por nombre, dosis y vía. • Use lenguaje claro y conciso. • Use una comunicación en círculo cerrado. • Verifique la información. • Asegúrese de que los cambios en la información o las evaluaciones se compartan con todos los miembros del equipo de reanimación. • Incluya a los familiares en la comunicación si fuera adecuado.
Delegue la carga de trabajo en forma óptima	• No duplique el trabajo o utilice más recursos de lo necesario. • Cambie la asignación de tareas dependiendo del conjunto de destrezas y lo que se necesita en el momento. • No permita que una persona se sobrecargue de tareas. • No permita que el equipo de reanimación se obsesione con una única tarea.
Dirija su atención de manera inteligente	• Mantenga la conciencia situacional mediante la frecuente exploración y reevaluación de la situación clínica. • Controle mutuamente el desempeño de las destrezas para garantizar la seguridad del paciente.
Use los recursos disponibles	• Sepa qué personal está disponible. • Sepa qué suministros adicionales o especiales están disponibles y cómo acceder a ellos.
Pida ayuda adicional cuando se necesite	• Anticipe la necesidad de miembros del equipo adicionales de acuerdo con los factores de riesgo y el progreso de la reanimación. • Pida ayuda adicional oportunamente. • Sepa cómo pedirá ayuda adicional y conozca el proceso para conseguir el tipo de ayuda correcta.
Mantenga una conducta profesional	• Use una comunicación verbal y no verbal respetuosa. • Pida y brinde ayuda activamente. • Apoye y promueva el trabajo en equipo. • Respete y valore a su equipo de reanimación.

en que los equipos de reanimación eficaces utilizan estas habilidades del comportamiento. Mejorar su trabajo en equipo y la comunicación requiere una práctica deliberada en las condiciones más realistas que sea posible. Mientras revisa cada lección y participa en simulacros, piense cómo pueden ser utilizadas estas habilidades del comportamiento para mejorar el desempeño de su propio equipo de reanimación.

Consideraciones éticas

La reanimación neonatal es un evento estresante que frecuentemente implica tener que tomar decisiones éticas complicadas para los padres y proveedores de atención médica. A medida que se lean las lecciones en el libro de texto, se destacarán las preguntas éticas relevantes para el material presentado para su consideración. Estos conceptos se explorarán detalladamente en la Lección 11.

Preguntas a considerar:

¿Cuál es la diferencia entre lo ético y lo legal?

¿Cuáles son los principios éticos que guían la atención de los recién nacidos durante la reanimación?

Puntos claves

1 Algunos recién nacidos sin factores de riesgo aparentes requerirán reanimación, incluso ventilación asistida.

2 A diferencia de los adultos, quienes experimentan paros cardíacos debido a un trauma o a una enfermedad cardíaca, la reanimación del recién nacido suele ser el resultado de una insuficiencia respiratoria, ya sea antes o después del parto.

3 La medida más importante y eficaz en la reanimación neonatal es ventilar los pulmones del bebé.

4 Muy pocos recién nacidos requerirán compresiones torácicas o medicamentos.

5 La falta prolongada de perfusión y oxigenación adecuadas puede provocar daño cerebral.

6 La reanimación debe realizarse rápida y eficientemente. Sin embargo, asegúrese de haber completado eficazmente los pasos en cada bloque del diagrama de flujo del Programa de Reanimación Neonatal antes de pasar al siguiente.

7 El trabajo en equipo, la capacidad de liderazgo y la comunicación son fundamentales para la reanimación exitosa del recién nacido.

REPASO DE LA LECCIÓN 1

1. Antes del nacimiento, los alvéolos en los pulmones del feto están (colapsados)/(expandidos) y llenos de (líquido)/(aire).

2. Antes del nacimiento, se suministra oxígeno al feto a través de (la placenta)/(los pulmones del feto).

3. Después del nacimiento, el aire en los alvéolos hace que los vasos en los pulmones del bebé se (estrechen)/(relajen).

4. Cuando se reanima a un recién nacido las compresiones torácicas y los medicamentos (rara vez)/(habitualmente) son necesarios.

5. Los miembros de un equipo de reanimación eficaz (comparten información)/(trabajan en silencio y en forma independiente).

Respuestas

1. Antes del nacimiento, los alvéolos en los pulmones del feto están expandidos y llenos de líquido.

2. Antes del nacimiento, se suministra oxígeno al feto a través de la placenta.

3. Después del nacimiento, el aire en los alvéolos hace que los vasos en los pulmones del bebé se relajen.

4. Cuando se resucita a un recién nacido las compresiones torácicas y los medicamentos rara vez son necesarios.

5. Los miembros de un equipo de reanimación eficaz comparten información.

Lecturas adicionales

Dempsey E, Pammi M, Ryan AC, Barrington KJ. Standardised formal resuscitation training programmes for reducing mortality and morbidity in newborn infants. *Cochrane Database Syst Rev.* 2015 Sep 4;9

Sentinel Event Alert. Issue 30. Preventing infant death and injury during delivery. The Joint Commission for the Accreditation of Healthcare Organizations (JCAHO). 2004. http://www.jointcommission.org/sentinel_event_alert_issue_30_preventing_infant_death_and_injury_during_delivery/. Consultado el 23 de marzo de 2015

Singhal N, McMillan DD, Yee WH, Akierman AR, Yee YJ. Evaluation of the effectiveness of the standardized neonatal resuscitation program. *J Perinatol.* 2001;21(6):388-392

Thomas EJ, Williams AL, Reichman EF, Lasky RE, Crandell S, Taggart WR. Team training in the neonatal resuscitation program for interns: teamwork and quality of resuscitations. *Pediatrics.* 2010;125(3):539-546

Preparación para la reanimación

2

Lo que aprenderá

- Los factores de riesgo que pueden ayudar a predecir qué bebés necesitarán reanimación
- Cómo reunir un equipo de reanimación
- Cuatro preguntas claves para preguntarle al profesional obstétrico antes del parto
- Cómo realizar una exposición informativa para el equipo previa a la reanimación
- Cómo reunir y verificar los suministros y equipo de reanimación

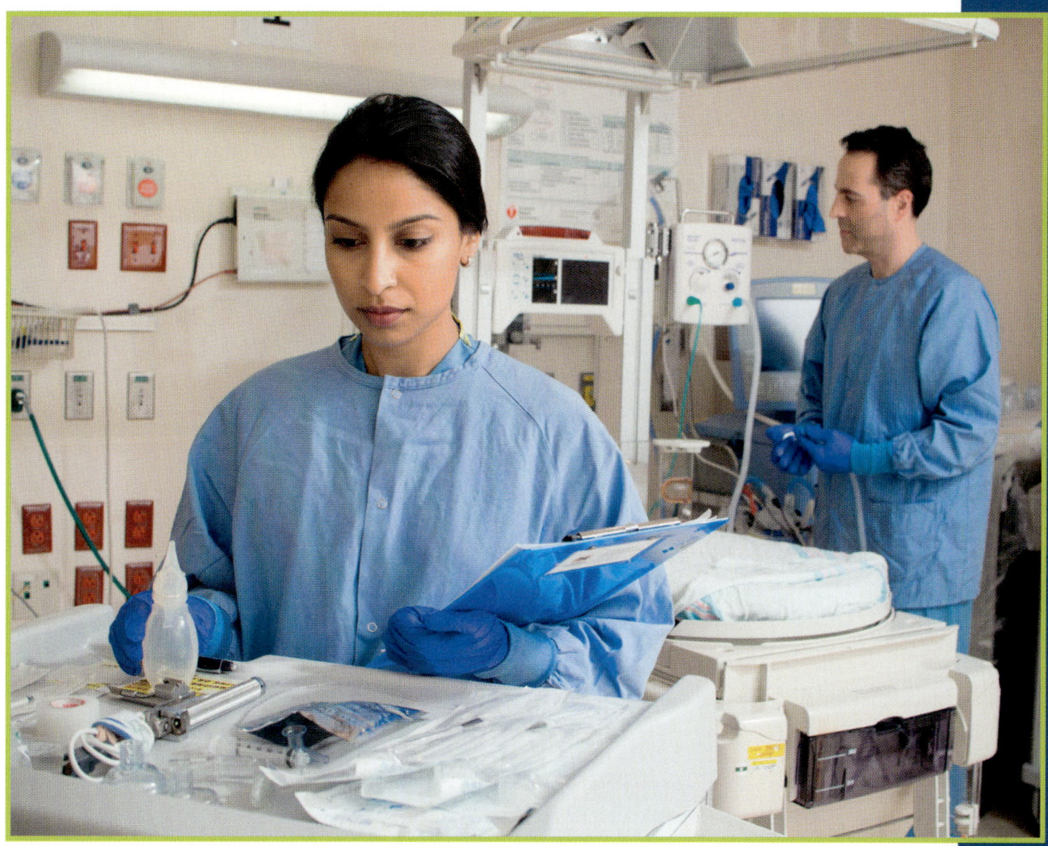

Caso: Preparación para un parto con factores de riesgo perinatal

Una mujer de 30 años de edad ingresa al hospital en trabajo de parto con 36 semanas de gestación. Ella tiene diabetes gestacional que requiere insulina. Presenta ruptura de membranas con líquido amniótico claro. El monitoreo de la frecuencia cardíaca fetal muestra un patrón de Categoría II (patrón indeterminado que necesita evaluación, vigilancia y posiblemente otras pruebas para garantizar el bienestar del feto). El trabajo de parto avanza rápidamente y el parto vaginal es inminente. El profesional obstétrico llama a su grupo de reanimación para atender el parto. A medida que su grupo ingresa a la sala, se presentan, preguntan al profesional obstétrico cuatro preguntas breves y determinan que hay varios factores de riesgo perinatales. El grupo identifica al líder del grupo, realiza una exposición de informe para el equipo previa a la reanimación, comenta los roles y las responsabilidades si se requiere su intervención y realiza una verificación completa del equipo.

¿Por qué es importante anticipar la necesidad de reanimación antes de cada parto?

Usted debe estar preparado para reanimar al recién nacido en cada parto. La Tabla 2-1 describe los factores de riesgo que aumentan la probabilidad de que el recién nacido necesite apoyo con la transición o reanimación. La cuidadosa consideración de estos factores de riesgo lo ayudará a identificar el personal correcto para atender el parto. Si bien prestar atención a estos factores de riesgo es útil e identificará a la mayoría de los recién nacidos que requerirán reanimación luego del parto, algunos recién nacidos sin factores de riesgo aparentes requerirán reanimación.

Tabla 2-1. Factores de riesgo perinatal que aumentan la probabilidad de reanimación neonatal

Factores de riesgo previos al parto	
Edad de gestación menor a las 36 0/7 semanas	Oligohidramnios
Edad de gestación mayor o igual a 41 0/7 semanas	Hidropesía fetal
Preeclampsia o eclampsia	Macrosomía fetal
Hipertensión materna	Restricción del crecimiento intrauterino
Embarazo múltiple	Malformación o anomalías fetales significativas
Anemia fetal	Sin atención prenatal
Polihidramnios	
Factores de riesgo durante el parto	
Parto por cesárea de emergencia	Hemorragia durante el parto
Parto asistido con fórceps o ventosas	Corioamnionitis
Presentación de nalgas u otra presentación anormal	Administración de narcóticos a la madre dentro de las 4 horas previas al parto
Patrón de frecuencia cardíaca fetal categoría II o III*	Distocia de hombros
Anestesia general en la madre	Líquido amniótico teñido con meconio
Terapia materna con magnesio	Cordón umbilical prolapsado
Desprendimiento de placenta	

*Ver la descripción de las categorías de frecuencia cardíaca fetal en el Apéndice 3.

¿Qué preguntas debería realizar antes de todos los partos?

Es importante que el profesional obstétrico y los proveedores de atención médica del recién nacido coordinen la asistencia estableciendo una comunicación eficaz. Antes de cada parto, revise los factores de riesgo existentes antes y durante el parto indicados en la Tabla 2-1. Realice las siguientes 4 preguntas prenatales:

1. *¿Cuál es la edad de gestación esperada?*

2. *¿El líquido amniótico es claro?*

3. *¿Cuántos bebés se esperan?*

4. *¿Hay algún factor de riesgo adicional?*

De acuerdo con las respuestas a estas preguntas, determine si ha reunido el personal y el equipo necesarios.

¿Qué personal debe estar presente en el parto?

- Cada parto debe ser atendido por *al menos 1 individuo capacitado*, experto en los primeros pasos de la atención del recién nacido y en la ventilación a presión positiva (VPP), cuya única responsabilidad sea el manejo del recién nacido.

- Si hay factores de riesgo (Tabla 2-1), *al menos 2 personas capacitadas deben estar presentes para tratar únicamente al bebé*. La cantidad del personal y sus calificaciones varía dependiendo de los riesgos anticipados, la cantidad de bebés y el entorno hospitalario.

- Se debe identificar un *equipo de reanimación capacitado con destrezas de reanimación completas*, incluida la intubación endotraqueal, compresiones torácicas, acceso vascular de emergencia y administración de medicamentos, y debe estar disponible de inmediato para cada reanimación.

  - El equipo de reanimación deberá estar presente en el momento del parto si se anticipa la necesidad de medidas de reanimación extensas.

  - No es suficiente tener al equipo de reanimación con estas capacidades avanzadas "de guardia" en el hogar o en un lugar remoto del hospital. Cuando se necesita la reanimación, se debe comenzar sin demora.

Por ejemplo, una enfermera en un parto sin complicaciones puede evaluar la edad de gestación, el tono muscular y las respiraciones, y proporcionar estimulación táctil. Si un recién nacido no responde en forma adecuada, la enfermera podría colocarlo en posición y despejar la vía aérea, comenzar la VPP y realizar una llamada de emergencia para pedir ayuda inmediata. De inmediato llega una segunda persona a la cuna térmica para evaluar la eficacia de la VPP y colocar el sensor del oxímetro de pulso. Otro profesional con destrezas de reanimación completa, incluyendo la intubación y la colocación de catéter en la vena umbilical, se encuentra cerca y llega para asistir al equipo de reanimación.

En el caso de un parto que se anticipa que será de alto riesgo, como por ejemplo un bebé demasiado prematuro o un cordón umbilical prolapsado, antes del parto se debe reunir un equipo de reanimación con suficiente personal para proporcionar la VPP, intubar la tráquea, realizar compresiones torácicas, obtener acceso vascular de emergencia, preparar los medicamentos y documentar los eventos. Dependiendo del entorno, esto probablemente requiera 4 o más profesionales capacitados.

Cada hospital debe desarrollar y practicar un sistema para reunir un equipo de reanimación. Identifique cómo se alertará al equipo si hay factores de riesgo, a quién se llamará y cómo se pedirá ayuda adicional si fuera necesario. Practique una variedad de situaciones para asegurarse de que tiene personal suficiente disponible de inmediato para realizar todas las tareas necesarias.

Revisión

❶ ¿Cuáles son las 4 preguntas prenatales para preguntarle al profesional obstétrico antes del parto?

❷ Cada parto debe ser atendido por al menos 1 persona experta (cuya única responsabilidad sea el manejo del recién nacido)/(que comparte responsabilidad por el cuidado de la madre y del recién nacido).

Respuestas

❶ Las 4 preguntas prenatales son

    i. ¿Cuál es la edad gestacional esperada?

    ii. ¿El líquido amniótico es claro?

    iii. ¿Cuántos bebés se esperan?

    iv. ¿Hay algún factor de riesgo adicional?

❷ Cada parto debe ser atendido por al menos 1 persona experta cuya única responsabilidad sea el manejo del recién nacido.

Realizar una exposición informativa para el equipo previa a la reanimación

Una vez reunido su equipo de reanimación, revise los factores de riesgo y cualquier plan de manejo desarrollado durante el asesoramiento prenatal. Identifique al líder del equipo de reanimación, discuta las posibles situaciones que su equipo puede enfrentar y asigne roles y responsabilidades. Utilice toda la información perinatal disponible para anticipar las posibles complicaciones y planificar su respuesta. Por ejemplo, si el profesional obstétrico le informa que la madre recién ha recibido analgesia con narcótica, estará preparado para un bebé sedado que puede requerir ventilación asistida. Analice quién realizará la evaluación inicial, quién estimulará al bebé, quién comenzará la VPP si se necesitara y quién documentará el evento. En el sitio web del Programa de Reanimación Neonatal (PRN) podrá encontrar guiones de muestra para realizar las exposiciones de información para el equipo previa a la reanimación.

¿Qué suministros y equipo deben estar disponibles?

Todos los suministros y equipos necesarios para una reanimación completa deben estar al alcance de la mano en cada parto. Cuando se espera un recién nacido de alto riesgo, todos los suministros y equipos adecuados deben haber sido verificados y estar disponibles para ser usados de inmediato. No es suficiente con mirar simplemente lo que está en el calentador radiante. Es mucho más eficaz establecer una rutina organizada, preferiblemente con una lista de verificación estandarizada antes de cada parto. De esta forma, usted confirmará qué es lo que está listo para su uso inmediato e identificará qué piezas del equipo faltan.

Los anexos de esta lección incluyen 2 listas. La lista de verificación rápida del equipo del PRN es una herramienta que puede utilizar durante su exposición de informe para verificar los suministros y equipos más esenciales. La lista de verificación sigue los pasos del diagrama de flujo del PRN. Pregúntese, "¿Puedo calentar al bebé, despejar las vías aéreas, auscultarlo, ventilarlo, oxigenarlo, intubarlo y medicarlo?". Considere la posibilidad de tener la lista de verificación rápida del equipo del PRN cerca del calentador radiante para que esté accesible antes de cada parto. La lista de suministros y equipo de reanimación neonatal es un inventario completo de todos los suministros y equipos que deben estar disponibles en el área de reanimación.

Enfocarse en el trabajo en equipo

La fase de preparación para la reanimación neonatal destaca muchas oportunidades para que los equipos de reanimación eficaces utilicen las habilidades de comportamiento claves del PRN.

Comportamiento	Ejemplo
Anticípese y planifique.	Sepa qué profesionales serán llamados para atender el parto según los factores de riesgo perinatales. Realice una verificación estandarizada del equipo antes de cada nacimiento. Asigne roles y responsabilidades.
Use toda la información disponible. Use los recursos disponibles.	Pregúntele al profesional obstétrico las 4 preguntas prenatales para identificar los factores de riesgo. Prepare los suministros y el equipo adicionales, según sea necesario, de acuerdo con estos factores de riesgo.
Conozca su entorno.	Sepa cómo se llama al equipo de reanimación y cómo se puede convocar personal y recursos adicionales. Sepa cómo acceder al equipo y los suministros adicionales para una reanimación compleja.
Identifique claramente a un líder.	Si hay factores de riesgo, identifique a un líder del equipo antes del parto y realice una exposición de informe para el equipo previa a la reanimación para asegurarse de que todos estén preparados y se definan las responsabilidades.

Preguntas frecuentes

¿Cuál es el número de personas ideal para tener en un equipo de reanimación?

No existe una única respuesta correcta para esta pregunta. Debe tener el personal suficiente disponible de inmediato para realizar todas las tareas necesarias sin demora. El personal requerido en cualquier parto en particular dependerá de los factores de riesgo identificados, las calificaciones de los individuos del equipo y del entorno. Simule diferentes situaciones para asegurarse de que tiene personal suficiente en su equipo de reanimación para realizar todos los procedimientos necesarios con rapidez y eficacia. Para una reanimación compleja, se requerirán 4 o más personas.

¿Quién puede ser un líder del equipo de reanimación? El rol de liderazgo puede cambiar durante la reanimación

Cualquier proveedor de asistencia de reanimación neonatal bien capacitado puede ser el líder del equipo. El líder de un equipo de reanimación neonatal debe comprender totalmente el diagrama de flujo del PRN y tener buenas habilidades de liderazgo. El líder no tiene que ser el miembro más antiguo del equipo o el individuo con el título más avanzado. Esa persona puede tener las habilidades técnicas que se requieren durante la reanimación y es posible que no pueda mantener toda su atención en el estado del bebé. El líder del equipo debe estar en una posición de observación y dirigir todas las actividades del equipo de reanimación. Si el líder está realizando un procedimiento que ocupa su atención, es adecuado transferir el rol de líder a otro miembro calificado del equipo de reanimación. Indicar el cambio de liderazgo con un anuncio verbal de manera clara ayuda a evitar confusiones.

Consideraciones éticas
Preguntas a considerar: ¿Qué leyes se aplican a la reanimación neonatal?   ¿Qué es preciso conversar con los padres antes de un parto de muy alto riesgo?   Estas preguntas se explorarán detalladamente en la Lección 11.

Puntos claves

1 Identifique los factores de riesgo perinatales haciéndole 4 preguntas al profesional obstétrico antes del parto.

    i. ¿Cuál es la edad de gestación esperada?

    ii. ¿El líquido amniótico es claro?

    iii. ¿Cuántos bebés se esperan?

    iv. ¿Hay algún factor de riesgo adicional?

2 Muchos, aunque no todos los casos de bebés que requerirán reanimación neonatal, se pueden identificar por la presencia de factores de riesgo perinatales.

3 Cada parto debe ser atendido por al menos 1 individuo capacitado , experto en los primeros pasos de la atención del recién nacido y VPP, cuya única responsabilidad sea el manejo del recién nacido.

4 Si hay factores de riesgo, *al menos 2 personas capacitadas deben estar presentes para tratar únicamente al bebé*. La cantidad del personal y sus calificaciones varía dependiendo de los riesgos anticipados, la cantidad de bebés y el entorno hospitalario.

5 Se debe identificar un *equipo de reanimación capacitado con destrezas de reanimación completas*, incluida la intubación endotraqueal, compresiones torácicas, acceso vascular de emergencia y administración de medicamentos, y debe estar disponible de inmediato para cada reanimación. Este equipo deberá estar presente en el parto si se anticipa la necesidad de importantes medidas de reanimación.

6 Todos los suministros y equipos necesarios para una reanimación completa deben estar al alcance de la mano y funcionar.

7 Cuando se espera un recién nacido de alto riesgo, todos los suministros y equipos adecuados deben haber sido verificados y estar disponibles para ser usados de inmediato.

8 Utilice una lista de verificación organizada del equipo que se transforme en una rutina antes de cada parto.

REPASO DE LA LECCIÓN 2

1. ¿Cuáles son las 4 preguntas prenatales para preguntarle al profesional obstétrico antes del parto?

    i.

    ii.

    iii.

    iv.

2. Cada parto debe ser atendido por al menos 1 persona experta (cuya única responsabilidad sea el manejo del recién nacido)/(que comparte responsabilidad por el cuidado de la madre y del recién nacido).

3. Si se anticipa un parto de alto riesgo, (1 persona calificada)/(un equipo de reanimación calificado) debe estar presente en el parto.

4. Cuando se anticipa un recién nacido de alto riesgo debido a la presencia de factores de riesgo, los suministros y equipo de reanimación (deberían)/(no deberían) estar desempacados y listos para usar.

5. Durante la exposición de información para el equipo previa a la reanimación (prepárese para un parto de rutina debido a que no sabe qué se necesitará)/(anticipe posibles complicaciones y discuta cómo se delegarán responsabilidades).

6. Una enfermera calificada o un terapista respiratorio que ha sido capacitado en reanimación neonatal y tiene buenas habilidades de liderazgo (puede)/(no puede) ser el líder del equipo de reanimación.

Respuestas

1. Las 4 preguntas prenatales son

    i. *¿Cuál es la edad de gestación esperada?*

    ii. *¿El líquido amniótico es claro?*

    iii. *¿Cuántos bebés se esperan?*

    iv. *¿Hay algún factor de riesgo adicional?*

2. Cada parto debe ser atendido por al menos 1 persona experta cuya única responsabilidad sea el manejo del recién nacido.

3. Si se anticipa un parto de alto riesgo, un equipo de reanimación calificado debe estar presente en el parto.

4. Cuando se anticipa un recién nacido de alto riesgo debido a la presencia de factores de riesgo, los suministros y equipo de reanimación deberían estar desempacados y listos para usar.

5. Durante la exposición de información para el equipo previa a la reanimación, anticipe posibles complicaciones y discuta cómo se delegarán responsabilidades.

6. Un enfermero calificado o un profesional de atención respiratoria que ha sido capacitado en reanimación neonatal y tiene buenas habilidades de liderazgo puede ser el líder del equipo de reanimación.

Lecturas adicionales

Aziz K, Chadwick M, Baker M, Andrews W. Ante- and intra-partum factors that predict increased need for neonatal resuscitation. *Resuscitation.* 2008;79(3):444-452

Katheria A, Rich W, Finer N. Development of a strategic process using checklists to facilitate team preparation and improve communication during neonatal resuscitation. *Resuscitation.* 2013;84(11):1552-1557

Apéndice 1. Lista de verificación rápida del equipo del programa de reanimación neonatal

Esta lista de verificación incluye únicamente los suministros y el equipo más esenciales necesarios en el calentador radiante para la mayoría de las reanimaciones neonatales. Ajuste esta lista para que cumpla con las necesidades específicas de su unidad. Asegúrese de que se haya realizado una verificación del equipo antes de <u>cada</u> parto.

Calentar	• Calentador precalentado
	• Toallas o mantas calientes
	• Sensor de temperatura y tapa del sensor para reanimaciones prolongadas
	• Gorro
	• Bolsa plástica o envoltorio plástico (<32 semanas de gestación)
	• Colchón térmico (<32 semanas de gestación)
Despejar la vía aérea	• Pera de goma
	• Sonda de succión de 10F o 12F conectada al dispositivo de succión instalado en la pared, fijada a 80 a 100 mm Hg
	• Aspirador de meconio
Auscultar	• Estetoscopio
Ventilar	• Flujómetro fijado a 10 l/min
	• Mezclador de oxígeno fijado a 21 % *(21 %-30 % si son<35 semanas de gestación)*
	• Dispositivo de ventilación a presión positiva (VPP)
	• Máscaras de tamaños adecuados para bebés a término y prematuros
	• Sonda de alimentación de 8F y jeringa grande
Oxigenar	• Equipo para proporcionar flujo libre de oxígeno
	• Oxímetro de pulso con sensor y tapa
	• Tabla de objetivo de saturación de oxígeno
Intubar	• Laringoscopio con hojas rectas, tamaño 0 y tamaño 1 (tamaño 00, opcional)
	• Estilete (opcional)
	• Tubos endotraqueales (tamaños 2.5, 3.0, 3.5)
	• Detector de dióxido de carbono (CO_2)
	• Cinta métrica y/o tabla de profundidad de inserción de tubo endotraqueal
	• Cinta adhesiva a prueba de agua o dispositivo para asegurar el tubo
	• Tijeras
	• Máscara laríngea (tamaño 1) y jeringa de 5 ml
Medicar	Acceso a
	• Adrenalina 1:10 000 (0.1 mg/ml)
	• Solución salina normal
	• Suministros para colocar un catéter venoso umbilical de emergencia y administrar medicamentos
	• Electrodos del monitor cardíaco electrónico (ECG) y monitor ECG

Apéndice 2. Lista de suministros y equipo de reanimación neonatal

Equipo de succión

Pera de goma
Succión mecánica y tubos
Catéteres de succión, 5F o 6F, 10F, 12F o 14F
Sonda de alimentación 8F y jeringa grande
Aspirador de meconio

Equipo de ventilación por presión positiva

Dispositivo para proporcionar ventilación por presión positiva
Máscaras, tamaños para recién nacidos y bebés prematuros
Fuente de oxígeno
Fuente de aire comprimido
Mezclador de oxígeno para mezclar oxígeno y aire comprimido con un
    medidor de flujo (velocidad de flujo configurada en 10 l/min) y tubos
Oxímetro de pulso con sensor y tapa
Tabla de objetivo de saturación de oxígeno

Equipo de intubación

Laringoscopio de hojas rectas, N.º 0 (prematuro) y N.º 1 (a término)
Focos y baterías adicionales para el laringoscopio
Tubos endotraqueales, 2.5 , 3.0 , 3.5 mm de diámetro interno (DI)
Estilete (opcional)
Cinta métrica
Tabla de profundidad de inserción de tubo endotraqueal
Tijeras
Cinta adhesiva a prueba de agua o dispositivo para asegurar el tubo
Toallitas con alcohol
Detector de CO_2 o capnógrafo
Máscara laríngea (o dispositivo supraglótico similar) y jeringa de 5 ml
Sonda orogástrica de 5F o 6F si la máscara laríngea presenta puerto de
    inserción

Medicamentos

Adrenalina 1:10 000 (0.1 mg/ml), ampollas de 3 ml o 10 ml
Solución salina normal para expansión de volumen de 100 o 250 ml
Dextrosa al 10 %, 250 ml (opcional)
Solución salina normal para enjuagues
Jeringas (1 ml, 3 ml o 5 ml, 20 a 60 ml)

Suministros para cateterización de vaso umbilical

Guantes estériles
Solución de preparación antiséptica
Cinta umbilical
Pinza pequeña (hemostática)
Fórceps (opcional)
Escalpelo
Catéteres umbilicales (lumen simple), 3.5F o 5F
Llave de paso de tres vías
Jeringas (3-5 ml)
Agujas o dispositivo de punción para sistema sin aguja
Solución salina normal para enjuagues
Venda adhesiva transparente para sujetar temporalmente el catéter venoso
    umbilical al abdomen (opcional)

Varios

Guantes y protección personal adecuados
Calentador radiante u otra fuente de calor
Sensor de temperatura con tapa de sensor para el calentador radiante (para
    utilizar durante una reanimación prolongada)
Superficie de reanimación firme y acolchonada
Cronómetro/reloj con segundero
Mantas
Gorro
Estetoscopio (con cabeza neonatal)
Cinta adhesiva, 1/2 o 3/4 pulgadas
Electrodos del monitor cardíaco electrónico (ECG) y monitor ECG
Aguja intraósea (opcional)

Para bebés muy prematuros

Hoja de laringoscopio tamaño 00 (opcional)
Bolsa plástica de grado alimenticio (1 galón de volumen) o envoltorio
    plástico
Colchón térmico
Incubadora portátil para mantener la temperatura del bebé mientras se lo
    traslada a la guardería

Apéndice 3. Categorías de frecuencia cardíaca fetal

Categoría I: Es un trazo *normal* y es predictivo de un estado ácido-básico fetal normal al momento de la observación, y se indica una rutina de seguimiento.

Categoría II: Esto se considera un trazo *indeterminado*. Actualmente la evidencia no es adecuada para clasificarlo como normal o anormal. Se indican evaluación posterior, vigilancia continua y reevaluación.

Categoría III: Es un trazo *anormal* y es predictivo de un estado ácido-básico fetal anormal al momento de la observación. El rastreo de categoría III requiere evaluación e intervención inmediata.

Referencia

Macones GA, Hankins GD, Spong CY, Hauth J, Moore T. The 2008 National Institute of Child Health and Human Development workshop report on electronic fetal monitoring: update on definitions, interpretation, and research guidelines. *Obstet Gynecol.* 2008;112(3): 661-666

Lección 2: Lista de verificación del desempeño

Preparación para la reanimación

La lista de verificación del desempeño es una herramienta de aprendizaje

La persona que está aprendiendo utiliza la lista de verificación como una referencia durante una práctica independiente, o como una guía para el debate y la práctica con un instructor del Programa de Reanimación Neonatal (PRN). Cuando el estudiante y el instructor están de acuerdo en que el estudiante puede realizar las destrezas correctamente y sin problemas, sin supervisión y dentro del contexto de un caso real, el estudiante podrá pasar a la siguiente lección de la lista de verificación de desempeño.

Nota: Si la política de la institución es utilizar normalmente un reanimador con pieza en T en la sala de partos, la persona que está aprendiendo debe demostrar su competencia con ese dispositivo. No obstante, también deberá demostrar su capacidad de usar una bolsa y una máscara.

Verificación de conocimientos

1. ¿Cuáles son las 4 preguntas prenatales? ¿Cuál es el objetivo de estas preguntas?

2. ¿Quién puede ser el líder de una reanimación? ¿Cuándo podría cambiar el liderazgo?

3. ¿Qué sucede en una exposición informativa para el equipo previa a la reanimación?

4. ¿Dónde encontrará la lista de verificación rápida del equipo del PRN utilizada en nuestro entorno de parto?

Objetivos de aprendizaje

1. Identificar los factores de riesgo antes y durante el parto para la reanimación neonatal.

2. Demostrar una exposición informativa para el equipo previa a la reanimación.

3. Demostrar un método organizado para verificar el equipo y los suministros.

Escenario

"Se le notifica que una mujer fue admitida en el hospital en trabajo de parto. Verifique sus suministros y equipo, y prepárese para el parto. A medida que trabaja, diga en voz alta lo que piensa y lo que hace así sabré lo que está pensando y haciendo".

El instructor debe marcar las casillas a medida que el estudiante responde correctamente. La persona que está aprendiendo puede consultar la lista de verificación rápida del equipo del PRN o usar una lista de verificación específica de la unidad para asegurarse de la disponibilidad y funcionamiento de los suministros y equipo esenciales.

✔	Pasos de desempeño fundamentales
	Realice las 4 preguntas prenatales.
	¿Cuál es la edad de gestación esperada? **"36 semanas de gestación" o "29 semanas de gestación"**
	¿El líquido amniótico es claro? **"Sí" o "con manchas de sangre"**
	¿Cuántos bebés se esperan? **"1"**
	¿Hay algún factor de riesgo adicional? **"Hipertensión gestacional " o "preeclampsia"**
	Arme el equipo de reanimación.
	Arme el equipo de reanimación de acuerdo con los factores de riesgo perinatales.
	Realice una exposición informativa previa a la reanimación.
	Identifique al líder del equipo de reanimación.
	Discuta las posibles situaciones clínicas y asigne roles y responsabilidades.
	Realice una verificación del equipo.
	Demuestre una rutina organizada para ubicar los suministros más esenciales necesarios para la reanimación del recién nacido.
	Calentar.
	• Calentador precalentado
	• Toallas o mantas calientes
	• Sensor de temperatura y tapa del sensor para reanimaciones prolongadas
	• Gorro
	• Bolsa plástica o envoltorio plástico (<32 semanas de gestación)
	• Colchón térmico (<32 semanas de gestación)
	Despejar las vías aéreas.
	• Pera de goma
	• Sonda de succión de 10F o 12F conectada a al dispositivo de succión instalado en la pared, fijada a 80 a 100 mm Hg
	• Aspirador de meconio
	Auscultar.
	• Estetoscopio

✔ **Pasos de desempeño fundamentales**
Ventilar.
• Flujómetro fijado a 10 l/min
• Mezclador de oxígeno fijado a 21 % *(21 %-30 % si son<35 semanas de gestación)*
• Dispositivo de ventilación a presión positiva (VPP)
• Máscaras de tamaños adecuados para bebés a término y prematuros
• Sonda de alimentación de 8F y jeringa grande
Oxigenar.
• Equipo para proporcionar flujo libre de oxígeno
• Oxímetro de pulso con sensor y tapa
• Tabla de objetivo de saturación de oxígeno
Intubar.
• Laringoscopio con hojas rectas, tamaño 0 y tamaño 1 (tamaño 00, opcional)
• Estilete (opcional)
• Tubos endotraqueales (tamaños 2.5, 3.0, 3.5)
• Detector de dióxido de carbono (CO_2)
• Cinta métrica y/o tabla de profundidad de inserción de tubo endotraqueal
• Cinta adhesiva a prueba de agua o dispositivo para asegurar el tubo
• Tijeras
• Máscara laríngea (tamaño 1) y jeringa de 5 ml
• Electrodos del monitor cardíaco electrónico (ECG) y monitor ECG
Medicar.
Acceso a
• Adrenalina 1:10 000 (0.1 mg/ml)
• Solución salina normal
• Suministros para colocar un catéter venoso umbilical de emergencia y administrar medicamentos

Discusión

El instructor le formula preguntas de análisis a la persona que está aprendiendo para permitir la autoevaluación, como por ejemplo:

1 Dígame de qué forma funciona para usted el usar este enfoque organizado para verificar el equipo de reanimación.

2 Si todo el equipo y los suministros están presentes, ¿qué tiempo le tomaría confirmar que están listos para un parto?

3 ¿Cuáles de las habilidades de comportamiento claves del PRN se demuestran durante la preparación para la reanimación?

Habilidades de comportamiento claves del PRN

- Conozca su entorno.
- Use la información disponible.
- Anticípese y planifique.
- Identifique claramente al líder del equipo de reanimación.
- Comuníquese eficazmente.
- Delegue la carga de trabajo en forma óptima.
- Dirija su atención de manera inteligente.
- Use los recursos disponibles.
- Pida ayuda adicional cuando se necesite.
- Mantenga una conducta profesional.

Pasos iniciales de la atención del recién nacido

Lo que aprenderá

- Cómo realizar una evaluación rápida del recién nacido
- Los pasos iniciales de la atención del recién nacido
- Cómo determinar si se requieren pasos adicionales
- Qué hacer si un recién nacido tiene cianosis persistente o respira con dificultad
- Cómo utilizar un oxímetro de pulso e interpretar los resultados
- Cómo administrar oxígeno suplementario
- Cuándo considerar el uso de presión positiva continua en las vías aéreas
- Qué hacer cuando hay líquido amniótico teñido con meconio

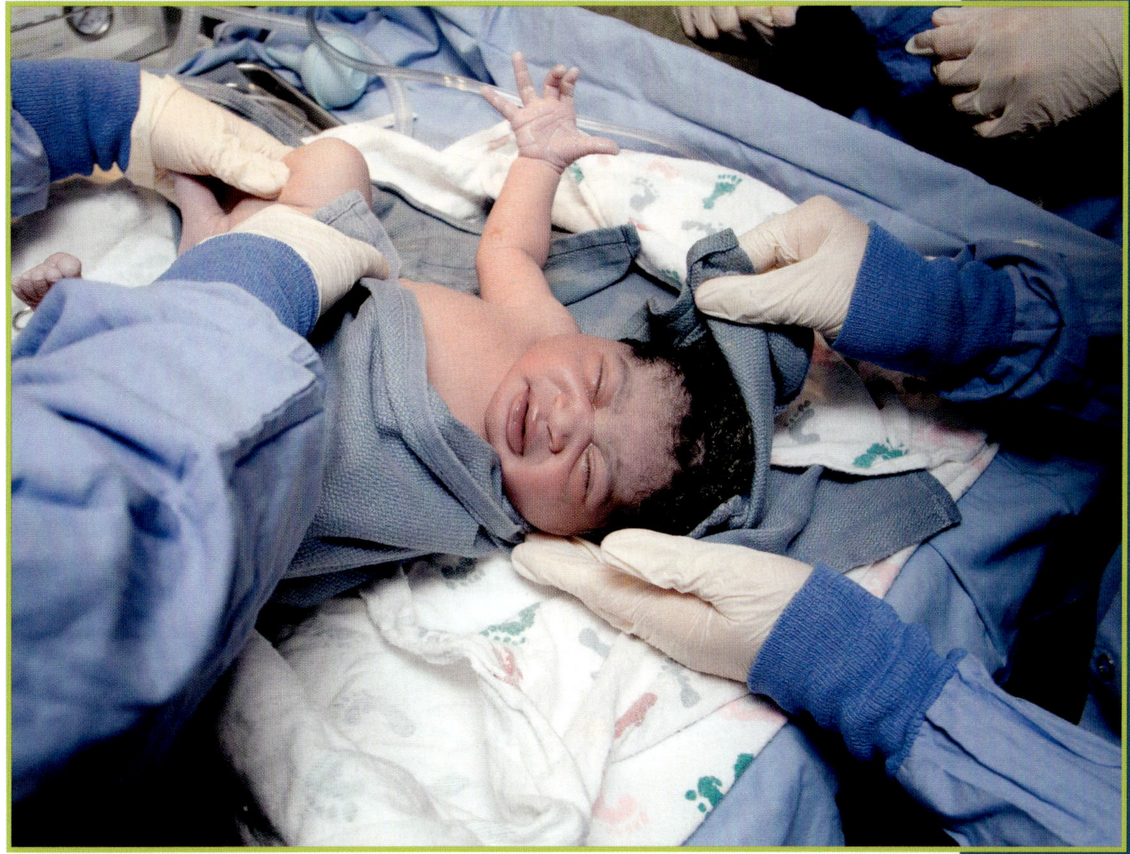

Utilizado con el permiso de la Fundación Mayo para la Educación e Investigación Médica.

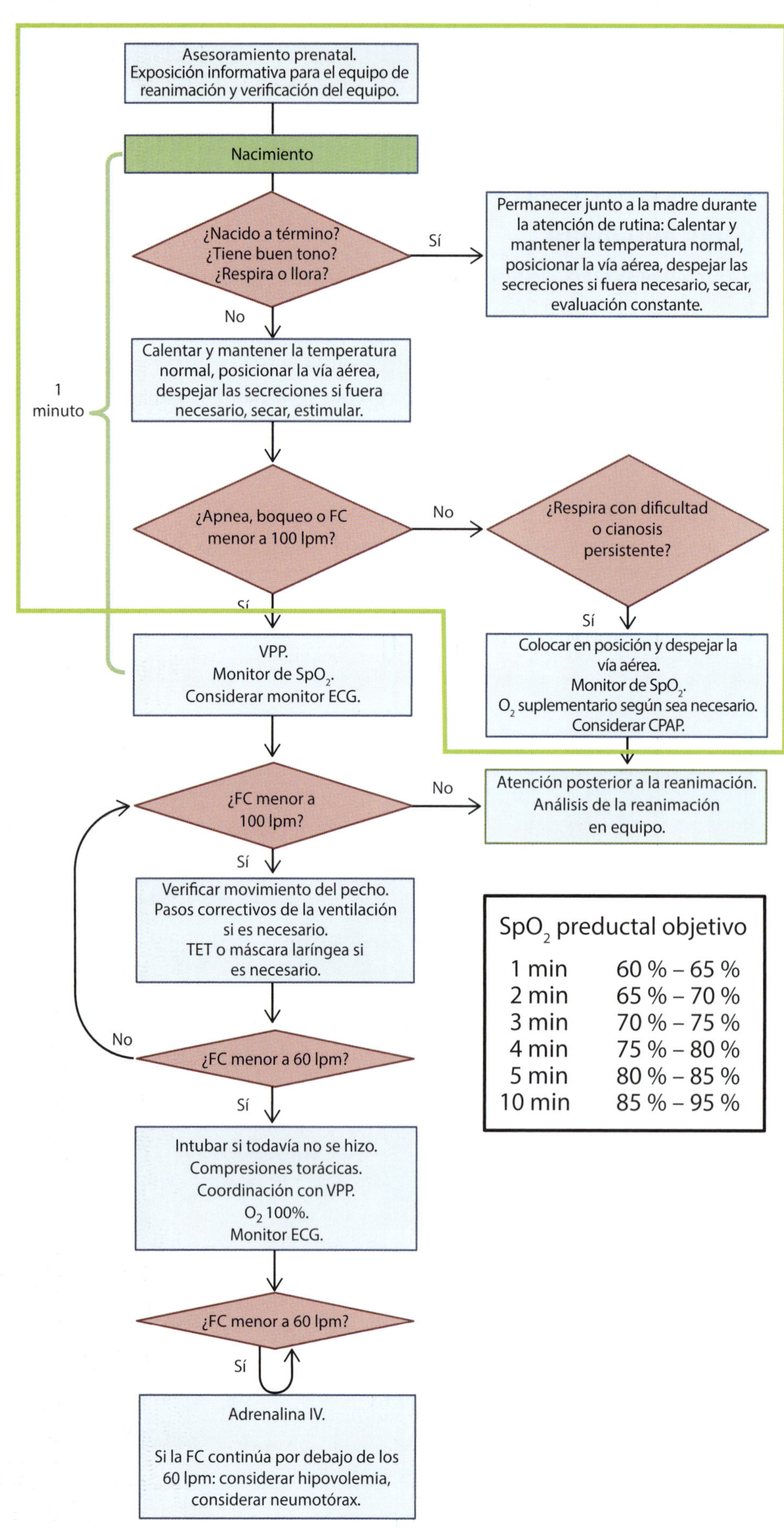
Asesoramiento prenatal. Exposición informativa para el equipo de reanimación y verificación del equipo.
Nacimiento
¿Nacido a término? ¿Tiene buen tono? ¿Respira o llora?
Sí
Permanecer junto a la madre durante la atención de rutina: Calentar y mantener la temperatura normal, posicionar la vía aérea, despejar las secreciones si fuera necesario, secar, evaluación constante.
No
Calentar y mantener la temperatura normal, posicionar la vía aérea, despejar las secreciones si fuera necesario, secar, estimular.
1 minuto
¿Apnea, boqueo o FC menor a 100 lpm?
No
¿Respira con dificultad o cianosis persistente?
Sí
Sí
VPP. Monitor de SpO2. Considerar monitor ECG.
Colocar en posición y despejar la vía aérea. Monitor de SpO2. O2 suplementario según sea necesario. Considerar CPAP.
¿FC menor a 100 lpm?
No
Atención posterior a la reanimación. Análisis de la reanimación en equipo.
Sí
Verificar movimiento del pecho. Pasos correctivos de la ventilación si es necesario. TET o máscara laríngea si es necesario.
No
¿FC menor a 60 lpm?
Sí
Intubar si todavía no se hizo. Compresiones torácicas. Coordinación con VPP. O2 100%. Monitor ECG.
¿FC menor a 60 lpm?
Sí
Adrenalina IV.
Si la FC continúa por debajo de los 60 lpm: considerar hipovolemia, considerar neumotórax.
SpO2 preductal objetivo
1 min   60 % – 65 %
2 min   65 % – 70 %
3 min   70 % – 75 %
4 min   75 % – 80 %
5 min   80 % – 85 %
10 min   85 % – 95 %

Los 2 casos que se exponen a continuación son ejemplos de cómo se pueden realizar los pasos iniciales de atención del recién nacido. A medida que lea cada caso, imagínese a usted mismo como integrante del equipo de reanimación.

Caso 1. Parto sin complicaciones

Una mujer saludable ingresa al hospital en trabajo de parto activo con 39 semanas de gestación. Su embarazo no ha tenido complicaciones. Rompió membranas después de la llegada y el líquido es claro. La enfermera asignada a la atención del bebé completa la verificación del equipo estandarizada para asegurarse de que el equipo y los suministros de reanimación neonatal estén listos para usar, si fuera necesario. El trabajo de parto avanza sin complicaciones y nace una niña. Parece ser una bebé a término, tiene buen tono muscular y llora vigorosamente. Se la coloca piel a piel sobre el pecho de su madre y se la cubre con una manta caliente. Un enfermero la seca suavemente y la estimula. Un minuto después del parto, se pinza y corta el cordón. Su color se torna cada vez más rosada a medida que continúa con la transición a la circulación de recién nacido. La enfermera asignada a la atención de la bebé continúa evaluando su esfuerzo respiratorio, tono, color y termorregulación. Poco después del nacimiento, su madre coloca a la recién nacida para comenzar con la lactancia.

Caso 2. Transición retrasada

Una mujer multípara con un embarazo de 39 semanas de gestación se presenta en trabajo de parto activo y con ruptura de membranas. Poco después de su internamiento, presenta fiebre y se le administran antibióticos durante el parto por una probable corioamnionitis. El monitoreo de la frecuencia cardíaca fetal muestra un patrón de Categoría II (patrón indeterminado que necesita evaluación, vigilancia y posiblemente otras pruebas para garantizar el bienestar del feto). El trabajo de parto avanza y el profesional obstétrico llama a su equipo de reanimación para atender el parto natural. Cuando ingresa a la sala, le presenta al equipo a la madre en trabajo de parto y le hace las 4 preguntas prenatales al profesional obstétrico para evaluar los factores de riesgo perinatales. Su equipo de reanimación completa la exposición informativa para el equipo de reanimación previa a la reanimación y la verificación del equipo.

Inmediatamente después del parto, el bebé exhibe un tono pobre y no llora. El profesional obstétrico lo sostiene con una manta caliente, succiona suavemente la boca y la nariz con una pera de goma y lo estimula para que respire frotándole suavemente su espalda. El bebé continúa exhibiendo tono débil y esfuerzos aéreos irregulares. Se pinza y corta el cordón, y lo llevan al calentador radiante. Se coloca su cabeza y cuello en la posición para despejarle las vías aéreas mientras un ayudante continúa estimulando suavemente. Otro proveedor documenta los eventos a medida que ocurren. El tono débil y la dificultad respiratoria del bebé mejoran rápidamente. Su ayudante, que ausculta con un estetoscopio, informa que la frecuencia cardíaca del bebé es de 120 latidos por minuto (lpm) y hay buenos sonidos respiratorios. Cinco minutos después del nacimiento, aún tiene cianosis central y un sensor de oximetría de pulso colocado en la mano derecha. Su saturación de oxígeno (SpO_2) está por debajo del valor específico en minutos que figura en el diagrama de flujo, por lo que se le administra oxígeno suplementario sosteniendo un tubo de oxígeno cerca de su cara. La concentración de oxígeno se ajusta para que su saturación de oxígeno permanezca dentro del rango objetivo. Diez minutos después de haber nacido, el bebé respira regularmente y se ha interrumpido la administración de oxígeno suplementario. Su saturación de oxígeno permanece normal y se lo coloca piel a piel sobre el pecho de la madre para continuar la transición, mientras se controlan atentamente los signos vitales y la actividad, para detectar un posible deterioro. Poco después, el equipo de atención realiza una sesión informativa corta para evaluar su preparación, trabajo en equipo y comunicación.

El momento del parto y el pinzamiento del cordón umbilical

En el momento del parto hay un gran volumen de sangre que permanece en la placenta. Si la sangre materna aún fluye hacia la placenta y el cordón umbilical está intacto, el intercambio gaseoso placentario continuará mientras fluye sangre adicional hacia el bebé a través de la vena umbilical. La mayor parte de esta transfusión de sangre placentaria ocurre durante el primer minuto luego del parto y puede cumplir un rol importante en la transición de la circulación fetal a la neonatal.

Marque la *hora de nacimiento* iniciando un temporizador cuando la última parte del feto salga del cuerpo de la madre. El momento ideal para el pinzamiento del cordón umbilical es objeto de investigación constante. Los posibles beneficios del pinzamiento tardío en los bebés prematuros incluyen una menor mortalidad, presión arterial y volumen sanguíneo más altos, menos necesidad de transfusión de sangre luego del parto, menos hemorragias cerebrales y un riesgo menor de enterocolitis necrosante. En los bebés nacidos a término, el pinzamiento tardío puede disminuir las posibilidades de desarrollar anemia con deficiencia de hierro y puede mejorar los resultados del neurodesarrollo. Los posibles efectos adversos del pinzamiento tardío incluyen reanimación tardía para los recién nacidos con problemas y mayores riesgos de policitemia (concentración alta de recuento de eritrocitos) e ictericia.

La evidencia actual sugiere que el pinzamiento del cordón umbilical debe retrasarse por al menos 30 a 60 segundos para los bebés nacidos a término y prematuros más vigorosos. Si el pinzamiento se retrasa, el bebé debe colocarse piel a piel contra el pecho o abdomen de su madre o ser sostenido en forma segura con una manta o toalla cálida y seca. A muchos recién nacidos prematuros los envuelven en una manta o envoltorio de plástico de polietileno para ayudarlos a conservar su temperatura. Durante el intervalo entre el nacimiento y el pinzamiento en el cordón umbilical, el profesional obstétrico y el equipo de reanimación neonatal deben evaluar el tono del bebé y esfuerzo respiratorio y comenzar los pasos iniciales de la atención del recién nacido que se describen en el resto de la lección.

Si la circulación placentaria no está intacta, como después de un desprendimiento de placenta, sangrado de placenta previa, sangrado de vasa previa o avulsión del cordón, se debe pinzar el cordón inmediatamente después del nacimiento. La mayoría de los estudios acerca del pinzamiento tardío del cordón han excluido los embarazos múltiples, por lo que en la actualidad no hay suficiente evidencia para evaluar la seguridad del pinzamiento tardío en el contexto de un parto de embarazo múltiple. De manera similar, otras situaciones en las que los datos de seguridad acerca del pinzamiento tardío del cordón son limitados pueden beneficiarse de una discusión entre los profesionales neonatales y obstétricos para planificar si la colocación de las pinzas debe retrasarse. Estas situaciones pueden incluir la restricción del crecimiento intrauterino (RCIU) del feto, mediciones anómalas del Doppler de la arteria umbilical, placentación anormal y otras situaciones donde se ven afectadas la perfusión útero-placentaria o el flujo de sangre del cordón umbilical. No hay suficiente evidencia para hacer una recomendación definitiva acerca de retrasar el pinzamiento del cordón umbilical en los recién nacidos que no son vigorosos. Si la circulación placentaria está intacta, puede ser razonable retrasar brevemente el pinzamiento del cordón mientras el profesional obstétrico despeja las vías áreas y estimula suavemente al bebé para respirar. Si el bebé no comienza a respirar durante este tiempo, es posible que se requiera tratamiento adicional. Se deben colocar pinzas en el cordón y el bebé debe ser llevado al calentador radiante.

Antes del parto, establezca el plan para el momento de colocación de las pinzas en el cordón umbilical con los profesionales obstétricos.

¿Cómo evalúa al recién nacido inmediatamente después del parto?

Después del parto, todos los recién nacidos deben tener una evaluación rápida para determinar si pueden permanecer con su madre para continuar con la transición o si deben pasar a un calentador radiante para la realización de más evaluaciones. La evaluación inicial puede ocurrir durante el intervalo entre el parto y el pinzamiento del cordón umbilical. Rápidamente evaluará 3 preguntas.

1. **¿Parece ser un bebé a término?**

   Determine si la apariencia del bebé coincide con la edad de gestación esperada. En algunas situaciones, la edad de gestación del bebé no se conoce antes del nacimiento. Si el bebé parece ser un bebé a término, proceda con la siguiente pregunta de la evaluación. Si el bebé parece ser un bebé prematuro (menos de 37 semanas de gestación), lleve al bebé al calentador radiante para los pasos iniciales.

Una evaluación rápida para cada recién nacido

- ¿Nacido a término?
- ¿Tiene buen tono?
- ¿Respira o llora?

Los bebés prematuros tienen más probabilidades de requerir intervenciones durante la transición a la vida extrauterina. Por ejemplo, tienen más dificultad para expandir sus pulmones, establecer un buen esfuerzo respiratorio y mantener su temperatura corporal. Debido a estos riesgos, en el caso de los bebés prematuros los pasos iniciales de la atención del recién nacido se deben realizar bajo un calentador radiante. Si el bebé nace con una gestación de prematuro tardío (34 a 36 semanas) y tiene signos vitales estables con buenos esfuerzos respiratorios, se puede llevar al bebé con su madre en pocos minutos para completar la transición.

2. **¿El bebé presenta buen tono muscular?**

   Observe rápidamente el tono muscular del bebé. Los bebés sanos nacidos a término deben ser activos y tener extremidades flexionadas (Figura 3.1). Los recién nacidos que requieren intervención pueden tener las extremidades extendidas y flácidas (Figura 3.2).

3. **¿El bebé respira o llora?**

   Un llanto vigoroso es un claro indicador de esfuerzo respiratorio fuerte (Figura 3.1). Si el bebé no está llorando (Figura 3.2), observe el esfuerzo respiratorio en el pecho del bebé. Tenga cuidado de no confundirse ante un bebé con respiración entrecortada. La respiración entrecortada es una serie de inspiraciones profundas, individuales sucesivas que ocurren en el contexto de un grave deterioro del intercambio gaseoso. Un bebé con respiración entrecortada requiere intervención y debe ser llevado al calentador radiante.

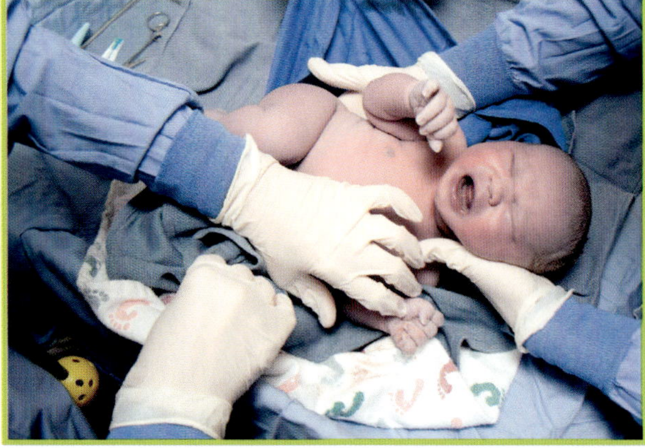

Figura 3.1. Recién nacido de bajo riesgo: nacido a término, tiene buen tono, llora. (Utilizado con el permiso de la Fundación Mayo para la Educación e Investigación Médica).

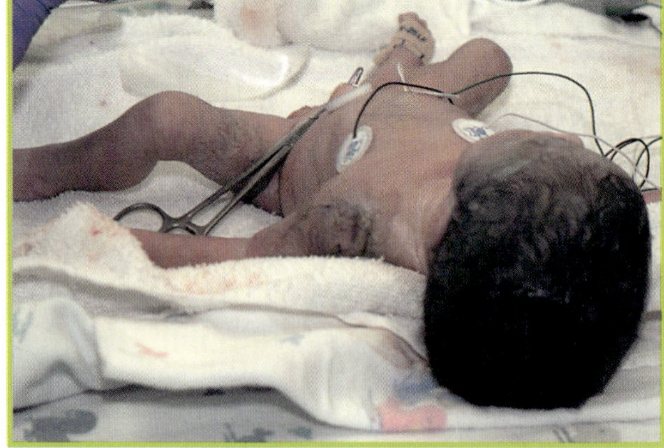

Figura 3.2. Recién nacido de alto riesgo: prematuro, tiene mal tono, no llora.

¿Cuáles son los pasos iniciales de la atención del recién nacido?

Los pasos iniciales incluyen proporcionar calor, colocar la cabeza y el cuello de modo que las vías aéreas estén abiertas, despejar las secreciones de las vías aéreas si fuera necesario, secar y proporcionar una suave estimulación táctil. Se pueden iniciar estos pasos durante el intervalo entre el parto y el pinzamiento del cordón umbilical y deben completarse en un lapso de aproximadamente 30 segundos después del parto.

Recién nacido a término vigoroso

Si las respuestas a las 3 preguntas de evaluación rápida son "*Sí*" (el bebé nació a término, tiene buen tono muscular y está respirando o llorando), el bebé puede permanecer con su madre y los pasos iniciales se pueden realizar sobre el pecho o el abdomen de la madre. El calor se mantiene mediante el contacto directo piel a piel y cubriendo al bebé con una toalla o manta cálida (Figura 3.3). Si fuera necesario, se pueden eliminar las secreciones de las vías aéreas superiores limpiando la boca y la nariz del bebé con un paño. La succión suave con una pera de goma se debe reservar para los bebés que tengan líquido teñido con meconio, secreciones que estén obstruyendo la respiración del bebé y para aquellos que están teniendo dificultades para eliminar sus secreciones. Luego de completar los pasos iniciales, siga controlando la respiración, el tono, la actividad, el color y la temperatura del recién nacido para determinar si se requieren intervenciones adicionales.

Pasos iniciales de la atención del recién nacido

- Proporcione calor.
- Coloque en posición la cabeza y el cuello.
- Elimine las secreciones si fuera necesario.
- Seque.
- Estimule.

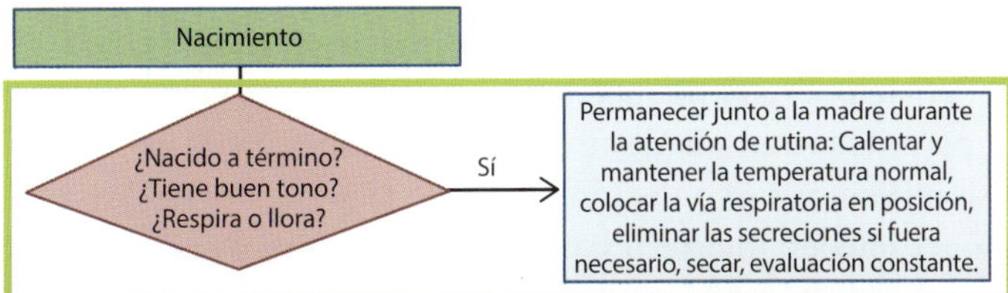

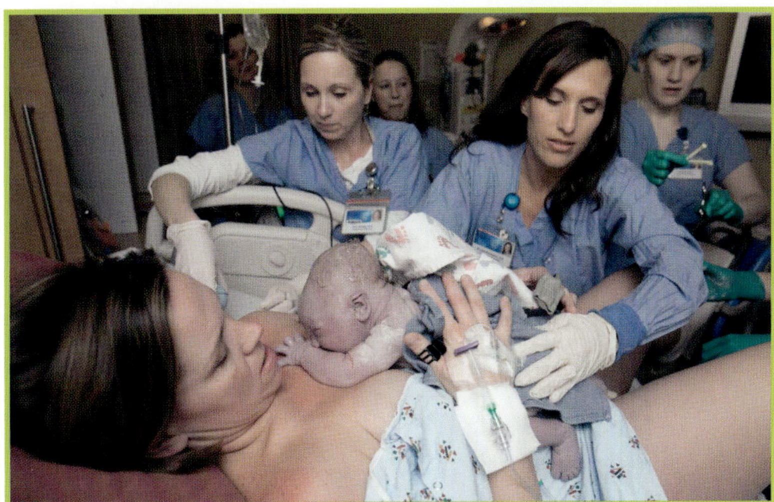

Figura 3.3. Recién nacido a término vigoroso. Los pasos iniciales se realizan piel a piel con la madre. (Utilizado con el permiso de la Fundación Mayo para la Educación e Investigación Médica).

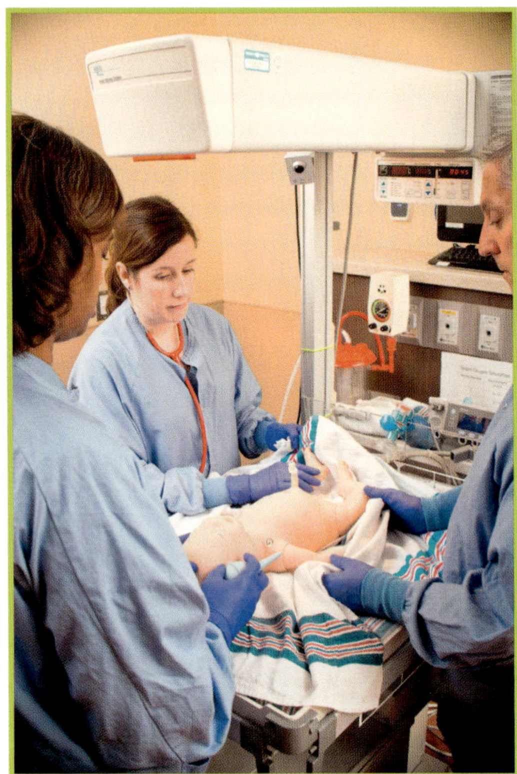

Figura 3.4. Calentador radiante usado para los pasos iniciales con recién nacido de alto riesgo

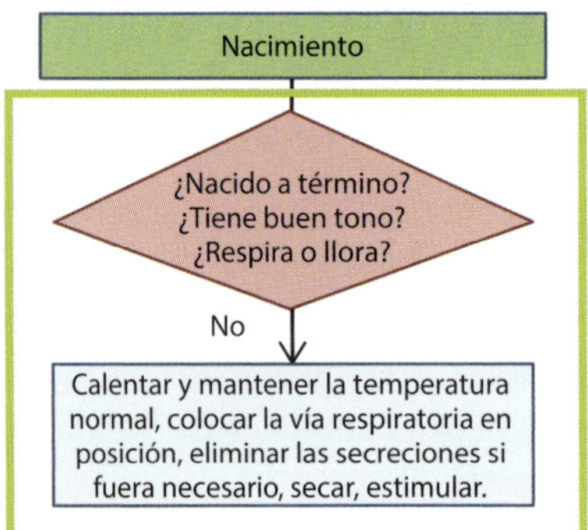

Recién nacidos no vigorosos y prematuros

Si la respuesta a cualquiera de las preguntas de la evaluación inicial es "*No*", el bebé debe ser llevado a un calentador radiante porque quizás requiera intervenciones adicionales.

- **Proporcione calor.**

El bebé debe colocarse bajo un calentador radiante para que el equipo de reanimación pueda acceder a él fácilmente sin causar excesiva pérdida de calor (Figura 3.4). Deje al bebé descubierto para ofrecer una total visualización y permitir que el calor radiante le llegue. Si prevé que el bebé permanecerá bajo el calentador durante más de algunos minutos, aplíquele un sensor de temperatura de servocontrol a la piel del bebé y controle la temperatura corporal del bebé. Evite tanto la hipotermia* como el sobrecalentamiento. Durante la reanimación y estabilización, la temperatura corporal del bebé debe mantenerse entre los 36.5 °C y 37.5 °C.

- **Coloque la cabeza y el cuello para abrir las vías aéreas.**

El bebé debe colocarse boca arriba (decúbito supino), con la cabeza y el cuello en posición neutral o ligeramente extendidos en la posición de "olfateo del aire mañanero" (Figura 3.5). Esta posición abre las vías áreas y permite la entrada de aire sin restricciones. Evite la hiperextensión (Figura 3.6) o flexión del cuello (Figura 3.7) debido a que estas posiciones pueden interferir con la entrada de aire. Para ayudar a mantener la posición correcta, puede colocar una pequeña toalla enrollada

---

*Después de la reanimación, se indica hipotermia terapéutica para ciertos recién nacidos de alto riesgo, la cual se describe en más profundidad en la Lección 8.

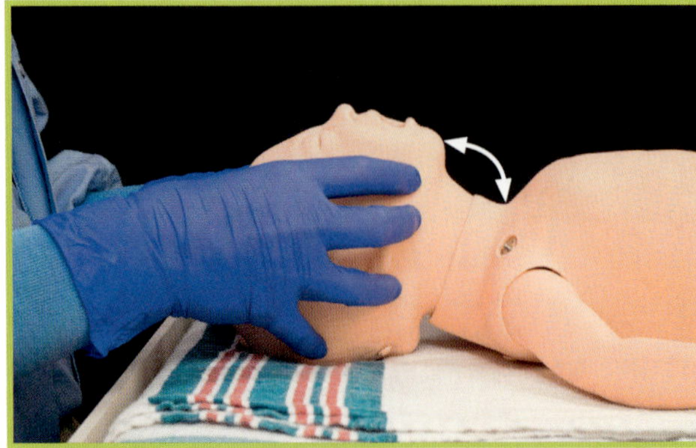

Figura 3.5. CORRECTO: Posición de "olfateo"

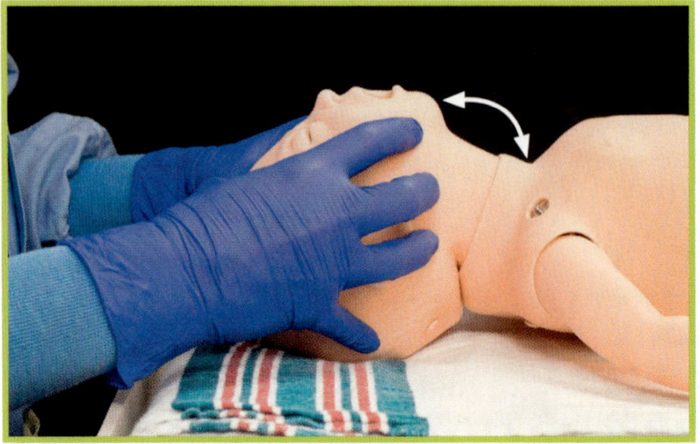

Figura 3.6. INCORRECTO: Hiperextensión

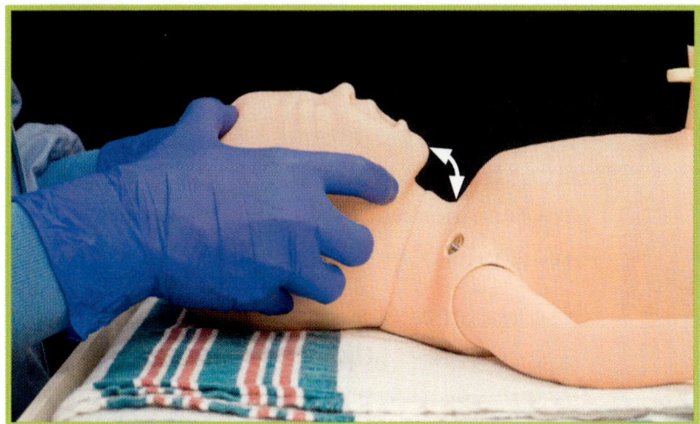

Figura 3.7. INCORRECTO: Flexión

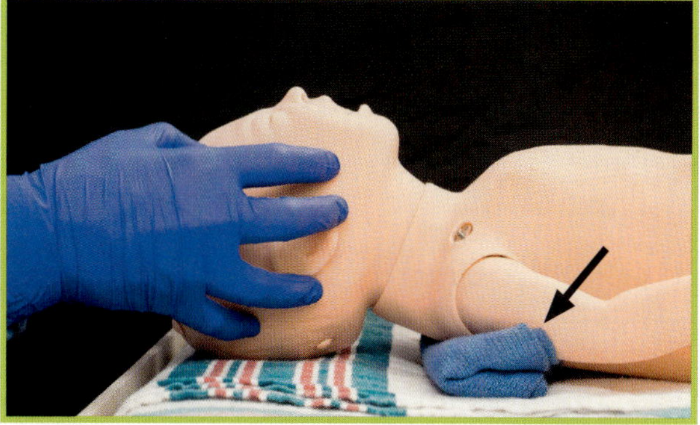

Figura 3.8. Rollo opcional para colocar bajo los hombros a fin de mantener la posición de "olfateo"

debajo de los hombros del bebé (Figura 3.8). Un rollo bajo los hombros es particularmente útil si el bebé tiene el occipucio (parte de atrás de la cabeza) grande por haber estado encajado mucho tiempo, por un edema o por prematuridad.

- **Si fuera necesario, elimine las secreciones de las vías aéreas.**

Elimine las secreciones de las vías aéreas si el bebé no está respirando, tiene respiración entrecortada, exhibe un tono pobre, si las secreciones están obstruyendo las vías aéreas, si el bebé tiene dificultad para eliminar sus secreciones, si hay líquido teñido con meconio o si prevé iniciar ventilación a presión positiva (VPP). Las secreciones se pueden aspirar de las vías aéreas altas succionando suavemente con una pera de goma. Si el recién nacido tiene secreciones copiosas en la boca, póngale la cabeza hacia un lado. Esto permitirá que las secreciones se junten en la mejilla, de donde podrán aspirarse.

La succión breve y suave suele ser lo adecuado para retirar las secreciones. Succione la boca antes que la nariz para asegurarse de que no haya nada que el recién nacido pueda aspirar en caso de que boquee cuando le succione la nariz. Puede recordar que la boca va antes que la nariz pensando en que la "B" está antes que la "N" en el abecedario (Figura 3.9).

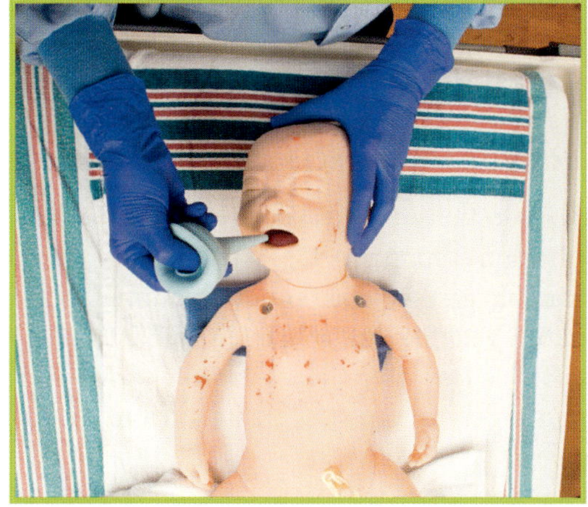

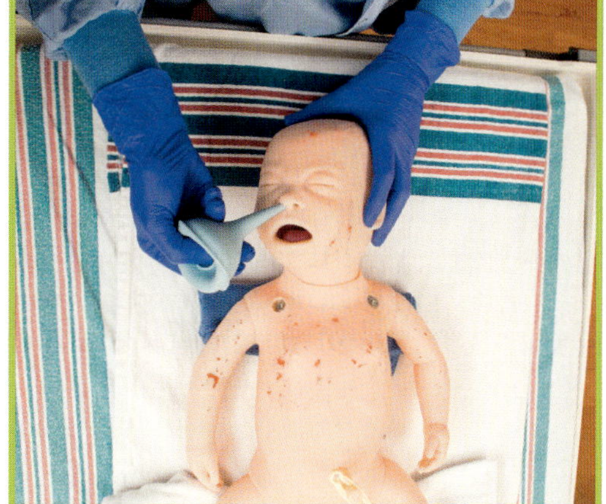

Figura 3.9. Succionar la boca, luego la nariz: "B" antes que "N".

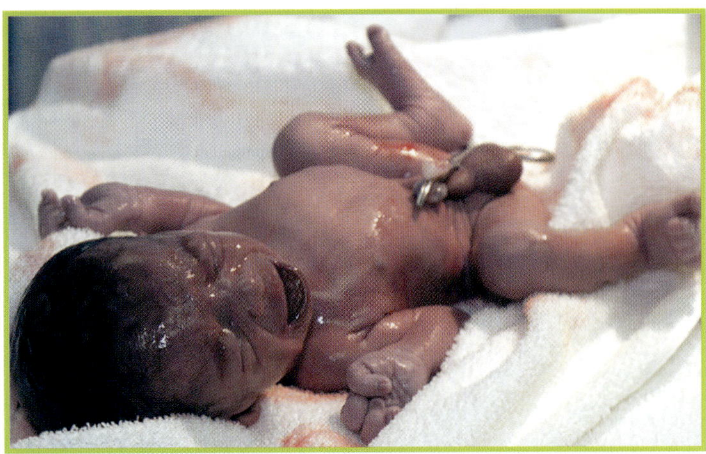

Figura 3.10. La piel mojada promueve el enfriamiento corporal rápido.

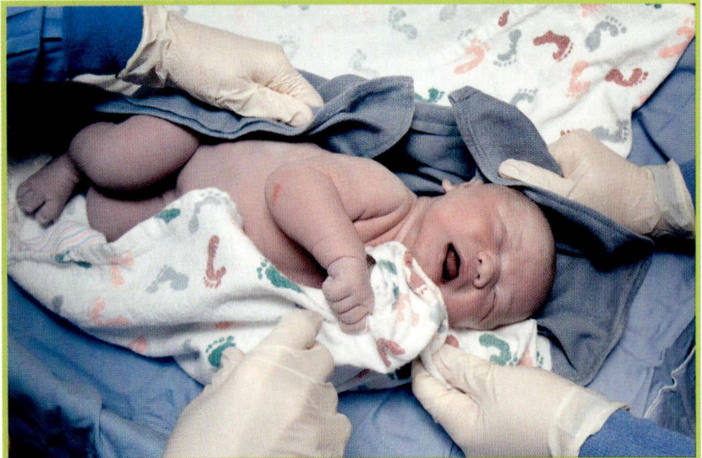

Figura 3.11. Seque al bebé y remueva las mantas o toallas húmedas para evitar la pérdida de calor y estimule la respiración. La estimulación táctil suave también puede iniciar la respiración.
(Utilizado con el permiso de la Fundación Mayo para la Educación e Investigación Médica).

Tenga cuidado de no succionar enérgica ni profundamente. La succión enérgica puede lesionar los tejidos. La estimulación de la faringe posterior durante los primeros minutos después del nacimiento puede provocar una reacción vagal, causando bradicardia o apnea.

Si se usa un catéter de succión, el control de la succión debe configurarse de modo tal que la presión negativa sea de aproximadamente 80 a 100 mm Hg cuando el tubo está ocluido.

- **Seque.**

La piel mojada aumenta la pérdida de calor por evaporación (Figura 3.10). Coloque al bebé sobre una toalla o manta cálida y seque suavemente todo el líquido. Si la primera toalla se moja, deséchela y utilice nuevas toallas o mantas cálidas para continuar secando (Figura 3.11). Si hay 2 personas presentes, la segunda persona puede secar al bebé mientras la primera lo coloca en posición y despeja las vías aéreas.

No es necesario secar a los bebés muy prematuros con menos de 32 semanas de gestación porque se los debe cubrir inmediatamente con plástico de polietileno. Las intervenciones utilizadas para reducir la pérdida de calor en los bebés muy prematuros se describen en la Lección 9.

- **Estimule.**

Con frecuencia, colocar al bebé en la posición correcta, eliminar las secreciones si fuera necesario y secar al bebé proporcionarán la estimulación suficiente para que empiece a respirar. Si el recién nacido no tiene respiraciones adecuadas, una *breve* estimulación táctil adicional puede estimular la respiración. Frote suavemente la espalda, el tronco o las extremidades del recién nacido. La estimulación demasiado enérgica no es útil y puede provocar lesiones. **Nunca sacuda a un bebé.**

Después de un breve período de intercambio gaseoso deteriorado, una breve estimulación comenzará la respiración espontánea. Sin embargo, luego de un tiempo prolongado de intercambio gaseoso deteriorado, la estimulación sola no será suficiente y se requerirá VPP. Si el recién nacido se mantiene apneico a pesar de frotarle la espalda o las extremidades durante varios segundos, comience la VPP como se describe en la siguiente lección.

Revisión

1. Todos los recién nacidos (necesitan)/(no necesitan) una evaluación inicial rápida de la edad de gestación, tono muscular y esfuerzo respiratorio.

2. Mencione las 3 preguntas de evaluación rápida que determinan cuáles de los recién nacidos deben ser llevados al calentador radiante para los pasos iniciales.

3. Mencione los pasos iniciales de la atención del recién nacido.

4. Cuando se utiliza la succión para eliminar las secreciones, primero succione la (boca)/(nariz) del recién nacido.

5. ¿Qué imagen muestra la forma correcta de colocar la cabeza de un recién nacido para abrir las vías aéreas (A, B o C)? _______

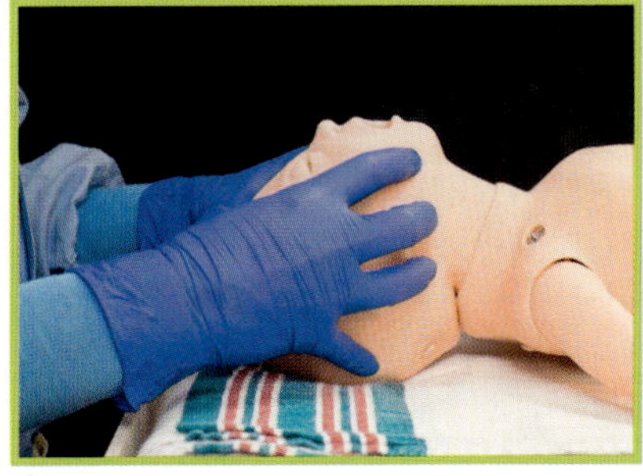
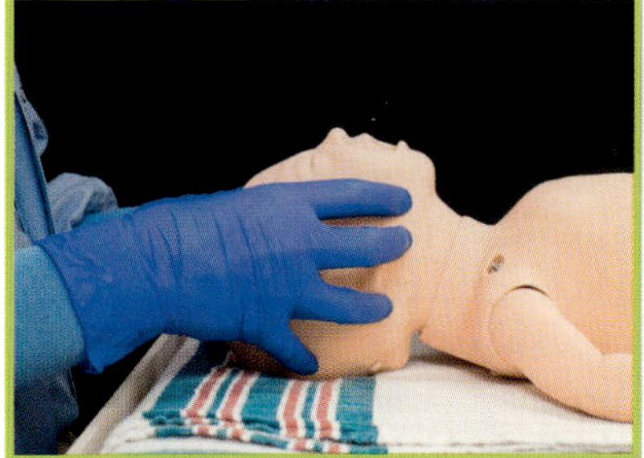
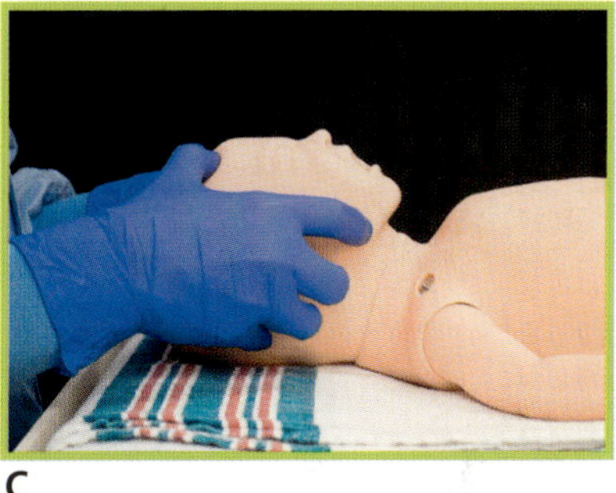

A   B   C

Respuestas

1. Todos los recién nacidos necesitan una evaluación inicial rápida de la edad de gestación, tono muscular y esfuerzo respiratorio.

2. ¿El bebé nació a término? ¿El bebé presenta buen tono? ¿El bebé respira o llora?

3. Proporcionar calor, colocar la cabeza y el cuello de modo tal de liberar las vías aéreas, eliminar las secreciones de las vías aéreas si fuera necesario, secar y estimular.

4. Cuando se utiliza la succión para eliminar las secreciones, primero succione la boca del recién nacido.

5. La imagen B muestra la forma correcta de colocar la cabeza de un recién nacido para abrir las vías aéreas.

¿Cómo evalúa la respuesta del recién nacido a los pasos iniciales?

Evalúe las respiraciones y la frecuencia cardíaca del recién nacido para determinar si el bebé está respondiendo a los pasos iniciales. Esto no debe tardar más que unos 30 segundos adicionales. Si el recién nacido no tiene respiraciones espontáneas adecuadas y una frecuencia cardíaca de 100 lpm o más en un transcurso de 1 minuto a partir del parto, debe comenzar con la VPP. **Recuerde:** *La ventilación de los pulmones del bebé es la medida más importante y eficaz durante la reanimación neonatal.*

- **Respiraciones**

Evalúe si el bebé llora o respira. Si el recién nacido no respira, o exhibe respiración entrecortada, proceda directamente con la VPP. Recuerde, la respiración entrecortada no es eficaz y el tratamiento es el mismo que para la apnea. Se debe evaluar la frecuencia cardíaca del bebé mientras se inicia la VPP.

- **Frecuencia cardíaca**

Si el bebé respira de forma eficaz, la frecuencia cardíaca debe ser de al menos 100 lpm. Su evaluación inicial de la frecuencia cardíaca se realizará usando un estetoscopio. La auscultación a lo largo del lado izquierdo del pecho es el método de examen físico más exacto para determinar la frecuencia cardíaca de un recién nacido (Figura 3.12). Aunque las pulsaciones se pueden sentir en la base del cordón umbilical, la palpación es un método menos exacto y puede subestimar la verdadera frecuencia cardíaca. Mientras escucha, puede reproducir los latidos dando golpecitos en la cama para que su equipo de reanimación también sepa la frecuencia cardíaca. Estime la frecuencia cardíaca contando el número de latidos en 6 segundos y multiplicándolo por 10. Por ejemplo: Si escucha durante 6 segundos y oye 12 latidos, la frecuencia cardíaca es de 120 lpm. Informe claramente la frecuencia cardíaca a los miembros de su equipo de reanimación ("*La frecuencia cardíaca es de 120 latidos por minuto*").

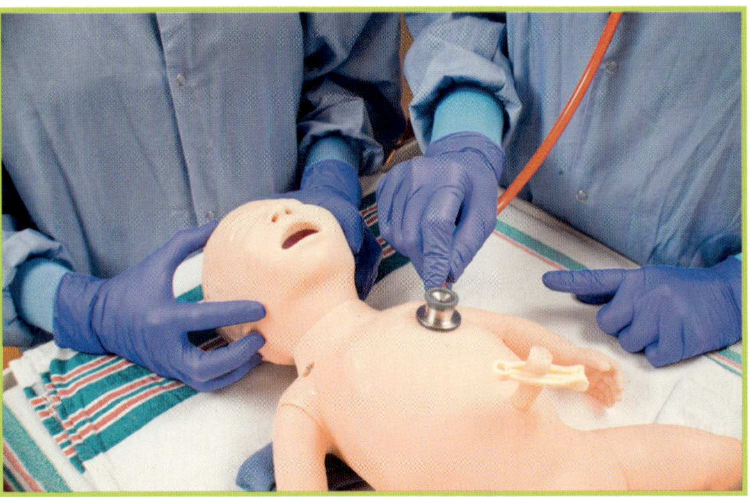

Figura 3.12. Evalúe la frecencia cardíaca mediante la auscultación con un estetoscopio.

Si no puede determinar la frecuencia cardíaca con un examen físico y el bebé no es vigoroso, pídale a otro miembro del equipo que rápidamente conecte un sensor de oximetría de pulso o electrodos del monitor cardíaco electrónico (ECG) y evalúe la frecuencia cardíaca utilizando un oxímetro de pulso o un monitor ECG (Figura 3.13).

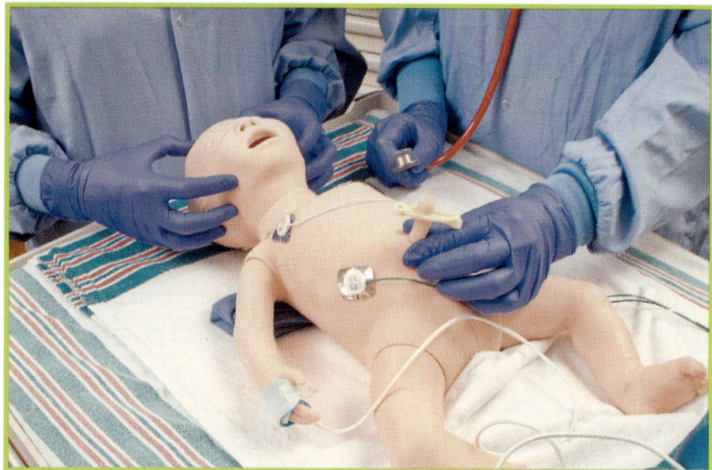

Figura 3.13. Métodos alternativos para evaluar la frecuencia cardíaca: oximetría de pulso y monitor ECG.

Precauciones: El oxímetro de pulso puede no funcionar si la frecuencia cardíaca del bebé es baja o si el bebé tiene mala perfusión. En este caso, el método preferido es controlar la frecuencia cardíaca del bebé con un monitor ECG. En circunstancias inusuales, un monitor ECG puede mostrar una señal electrónica, aunque el corazón no esté realmente bombeando sangre (actividad eléctrica sin pulso). En el recién nacido, la actividad eléctrica sin pulso debe tratarse de la misma forma que la ausencia de frecuencia cardíaca (asistolia).

Después de los pasos iniciales, ¿qué debe hacer si el bebé no respira o su frecuencia cardíaca es baja?

- Comience la VPP si el bebé no respira (apnea) **O** si el bebé tiene respiración entrecortada.

- Comience la VPP si el bebé parece respirar pero la frecuencia cardíaca es menor a 100 lpm.

- Pida ayuda adicional inmediata si es el único profesional en el calentador radiante.

Si el bebé no ha respondido a los pasos iniciales dentro del primer minuto de vida, *no es adecuado seguir proporcionando solamente estimulación táctil.*

Los detalles sobre la administración de VPP utilizando una máscara facial se describen en la siguiente lección.

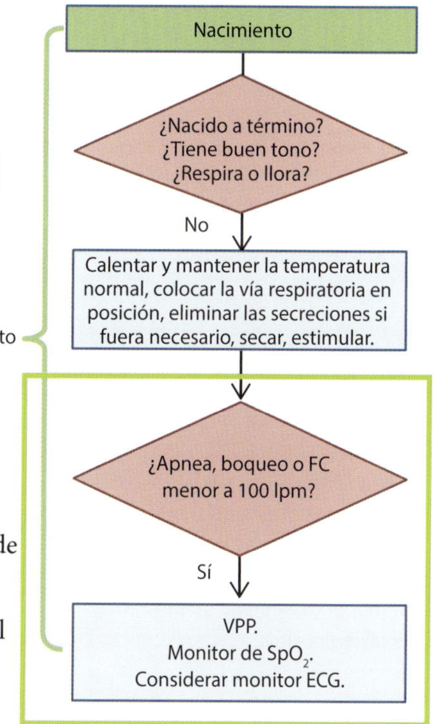

¿Qué hacer si el bebé respira y la frecuencia cardíaca es de al menos 100 lpm, pero el bebé se ve continuamente cianótico?

Cianosis

El término cianosis describe la piel o membranas mucosas con un tono azulado causado por la mala oxigenación de la sangre. La cianosis limitada a las manos y pies (acrocianosis) es habitual en el recién nacido y no indica mala oxigenación (Figura 3.14). La baja saturación de oxígeno que causa que los labios, la lengua y el torso del bebé se vean azules se llama cianosis central. Los bebés sanos pueden tener cianosis central durante varios minutos después de nacimiento. Los estudios han demostrado que la evaluación visual de la cianosis no es un indicador confiable de la saturación de oxígeno del bebé y no debe usarse como guía para la terapia con oxígeno. Si se sospecha cianosis central persistente, se debe usar un oxímetro de pulso para evaluar la oxigenación del bebé.

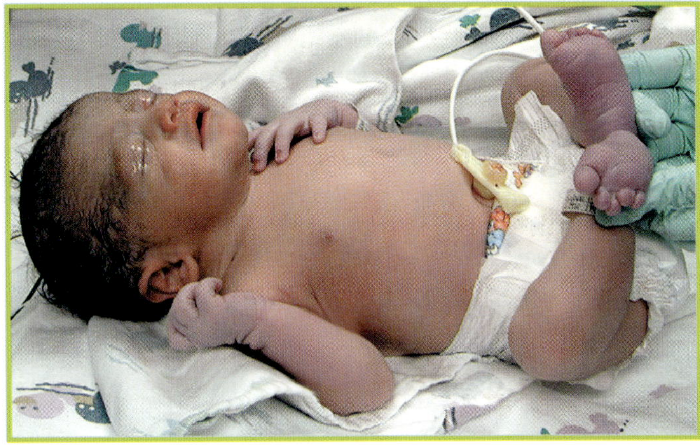

Figura 3.14. Acrocianosis. Este bebé tiene acrocianosis en manos y pies, pero el tronco y las membranas mucosas están de color rosado. La acrocianosis es normal. Solamente se necesita oxígeno suplementario si la saturación de oxígeno está por debajo del rango objetivo.

Oxímetro de pulso

El oxígeno es transportado por la hemoglobina dentro de los glóbulos rojos. La hemoglobina que está saturada con oxígeno absorbe luz roja de forma distinta a la hemoglobina que no transporta oxígeno. Un oxímetro de pulso utiliza una fuente de luz y un sensor para medir la absorción de luz roja que pasa a través de los capilares en la piel y estima la cantidad de hemoglobina que está totalmente saturada con oxígeno (Figura 3.15). Se muestra la saturación de oxígeno en el monitor, que va de 0 % a 100 %. Este número no es el mismo que el de la presión parcial de oxígeno (Po_2) medida por una máquina de gases en sangre. El oxímetro también muestra la frecuencia cardíaca del bebé mediante la detección del flujo de sangre pulsátil en los capilares.

Los recién nacidos sanos que atraviesan una transición normal pueden tardar varios minutos en aumentar la saturación de oxígeno en sangre de aproximadamente 60 %, que es el estado intrauterino normal, a más de

Indicaciones para la oximetría de pulso

- Cuando se prevé la necesidad de reanimación
- Para confirmar su percepción de cianosis central persistente
- Cuando se administra oxígeno suplementario
- Cuando se requiere ventilación a presión positiva

90 %, que es el estado eventual de los recién nacidos sanos que respiran aire. La Figura 3.16 muestra el curso de los cambios de la saturación de oxígeno después del parto en bebés sanos nacidos a término que respiran el aire del ambiente (21 % de oxígeno). Los valores de saturación de oxígeno luego de los partos por cesárea son ligeramente inferiores a los de los partos naturales.

Utilice el oxímetro de pulso como guía para su tratamiento cuando se anticipa una reanimación, para confirmar su percepción de cianosis central persistente, si administra oxígeno suplementario o si se requiere VPP. Una vez que el sensor del oxímetro de pulso esté conectado al bebé, observe el monitor para asegurarse de que esté detectando un pulso con cada latido. Si está controlando la frecuencia cardíaca con un monitor ECG, la frecuencia cardíaca mostrada en el oxímetro de pulso debe ser la misma que la frecuencia cardíaca en el monitor cardíaco. La mayoría de los instrumentos no mostrarán una lectura de saturación hasta que se detecte un pulso regular. Con una buena técnica, un oxímetro de pulso permitirá realizar una evaluación exacta de la frecuencia cardíaca y la saturación de oxígeno en el lapso aproximado de 1 a 2 minutos después del nacimiento. Si el bebé tiene una frecuencia cardíaca muy baja o mala perfusión, el oxímetro puede no ser capaz de detectar el pulso o la saturación de oxígeno.

Recomendaciones para el uso de oxímetros de pulso

La colocación correcta del sensor del oxímetro de pulso es importante.

- El sensor debe estar correctamente orientado para que pueda detectar la luz roja transmitida. Luego de la colocación, tal vez sea útil cubrir el sensor para protegerlo de la luz del ambiente. Si el oxímetro no está detectando un pulso regular, es posible que deba ajustar el sensor para asegurarse de que esté colocado del lado opuesto a la fuente de luz.

- El corazón y el cerebro reciben sangre de una arteria que se conecta con la aorta antes del conducto arterioso. A esto se le llama con frecuencia sangre preductal. En la mayoría de los bebés, la arteria que suministra al brazo derecho también se conecta con la aorta antes del conducto arterioso. El origen del flujo sanguíneo hacia el brazo izquierdo es menos predecible. Para medir la saturación de oxígeno de la sangre preductal que perfunde el corazón y el cerebro, *coloque el sensor de oxímetro de pulso en la mano o muñeca derechas*. El brazo izquierdo y ambas piernas pueden tener saturación de oxígeno baja debido a que pueden recibir sangre de la aorta luego de que se mezcló con sangre venosa poco oxigenada desviada del lado derecho del corazón a través del conducto arterioso.

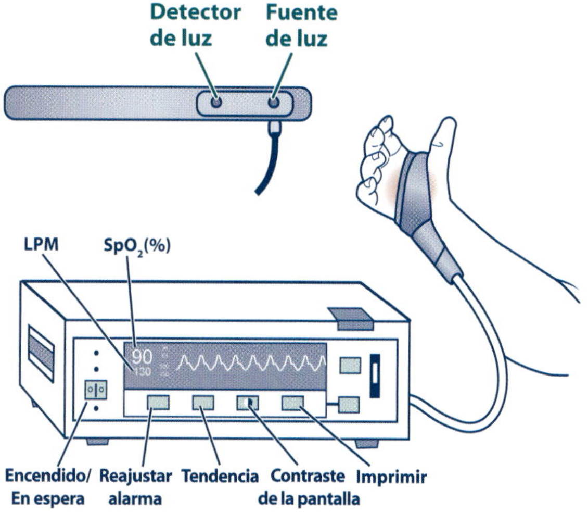

Figura 3.15. Oxímetro con sensor conectado a la mano derecha de un bebé en la eminencia hipotenar

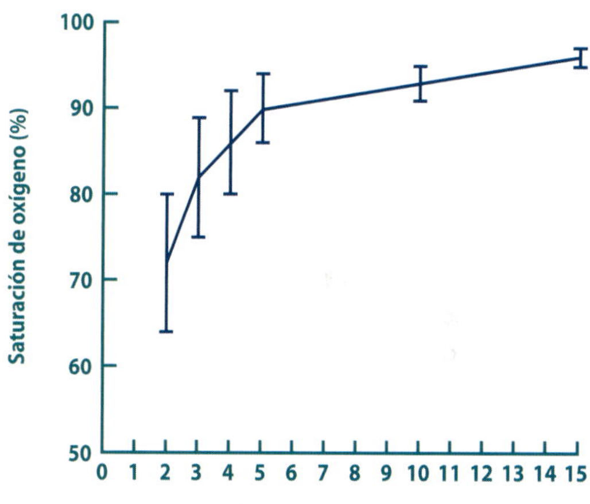

Figura 3.16. La saturación preductal del oxígeno cambia luego del nacimiento (rangos medio e intercuartílico). (De Mariani G, Dik PB, Ezquer A, et al. Pre-ductal and post-ductal O$_2$ saturation in healthy term neonates after birth. *J Pediatr.* 2007;150[4]:418-421).

Tabla 3-1. Spo$_2$ preductal objetivo después del parto

1 min	60 % - 65 %
2 min	65 % - 70 %
3 min	70 % - 75 %
4 min	75 % - 80 %
5 min	80 % - 85 %
10 min	85 % - 95 %

Objetivo de saturación de oxígeno preductal

Cuando el oxímetro tiene una señal confiable, compare la saturación de oxígeno preductal del bebé con el rango de valores objetivos en la Tabla 3-1. Estos valores se basan en saturaciones de oxígeno obtenidas de bebés sanos y a término que respiran el aire del ambiente durante los primeros 10 minutos de vida. Los rangos son aproximaciones de los rangos intercuartílicos y han sido ajustados para proporcionar valores que son fáciles de recordar. La saturación de oxígeno ideal luego del parto no ha sido establecida y existe una controversia respecto a cuáles objetivos deben ser usados. Estos objetivos han sido seleccionados para representar un consenso de valores aceptados.

¿Cuándo se indica el oxígeno suplementario y cómo se administra?

El oxígeno suplementario se usa cuando la lectura del oxímetro se mantiene por debajo del rango objetivo para la edad del bebé. Se puede administrar oxígeno de flujo libre a un bebé que respira espontáneamente sosteniendo una tubuladura de oxígeno cerca de la boca y la nariz del bebé (Figura 3.17). El oxígeno a flujo libre no es eficaz si el recién nacido no respira.

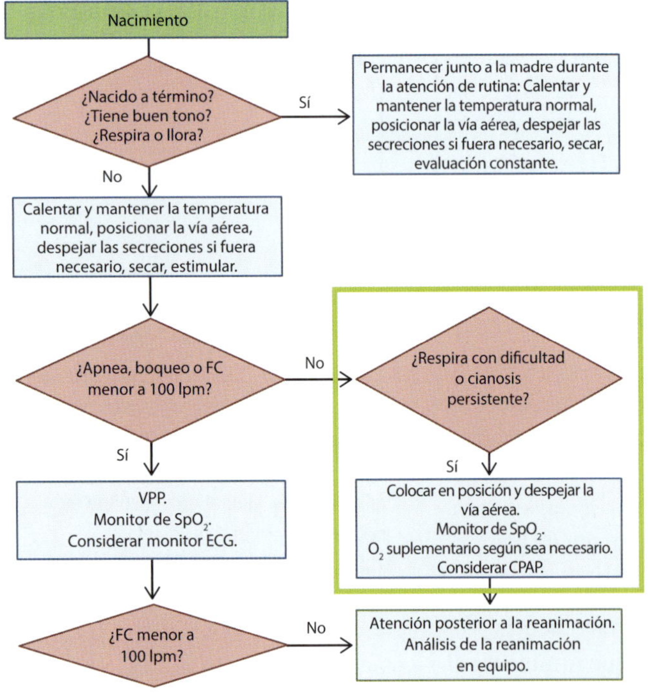

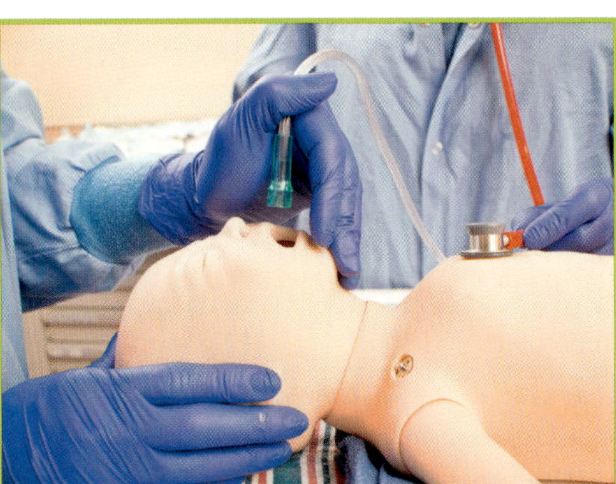

Figura 3.17. Se administra oxígeno de flujo libre a un bebé que respira espontáneamente sosteniendo una tubuladura para oxígeno cerca de la boca y la nariz del bebé

También puede usar uno de los dispositivos de presión positiva para el parto descritos en la Lección 4 (Figura 3.18). Si usa una bolsa inflada por flujo o un reanimador con pieza en T, sostenga la máscara cerca de la cara, pero no tan ajustada como para que acumule presión dentro de la máscara. **No debe** intentar administrar oxígeno de flujo libre a través de la máscara de una bolsa

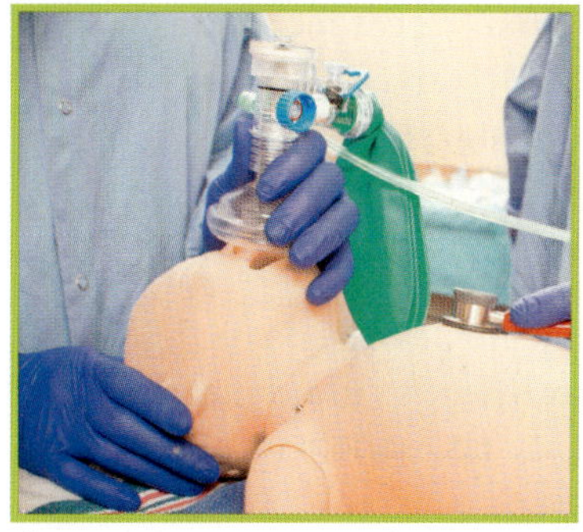
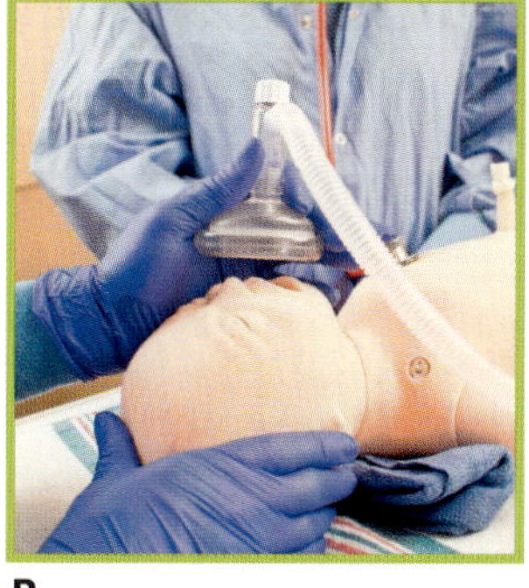
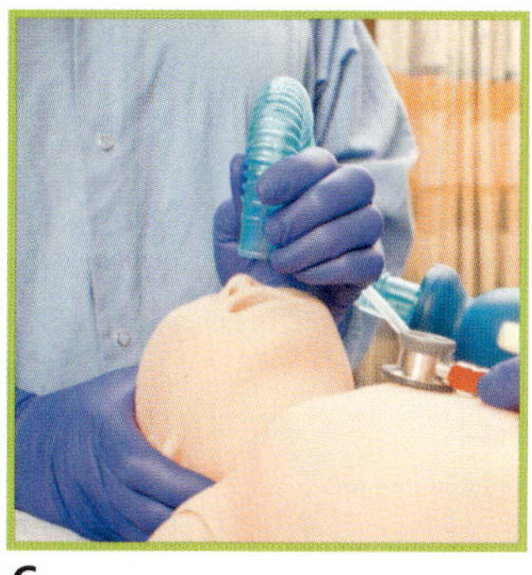

A   **B**   **C**

Figura 3.18. Oxígeno de flujo libre proporcionado por una bolsa inflada por flujo (A), un reanimador con pieza en T (B), y la cola de una bolsa autoinflable con un reservorio abierto (C)

Nota: Para el oxígeno de flujo libre, NO se sostiene la máscara de una bolsa inflada por flujo y un reanimador con pieza en T ajustados sobre la cara.

autoinflable debido a que el gas no fluye de forma confiable a través de la máscara salvo que se esté apretando la bolsa. El oxígeno de flujo libre puede ser administrado a través de un reservorio abierto ("cola") en algunas bolsas autoinflables. En la Lección 4, aprenderá más acerca de estos dispositivos.

Ajustar la concentración de oxígeno

Guiado por el oxímetro de pulso, ajuste la concentración de oxígeno para mantener la saturación de oxígeno específica en minutos del bebé dentro del rango objetivo indicado en la Tabla 3-1. El objetivo es evitar la hipoxia sin usar un exceso de oxígeno y exponer al recién nacido a los posibles riesgos de hipoxia. Ajuste la concentración de oxígeno suministrado utilizando aire comprimido y oxígeno, un mezclador de oxígeno y un flujómetro (Figura 3.19).

Aire comprimido y oxígeno

Los gases comprimidos se pueden construir en la pared u obtenerse de tanques portátiles. El aire médico (oxígeno al 21 %) se suministra a través de mangueras de alta presión que tienen código de color amarillo, y el oxígeno al 100 % se suministra a través de mangueras de alta presión que tienen código de color verde.

Mezclador de oxígeno y flujómetro

Los gases comprimidos están conectados a un mezclador que tiene un cuadrante que ajusta la mezcla de gas (21 % y 100 %). El gas mezclado viaja a un flujómetro ajustable. El flujómetro habitualmente tiene una esfera flotante que indica la velocidad del flujo de gas que abandona el dispositivo. Dependiendo del tamaño del flujómetro, puede ajustar el cuadrante para

<table>
<tr><td>Dispositivos de administración de oxígeno de flujo libre</td></tr>
<tr><td>Tubuladura para oxígeno
Máscara de oxígeno
Bolsa inflada por flujo y máscara
Reanimador con pieza en T y máscara
Reservorio abierto ("cola") en una bolsa autoinflable</td></tr>
</table>

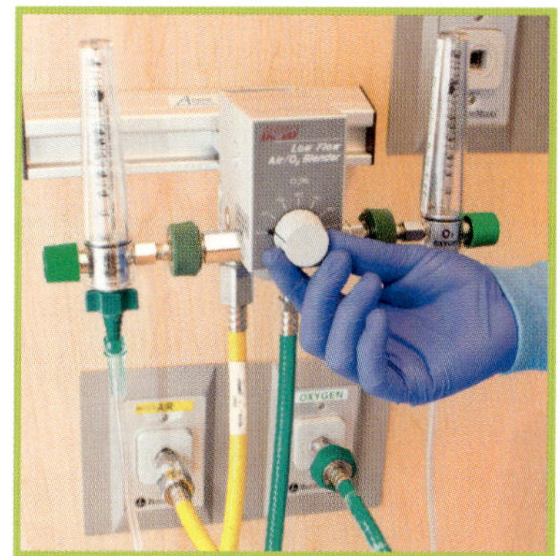

Figura 3.19. Ajuste la concentración de oxígeno con aire comprimido (entrada de la manguera amarilla), oxígeno comprimido (entrada de la manguera verde), un mezclador de oxígeno, un flujómetro y un tubo para el paciente (salida de tubo trasparente). Esta imagen muestra 2 flujómetros conectados al mezclador de oxígeno. Su sistema puede tener solamente 1 flujómetro.

lograr flujos de gases entre los 0 l/min. y 20 l/min. El gas mezclado, ajustado a la concentración e índice de flujo deseados, se dirige a través de un tubo hacia el dispositivo suministrador de oxígeno.

- Para la administración de oxígeno de flujo libre, **ajuste el flujómetro a 10 l/min.**

- Comience la administración de un suplemento de oxígeno de flujo libre con el mezclador fijado a 30 % de oxígeno. Mientras usa el mezclador, ajuste la concentración de oxígeno según sea necesario para alcanzar el objetivo de saturación de oxígeno.

Si el bebé sigue necesitando oxígeno suplementario luego de los primeros minutos, ¿cómo debe administrarse?

Intente disminuir gradualmente la concentración de oxígeno hasta que el recién nacido pueda mantener la saturación dentro del rango objetivo sin oxígeno suplementario. Si las respiraciones y la frecuencia cardíaca están estables, pero el recién nacido continúa necesitando oxígeno suplementario, use la oximetría de pulso para guiar la concentración de oxígeno adecuada. El aire y oxígeno administrado directamente proveniente de una fuente comprimida es frío y seco. Para evitar la pérdida de calor, el oxígeno que se administre a los recién nacidos durante períodos de tiempo prolongados debe calentarse y humedecerse.

Si el bebé respira con dificultad o la saturación de oxígeno no se puede mantener dentro del rango objetivo pese al oxígeno al 100 %, debe considerar realizar una prueba de presión positiva continua en las vías aéreas (CPAP) o VPP.

¿Qué hace si el bebé respira con dificultad o presenta baja saturación de oxígeno persistente?

CPAP

La CPAP es un método de apoyo respiratorio que usa una baja presión de gas continua para mantener abiertos los pulmones de un bebé que respira espontáneamente. La CPAP puede ser útil si las vías aéreas están abiertas pero el bebé muestra signos de respirar con dificultad o presenta baja saturación de oxígeno persistente. Solo debe tenerse en cuenta la CPAP en la sala de parto si el bebé respira y su frecuencia cardíaca es de al menos 100 lpm.

Se puede proporcionar una prueba de CPAP en la sala de parto utilizando una bolsa inflada por flujo o un reanimador con pieza en T conectado a una máscara que se sostiene ajustada con firmeza sobre la cara del bebé (Figura 3.20). **No es posible** proporcionar CPAP utilizando una bolsa autoinflable. El equipo y método para administrar la CPAP se describen más detalladamente en la Lección 4.

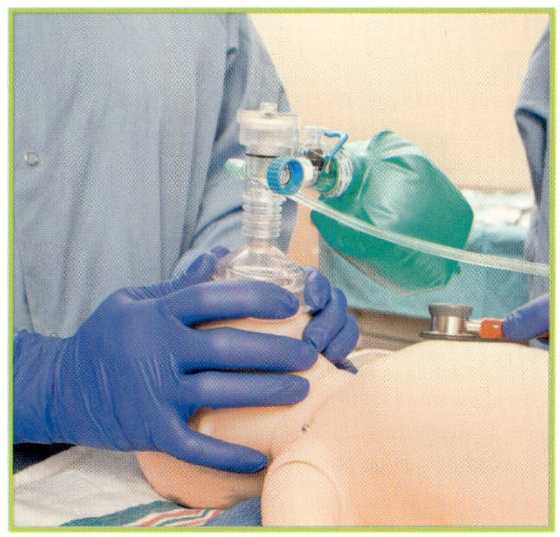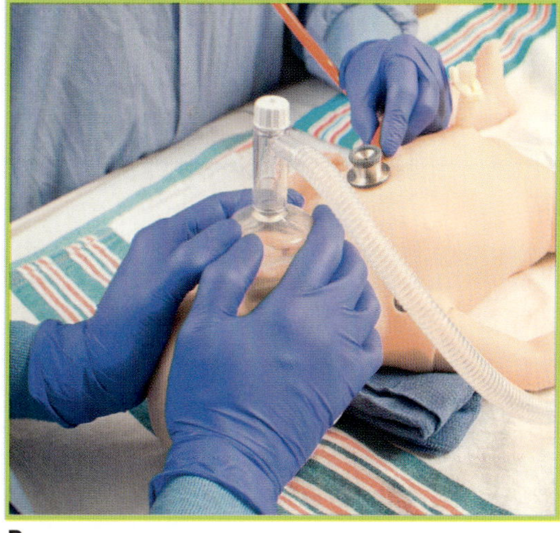

A **B**

Figura 3.20. Administración de CPAP usando una bolsa inflada por flujo (A) o un reanimador con pieza en T (B). Nota: Para la CPAP, la máscara se sostiene ajustada con firmeza contra la cara para crear un sello.

¿La presencia de líquido amniótico teñido con meconio cambia el enfoque de los pasos iniciales?

La presencia de líquido amniótico teñido con meconio puede indicar sufrimiento fetal y aumenta el riesgo de que el bebé requiera reanimación luego del parto.

- **Líquido teñido con meconio y un recién nacido vigoroso**

Si el bebé es vigoroso y presenta buen esfuerzo respiratorio y tono muscular, puede permanecer con la madre para recibir los pasos iniciales de la atención del recién nacido. Simplemente utilice una pera de goma para eliminar las secreciones teñidas con meconio de la boca y la nariz.

- **Líquido teñido con meconio y un recién nacido no vigoroso**

Si un recién nacido nace a través de un líquido amniótico teñido con meconio y presenta respiraciones deprimidas o tono muscular pobre, lleve al recién nacido al calentador radiante y realice los pasos iniciales de la atención del recién nacido como se describe en esta lección. Utilizará una pera de goma para eliminar las secreciones de la boca y la nariz. Si el bebé no respira o su frecuencia cardíaca es menor a 100 lpm después de completarse los pasos iniciales, proceda con la VPP.

No se recomienda la intubación de rutina para la succión traqueal. En ediciones anteriores de este libro de texto se recomendaba la intubación traqueal y succión de rutina inmediatamente después del parto en un esfuerzo por reducir la posibilidad de desarrollar el síndrome de aspiración de meconio; sin embargo, no hay evidencia suficiente para continuar recomendando esta práctica.

Enfocarse en el trabajo en equipo

Los pasos iniciales para la reanimación destacan muchas oportunidades para que los equipos eficaces utilicen las habilidades de comportamiento claves del Programa de Reanimación Neonatal (PRN).

Comportamiento	Ejemplo
Anticípese y planifique.	Asegúrese de tener suficiente personal presente en el momento del parto de acuerdo con los factores de riesgo identificados.
Comuníquese eficazmente. Use la información disponible.	Inmediatamente después del parto, los equipos de atención obstétrica y neonatal deben compartir su evaluación del recién nacido. Las intervenciones posteriores se basarán en esta evaluación. Los equipos de atención necesitan comunicar sus descubrimientos de manera clara y eficaz.
Conozca su entorno.	Sepa cómo funcionan en su contexto de trabajo el oxímetro de pulso, la fuente de aire comprimido y oxígeno, el mezclador de oxígeno y los flujómetros. Sepa qué dispositivo está disponible para administrar la CPAP en su hospital. Sepa cómo obtener un monitor ECG si fuera necesario.
Use los recursos disponibles.	Si no puede auscultar o palpar la frecuencia cardíaca y el bebé no es vigoroso, rápidamente coloque un sensor de oximetría de pulso o electrodos del monitor ECG y conéctelos al monitor adecuado.
Pida ayuda adicional cuando se necesite.	Después de los pasos iniciales, si identifica apnea, respiración entrecortada o una frecuencia cardíaca menor a 100 lpm y se encuentra solo, pida ayuda adicional. Si se requiere VPP, necesitará personal adicional.

Preguntas frecuentes

Después del nacimiento, ¿todos los bebés necesitan que les succionen la boca y la nariz con una pera de goma?

No. Los recién nacidos vigorosos que respiran o lloran y tienen buen tono muscular no necesitan que se les succione su boca y nariz. Si fuera necesario, se pueden despejar las vías aéreas superiores limpiando la boca y la nariz del bebé con un paño. La succión suave debe reservarse para los bebés que tengan líquido teñido con meconio, dificultad para eliminar sus secreciones y secreciones que obstruyen sus vías aéreas y para aquellos que no respiran ni lloran, tienen un tono muscular pobre o requieren VPP.

¿Importa si el sensor del oxímetro de pulso está conectado a la mano o la muñeca del bebé?

En el caso de bebés pequeños, a algunos proveedores de atención médica les resulta más fácil asegurar el sensor a la muñeca del bebé; sin embargo, algunos fabricantes recomiendan colocar el sensor del oxímetro de pulso solamente en la mano del bebé. Hay evidencia de que se puede obtener una lectura exacta usando un sensor colocado en la muñeca del bebé. En los estudios que establecieron la evolución habitual de la saturación de oxígeno en los recién nacidos saludables, el sensor del oxímetro se colocó en la muñeca de los bebés. Es aceptable colocarlo tanto en la mano como en la muñeca mientras la luz de transmisión sea detectada por el sensor y se obtenga una señal confiable.

Antes, el Programa de Reanimación Neonatal recomendaba la intubación traqueal y succión de rutina para los bebés no vigorosos que nacen a través líquido amniótico teñido con meconio. ¿Por qué esto ya no se recomienda?

Antes de cada edición del *Libro de texto sobre reanimación neonatal,* el subgrupo de neonatología del International Liaison Committee on Resuscitation (ILCOR) identificó las preguntas. La evidencia científica se revisa utilizando un enfoque sistemático y se debate en una serie de conferencias. Las recomendaciones de tratamiento se desarrollan utilizando un método que evalúa la fortaleza de las pruebas de apoyo (GRADE). La recomendación anterior se basó principalmente en pequeños estudios que no utilizaron métodos aceptados en la actualidad para asignar a los bebés aleatoriamente a diferentes opciones de tratamiento. Como resultado, las conclusiones de estos resultados están sometidas a parcialidad y la fortaleza de la evidencia se considera muy débil. La revisión de ILCOR más reciente determinó que no hay evidencia suficiente para apoyar la succión endotraqueal de rutina para los bebés no vigorosos que nacen a través de líquido teñido con meconio. Los valores del Comité Directivo del PRN incluyen evitar los procedimientos invasivos si no hay buena evidencia de beneficios para obtener resultados importantes. Como resultado, el Comité Directivo del PRN ya no sugiere la succión endotraqueal de rutina para bebés no vigorosos que nacen atravesando líquido teñido con meconio hasta que la investigación adicional demuestre un beneficio obtenido de esta práctica.

La presencia de líquido teñido con meconio todavía se considera un factor de riesgo que aumenta la probabilidad de que el recién nacido necesite reanimación. Al menos 2 personas capacitadas deben estar presentes en el momento del parto únicamente para tratar al bebé. Se debe identificar un individuo con habilidad para intubar, quien debe estar disponible de inmediato. Si los factores de riesgo adicionales indican que es probable una reanimación de gravedad, debe estar presente un equipo calificado con plenas habilidades de reanimación en el momento del parto.

Consideraciones éticas

Preguntas a considerar:

¿Qué es un responsable de la toma de decisiones sustituto?

¿Qué rol deben desempeñar los padres en las decisiones sobre el tratamiento?

Estas preguntas se explorarán detalladamente en la Lección 11.

Puntos claves

1 El pinzamiento debe retrasarse por al menos 30 a 60 segundos para los recién nacidos más vigorosos que no requieren reanimación.

2 No hay evidencia suficiente para hacer una recomendación definitiva sobre el momento del pinzamiento del cordón umbilical para los recién nacidos no vigorosos.

3 Todos los recién nacidos requieren una evaluación inicial rápida. Pregunte si el bebé nació a término, tiene buen tono muscular y si respira o llora. Si la respuesta a cualquiera de estas preguntas es "NO", el recién nacido debe ser llevado al calentador radiante para los pasos iniciales de la atención del recién nacido.

4 A un recién nacido a término vigoroso se le pueden realizar los pasos iniciales de la atención del recién nacido sobre el pecho de la madre o en sus brazos.

5 Los 5 pasos iniciales incluyen lo siguiente: proporcionar calor, colocar la cabeza y el cuello en posición, eliminar las secreciones de las vías aéreas si fuera necesario, secar y estimular.

6 Evitar la succión enérgica y profunda de la faringe posterior.

7 Después de completar los pasos iniciales, las decisiones posteriores se basan en la evaluación de la respiración y la frecuencia cardíaca.

8 El uso continuado de la estimulación táctil en un recién nacido apneico desperdicia tiempo valioso. Comience la ventilación a presión positiva (VPP) si el bebé no ha respondido a los pasos iniciales dentro del primer minuto después de nacer.

9 Para determinar la frecuencia cardíaca, escuche con un estetoscopio, cuente el número de latidos en 6 segundos y multiplique el número de latidos por 10 (agregue un cero a los latidos contados).

10 Si la frecuencia cardíaca no se puede determinar con un estetoscopio y el bebé no se muestra vigoroso, utilice un monitor electrónico como ser un oxímetro de pulso o un monitor cardíaco electrónico (ECG).

11 Utilice el oxímetro de pulso y la tabla de saturación de oxígeno objetivo como guía para su terapia de oxígeno cuando se anticipa una reanimación, para confirmar su percepción de cianosis central persistente, si administra oxígeno suplementario o si se requiere VPP. La evaluación visual de la cianosis no es confiable.

12 Un recién nacido sano que respire el aire ambiente puede tardar más de 10 minutos en alcanzar saturaciones de oxígeno mayores a 90 %.

13 El oxígeno de flujo libre no puede administrarse con confianza con una máscara conectada a una bolsa autoinflable; sin embargo, el oxígeno de flujo libre puede administrarse a través de un reservorio abierto ("cola") en algunas bolsas autoinflables.

14 El oxígeno de flujo libre suplementario no es eficaz si el recién nacido no respira.

15 La CPAP puede ser útil si el bebé *está* respirando y la frecuencia cardíaca es de *al menos* 100 latidos por minuto (lpm), pero respira con esfuerzo o la saturación de oxígeno permanece por debajo del objetivo.

16 Si hay líquido teñido con meconio y el bebé se muestra vigoroso, succione la boca y la nariz con una pera de goma. El bebé puede permanecer con la madre para los pasos iniciales. *Si el bebé no se muestra vigoroso*, lleve al bebé al calentador radiante para realizar los pasos iniciales. No se recomienda la intubación de rutina para la succión traqueal.

REPASO DE LA LECCIÓN 3

1. Todos los recién nacidos (necesitan)/(no necesitan) una evaluación inicial rápida de la edad de gestación, tono muscular y esfuerzo respiratorio.

2. Mencione las 3 preguntas de evaluación rápida que determinan cuáles de los recién nacidos deben ser llevados al calentador radiante para los pasos iniciales.

3. Mencione los 5 pasos iniciales de la atención del recién nacido.

4. Cuando se utiliza la succión para eliminar las secreciones, primero succione la (boca)/(nariz) del recién nacido.

5. ¿Qué imagen muestra la forma correcta de colocar la cabeza de un recién nacido para abrir las vías aéreas (A, B o C)? _______

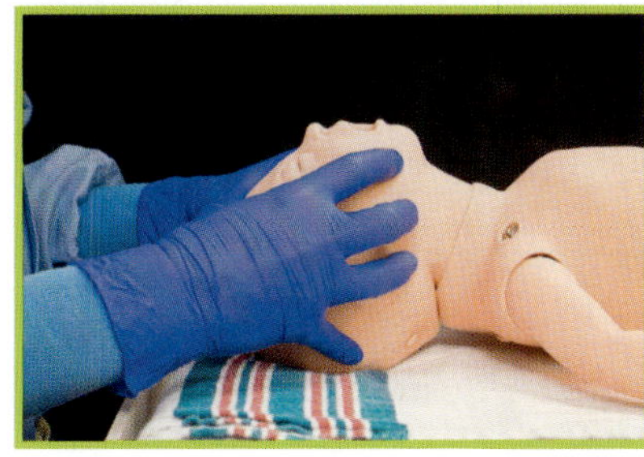

A

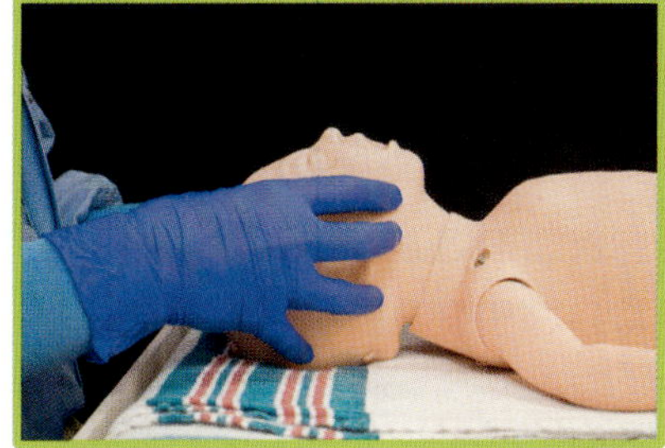

B

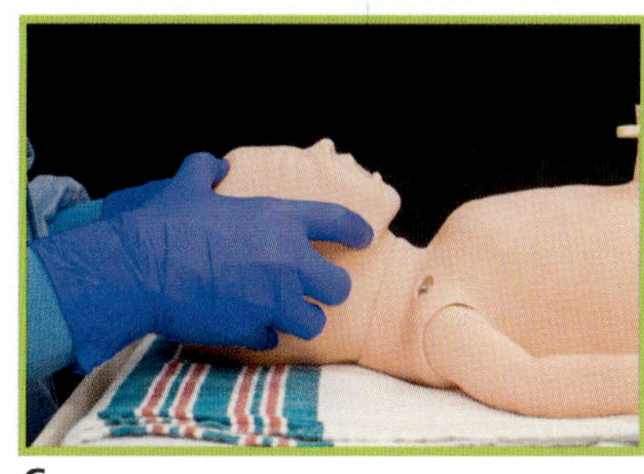

C

6. ¿Qué imágenes muestran la forma correcta de administrar oxígeno de flujo libre a un bebé? Seleccione todas las que correspondan. (A, B y/o C).

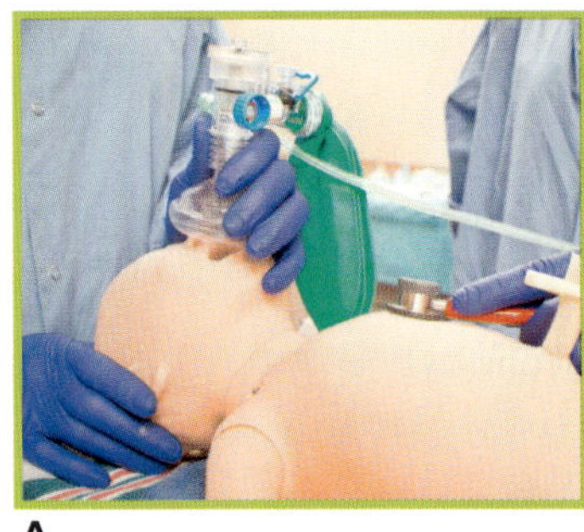
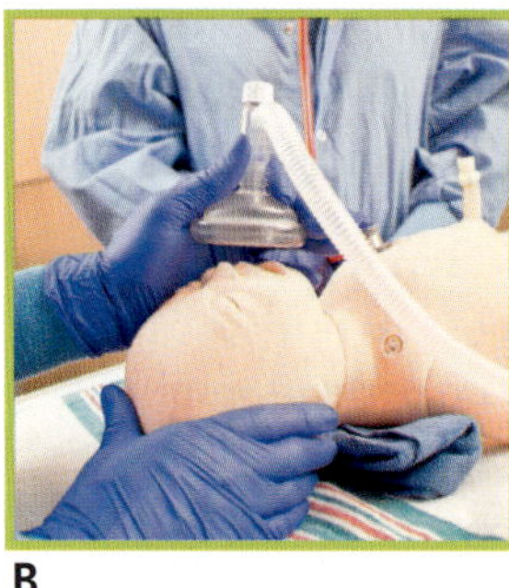
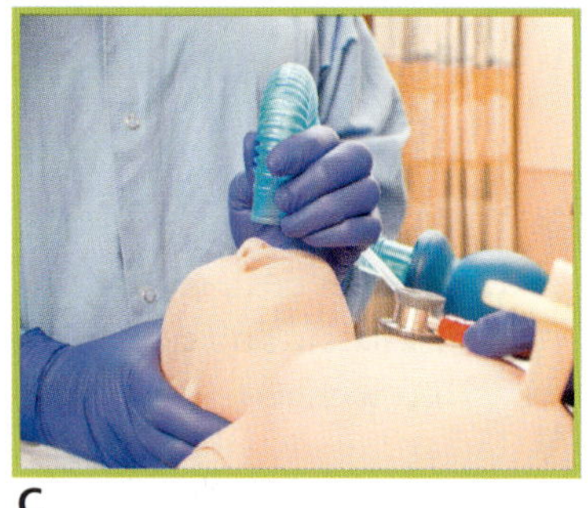

A   B   C

7. La saturación de oxígeno debe ser de 85 % a 95 % a los (2 minutos de nacido)/(10 minutos de nacido).

8. Se usa una velocidad de flujo de (2 l/min)/(10 l/min) para la administración de oxígeno de flujo libre.

9. Proporcionó calor, colocó la cabeza y el cuello en posición, despejó las vías aéreas, secó y estimuló al recién nacido. Ya pasaron 60 segundos desde el parto y sigue apneico y flácido. La siguiente acción debe ser

   A. Continuar la estimulación frotando la espalda y sus extremidades enérgicamente.

   B. Administrar oxígeno de flujo libre suplementario.

   C. Comenzar la ventilación a presión positiva.

10. Cuenta los latidos de un recién nacido durante 6 segundos y cuenta 6 latidos. Informa que la frecuencia cardíaca es de (36 latidos por minuto)/(60 latidos por minuto).

11. Si el bebé *sí* respira, la frecuencia cardíaca es *superior* a 100 latidos por minuto, las vías aéreas están despejadas y está colocado en una buena posición, pero respira con esfuerzo, puede considerar la (succión profunda de la faringe)/(CPAP).

Respuestas

1. Todos los recién nacidos necesitan una evaluación inicial rápida de la edad de gestación, tono muscular y esfuerzo respiratorio.

2. ¿El bebé nació a término? ¿El bebé presenta buen tono? ¿El bebé respira o llora?

3. Proporcionar calor, colocar la cabeza y el cuello, eliminar las secreciones de las vías aéreas si fuera necesario, secar y estimular.

4. Cuando se utiliza la succión para eliminar las secreciones, primero succione la boca del recién nacido.

5. La imagen B muestra la forma correcta de colocar la cabeza de un recién nacido para abrir las vías aéreas.

6. Todas son correctas.

7. La saturación de oxígeno debe ser de 85 % a 95 % a los 10 minutos de nacido.

8. Se usa una velocidad de flujo de 10 l/min para la administración de oxígeno de flujo libre.

9. La siguiente acción debe ser empezar la ventilación a presión positiva (Respuesta C).

10. Informa que la frecuencia cardíaca es de 60 latidos por minuto.

11. Puede considerar la CPAP.

Lecturas adicionales

Altuncu E, Ozek E, Bilgen H, Topuzoglu A, Kavuncuoglu S. Percentiles of oxygen saturations in healthy term newborns in the first minutes of life. *Eur J Pediatr.* 2008;167(6):687–688

Committee on Obstetric Practices, American College of Obstetricians and Gynecologists. Committee Opinion No. 543: Timing of umbilical cord clamping after birth. *Obstet Gynecol.* 2012;120(6):1522–1526

Katheria A, Rich W, Finer N. Electrocardiogram provides a continuous heart rate faster than oximetry during neonatal resuscitation. *Pediatrics.* 2012;130(5):e1177-e1181

Mariani, G, Dik PB, Ezquer A, et al. Pre-ductal and post-ductal O2 saturation in healthy term neonates after birth. *J Pediatr.* 2007;150(4):418-421

Owen CJ, Wyllie JP. Determination of heart rate in the baby at birth. *Resuscitation.* 2004;60(2):213–217

Phattraprayoon N, Sardesai S, Durand M, Ramanathan R. Accuracy of pulse oximeter readings from probe placement on newborn wrist and ankle. *J Perinatol.* 2012;32(4):276-280

Van Vonderen JJ, Hooper SB, Kroese JK, et al. Pulse oximetry measures a lower heart rate at birth compared with electrocardiography. *J Pediatr.* 2015;166(1):49-53

Lección 3: Lista de verificación del desempeño

Pasos iniciales de la atención del recién nacido

La lista de verificación del desempeño es una herramienta de aprendizaje

La persona que está aprendiendo utiliza la lista de verificación como una referencia durante una práctica independiente, o como una guía para el debate y la práctica con un instructor del Programa de Reanimación Neonatal (PRN). Cuando el estudiante y el instructor están de acuerdo en que el estudiante puede realizar las destrezas correctamente y sin problemas, sin supervisión y dentro del contexto de un caso real, el estudiante podrá pasar a la siguiente lección de la lista de verificación de desempeño.

Verificación de conocimientos

1 ¿Cuáles son las 3 preguntas de evaluación rápida que determinan si el recién nacido puede permanecer con su madre o debe ser llevado al calentador radiante?

2 ¿Cuáles recién nacidos reciben los pasos iniciales? ¿Cuáles son los 5 pasos iniciales?

3 ¿Cuándo inicia el temporizador de Apgar?

4 ¿Cómo cuenta la frecuencia cardíaca de un recién nacido?

5 ¿Por qué usa el oxímetro de pulso y cuándo se indica su uso?

6 ¿Qué concentración de oxígeno se usa para iniciar la reanimación para el bebé nacido a término? ¿Qué concentración de oxígeno se usa cuando se inicia la administración de suplemento de oxígeno de flujo libre?

Objetivos de aprendizaje

1 Identificar al recién nacido que necesita los pasos iniciales de reanimación en el calentador radiante.

2 Demostrar la técnica correcta para realizar los pasos iniciales cuando el recién nacido permanece con su madre, y cuando se recibe al recién nacido en el calentador radiante.

3 Demostrar precisión cuando cuenta la frecuencia cardíaca audible de un recién nacido.

4 Demostrar la correcta colocación del sensor del oxímetro, la interpretación de la oximetría de pulso y la administración de oxígeno de flujo libre suplementario.

Escenario

"Lo llaman para atender un parto natural. La madre se encuentra en trabajo de parto activo con ruptura de membranas. ¿Cómo se prepararía para el nacimiento de este bebé? A medida que trabaja, diga en voz alta lo que piensa y lo que hace así sabré lo que está pensando y haciendo".

Opción 1: Líquido claro, recién nacido a término vigoroso

✔ Pasos de desempeño fundamentales
Preparación para la reanimación
Evalúa el riesgo perinatal (El estudiante realiza las 4 preguntas prenatales). ¿Edad de gestación? **"39 semanas de gestación"**. ¿Líquido claro? **"El líquido amniótico es claro"**. ¿Cuántos bebés? **"Se espera un bebé"**. ¿Factores de riesgo adicionales? **"No hay factores de riesgo adicionales"**.
Arma el equipo de reanimación • Identifica al líder • Delega tareas
Realiza verificación del equipo
"Ha nacido el bebé".
Evaluación rápida
Realiza las 3 preguntas de evaluación rápida • ¿Nacido a término? **"Sí"**. • ¿Tiene tono muscular? **"Sí"**. • ¿Respira o llora? **"Sí, el bebé llora"**.
El recién nacido permanece con la madre para los pasos iniciales
Pasos iniciales
Seca al recién nacido, lo coloca piel a piel con la madre, lo cubre con una manta cálida, continúa la evaluación constante de la respiración, frecuencia cardíaca, tono, actividad, color y temperatura

Opción 2: Líquido teñido con meconio, recién nacido vigoroso, cianosis persistente

✔	Pasos de desempeño fundamentales
Preparación para la reanimación	
	Evalúa el riesgo perinatal (El estudiante realiza las 4 preguntas prenatales). ¿Edad de gestación? **"41 semanas de gestación"**. ¿Líquido claro? **"El líquido está teñido con meconio"**. ¿Cuántos bebés? **"Se espera un bebé"**. ¿Factores de riesgo adicionales? **"No hay factores de riesgo adicionales"**.
	Arma el equipo de reanimación • Identifica al líder • Delega tareas
	Realiza verificación del equipo
	"Ha nacido el bebé".
Evaluación rápida	
	Realiza las 3 preguntas de evaluación rápida • ¿Nacido a término? **"Sí"**. • ¿Tiene tono muscular? **"Sí"**. • ¿Respira o llora? **"Sí, el bebé llora"**.
	El recién nacido permanece con la madre para los pasos iniciales
Pasos iniciales	
	Succiona la boca y la nariz con una pera de goma, seca al recién nacido, lo coloca piel a piel con la madre, lo cubre con una manta cálida, continúa la evaluación constante de la respiración, frecuencia cardíaca, tono, actividad, color y temperatura
	"El recién nacido tiene 5 minutos de vida y tiene cianosis central que no se resuelve".
	Verifica la respiración **"Respira, sin angustia"**.
	Verifica la frecuencia cardíaca **"Frecuencia cardíaca de 140 lpm"**.
	Aplica el sensor del oxímetro de pulso a la mano/muñeca derecha **"El oxímetro de pulso indica 68 %"**.
	Administra oxígeno de flujo libre utilizando la técnica correcta **"La saturación de oxígeno está aumentando"**.
	Controla la saturación de oxígeno y ajusta el mezclador adecuadamente por oximetría de pulso. Continúa controlando la saturación hasta estar dentro del rango objetivo y estable sin oxígeno suplementario.

Opción 3: Líquido claro, necesita los pasos iniciales en el calentador

✔	**Pasos de desempeño fundamentales**
	Preparación para la reanimación
	Evalúa el riesgo perinatal (El estudiante realiza las 4 preguntas prenatales). ¿Edad de gestación? **"Nacido a término"**. ¿Líquido claro? **"El líquido amniótico es claro"**. ¿Cuántos bebés? **"Se espera un bebé"**. ¿Factores de riesgo adicionales? **"Se han notado desaceleraciones de la frecuencia cardíaca del feto repetidas en los últimos 15 minutos"**.
	Arma el equipo de reanimación • Identifica al líder • Delega tareas
	Realiza verificación del equipo
	"Ha nacido el bebé".
	Evaluación rápida
	Realiza las 3 preguntas de evaluación rápida • ¿Nacido a término? **"Sí"**. • ¿Tiene tono muscular? **"No"**. • ¿Respira o llora? **"No"**.
	Pasos iniciales
	Recibe al bebé en el calentador radiante
	Coloca en posición la vía aérea
	Succiona la boca y la nariz
	Seca con una toalla o manta, quita las toallas o mantas húmedas
	Estimula frotando la espalda o extremidades
	Verifica los signos vitales
	Verifica la respiración **"Sí, el bebé llora"**.
	Verifica la frecuencia cardíaca **"La frecuencia cardíaca es de 120 lpm"**.

Opción 4: Líquido claro, necesita los pasos iniciales en el calentador, permanece apneico y bradicárdico

✔	Pasos de desempeño fundamentales
Preparación para la reanimación	
	Evalúa el riesgo perinatal (El estudiante realiza las 4 preguntas prenatales). ¿Edad de gestación? **"36 semanas de gestación"**. ¿Líquido claro? **"El líquido amniótico es claro"**. ¿Cuántos bebés? **"Se espera un bebé"**. ¿Factores de riesgo adicionales? **"La madre tiene fiebre"**.
	Arma el equipo de reanimación • Identifica al líder • Delega tareas
	Realiza verificación del equipo
	"Ha nacido el bebé".
Evaluación rápida	
	Realiza las 3 preguntas de evaluación rápida • ¿Nacido a término? **"No, parece de 36 semanas de gestación como era esperado"**. • ¿Tiene tono muscular? **"No"**. • ¿Respira o llora? **"No"**.
Pasos iniciales	
	Recibe al bebé en el calentador radiante
	Coloca en posición la vía aérea
	Succiona la boca y la nariz
	Seca con una toalla o manta, quita las toallas o mantas húmedas
	Estimula frotando la espalda o extremidades
Signos vitales	
	Verifica la respiración **"No respira"**.
	Indica la necesidad de VPP (Termina la situación).

El instructor le formula preguntas de análisis a la persona que está aprendiendo para permitir la autoevaluación, como por ejemplo:

1. ¿Qué marcha bien hasta ahora en tanto se prepara para un parto y toma decisiones acerca de realizar los pasos iniciales?

2. ¿Cómo sabía que el recién nacido necesitaba lo siguiente?

   a.   Las medidas iniciales en el calentador radiante

   b.   El oxígeno suplementario

3. ¿Cómo usó la oximetría de pulso para guiar sus acciones?

4. ¿Qué haría diferente en la preparación para la reanimación o al realizar los pasos iniciales en nuestra próxima situación?

5. Deme un ejemplo de cómo usó al menos una de las habilidades de comportamiento claves de NRP.

Habilidades de comportamiento claves del programa de reanimación neonatal

- Conozca su entorno.
- Use la información disponible.
- Anticípese y planifique.
- Identifique claramente al líder del equipo de reanimación.
- Comuníquese eficazmente.
- Delegue la carga de trabajo en forma óptima.
- Dirija su atención de manera inteligente.
- Use los recursos disponibles.
- Pida ayuda adicional cuando se necesite.
- Mantenga una conducta profesional.

Ventilación a presión positiva

Lo que aprenderá

- Las características de las bolsas autoinflables, bolsas infladas por flujo y reanimadores con pieza en T
- Cuándo administrar ventilación a presión positiva
- Cómo colocar la cabeza del recién nacido para la ventilación a presión positiva
- Cómo colocar la máscara de reanimación sobre la cara del recién nacido
- Cómo administrar ventilación a presión positiva y evaluar la efectividad
- Cómo utilizar los pasos correctivos de ventilación
- Cómo administrar presión positiva continua en las vías aéreas
- Cómo colocar una sonda orogástrica

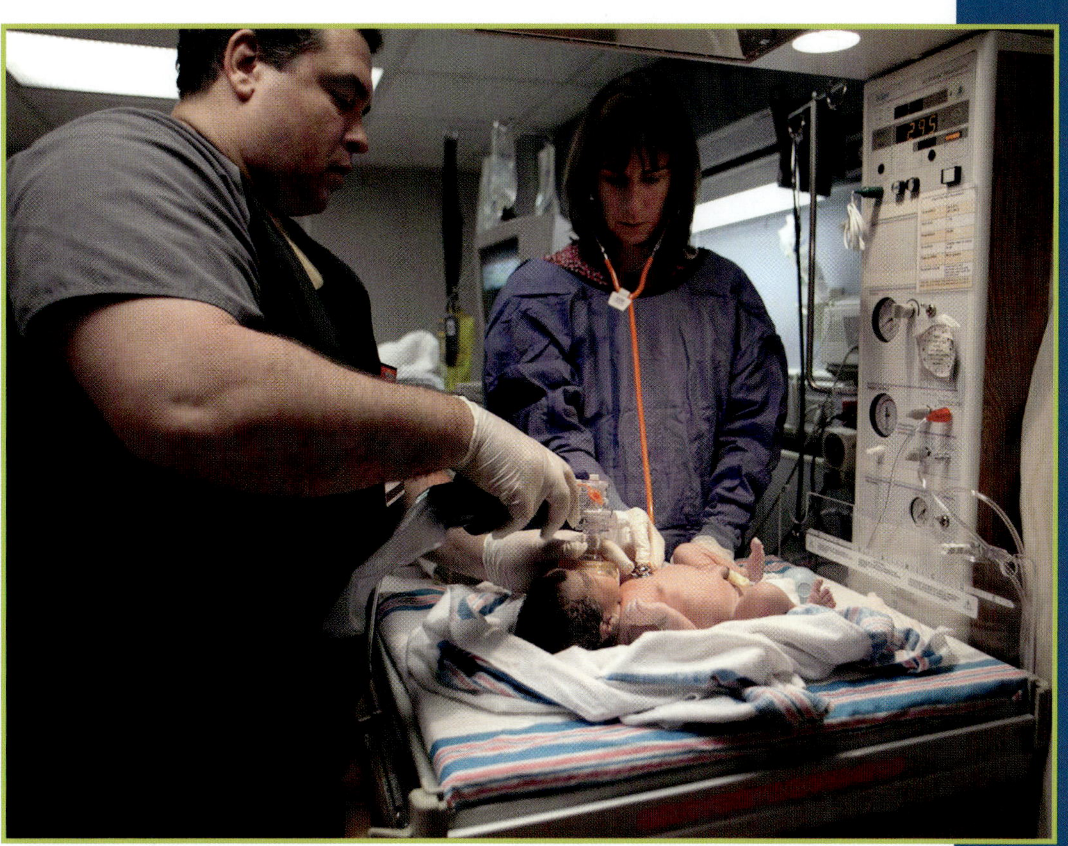

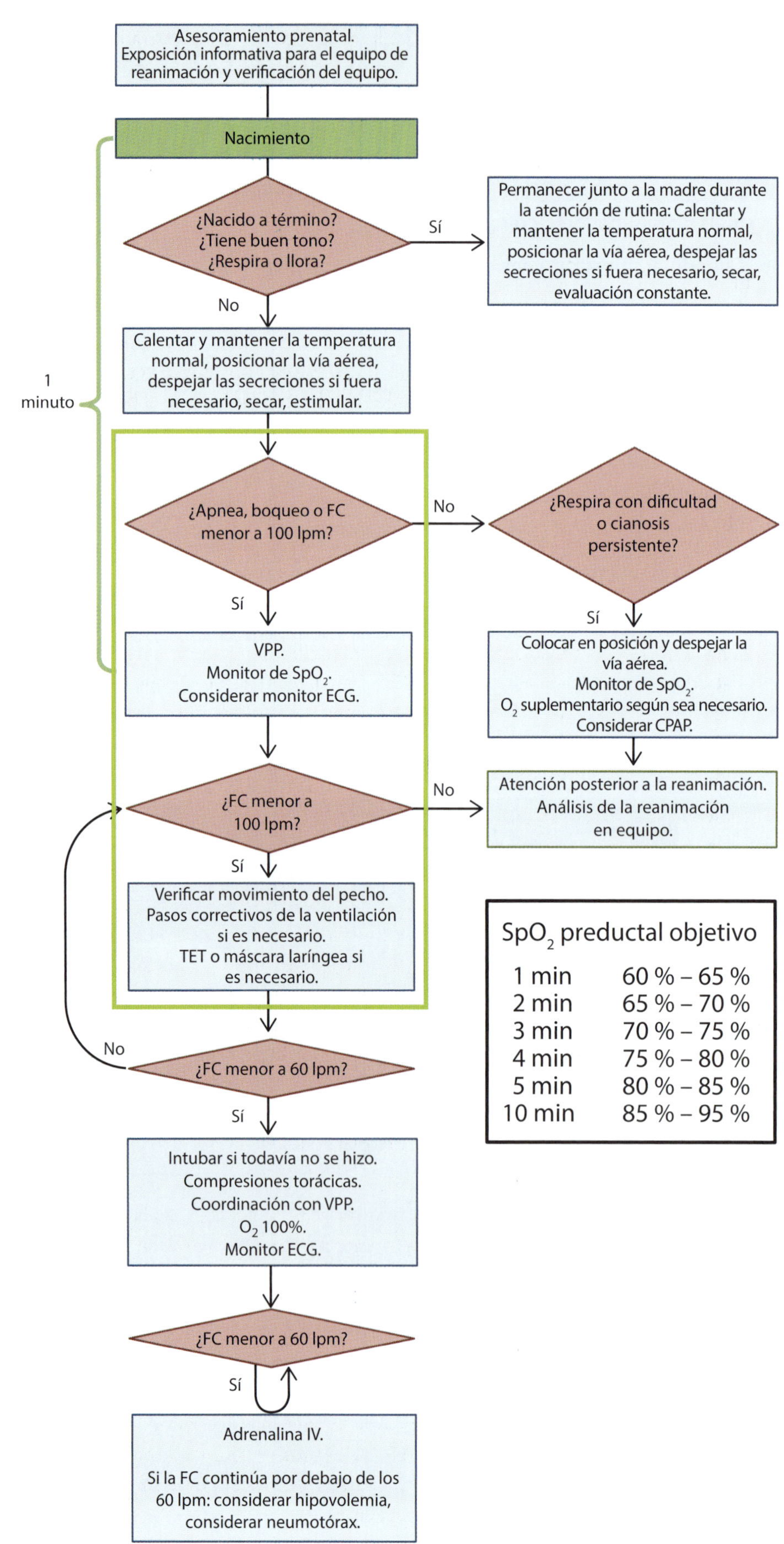

Asesoramiento prenatal. Exposición informativa para el equipo de reanimación y verificación del equipo.
Nacimiento
¿Nacido a término? ¿Tiene buen tono? ¿Respira o llora?
Sí
Permanecer junto a la madre durante la atención de rutina: Calentar y mantener la temperatura normal, posicionar la vía aérea, despejar las secreciones si fuera necesario, secar, evaluación constante.
No
Calentar y mantener la temperatura normal, posicionar la vía aérea, despejar las secreciones si fuera necesario, secar, estimular.
1 minuto
¿Apnea, boqueo o FC menor a 100 lpm?
No
¿Respira con dificultad o cianosis persistente?
Sí
VPP. Monitor de SpO2. Considerar monitor ECG.
Sí
Colocar en posición y despejar la vía aérea. Monitor de SpO2. O2 suplementario según sea necesario. Considerar CPAP.
¿FC menor a 100 lpm?
No
Atención posterior a la reanimación. Análisis de la reanimación en equipo.
Sí
Verificar movimiento del pecho. Pasos correctivos de la ventilación si es necesario. TET o máscara laríngea si es necesario.
No
¿FC menor a 60 lpm?
Sí
Intubar si todavía no se hizo. Compresiones torácicas. Coordinación con VPP. O2 100%. Monitor ECG.
¿FC menor a 60 lpm?
Sí
Adrenalina IV. Si la FC continúa por debajo de los 60 lpm: considerar hipovolemia, considerar neumotórax.
SpO2 preductal objetivo
1 min   60 % – 65 %
2 min   65 % – 70 %
3 min   70 % – 75 %
4 min   75 % – 80 %
5 min   80 % – 85 %
10 min   85 % – 95 %

El caso incluido a continuación es un ejemplo de cómo se administra la ventilación a presión positiva (VPP) durante una reanimación. A medida que lea el caso, imagínese como integrante del equipo de reanimación.

Caso: Reanimación con ventilación a presión positiva con bolsa y máscara de reanimación

Se induce el trabajo de parto a una mujer con preeclampsia a las 36 semanas de gestación. Durante el trabajo de parto, se notan varias desaceleraciones tardías de la frecuencia cardíaca fetal y se alerta a su equipo de reanimación. Cuando su equipo llega, usted le pregunta al profesional obstétrico acerca de los factores de riesgo perinatales adicionales y se les comunica que el bebé tiene restricción del crecimiento intrauterino. Usted completa la exposición informativa para el equipo de reanimación y prepara sus suministros y equipo. Poco después, nace un bebé de sexo masculino. El obstetra lo estimula suavemente para que respire pero sigue flácido y apneico. Se pinza y corta el cordón umbilical y se lleva al bebé al calentador radiante.

Después de que se realizan los pasos iniciales, sigue sin respirar. Usted comienza la VPP con oxígeno al 21 % (aire del ambiente) mientras el ayudante escucha la frecuencia cardíaca del bebé. El ayudante informa que la frecuencia cardíaca del bebé es de 70 latidos por minuto (lpm), no aumenta y el pecho no se mueve con las respiraciones asistidas. Otro miembro del equipo coloca un sensor de oxímetro de pulso en la mano derecha del bebé, lo conecta al oxímetro y comienza a documentar los eventos a medida que ocurren.

Inicia los pasos correctivos de ventilación. Primero, reaplica la máscara sobre la cara y vuelve a colocar correctamente la cabeza y el cuello del bebé. Vuelve a comenzar la VPP mientras su ayudante observa el pecho del recién nacido. El ayudante informa que sigue sin haber movimiento del pecho. Succiona la boca y la nariz con una pera de goma y abre la boca del bebé. Nuevamente, comienza la VPP pero sigue sin haber movimiento del pecho. Gradualmente aumenta la presión inspiratoria y el ayudante dice en voz alta: "*Ahora el pecho se mueve*". El ayudante escucha la frecuencia cardíaca del bebé e informa que está aumentando. En el lapso de 30 segundos a partir de lograr la ventilación que infla los pulmones del bebé, su frecuencia cardíaca es de más de 100 lpm y la saturación de oxígeno es de 64 %. El ayudante ajusta la concentración de oxígeno para mantener la saturación de oxígeno del bebé dentro del rango objetivo específico en minutos.

Continúa con la VPP mientras controla el esfuerzo respiratorio del bebé. El bebé comienza a respirar y usted gradualmente disminuye la frecuencia de ventilación. Cuando el bebé tiene 4 minutos de nacido, está respirando constantemente, su frecuencia cardíaca es de 140 lpm y la saturación de oxígeno es de 80 %. Suspende la VPP y utiliza presión positiva continua en las vías aéreas (CPAP) para mantener su saturación de oxígeno dentro del rango objetivo. Mientras su equipo se prepara para mover al bebé a la sala de recién nacidos para la atención posterior a la reanimación, usted le explica los próximos pasos a su madre. Poco después, se reúne con su equipo de reanimación y realiza una sesión informativa para evaluar su preparación, trabajo en equipo y comunicación.

¿Por qué el Programa de Reanimación Neonatal se enfoca en la ventilación a presión positiva?

El único paso más importante y eficaz en la reanimación neonatal es la ventilación de los pulmones del recién nacido. Aprender cómo proporcionar la VPP es la base de la reanimación neonatal. Esta lección se enfoca en la ventilación asistida a través de una máscara facial. En la próxima lección se describe cómo administrar ventilación a través de vías aéreas alternativas.

Explique la terminología habitual utilizada para describir la ventilación a presión positiva

Se utilizan varios términos y abreviaturas para describir la VPP (Figura 4.1).

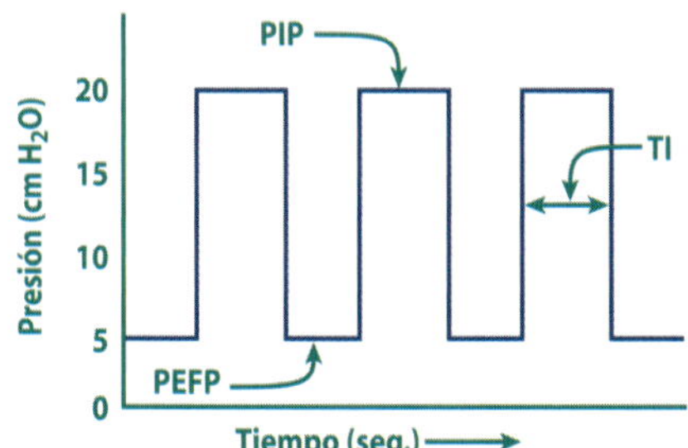

Figura 4.1. Seguimiento de presión durante 3 respiraciones de presión positiva. PIP = presión inspiratoria pico, PEEP = presión positiva al final de la espiración TI = tiempo de inspiración.

- *Presión inspiratoria pico (PIP):* La presión más alta administrada con cada respiración

- *Presión positiva al final de la espiración (PEEP):* La presión de gas que queda en los pulmones entre respiraciones cuando el bebé está recibiendo **respiración asistida**

- *Presión positiva continua en las vías aéreas (CPAP):* La presión de gas que queda en los pulmones entre respiraciones cuando el bebé **respira espontáneamente**

- *Frecuencia:* La cantidad de respiraciones asistidas que se administran por minuto

- *Tiempo de inspiración (TI):* La duración (segundos) de la fase de inspiración de cada respiración a presión positiva

- *Manómetro:* Un instrumento que se utiliza para medir la presión de gas

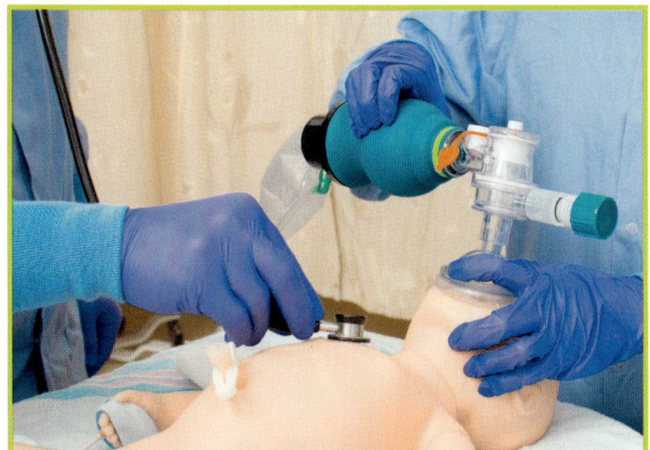

Figura 4.2. Bolsa autoinflable. Se llena espontáneamente. No necesita gas comprimido ni un sello hermético para llenarse.

¿Cuáles son los distintos tipos de dispositivos de reanimación utilizados para ventilar a recién nacidos?

Habitualmente se utilizan 3 tipos de dispositivos para la ventilación.

❶ La *bolsa autoinflable* se llena espontáneamente con gas (aire, oxígeno o una mezcla de ambos) después de haberla apretado y soltado (Figura 4.2).

② La ***bolsa inflada por flujo*** (también llamada bolsa de anestesia) se llena sólo cuando el gas de una fuente comprimida entra y la salida de la bolsa está sellada (Figura 4.3).

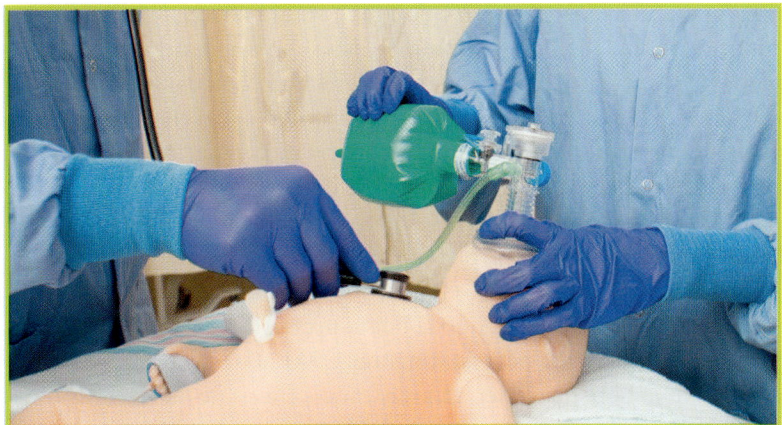

Figura 4.3. Bolsa inflada por flujo. Necesita gas comprimido y un sello hermético para llenarse.

③ El ***reanimador con pieza en T*** dirige gas comprimido hacia el bebé cuando la abertura en la parte superior del dispositivo con forma de T se ocluye (Figura 4.4).

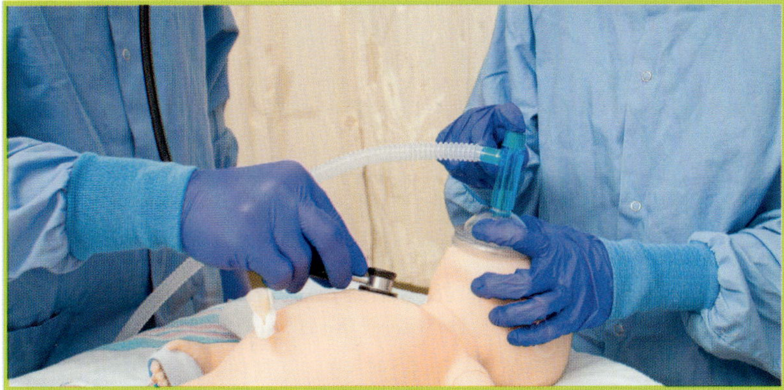

Figura 4.4. Reanimador con pieza en T. Requiere gas comprimido para funcionar. Las presiones se fijan mediante controles mecánicos en el dispositivo.

Averigüe qué tipo de dispositivo de reanimación se usa en su hospital. Si su hospital usa bolsas infladas por flujo o reanimadores con pieza en T, igual debe aprender cómo usar una bolsa autoinflable. Es preciso que haya una bolsa autoinflable a disposición, como respaldo, siempre que pudiera necesitarse practicar una reanimación, por si no hubiese fuente de gas comprimido disponible. Se describen brevemente los 3 dispositivos en el siguiente texto. En el Apéndice de esta lección encontrará más detalles. Debe leer las secciones del Apéndice que correspondan a los dispositivos que se usen en su hospital.

Bolsas autoinflables

Una bolsa autoinflable permanece totalmente inflada a menos que se la apriete (Figura 4.5). Una vez que suelta la bolsa, esta retrocede y succiona gas puro hacia el interior. Si la bolsa está conectada a una fuente de oxígeno, se llena con gas a la concentración de oxígeno suministrada. Si la bolsa no está conectada a una fuente de oxígeno, se llena con el aire del ambiente (oxígeno al 21 %) que succiona adentro de la bolsa. Debido a que la bolsa se infla automáticamente, no requiere gas comprimido o un sello hermético en la salida para permanecer inflada. La frecuencia de ventilación se determina por cuán a menudo apriete la bolsa y el TI se determina por la rapidez con la que apriete la bolsa. La presión inspiratoria pico se controla por la fuerza con la que se aprieta la bolsa. Se puede administrar la PEEP si se conecta una válvula adicional a la bolsa. Debido a que el gas no fluye fuera de la máscara salvo que se esté apretando la bolsa, no se puede usar una bolsa autoinflable y una máscara para administrar CPAP u oxígeno a flujo libre. El oxígeno a flujo libre puede ser administrado a través de un reservorio abierto ("cola") en algunas bolsas autoinflables.

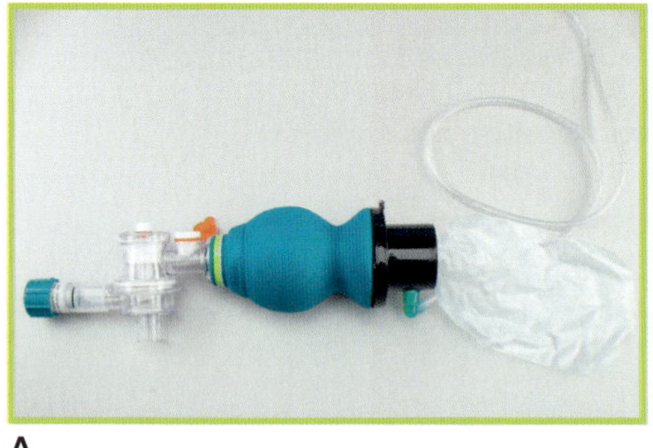
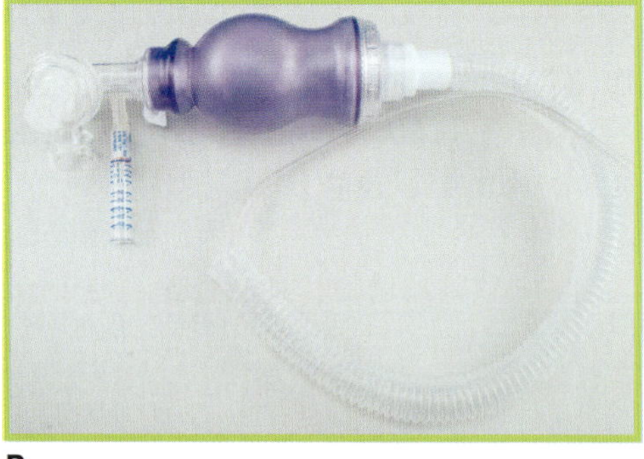

A **B**

Figura 4.5. Bolsas autoinflables con un reservorio cerrado (A) y un reservorio abierto (B). Ambas bolsas se vuelven a inflar automáticamente sin aire comprimido.

La mayoría de las bolsas autoinflables tienen una válvula de liberación de presión, también llamada válvula de liberación de presión o "pop off", que limita el pico de presión. Estas válvulas suelen fijarse para liberar una presión de 30 a 40 cm de H_2O, pero no son confiables y puede que no liberen hasta que se alcance una presión más alta. Algunas bolsas autoinflables tienen un dispositivo que permite que la válvula de liberación de presión esté temporalmente ocluida, permitiendo que se administren presiones más altas. La válvula de liberación de presión no se debe ocluir de forma habitual y es preciso tener cuidado de no usar demasiada presión.

Bolsas infladas por flujo

Una bolsa inflada por flujo se infla solamente cuando una fuente de gas comprimido fluye hacia la bolsa y la salida está sellada, como cuando la máscara se aplica de forma ajustada a la cara del bebé (Figura 4.6A). Si no fluye gas comprimido en la bolsa o la salida no está sellada, la bolsa colapsa y se ve como un globo desinflado (Figura 4.6B). La frecuencia de ventilación se determina por cuán a menudo apriete la bolsa y el TI se determina por la rapidez con la que apriete y suelte la bolsa. La presión inspiratoria pico se controla por la fuerza con la que se aprieta la bolsa y el equilibrio entre la cantidad de gas que fluye en la bolsa y el gas que escapa a través de una válvula de control a flujo ajustable. La PEEP, la CPAP y el oxígeno a flujo libre también son controlados por el flujo de gas.

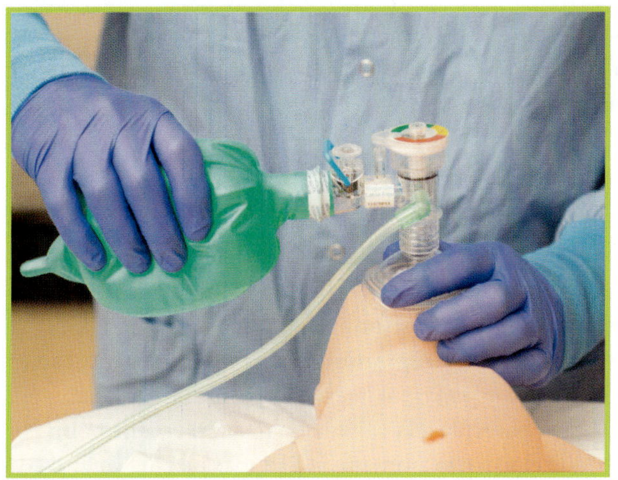

A

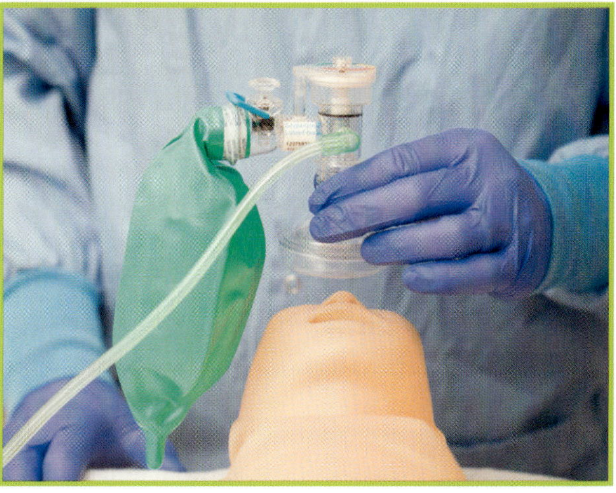

B

Figura 4.3. Bolsa inflada por flujo que se infla con gas comprimido y un sello hermético contra la cara del bebé (A). Si no fluye gas comprimido en la bolsa o la salida no está sellada, la bolsa colapsa. (B).

Para asegurarse de que se utilice la presión adecuada, siempre se debe usar un manómetro con una bolsa autoinflable o una inflada por flujo. El manómetro puede estar incorporado a la bolsa o puede haber un sitio de conexión para un manómetro externo. Si el sitio de conexión se deja abierto sin un manómetro conectado, causará una gran pérdida de gas e impedirá que el bebé reciba la presión inspiratoria deseada. Una gran pérdida puede impedir que la bolsa inflada por flujo se llene.

Reanimador con pieza en T

Un reanimador con pieza en T es un dispositivo mecánico que utiliza válvulas para regular el flujo de gas comprimido dirigido al paciente (Figura 4.7). De manera similar que la bolsa inflada por flujo, el dispositivo requiere de una fuente de gas comprimido. Se administra una respiración utilizando un dedo para ocluir y soltar alternadamente una abertura de escape de gas en la parte superior del tapón del reanimador con pieza en T. Cuando se ocluye la abertura, el gas se dirige a través del dispositivo y hacia el bebé. Cuando se suelta la abertura, se escapa un poco de gas por el tapón. La frecuencia se determina por cuán a menudo ocluya la abertura en el

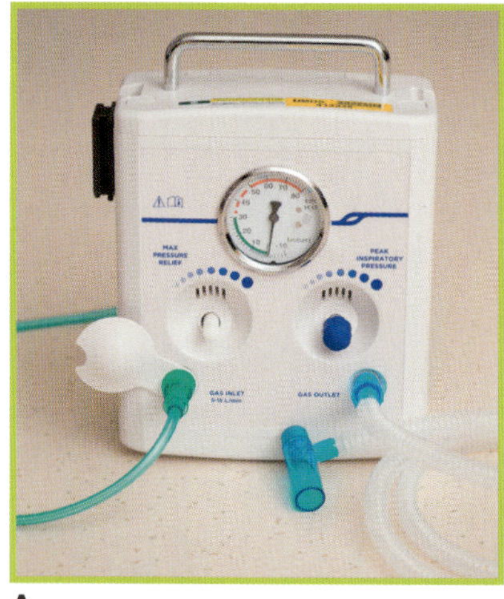
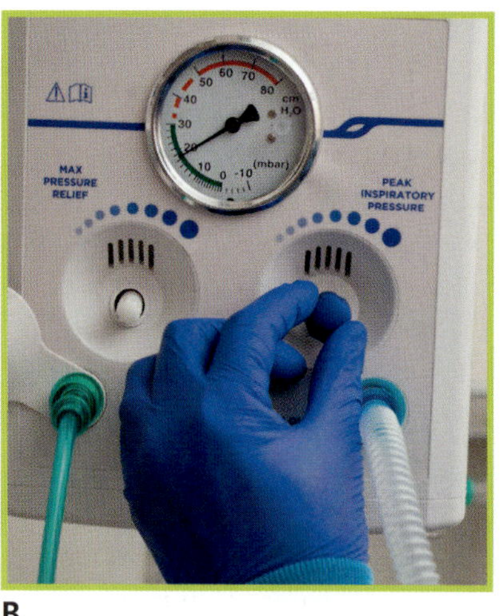
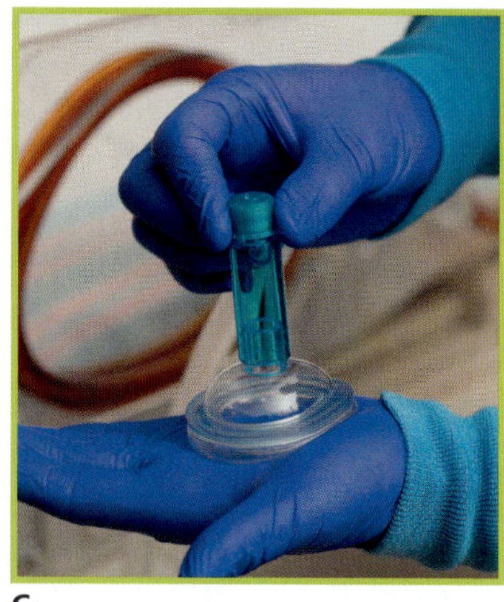

A B C

Figura 4.7. Reanimador con pieza en T (A). La presión del reanimador con pieza en T se controla mediante válvulas ajustables. La presión inspiratoria se ajusta con una perilla en la máquina (B) y la PEEP se controla con la perilla en el tapón del reanimador con pieza en T (C).

tapón y el TI se controla mediante el tiempo durante el cual se ocluye la abertura. Hay 2 perillas de control que se utilizan para limitar la presión inspiratoria. El control de la *presión inspiratoria* limita la PIP durante cada respiración asistida. El *control de máxima liberación de presión* es una característica de seguridad, parecida a la válvula de disparo en una bolsa autoinflable, que evita que el usuario aumente la PIP más allá del valor predeterminado. Esta perilla de control puede estar cubierta por un protector removible. La perilla ajustable en el tapón del reanimador con pieza en T controla cuánto gas se permite que escape entre respiraciones y, por lo tanto, ajusta la PEEP y CPAP. Un manómetro incorporado mide la presión inspiratoria y espiratoria.

¿Cuáles son las indicaciones para ventilación a presión positiva?

Después de completar los pasos iniciales, se indica la VPP *si el bebé no respira (apneico) O si el bebé tiene la respiración jadeante O si la frecuencia cardíaca del bebé es menor a 100 lpm.* Cuando se indique, la VPP debe comenzar dentro de 1 minuto a partir del parto.

Además, se puede considerar probar con VPP si el bebé respira y la frecuencia cardíaca es mayor o igual a 100 lpm, pero la saturación de oxígeno del bebé no se puede mantener dentro del rango objetivo a pesar del oxígeno a flujo libre o CPAP.

Si está solo, pida ayuda inmediatamente. Su ayudante o ayudantes controlarán la respuesta de la frecuencia cardíaca a la VPP, prestarán atención a los movimientos del pecho y colocarán un oxímetro de pulso en la mano/muñeca derecha.

Indicaciones para la ventilación a presión positiva

- Apnea (no respira)
- Respiración entrecortada
- Frecuencia cardíaca menor a 100 lpm
- Saturación de oxígeno por debajo del rango objetivo a pesar del oxígeno a flujo libre o CPAP

¿Cómo se prepara para comenzar una ventilación a presión positiva?

1. Elimine las secreciones de las vías aéreas.

Si ya no se realizó, succione la boca y nariz para asegurarse de que las secreciones no obstruyan la VPP.

2. Colóquese junto a la cabeza del bebé.

La persona responsable de colocar las vías aéreas en posición y sostener la máscara sobre la cara del bebé se coloca junto a la cabeza del bebé (Figura 4.8). Es difícil mantener la cabeza, el cuello y la máscara en la posición correcta cuando se está parado a un lado o a los pies de la cama. Los miembros del equipo que están a un lado de la cama están mejor ubicados para ayudar con la colocación del oxímetro de pulso y evaluar los movimientos del pecho y los sonidos respiratorios.

3. Coloque la cabeza y el cuello del bebé en la posición correcta.

La cabeza y el cuello del bebé deben estar en posición neutral o ligeramente extendidos en la posición de olfateo para que el mentón y la nariz del bebé se dirijan hacia arriba (Figura 4.9). La posición incorrecta es una de las razones más comunes de la ventilación con máscara ineficaz. Las vías aéreas estarán obstruidas si el cuello se encuentra excesivamente flexionado o extendido. Debido a que la parte posterior de la cabeza (occipucio) de un

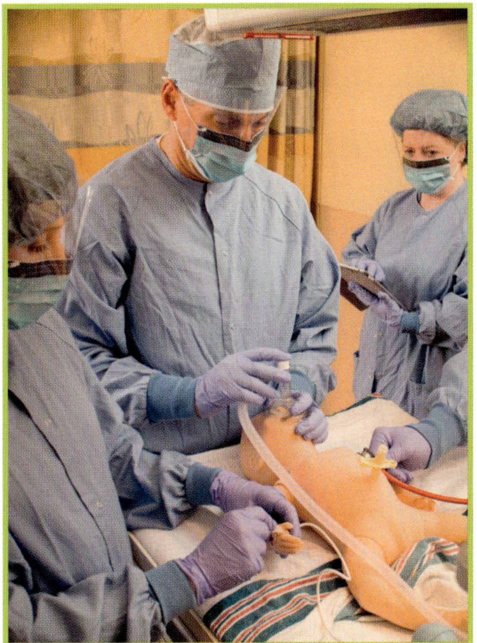

Figura 4.8. Colóquese junto a la cabeza del bebé para administrar ventilación asistida

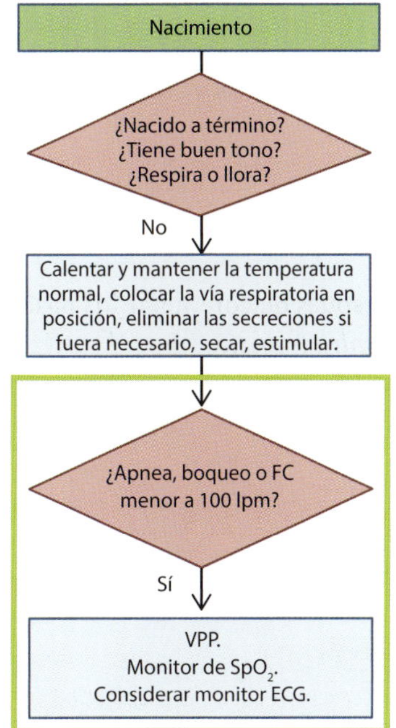

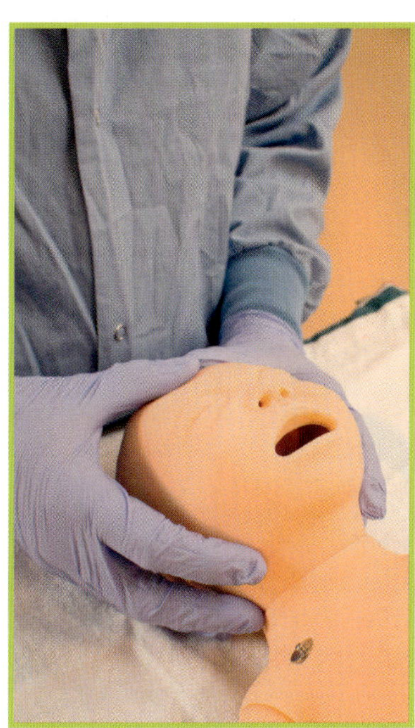

Figura 4.9. La posición de olfateo

recién nacido es prominente, puede ser útil elevar ligeramente los hombros colocando una toalla o manta pequeña enrollada debajo de los hombros del bebé (Figura 4.10).

¿Cómo coloca la máscara sobre la cara del bebé?

1. Elija la máscara correcta.

Debe haber una variedad de tamaños de máscaras a disposición en cada parto. Las máscaras neonatales tienen un borde flexible acolchado o suave y vienen en 2 formas: redonda y anatómica (Figura 4.11). Las máscaras de forma anatómica están hechas para colocarse con la parte puntiaguda de la máscara colocada sobre la nariz. La máscara debe apoyarse en el mentón y cubrir la boca y la nariz, pero no los ojos. La máscara correcta creará un sello ajustado sobre la cara (Figura 4.12).

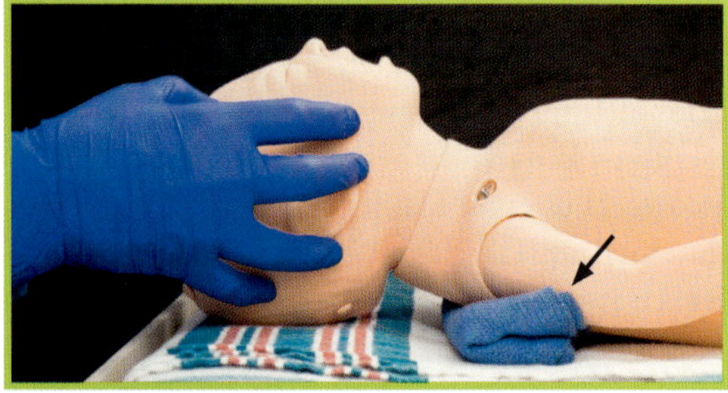

Figura 4.10. Rollo bajo los hombros utilizado para colocar en posición la cabeza y el cuello

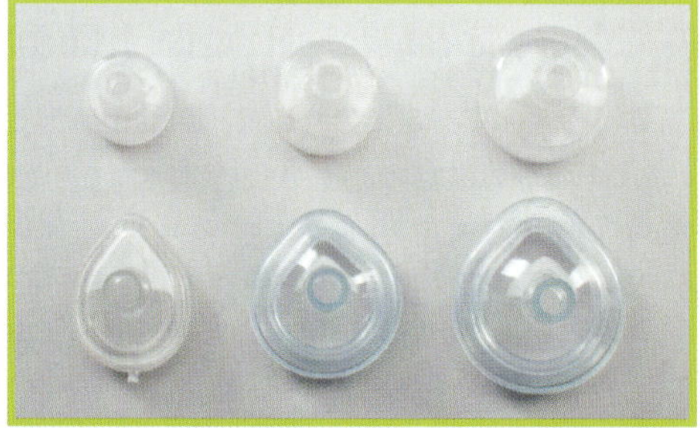

Figura 4.11. Máscaras faciales redondas (arriba) y anatómicas (abajo)

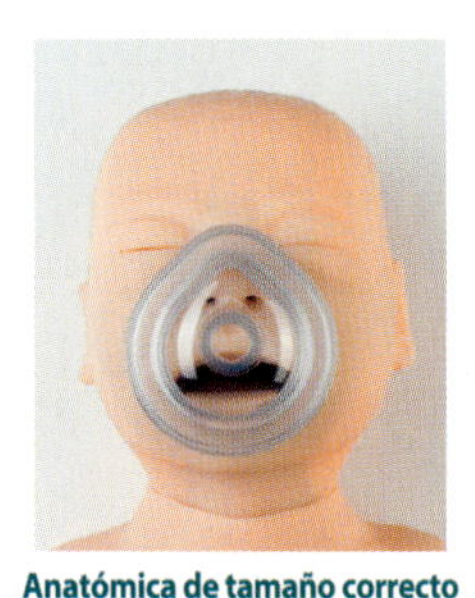

Anatómica de tamaño correcto

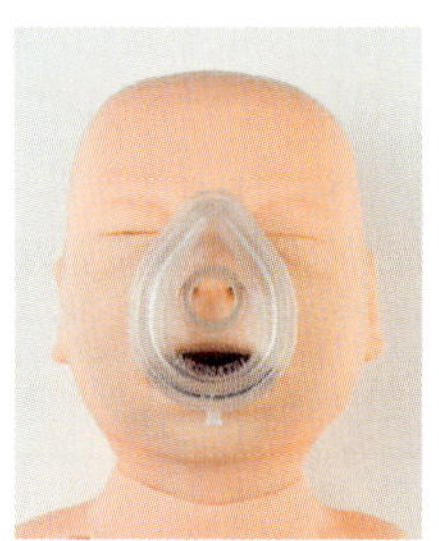

Anatómica incorrecta (pequeña)

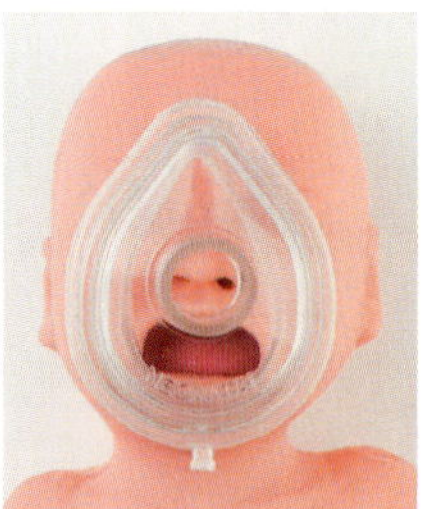

Anatómica incorrecta (grande)

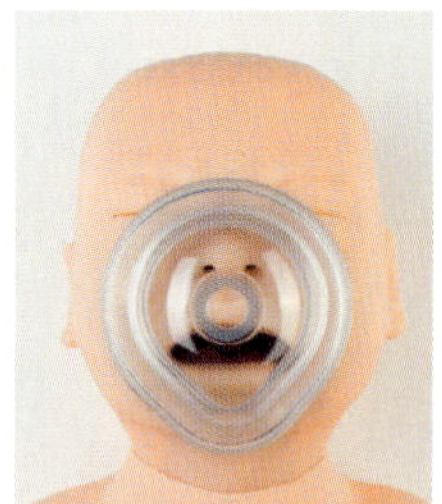

Anatómica incorrecta (al revés)

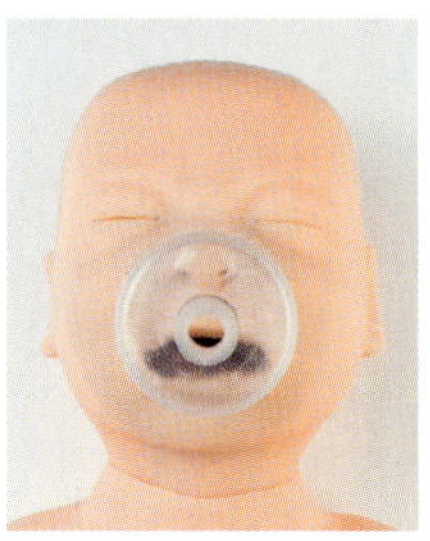

Redonda de tamaño correcto

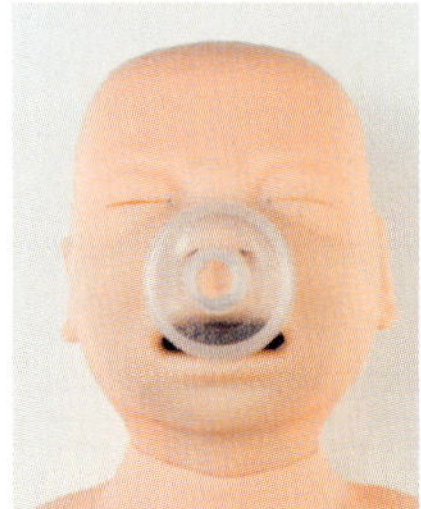

Redonda incorrecta (pequeña)

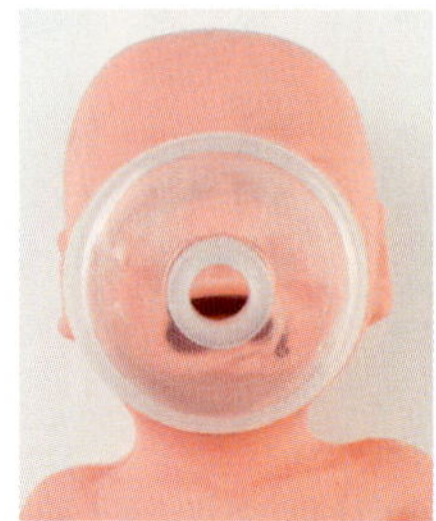

Redonda incorrecta (grande)

Figura 4.12. Máscaras faciales anatómicas y redondas de tamaño correcto e incorrecto. La primera máscara de cada fila es correcta. Las máscaras restantes son incorrectas. Son demasiado pequeñas, demasiado grandes o están al revés.

2. Coloque la máscara sobre la cara del bebé.

Es necesario lograr un sello hermético entre el borde de la máscara y la cara para lograr la presión que insuflará los pulmones *con cualquier dispositivo de reanimación.* La ventilación no será exitosa si hay una gran pérdida de aire debido a una mala colocación de la máscara.

Técnica de una mano:

Comience colocando el mentón en la parte inferior de la máscara anatómica y luego lleve la máscara sobre la boca y la nariz (Figura 4.13). Sostenga la máscara sobre la cara con el pulgar y el dedo índice formando un círculo alrededor del borde. Coloque los otros 3 dedos bajo en ángulo del hueso de la mandíbula y suavemente eleve la mandíbula hacia arriba en dirección a la máscara. Una vez colocada la máscara, se puede formar un sello hermético usando una presión uniforme hacia abajo, en el borde de la máscara, mientras sostiene la cabeza en la posición de olfateo (Figura 4.14A).

Algunas máscaras redondas están diseñadas para ser sostenidas del tronco en vez del borde (Figura 4.14B). Si aplica presión al borde en este tipo de máscaras, la forma de la máscara se deforma y habrá una pérdida.

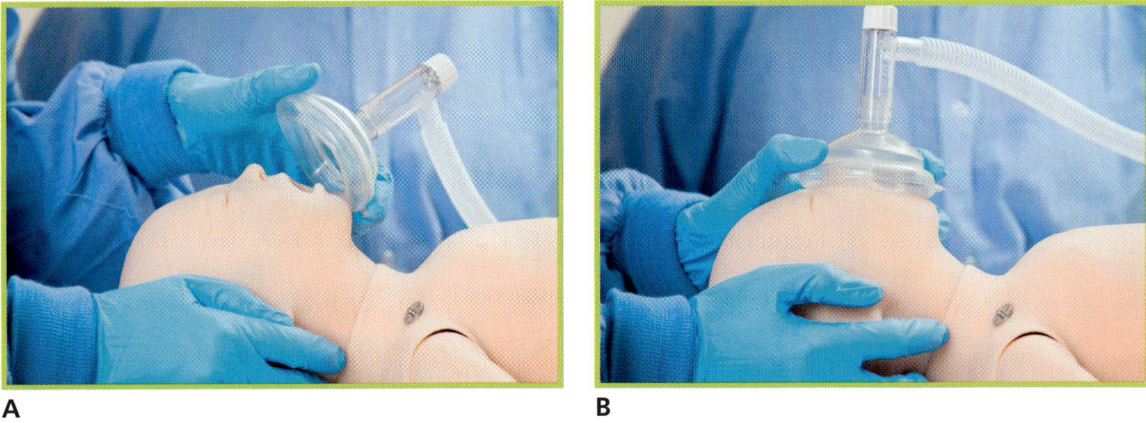

A　　　　　**B**

Figura 4.13. (A) Coloque la máscara en el mentón. (B) Lleve la máscara sobre la boca y nariz.

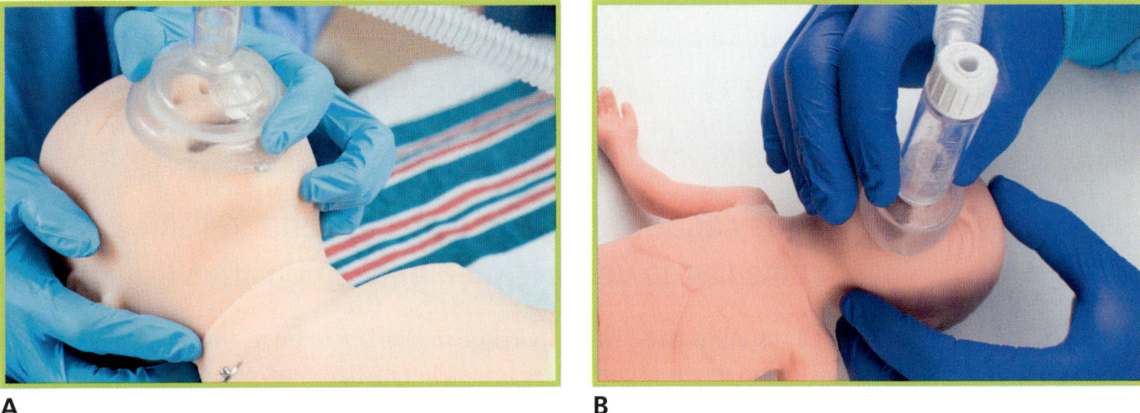

A　　　　　**B**

Figura 4.14. Mantenimiento del sello usando una máscara anatómica (A) o una máscara redonda (B) con la técnica de una mano.

La técnica de dos manos con tracción mandibular:

Puede ser difícil mantener con una mano un buen sellado y la cabeza en la posición correcta. Si no puede lograr un buen sellado, utilice ambas manos para sostener la máscara con la técnica de tracción mandibular. Utilice el pulgar y el índice de ambas manos para sostener la máscara contra la cara. Coloque los otros 3 dedos de cada mano bajo en ángulo del hueso de la mandíbula y suavemente eleve la mandíbula hacia arriba en dirección a la máscara (Figura 4.15). Mientras usted se concentra en crear un buen sellado y mantener la cabeza en la posición correcta, otro miembro del equipo se para al lado del bebé y aprieta la bolsa u ocluye el tapón del reanimador con pieza en T. Un tercero controla la respuesta del bebé.

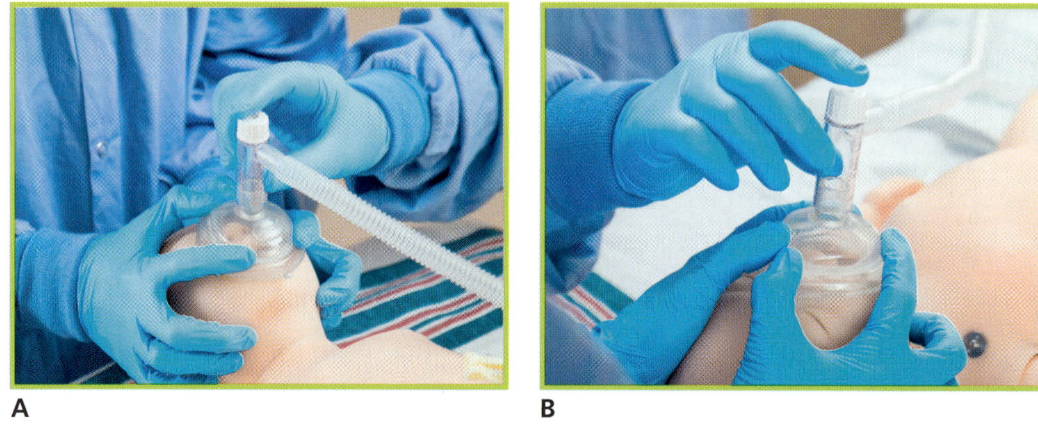

Figura 4.15. La técnica de dos manos con tracción mandibular

Precauciones

Se debe ser cuidadoso al sostener la máscara.

- No apriete demasiado la máscara sobre el rostro. Demasiada presión podría obstruir la máscara, causar una pérdida de aire por el lado de la máscara, flexionar involuntariamente el cuello del bebé o formar hematomas en la cara.

- Tenga cuidado de no apoyar la mano en los ojos del bebé.

- Tenga cuidado de no comprimir el tejido suave del cuello del bebé.

- Vuelva a revisar la posición de la máscara y de la cabeza del bebé de vez en cuando para asegurarse de que aún estén en la posición correcta.

¿Qué concentración de oxígeno debe utilizarse para comenzar la ventilación a presión positiva?

Los estudios han demostrado que iniciar la reanimación con oxígeno al 21% es tan eficaz como la reanimación iniciada con oxígeno al 100 %. En un intento por equilibrar los riesgos posiblemente asociados con extremos de la oxigenación, este programa recomienda que su objetivo durante y después de la reanimación de un recién nacido sea lograr una saturación de oxígeno, según medición con oxímetro de pulso, que imite lo mejor posible la saturación medida en los bebés sanos nacidos a término. Antes del parto y durante el desarrollo intrauterino, el feto tiene una saturación de oxígeno en sangre de aproximadamente 60 %. Luego del parto, la saturación de oxígeno gradualmente aumenta por encima del 90 %. No obstante, incluso los recién nacidos sanos a término tal vez tarden hasta 10 minutos o más en lograr esta saturación.

- Para la reanimación inicial de los recién nacidos **con 35 semanas o más de gestación,** ajuste el mezclador a un **oxígeno al 21 %** (Figura 4.16).

- Para la reanimación inicial de los recién nacidos **con menos de 35 semanas de gestación,** ajuste el mezclador a un **oxígeno del 21 % al 30 %.**

- Fije el flujómetro a **10 l/minuto** (Figura 4.16).

- Un ayudante debe colocar un sensor de oxímetro de pulso en la mano o muñeca derecha tan pronto como sea posible luego de comenzar la VPP. Una vez que el oxímetro muestre lecturas confiables, compare la saturación de oxígeno preductal del bebé con el rango de valores objetivos resumidos en la Tabla 4-1 y ajuste la concentración de oxígeno según sea necesario.

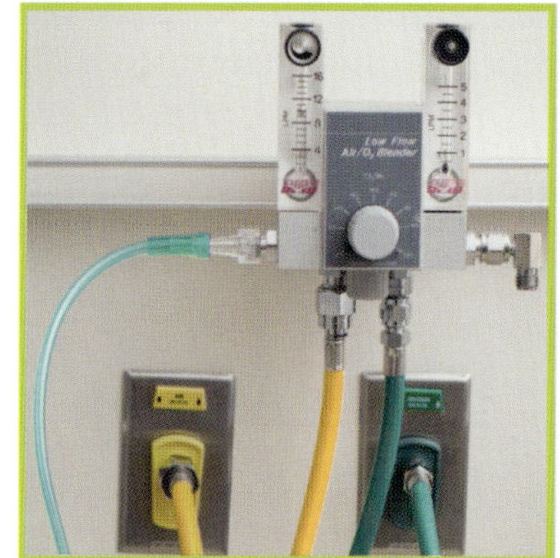

Figura 4.16. Flujómetro fijado a 10 l/min. Ajuste el mezclador a la concentración de oxígeno deseada.

Tabla 4-1. Rango objetivo de saturación de oxígeno

Spo$_2$ preductal objetivo después del parto	
1 min	60 % - 65 %
2 min	65 % - 70 %
3 min	70 % - 75 %
4 min	75 % - 80 %
5 min	80 % - 85 %
10 min	85 % - 95 %

¿Qué frecuencia de ventilación debe usarse durante la ventilación a presión positiva?

Se deben administrar respiraciones a una frecuencia de *40 a 60 respiraciones por minuto.*

Cuente en voz alta para ayudar a mantener la frecuencia correcta. Use el ritmo, "**Ventila**, *dos, tres*; **Ventila**, *dos, tres*; **Ventila**, *dos, tres*". Diga "ventila" mientras aprieta la bolsa u ocluye el tapón del reanimador con pieza en T, y suelte mientras dice "dos, tres" (Figura 4.17).

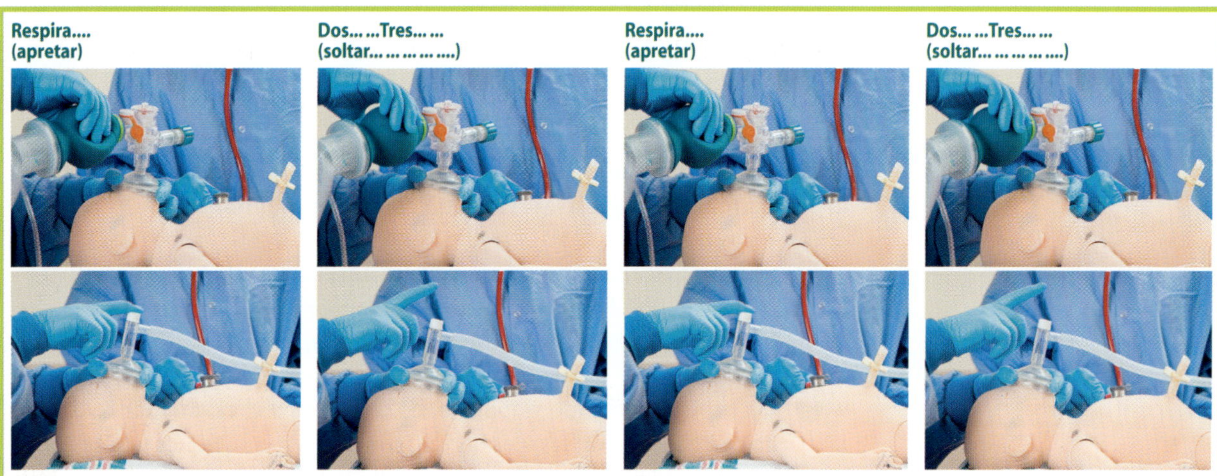

Figura 4.17. Cuente el ritmo en voz alta para mantener la frecuencia correcta.

¿Cuánta presión se debe utilizar para comenzar la ventilación a presión positiva?

Luego del nacimiento, el líquido pulmonar fetal dentro de los alvéolos debe ser reemplazado por aire para que tenga lugar el intercambio gaseoso. Si el bebé no ha realizado una respiración espontánea, las primeras respiraciones asistidas pueden requerir presiones más altas de lo habitual para mover el líquido para afuera de los espacios de aire e inflar los alvéolos. No obstante, los volúmenes pulmonares y las presiones en las vías aéreas excesivamente altos pueden causar lesiones en los pulmones. El objetivo es usar la presión justa suficiente para insuflar y airear los pulmones para que la frecuencia cardíaca y la saturación del oxígeno aumenten.

Comience con una **PIP de entre 20 y 25 cm de H_2O.** Los bebés nacidos a término pueden necesitar una presión inspiratoria mayor para que las primeras respiraciones insuflen sus pulmones (30 a 40 cm H_2O). Luego de las respiraciones iniciales que insuflan, tal vez pueda disminuir la presión inspiratoria.

Administrar PEEP con las respiraciones iniciales que insuflan ayuda a lograr una insuflación estable de los pulmones más rápida, eliminar el líquido y evitar que los espacios de aire colapsen durante la exhalación. **Cuando se utiliza la PEEP, el ajuste inicial sugerido es de 5 cm de H_2O.**

Una vez que insufle los pulmones, debe observar un leve movimiento de subida y bajada del pecho con cada respiración. Si el bebé parece estar respirando de manera muy profunda durante la VPP, tal vez esté usando demasiada presión y los pulmones podrían ser hiperinsuflados. Esto aumenta el riesgo de producir una pérdida de aire dentro del pulmón (neumotórax). Recuerde que el volumen de una respiración normal es mucho más pequeño que la cantidad de gas en su bolsa de reanimación.

Si el bebé es prematuro, la evaluación visual del movimiento del pecho puede ser menos confiable y el riesgo de lesión debido a la hiperinsuflación puede ser mayor. Es posible lograr una ventilación exitosa sin movimiento del pecho evidente. Se incluyen detalles adicionales acerca de la administración de ventilación asistida a recién nacidos prematuros en la Lección 9.

Revisión

1. El paso más importante y eficaz en la reanimación neonatal es (la estimulación agresiva) (la ventilación de los pulmones).

2. Se indica ventilación a presión positiva si el bebé está _______ o _________ o su frecuencia cardíaca es menor a _______ latidos por minuto después de los pasos iniciales. *(Complete los espacios en blanco).*

3. Un bebé nace flácido y apneico. Lo coloca bajo el calentador radiante, coloca en posición las vías aéreas, elimina las secreciones y lo seca y lo estimula. El bebé no mejora. El siguiente paso es (estimularlo más)/ (comenzar la ventilación a presión positiva).

4 Si se administra ventilación a presión positiva, se necesitarán al menos (1)/(2) profesionales calificados en el calentador radiante para realizar los pasos necesarios eficazmente.

5 ¿Cuál de los dispositivos es una bolsa autoinflable, una bolsa inflada por flujo, un reanimador con pieza en T?

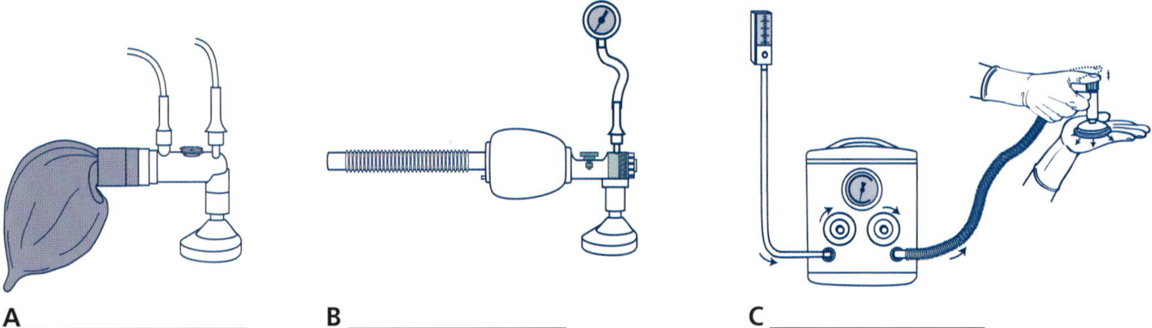

A ________________ B ________________ C ________________

6 Para la ventilación a presión positiva, ajuste el flujómetro a (5 l/min)/(10 l/min).

7 Una máscara con forma anatómica debe colocarse con el extremo (puntiagudo)/(redondeado) sobre la nariz del recién nacido.

8 ¿Qué máscara es del tamaño correcto y está correctamente colocada sobre la cara del bebé? ______________

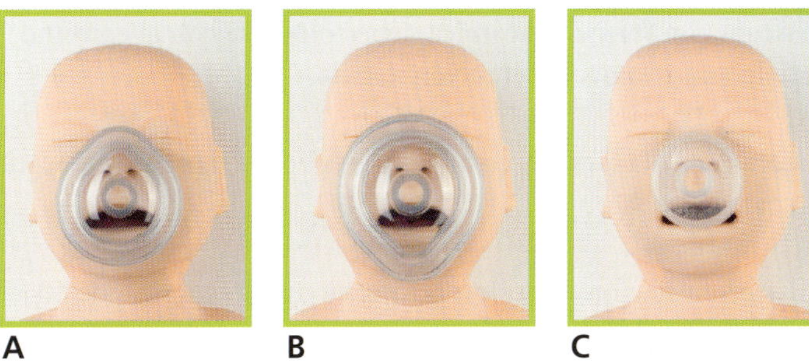

A   B   C

9 Administre ventilación a presión positiva a una frecuencia de (20 a 25 respiraciones por minuto)/(40 a 60 respiraciones por minuto).

10 Comience la ventilación a presión positiva con una presión inspiratoria de (20 a 25 cm de H_2O)/(40 a 60 cm de H_2O).

11 La ventilación del bebé nacido a término comienza con (oxígeno al 21 %)/(oxígeno al 40 %).

12 La concentración de oxígeno utilizada durante la reanimación está guiada por el uso de un (manómetro)/(oxímetro de pulso) que mide la saturación de oxígeno del bebé.

⑬ Si está utilizando un dispositivo que administra presión positiva al final de la espiración (PEEP), la presión inicial recomendada es de (5 cm de H_2O)/(10 cm de H_2O).

Respuestas

❶ El paso más importante y eficaz en la reanimación neonatal es la ventilación de los pulmones.

❷ Se indica ventilación a presión positiva si el bebé está apneico o tiene respiración jadeante, o su frecuencia cardíaca es menor a 100 latidos por minuto después de los pasos iniciales.

❸ El siguiente paso es comenzar la ventilación a presión positiva.

❹ Si se administra ventilación a presión positiva, se necesitarán al menos 2 profesionales calificados en el calentador radiante para realizar los pasos necesarios eficazmente.

❺ Figura A = inflada por flujo, Figura B = autoinflable, Figura C = reanimador con pieza en T.

❻ Para la ventilación a presión positiva, ajuste el flujómetro a 10 l/min.

❼ Una máscara con forma anatómica debe colocarse con el extremo puntiagudo sobre la nariz del recién nacido.

❽ La máscara A es del tamaño correcto y está correctamente colocada sobre la cara del bebé.

❾ Administre ventilación a presión positiva a una frecuencia de 40 a 60 respiraciones por minuto.

❿ Comience la ventilación a presión positiva con una presión inspiratoria de 20 a 25 cm de H_2O.

⑪ La ventilación del bebé nacido a término comienza con oxígeno al 21 %.

⑫ La concentración de oxígeno utilizada durante la reanimación está guiada por el uso de un oxímetro de pulso que mide la saturación de oxígeno del bebé.

⑬ Si está utilizando un dispositivo que administra presión positiva al final de la espiración (PEEP), la presión inicial recomendada es de 5 cm de H_2O.

¿Cómo evalúa la respuesta del bebé a la ventilación a presión positiva?

El indicador más importante de una VPP exitosa es el aumento de la frecuencia cardíaca. Inicie la VPP a la frecuencia y presión recomendadas. Un ayudante controlará la respuesta de la frecuencia cardíaca del bebé con un estetoscopio, un oxímetro de pulso o un monitor cardíaco electrónico (ECG). Realizará 2 evaluaciones de la respuesta de la frecuencia cardíaca del bebé a la VPP por separado. Su primera evaluación determina si la frecuencia cardíaca del bebé está aumentando con la VPP.

Primera evaluación de la frecuencia cardíaca: Verifique la frecuencia cardíaca del bebé después de 15 segundos de ventilación a presión positiva.

Si se comenzó la VPP debido a que el bebé tenía la frecuencia cardíaca baja, **la frecuencia cardíaca del bebé debe comenzar a aumentar dentro de los primeros 15 segundos de VPP.** Si la frecuencia cardíaca no aumenta, debe determinar si está insuflando los pulmones del bebé y tomar medidas correctivas de ser necesario.

La frecuencia cardíaca está aumentando.

Si la frecuencia cardíaca del bebé está aumentando, el ayudante debe anunciar *"La frecuencia cardíaca está aumentando"*. Continúe la VPP y realice su *segunda evaluación* de la frecuencia cardíaca del bebé luego de 15 segundos más.

La frecuencia cardíaca no está aumentando.

Si la frecuencia cardíaca del bebé NO está aumentando, el ayudante debe anunciar "La frecuencia cardíaca NO está aumentando". Verifique los movimientos del pecho con las respiraciones asistidas, informe los descubrimientos y siga los pasos mencionados a continuación (Figura 4.19).

> **La frecuencia cardíaca no está aumentando; el pecho SÍ se está moviendo.**

- Anuncie *"El pecho SÍ se está moviendo"*.
- Continúe la VPP que mueve al pecho.
- Realice su *segunda evaluación* de la frecuencia cardíaca del bebé luego de 15 segundos más a partir de la VPP que mueve el pecho.

> **La frecuencia cardíaca no está aumentando; el pecho NO se está moviendo.**

- Anuncie *"El pecho NO se está moviendo"*.
- Las ventilaciones no están insuflando los pulmones. Realice los pasos correctivos de ventilación descritos en el siguiente texto hasta que logre el movimiento del pecho con la ventilación.

- Alerte al equipo cuando se logre el movimiento del pecho.

- Continúe la VPP que mueve el pecho.

- Realice su *segunda evaluación* de la frecuencia cardíaca del bebé después de 30 segundos de la VPP que mueve el pecho.

Pasos correctivos de ventilación ("pasos MR. SOPA ")

Las razones más probables de la ventilación ineficaz con máscara son (1) pérdida alrededor de la máscara, (2) obstrucción de las vías aéreas y (3) presión de ventilación insuficiente. Los 6 pasos correctivos de ventilación abordan estos problemas habituales y se encuentran resumidos en la Tabla 4-2. Tal vez use el acrónimo mnemotécnico *"MR. SOPA"* para recordar los 6 pasos en orden: **M**áscara: ajústela, **R**eubicación de la cabeza, **S**ucción de la vía aérea, **O**: boca abierta, **P**resión: auméntela, **A**lterne a otra vía aérea. Realizará los pasos correctivos hasta que logre el movimiento del pecho con la ventilación. Una vez que logre movimiento del pecho, el ayudante anunciará *"El pecho se está moviendo AHORA"*. Continuará con la VPP durante 30 segundos y evaluará la respuesta de la frecuencia cardíaca del bebé.

Tabla 4-2. Los 6 pasos correctivos de ventilación: MR. SOPA

	Pasos correctivos	Acciones
M	Máscara: ajústela.	Vuelva a colocar la máscara. Considere el uso de la técnica de dos manos.
R.	Reubicación de la vía aérea.	Coloque la cabeza en una posición neutral o ligeramente extendida.
	Pruebe la VPP y vuelva a evaluar los movimientos del pecho.	
S	Succión en boca y nariz.	Use una pera de goma o un catéter de succión.
O	O: la boca abierta.	Abra la boca y levante la mandíbula hacia adelante.
	Pruebe la VPP y vuelva a evaluar los movimientos del pecho.	
P	Presión: auméntela.	Aumente la presión en incrementos de 5 a 10 cm H_2O, máximo de 40 cm H_2O.
	Pruebe la VPP y vuelva a evaluar los movimientos del pecho.	
A	Vía aérea alternativa.	Coloque un tubo endotraqueal o una máscara laríngea.
	Pruebe la VPP y evalúe los movimientos del pecho y los sonidos respiratorios.	

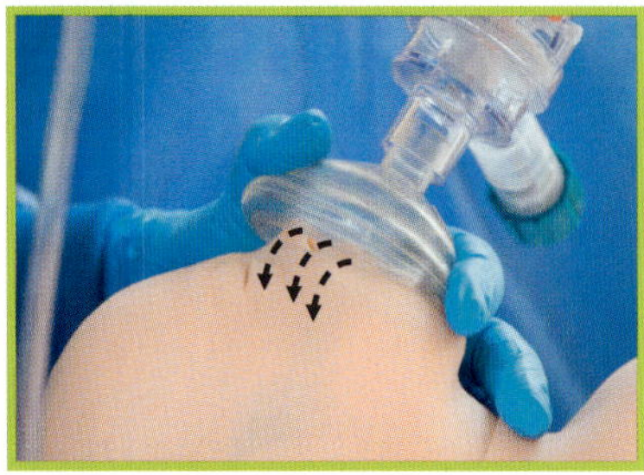

Figura 4.18. Un sello de la máscara inadecuado puede causar ventilación ineficaz. Es común la pérdida de aire entre la mejilla y el puente nasal.

M: Máscara: ajústela.

Vuelva a colocar la **máscara** sobre la cara para formar un mejor sello. Los indicadores de un buen sello incluyen lograr la PIP deseada, mantener la PEEP deseada y una reinflación rápida de la bolsa inflada por flujo entre respiraciones. Si hay una pérdida, use un poco más de presión en el borde de la máscara y levante la mandíbula hacia arriba. No presione hacia abajo con fuerza sobre la cara del bebé. El lugar más común donde ocurren pérdidas es entre la mejilla y el puente nasal (Figura 4.18). Si sigue teniendo dificultad para lograr un sello ajustado, use la **técnica de dos manos** descrita previamente.

R: Reubicación de la cabeza del bebé.

Es posible que la vía aérea pueda estar obstruida debido a que el cuello se encuentra muy flexionado hacia adelante o se encuentra demasiado extendido. Corrija la posición de la cabeza y el cuello del bebé para asegurarse de que se encuentren en posición neutral o ligeramente extendidos (posición de olfateo).

Luego de realizar los pasos M y R, pruebe ventilar nuevamente mientras presta atención al movimiento del pecho. El pecho no se mueve, proceda con los 2 pasos siguientes.

S: Succión en boca y nariz.

La vía aérea puede estar bloqueada por secreciones espesas. Succione la boca y la nariz con una pera de goma. En situaciones inusuales, es posible que haya secreciones espesas bloqueando la tráquea y se requiera intubación endotraqueal para succionar.

O: Abra la boca del bebé.

Utilice su dedo para abrir la boca del bebé y vuelva a aplicar la máscara.

Luego de realizar los pasos S y O, pruebe ventilar nuevamente mientras presta atención al movimiento del pecho. Si el pecho sigue sin moverse, proceda con los 2 pasos siguientes.

P: Presión: auméntela.

Aunque tenga un sello adecuado y la vía aérea abierta, insuflar los pulmones del bebé puede requerir una presión inspiratoria más alta. Use el manómetro para guiar los ajustes de la presión inspiratoria. Aumente la presión en incrementos de 5 a 10 cm de H_2O hasta que logre el movimiento del pecho. La presión máxima recomendada para la ventilación con máscara facial para un bebé nacido a término es de 40 cm de H_2O.

Si utiliza un reanimador con pieza en T, un ayudante deberá ajustar la perilla de la PIP. Si utiliza una bolsa autoinflable, debe ocluir temporalmente la válvula de disparo para lograr presiones superiores a los 30 cm de H_2O. Tenga precaución cuando ocluya la válvula de disparo.

Pruebe ventilar aumentando gradualmente la presión mientras presta atención al movimiento del pecho. Si el pecho sigue sin moverse con la presión máxima recomendada (40 cm de H_2O para bebés nacidos a término), proceda con el paso siguiente.

A: Alterne a otra vía aérea.

No siempre son suficientes las técnicas de ventilación con máscara para insuflar los pulmones. Si ha completado los 5 primeros pasos correctivos y sigue sin lograr el movimiento del pecho, debe introducir una vía aérea alternativa como por ejemplo un tubo endotraqueal o una máscara laríngea (Lección 5). Una vez que se introduzca una vía aérea alternativa, comience la VPP y evalúe el movimiento del pecho y los sonidos respiratorios del bebé.

Alerte al equipo de reanimación cuando se logre el movimiento del pecho con la ventilación.

Una vez que logre movimiento del pecho con cada respiración asistida, anuncie: *"El pecho se está moviendo AHORA".* Continúe la VPP durante 30 segundos. Esto garantiza que todo su equipo sepa cuándo volver a evaluar la respuesta de la frecuencia cardíaca.

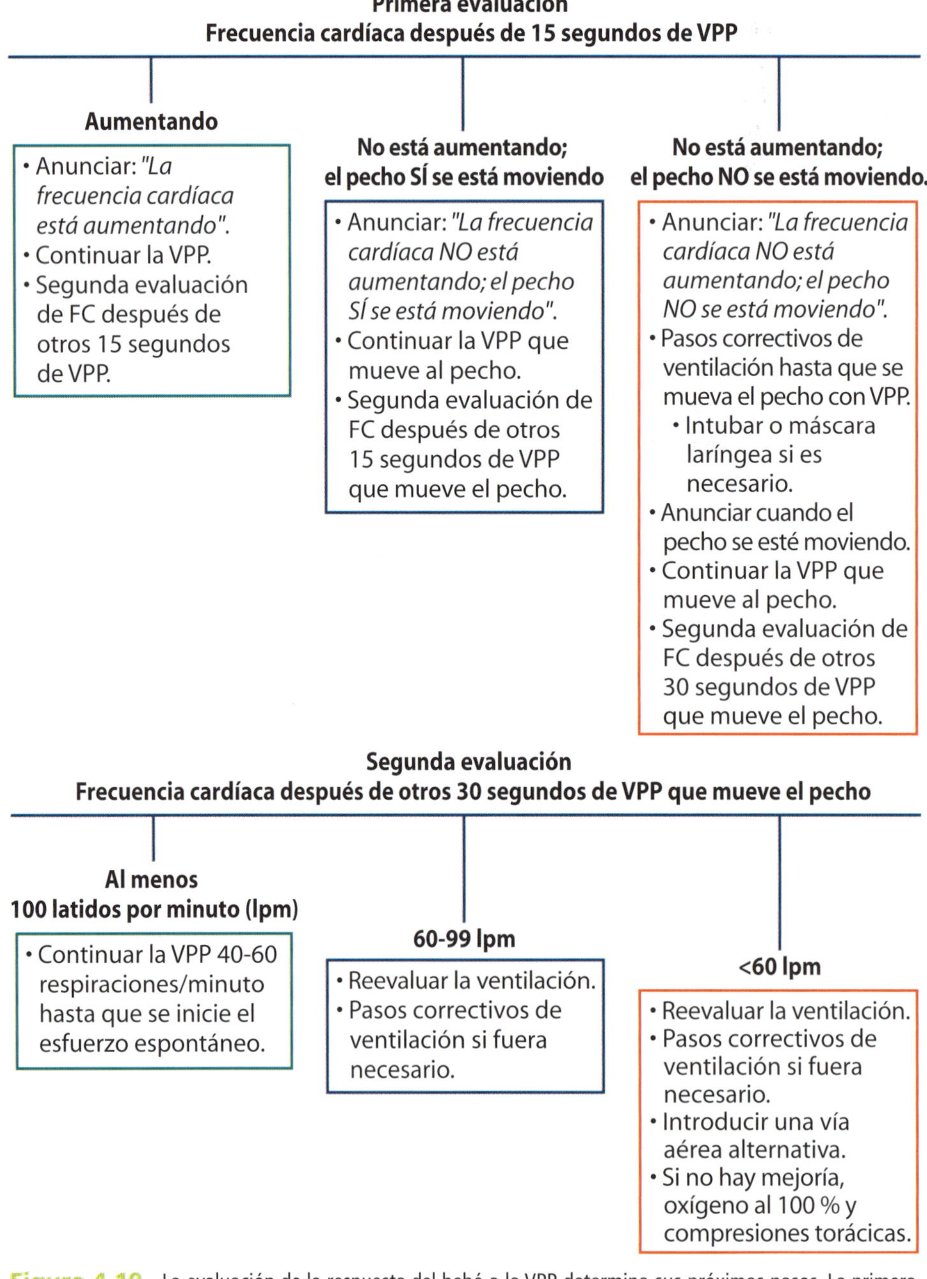

Figura 4.19. La evaluación de la respuesta del bebé a la VPP determina sus próximos pasos. La primera verificación de la frecuencia cardíaca se realiza 15 segundos después de la VPP. La segunda verificación de la frecuencia cardíaca se realiza 30 segundos después de la VPP que insufla los pulmones.

Realizará su *segunda evaluación* de la frecuencia cardíaca del bebé después de 30 segundos de la ventilación que insufla los pulmones como indica el movimiento del pecho.

Si tiene dificultad en mantener en movimiento el pecho durante este tiempo, repita los pasos correctivos de ventilación según sea necesario. Coloque una vía aérea alternativa si la dificultad para mantener una ventilación eficaz con una máscara facial es persistente.

Segunda evaluación de la frecuencia cardíaca: Verifique la frecuencia cardíaca del bebé después de 30 segundos de ventilación que insufla los pulmones.

> **La frecuencia cardíaca es mayor o igual a 100 lpm.**

La ventilación asistida ha sido exitosa. Siga ventilando a una frecuencia de 40 a 60 respiraciones por minuto (Figura 4.19). Controle el movimiento del pecho, la frecuencia cardíaca y el esfuerzo respiratorio del bebé. Ajuste la concentración de oxígeno según sea necesario de acuerdo con el oxímetro de pulso. Cuando la frecuencia cardíaca esté constantemente por encima de los 100 lpm, reduzca gradualmente la frecuencia y la presión de la VPP, observe la presencia de respiraciones espontáneas eficaces y estimule al bebé para que respire. La ventilación a presión positiva puede suspenderse cuando el bebé tenga una frecuencia cardíaca constante de más de los 100 lpm y una respiración espontánea sostenida.

Luego de que se detenga la VPP, continúe controlando la saturación de oxígeno y la respiración del bebé. Se puede requerir oxígeno a flujo libre o CPAP y puede irse reduciendo, según se tolere, de acuerdo con el oxímetro de pulso.

> **La frecuencia cardíaca es de al menos 60 lpm, pero inferior a 100 lpm.**

Siga administrando VPP (40 a 60 respiraciones por minuto), siempre y cuando el bebé esté exhibiendo una mejoría estable. Controle la saturación del oxígeno y ajuste la concentración de oxígeno para cumplir con el rango de saturación objetivo indicado en la tabla.

Si la frecuencia cardíaca sigue siendo de al menos 60 lpm y **no** mejora, considere cualquiera de las siguientes posibilidades (Figura 4.19):

- Rápidamente vuelva a evaluar su técnica de ventilación.
    - ¿Se mueve el pecho?
    - ¿Su ayudante escucha sonidos respiratorios bilaterales?
    - Realice los pasos correctivos de ventilación si fuera necesario.
- Controle la frecuencia cardíaca, movimiento del pecho, esfuerzo respiratorio y la saturación de oxígeno.

- Ajuste la concentración de oxígeno para satisfacer las saturaciones objetivo.

- Considere la posibilidad de introducir una vía aérea alternativa si no hay alguna ya colocada.

- Pida ayuda a otros profesionales con experiencia para que lo ayuden a resolver esta situación.

> **La frecuencia cardíaca es menor de 60 lpm.**

Esta situación poco habitual ocurre cuando el corazón no puede responder a la ventilación por sí solo y requiere apoyo adicional para llevar sangre oxigenada a las arterias coronarias. Considere cualquiera de las siguientes opciones (Figura 4.19):

- Rápidamente vuelva a evaluar su técnica de ventilación.

  - ¿Se mueve el pecho?

  - ¿Su ayudante escucha sonidos respiratorios bilaterales?

  - Realice los pasos correctivos de ventilación si fuera necesario.

- Ajuste la concentración de oxígeno para satisfacer las saturaciones objetivo.

- Si ya no se realizó, se recomienda enfáticamente que introduzca una vía aérea alternativa y administrar 30 segundos de ventilación a través de las vías aéreas.

- Pida ayuda adicional.

- Si la frecuencia cardíaca del bebé sigue siendo menor de 60 lpm a pesar de los 30 segundos de VPP que insufla los pulmones (movimiento del pecho), preferentemente a través de una vía aérea alternativa, aumente la concentración de oxígeno (F_{IO_2}) al 100 % y comience las compresiones torácicas como se describen en la Lección 6.

¿Qué hace si el bebé respira espontáneamente y tiene una frecuencia cardíaca de al menos 100 lpm, pero respira con dificultad o presenta baja saturación de oxígeno a pesar del oxígeno a flujo libre?

Si el bebé respira espontáneamente y tiene una frecuencia cardíaca de al menos 100 lpm, pero respira con dificultad o presenta baja saturación de oxígeno, la CPAP puede ser útil. La administración de CPAP **NO** es la terapia adecuada para un bebé que no está respirando espontáneamente **o** cuya frecuencia cardíaca es menor a 100 lpm.

La distinción entre la PEEP y la CPAP puede ser confusa. La PEEP se refiere a la presión que queda entre respiraciones cuando un bebé está recibiendo respiración asistida. La CPAP es una técnica para mantener la presión dentro de los pulmones de un bebé que *respira espontáneamente.*

La CPAP mantiene los pulmones ligeramente insuflados en todo momento y puede ayudar a los bebés prematuros cuyos pulmones tienen una deficiencia de surfactante que causa que los alvéolos colapsen al final de cada exhalación. Cuando se administra CPAP, el bebé no tiene que esforzarse tanto para reinsuflar los pulmones con cada respiración. Además, la CPAP puede ser beneficiosa para los recién nacidos con líquido pulmonar fetal retenido. Al utilizar la CPAP precozmente, tal vez pueda evitar la necesidad de intubación y ventilación mecánica.

- ***Cómo administrar CPAP durante el período de estabilización inicial***

La CPAP se administra creando un sello hermético entre la cara del bebé y una máscara conectada a un reanimador con pieza en T o a una bolsa inflada por flujo. **No es posible** administrar CPAP con una bolsa autoinflable, incluso aunque haya una válvula de PEEP colocada. Se logra la CPAP deseada ajustando el tapón de PEEP en el reanimador con pieza en T o en la válvula de control a flujo en la bolsa inflada por flujo (Figura 4.20). Examine la cantidad de CPAP antes de aplicar la máscara a la cara del bebé sosteniendo con firmeza la máscara contra su mano y leyendo la presión en el manómetro (calibre de presión). Ajuste el tapón de la PEEP o la válvula de control a flujo de modo que el manómetro lea una presión de 5 cm de H_2O.

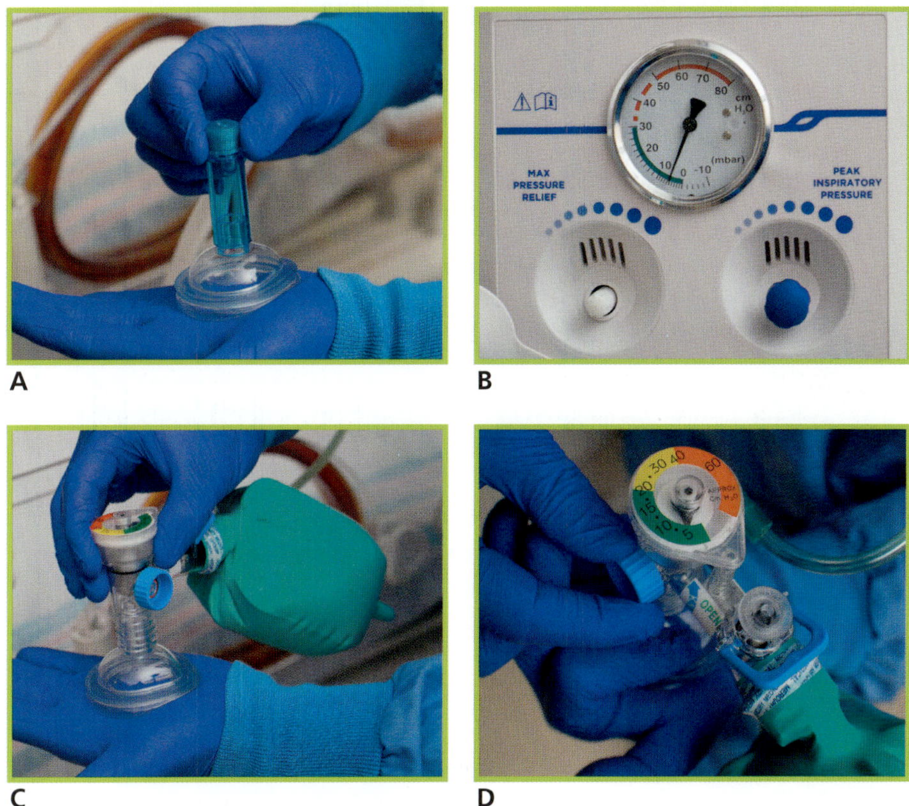

Figura 4.20. Ajuste la presión de la CPAP girando el tapón del reanimador con pieza en T (A, B) o la válvula de control a flujo en la bolsa autoinflable (C, D) antes de colocar la máscara sobre la cara del bebé.

Después de haber ajustado la CPAP a la presión deseada, colóquela con firmeza contra la cara del bebé (Figura 4.21). Levante la mandíbula del bebé hacia la máscara en lugar de empujar la cara del bebé hacia abajo en el colchón. Verifique que la presión todavía se encuentre en el nivel seleccionado. Si fuera inferior, puede que no esté logrando un sello ajustado de la máscara sobre la cara del bebé. Puede ajustar la CPAP dependiendo de la fuerza que el bebé esté haciendo para respirar. No use más de 8 cm de H_2O. Si el bebé no está respirando efectivamente, deberá administrar respiraciones de VPP en vez de CPAP.

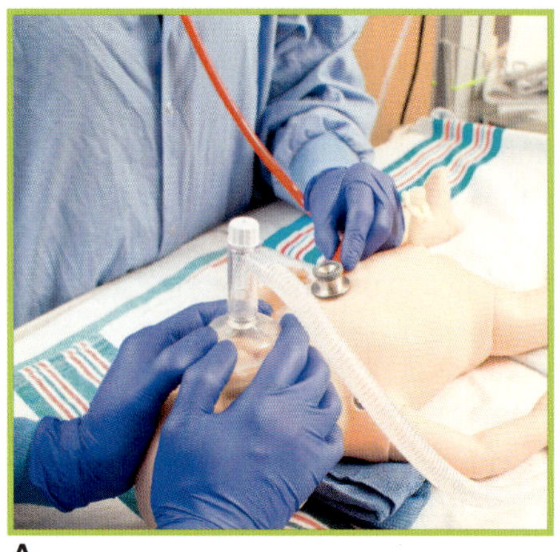
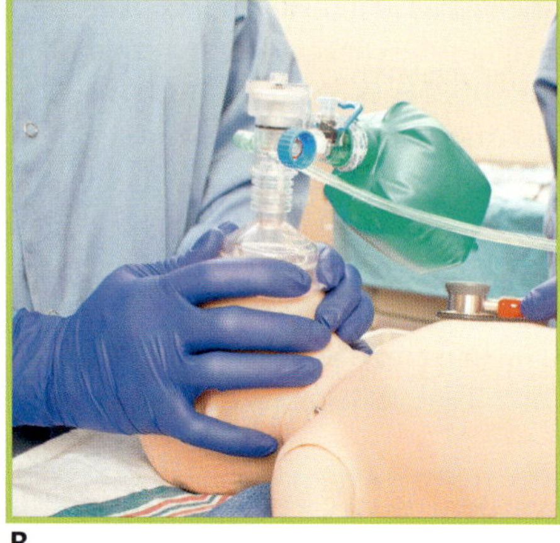

A   B

Figura 4.21. Administración de CPAP con máscara facial mediante un reanimador con pieza en T (A) y una bolsa inflada por flujo (B). El manómetro muestra la cantidad de CPAP administrada. Se debe mantener un sello hermético con la máscara.

- ***Cómo administrar CPAP luego del período de estabilización inicial***

Si se va a administrar CPAP por un período prolongado, usará puntas nasales o una máscara nasal (Figura 4.22). Luego de la estabilización inicial, la CPAP se puede administrar con un sistema de agua de burbujas, un dispositivo de CPAP dedicado o un ventilador mecánico.

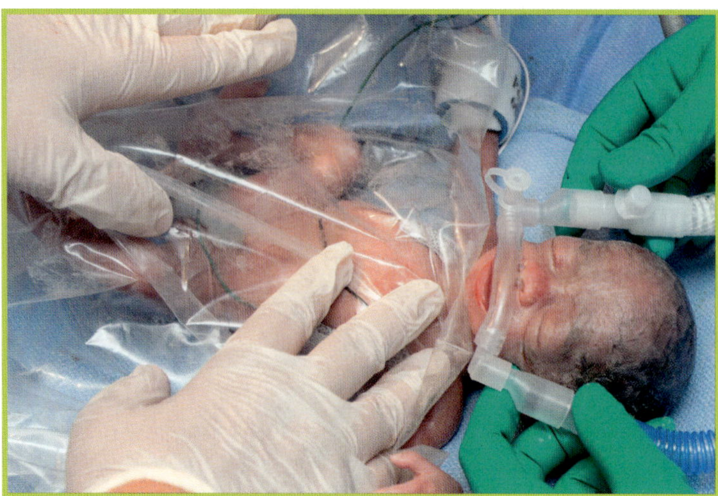

Figura 4.22. CPAP administrada a un recién nacido prematuro con puntas nasales. (Utilizada con el permiso de la Fundación Mayo para la Educación e Investigación Médica).

¿Cuándo debería introducir una sonda orogástrica?

Durante la CPAP o VPP con una máscara, el gas ingresa en el esófago y estómago (Figura 4.23). El gas en el estómago puede interferir con la ventilación. Si un recién nacido requiere de CPAP o VPP con máscara durante más que algunos minutos, tenga en cuenta la posibilidad de colocar una sonda orogástrica y dejarla sin tapar para que actúe como una vía de salida para el estómago.

Equipos necesarios:

- Sonda de alimentación 8F

- Jeringa grande

- Cinta adhesiva

Pasos de inserción:

1 Mida *la distancia desde el caballete de la nariz hasta el lóbulo de la oreja y desde el lóbulo de la oreja hasta un punto medio entre el proceso xifoides (la punta inferior del esternón) y el ombligo.* Note la marca en centímetros en este lugar, sobre el tubo (Figura 4.24). Para minimizar la interrupción de la ventilación, la medición de la sonda orogástrica puede calcularse de manera aproximada, con la máscara colocada.

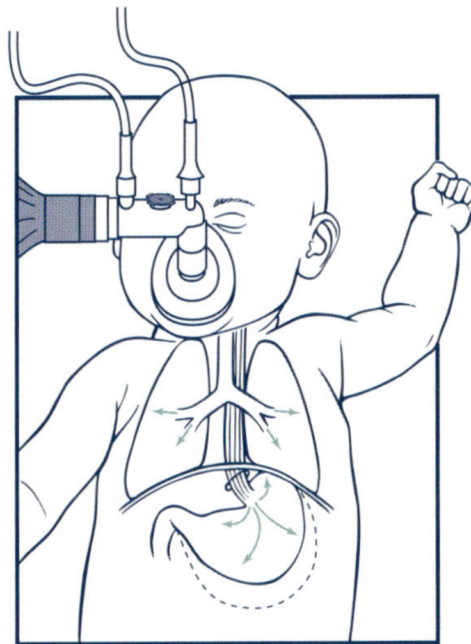

Figura 4.23. Exceso de gas en el estómago de la ventilación con máscara de oxígeno

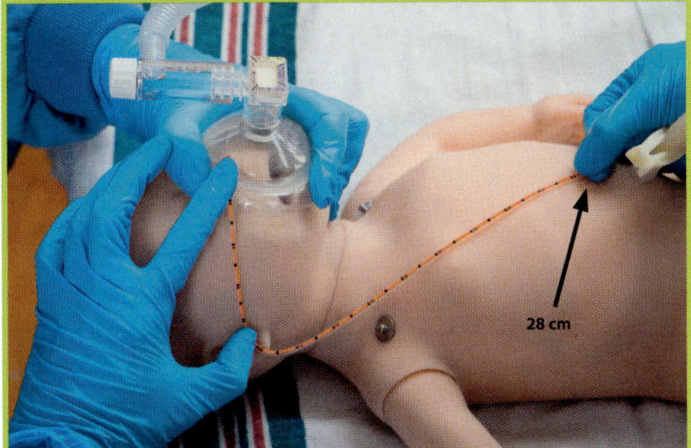

Figura 4.24. Medición de la profundidad de inserción correcta para una sonda orogástrica. En este ejemplo, la sonda debe introducirse 28 cm.

2 Introduzca la sonda a través de la *boca* (Figura 4.25A). Se puede reiniciar la ventilación en cuanto la sonda quede colocada. Vuelva a evaluar el sello de la máscara facial.

3 Una vez que la sonda quede introducida a la distancia deseada, conecte una jeringa y aspire el contenido gástrico (Figura 4.25B).

4 Retire la jeringa de la sonda y deje el extremo de la sonda *abierto* para proporcionar una vía de salida para el aire que entra en el estómago (Figura 4.25C).

5 Pegue con cinta adhesiva la sonda en la mejilla del bebé (Figura 4.25D).

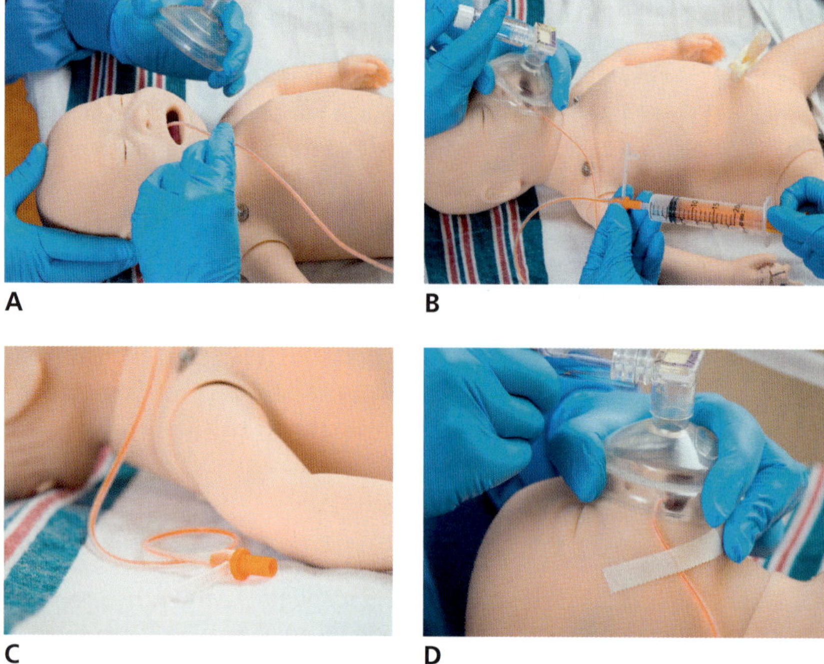

Figura 4.25. Introducción de una sonda orogástrica (A), aspiración de la sonda orogástrica (B), apertura de una sonda orogástrica para ventilar (C) y asegurar con cinta adhesiva la sonda orogástrica (D)

Enfocarse en el trabajo en equipo

Administrar la VPP destaca muchas oportunidades para que los equipos eficaces utilicen las habilidades de comportamiento claves del Programa de Reanimación Neonatal (PRN).

Conducta	Ejemplo
Anticípese y planifique.	Asegúrese de tener suficiente personal presente en el momento del parto de acuerdo con los factores de riesgo que haya identificado.
	Durante su exposición informativa para el equipo, planifique los roles y divida las responsabilidades. Determine quién realiza la VPP, quién ausculta la frecuencia cardíaca, quién evalúa los movimientos del pecho, quién coloca el oxímetro de pulso y quién documenta los eventos a medida que ocurren.
Delegue la carga de trabajo en forma óptima. Pida ayuda cuando la necesite.	Si se requiere VPP, se necesitan al menos 2 o 3 profesionales calificados para realizar todas las tareas rápidamente.
	Si tiene dificultad para mantener un buen sello, tal vez se requiera la técnica de dos manos, en la que una segunda persona administra la respiración asistida y una tercera persona evalúa la respuesta.
	Tal vez necesite pedir ayuda adicional si se necesita intubar.
Comuníquese eficazmente.	Los individuos que administran VPP y evalúan la efectividad de la ventilación deben compartir la información y comunicarse entre ellos.
	Si se requieren los pasos correctivos de ventilación, es fundamental compartir información frecuentemente luego de cada paso. Es importante anunciar cuando se logra movimiento del pecho (*"El pecho se está moviendo AHORA"*) para que el equipo sepa cuándo evaluar la respuesta de la frecuencia cardíaca.
Conozca su entorno.	Sepa cómo operar y resolver los problemas de su dispositivo de VPP.
Use los recursos disponibles.	Sepa cómo obtener un monitor cardíaco electrónico (ECG).

Preguntas frecuentes

¿Se puede utilizar un detector de dióxido de carbono (CO_2) para ayudar a evaluar la eficacia de la ventilación durante los pasos correctivos?

Sí, la utilización de un detector de CO_2 durante los pasos correctivos de ventilación puede proporcionar una señal visual (Tabla 4-3) que lo ayuda a usted y a su equipo a identificar cuando ha logrado la ventilación que insufla los pulmones. Durante la ventilación con máscara eficaz, se exhalará CO_2 de los pulmones del bebé a través de la máscara. Si coloca un detector de CO_2 entre la máscara y el dispositivo de VPP (bolsa o reanimador con pieza en T) y está administrando ventilación eficaz, debería ver que el detector se pone amarillo durante cada exhalación (Figura 4.26). Si el detector de CO_2 no se pone amarillo, es posible que sus intentos de ventilación mediante máscara facial no estén aireando los pulmones. Si el detector se mantiene de color azul/púrpura después de los primeros 5 pasos correctivos y la frecuencia cardíaca no ha mejorado, es otra indicación de que no ha logrado la ventilación eficaz y que es necesaria una vía aérea alternativa.

Tabla 4-3. Interpretación del detector de CO_2 con ventilación mediante máscara facial

Color del detector de CO_2	Interpretación
Azul o violeta	No está ventilando los pulmones o hay baja respuesta cardíaca.
Amarillo	Está ventilando los pulmones.
Al principio azul o violeta, luego se vuelve amarillo después de un paso correctivo de ventilación	El paso correctivo de ventilación fue eficaz; la frecuencia cardíaca probablemente mejore rápidamente.
Al principio se vuelve amarillo y luego vuelve al azul o violeta	La ventilación del pulmón se ha perdido. Realice los pasos correctivos de ventilación.

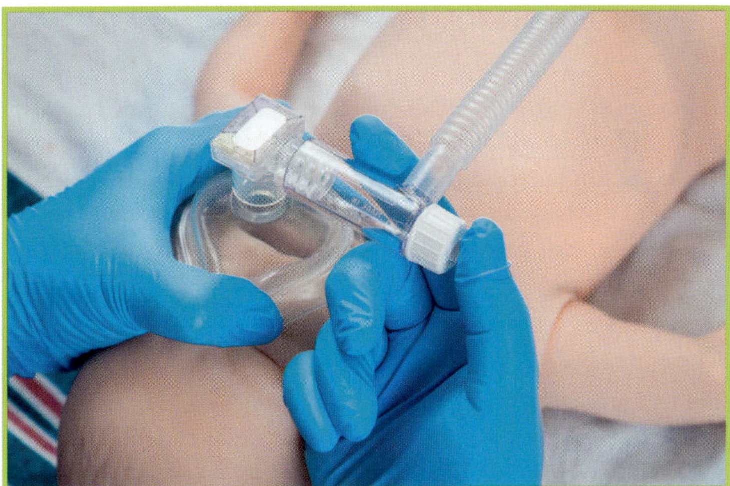

Figura 4.26. Detector colorimétrico de CO_2 usado con máscara facial durante los pasos correctivos de ventilación. El cambio de color al amarillo sugiere ventilación de los pulmones.

¿Cuáles son las ventajas y desventajas de cada dispositivo de reanimación?

La *bolsa autoinflable* suele considerarse fácil de usar y requiere poco tiempo para armar. Debido a que se vuelve a inflar en su totalidad incluso sin un sello, tendrá menos probabilidades de darse cuenta si tiene una gran pérdida entre la máscara y la cara del bebé. Es difícil controlar el tiempo de inspiración con una bolsa autoinflable. Además, la máscara no puede usarse para administrar la CPAP a un bebé que respira espontáneamente.

La *bolsa inflada por flujo* (también llamada bolsa de anestesia) es más complicada de armar y requiere más práctica para usarla eficazmente. Requiere una fuente de gas comprimido y ajustes para encontrar el equilibrio correcto entre la entrada y salida de gas. La ventaja es que sabrá inmediatamente si pierde presión de gas o si tiene una pérdida entre la bolsa y la máscara debido a que la bolsa se desinflará. La ausencia de inflación o la inflación parcial de la bolsa indica que no se ha logrado un sello ajustado. Se indica un sello eficaz de la máscara facial observando una PEEP/CPAP estable en el manómetro. Se puede aumentar el tiempo de inspiración, de ser necesario, apretando la bolsa por un período de tiempo más largo.

El *reanimador con pieza en T* también requiere un tiempo de preparación para ser armado antes de usar. De manera similar que la bolsa inflada por flujo, requiere de una fuente de gas comprimido y ajustes en las perillas que controlan la PIP y la PEEP. La principal ventaja del reanimador con pieza en T es que proporciona una presión más regular con cada respiración que cualquiera de las otras dos bolsas, la autoinflable o la inflada por flujo. Se indica un sello eficaz de la máscara facial observando una PEEP/CPAP estable en el manómetro del reanimador con pieza en T. Además, los usuarios tal vez no se cansen debido a que no están apretando la bolsa en forma reiterada. Se puede aumentar el tiempo de inspiración, de ser necesario, ocluyendo el orificio del tapón del reanimador con pieza en T por un período de tiempo más largo.

¿Puede administrar oxígeno a flujo libre con un dispositivo de reanimación?

No se puede administrar oxígeno a flujo libre con confianza a través de la máscara de una **bolsa autoinflable** (Figuras 4.27A y 4.27B). El oxígeno a flujo libre se puede administrar a través de la cola de un reservorio abierto. Si en su hospital hay bolsas autoinflables con reservorios cerrados, necesitará tubos separados para administrar oxígeno a flujo libre.

Se puede administrar oxígeno a flujo libre a través de la máscara de una bolsa inflada por flujo o un reanimador con pieza en T (Figuras 4.28A y 4.28B). La máscara debe colocarse cerca de la cara, dejando escapar algo de gas alrededor de los bordes. Si la máscara se sostiene ajustada contra la cara, se acumulará presión en la bolsa o en el reanimador con pieza en T. Si se usa una bolsa inflada por flujo, la misma *no debe inflarse* cuando se usa para administrar oxígeno a flujo libre. Una bolsa inflada indica que la

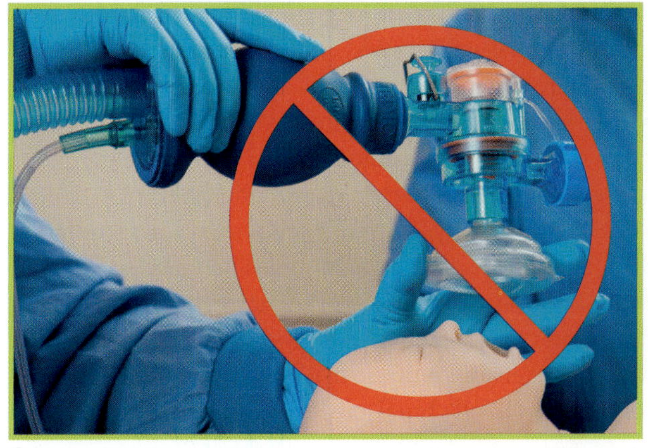

A

Figura 4.27A. INCORRECTO. NO SE PUEDE administrar oxígeno a flujo libre con confianza a través de la máscara de una bolsa autoinflable.

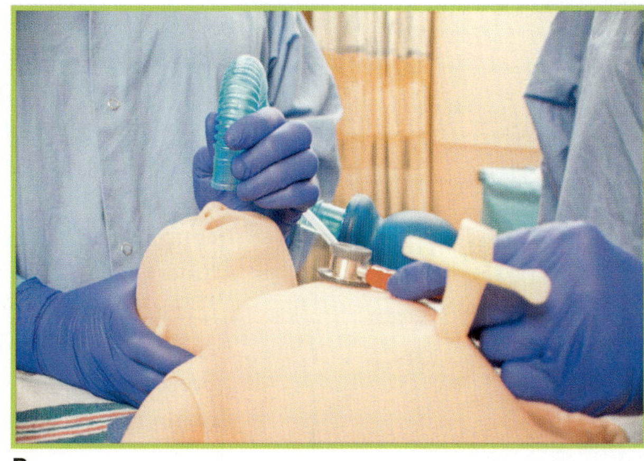

B

Figura 4.27B. Método CORRECTO de administración de oxígeno a flujo libre usando el reservorio de extremo abierto de esta bolsa autoinflable.

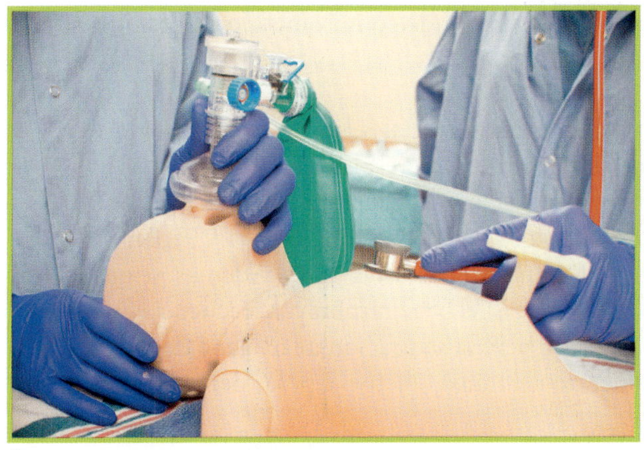

A

Figura 4.28A. Oxígeno a flujo libre con una bolsa inflada por flujo. La máscara se sostiene por encima de la cara sin formar un sello.

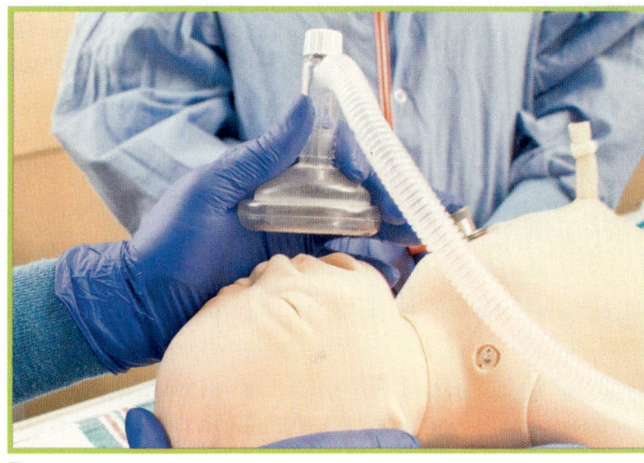

B

Figura 4.28B. Oxígeno a flujo libre con un reanimador con pieza en T. La abertura del tapón no se encuentra ocluida. La máscara se sostiene por encima de la cara sin formar un sello.

máscara está ajustada contra la cara y que se está administrando presión positiva. Si se está usando un reanimador con pieza en T, el manómetro de presión debe leer "cero" durante la administración de oxígeno a flujo libre.

¿Por qué no usar oxígeno al 100 % a modo de rutina durante todas las reanimaciones neonatales?

Muchos estudios en animales y seres humanos han provocado preocupación sobre la seguridad de usar oxígeno al 100 % a modo de rutina durante la reanimación neonatal. Una serie de estudios humanos aleatorizados y cuasi aleatorizados, durante las últimas 2 décadas han demostrado que la reanimación con oxígeno al 21 % es al menos tan eficaz como la reanimación con oxígeno al 100 %. En los metaanálisis de estos estudios hubo una disminución estadísticamente significativa en la mortalidad entre los bebés reanimados con oxígeno al 21 %. Se ha demostrado que los bebés prematuros expuestos brevemente a una alta concentración de oxígeno presentan cambios en el flujo sanguíneo cerebral y un riesgo más alto de enfermedades pulmonares crónicas. Debido a que es sabido que el oxígeno relaja los vasos sanguíneos del pulmón, algunos han expresado preocupación de que los bebés reanimados con concentraciones más bajas de oxígeno serán más propensos a desarrollar hipertensión pulmonar. Estudios recientes en animales han demostrado que la resistencia vascular pulmonar disminuye debidamente con oxígeno al 21 % y que la reanimación con oxígeno al 21 % puede en realidad prevenir el rebrote de la hipertensión pulmonar y preservar la respuesta al óxido nítrico inhalado si se desarrolla hipertensión pulmonar.

Puntos claves

1 El paso más importante y más eficaz de todos en la reanimación cardiopulmonar de un recién nacido comprometido es la ventilación de los pulmones.

2 Después de completar los pasos iniciales, se indica ventilación a presión positiva (VPP) si el bebé no respira o si el bebé tiene la respiración entrecortada o si la frecuencia cardíaca del bebé es menor a 100 latidos por minuto (lpm). Cuando se indique, la VPP debe comenzar dentro de 1 minuto a partir del parto. Además, se puede considerar probar con VPP si el bebé respira y la frecuencia cardíaca es mayor o igual a 100 lpm, pero la saturación de oxígeno del bebé no se puede mantener dentro del rango objetivo a pesar del oxígeno a flujo libre o CPAP.

3 Una vez que comience la VPP, se necesitan al menos 2 profesionales calificados para realizar todos los pasos necesarios de forma eficaz. Si está solo, pida ayuda inmediata.

4 Durante la ventilación, la cabeza debe estar en posición neutral o ligeramente extendida (posición de olfateo).

5 Es esencial lograr un sello hermético entre el borde de la máscara y la cara para administrar VPP *con cualquier dispositivo de reanimación.*

6 Durante la VPP, la concentración de oxígeno inicial para los recién nacidos con 35 semanas o más de gestación es de 21 %. La concentración de oxígeno inicial de los recién nacidos prematuros con menos de 35 semanas de gestación es de 21 % al 30 %.

7 La frecuencia de ventilación es de 40 a 60 respiraciones por minuto.

8 La presión de ventilación inicial es de 20 a 25 cm de H_2O.

9 El indicador más importante de una VPP exitosa es el aumento de la frecuencia cardíaca.

10 Verifique la frecuencia cardíaca después de los primeros 15 segundos de VPP.

10 Si la frecuencia cardíaca no aumenta dentro de los primeros 15 segundos de VPP, verifique los movimientos del pecho.

10 Si la frecuencia cardíaca no aumenta dentro de los primeros 15 segundos de VPP y no observa movimientos del pecho, comience los pasos correctivos de ventilación.

13 Los 6 pasos correctivos de ventilación *(MR. SOPA)* son

M: **M**áscara: ajústela

R: **R**eubicación de la cabeza

____

S: **S**ucción en boca y nariz

O: Boca abierta

____

P: **P**resión: auméntela (incrementos de 5 a 10 cm H_2O) hasta un máximo de 40 cm H_2O

____

A: **A**lterne a otra vía aérea (tubo endotraqueal o máscara laríngea)

____

14 Vuelva a verificar la frecuencia cardíaca después de 30 segundos de VPP que insufla los pulmones (mueve el pecho).

15 Si la frecuencia cardíaca es de al menos 100 lpm, reduzca gradualmente la frecuencia y la presión de la VPP mientras observa la presencia de respiraciones espontáneas eficaces y estimula al bebé. La ventilación a presión positiva puede suspenderse cuando la frecuencia cardíaca sea continuamente mayor de 100 lpm y el bebé tenga una respiración espontánea sostenida. Luego suspender la VPP, use oxígeno a flujo libre o CPAP según sea necesario para mantener la saturación de oxígeno dentro del rango objetivo.

16 Si la frecuencia cardíaca es de al menos 60 lpm, pero menor a 100 lpm y no mejora a pesar de los 30 segundos de VPP que insufla los pulmones (movimiento del pecho), vuelva a evaluar su técnica de ventilación, de ser necesario realice los pasos correctivos de ventilación, ajuste la concentración de oxígeno según lo indique el oxímetro de pulso, considere introducir una vía aérea alternativa si todavía no se ha hecho, y pida ayuda a otros profesionales con experiencia.

⑰ Si la frecuencia cardíaca se mantiene menor a 60 lpm a pesar de al menos 30 segundos de VPP que insufla los pulmones (movimiento del pecho), vuelva a evaluar su técnica de ventilación, de ser necesario realice los pasos correctivos de ventilación, ajuste la concentración de oxígeno según lo indique el oxímetro de pulso, se recomienda enfáticamente introducir una vía aérea alternativa (tubo endotraqueal o máscara laríngea) y pida ayuda adicional. Si no mejora, aumente la concentración de oxígeno (FIO_2) a 100 % y comience las compresiones torácicas.

⑱ Si debe continuar con la CPAP o VPP con máscara durante más de algunos minutos, deberá insertarse una sonda orogástrica para que funcione como vía de salida para el gas del estómago durante el resto de la reanimación.

⑲ Para insertar una sonda orogástrica, mida la distancia desde el caballete de la nariz hasta el lóbulo de la oreja y desde el lóbulo de la oreja hasta un punto medio entre el proceso xifoides (la punta inferior del esternón) y el ombligo.

⑳ Bolsas autoinflables

- No requieren una fuente de gas comprimido

- No se pueden usar para administrar oxígeno a flujo libre a través de la máscara de manera confiable

- No se pueden usar para administrar la CPAP a un bebé que respira espontáneamente

㉑ Bolsas infladas por flujo

- Requieren una fuente de gas comprimido

- Debe haber un sello hermético para inflarse

- Usa una válvula de control a flujo para regular la presión inspiratoria pico (PIP) y la presión positiva al final de la espiración (PEEP)

- Se pueden usar para administrar oxígeno a flujo libre a través de la máscara

- Se pueden usar para administrar la CPAP a un bebé que respira espontáneamente

㉒ Reanimadores con pieza en T

- Requieren una fuente de gas comprimido

- Usan perillas ajustables para seleccionar la PIP y la PEEP

- Se pueden usar para administrar oxígeno a flujo libre a través de la máscara

- Se pueden usar para administrar la CPAP a un bebé que respira espontáneamente

REPASO DE LA LECCIÓN 4

1. El paso más importante y eficaz en la reanimación neonatal es (la estimulación agresiva)/(la ventilación de los pulmones).

2. Se indica ventilación a presión positiva si el bebé está _______ o _________ o su frecuencia cardíaca es menor a _______ latidos por minuto después de los pasos iniciales. *(Complete los espacios en blanco)*.

3. Un bebé nace flácido y apneico. Lo coloca bajo el calentador radiante, coloca en posición las vías aéreas, elimina las secreciones y lo seca y lo estimula. El bebé no mejora. El siguiente paso es (estimularlo más)/(comenzar la ventilación a presión positiva).

4. Si se administra ventilación a presión positiva, se necesitarán al menos (1)/(2) profesionales calificados en el calentador radiante para realizar los pasos necesarios eficazmente.

5. ¿Cuál de los dispositivos es una bolsa autoinflable, una bolsa inflada por flujo, un reanimador con pieza en T?

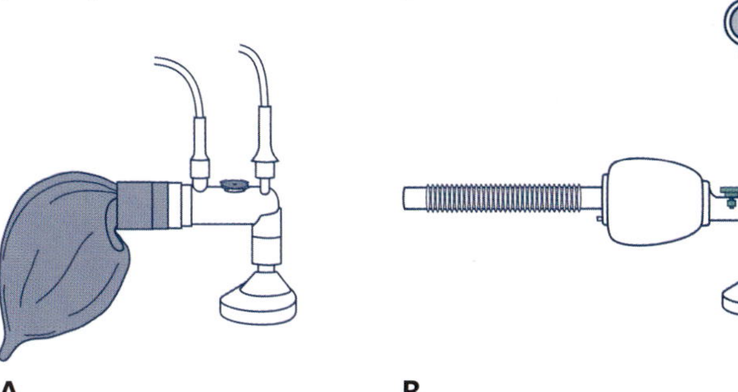 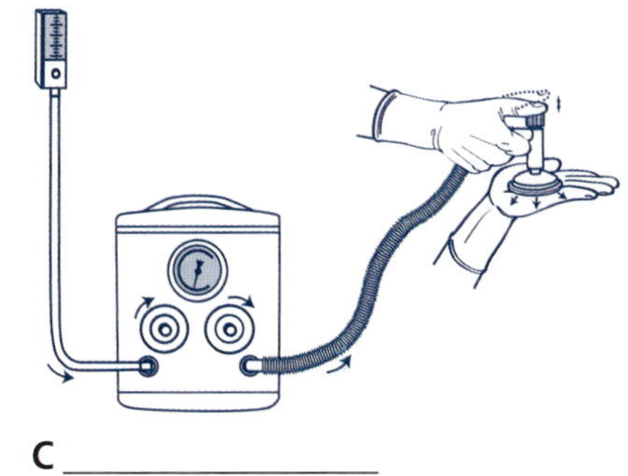

A ________________   B ________________   C ________________

6. Para la ventilación a presión positiva, ajuste el flujómetro a (5 l/min)/(10 l/min).

7. Una máscara con forma anatómica debe colocarse con el extremo (puntiagudo)/(redondeado) sobre la nariz del recién nacido.

8. ¿Qué máscara es del tamaño correcto y está correctamente colocada sobre la cara del bebé? ___________

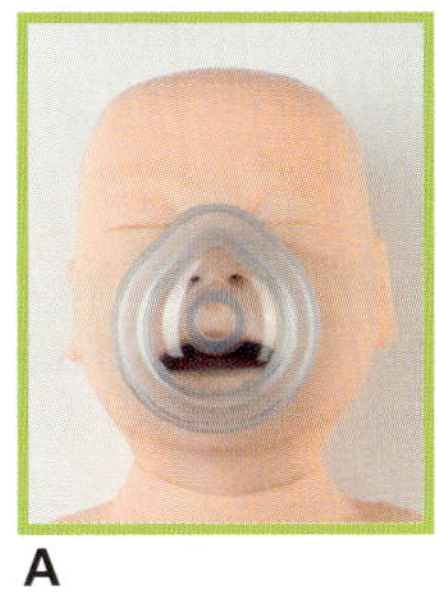 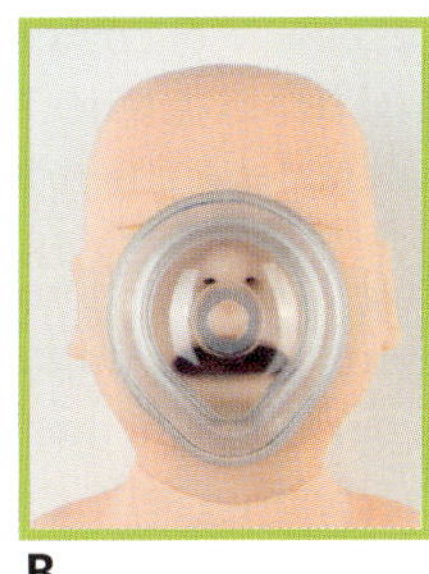 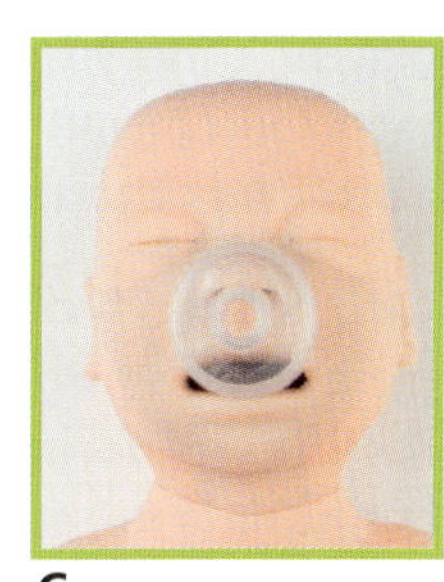

A   B   C

9. Administre ventilación a presión positiva a una frecuencia de (20 a 25 respiraciones por minuto)/(40 a 60 respiraciones por minuto).

10. Comience la ventilación a presión positiva con una presión inspiratoria de (20 a 25 cm de H_2O)/(40 a 60 cm de H_2O).

11. La ventilación del bebé nacido a término comienza con (oxígeno al 21 %)/(oxígeno al 40 %).

12. La concentración de oxígeno utilizada durante la reanimación está guiada por el uso de un (manómetro)/(oxímetro de pulso) que mide la saturación de oxígeno del bebé.

13. Si está utilizando un dispositivo que administra presión positiva al final de la espiración (PEEP), la presión inicial recomendada es de (5 cm de H_2O)/(10 cm de H_2O).

14. El acrónimo nemotécnico MR. SOPA puede usarse para recordar los 6 pasos correctivos de ventilación. ¿Cuáles son cada uno de los pasos?
M: _____ R: _____ luego S: _____ O: _____ luego P:_____ luego A:_____

15. Ha iniciado la administración de ventilación a presión positiva para un recién nacido apneico. La frecuencia cardíaca es de 40 latidos por minuto y no está mejorando con la ventilación a presión positiva. Su ayudante no observa movimiento del pecho. Usted debe (comenzar los pasos correctivos de ventilación)/(proceder con las compresiones torácicas).

16. Ha iniciado la administración de ventilación a presión positiva para un recién nacido apneico. La frecuencia cardíaca se ha mantenido en 40 latidos por minuto a pesar de realizar todos los pasos correctivos de ventilación y ventilar a través de un tubo endotraqueal durante 30 segundos. Su ayudante observa movimiento del pecho con ventilación a presión positiva. Usted debe (aumentar la frecuencia de ventilación a 100 respiraciones/minuto)/(proceder con las compresiones torácicas).

17. Ha administrado ventilación a presión positiva para un recién nacido apneico. La frecuencia cardíaca del bebé aumentó rápidamente después de las primeras respiraciones. La frecuencia cardíaca es ahora de 120 latidos por minuto, la saturación de oxígeno es del 90 % y el bebé está comenzando a respirar espontáneamente. Usted debe (detener gradualmente la ventilación a presión positiva)/(detener el oxímetro de pulso).

18. Cuando administre oxígeno a flujo libre con un reanimador con pieza en T o una bolsa inflada por flujo, debe (sostener la máscara sobre la cara del bebé, permitiendo que salga algo de gas por los bordes de la máscara)/(crear un sello sosteniendo la máscara con firmeza sobre la cara del bebé).

19. Para insertar una sonda orogástrica, mida la distancia desde el caballete de la nariz hasta el lóbulo de la oreja y desde el lóbulo de la oreja (hasta los pezones)/(hasta un punto medio entre el proceso xifoides y el ombligo).

Respuestas

1. El paso más importante y eficaz en la reanimación neonatal es la ventilación de los pulmones.

2. Se indica ventilación a presión positiva si el bebé está apneico o tiene respiración entrecortada, o su frecuencia cardíaca es menor a 100 latidos por minuto después de los pasos iniciales.

3. El siguiente paso es comenzar la ventilación a presión positiva.

4. Si se administra ventilación a presión positiva, se necesitarán al menos 2 profesionales calificados en el calentador radiante para realizar los pasos necesarios eficazmente.

5. Figura A= inflada por flujo, Figura B= autoinflable, Figura C= reanimador con pieza en T.

6. Para la ventilación a presión positiva, ajuste el flujómetro a 10 l/min.

7. Una máscara con forma anatómica debe colocarse con el extremo puntiagudo sobre la nariz del recién nacido.

8. La máscara A es del tamaño correcto y está correctamente colocada sobre la cara del bebé.

9. Administre ventilación a presión positiva a una frecuencia de 40 a 60 respiraciones por minuto.

10. Comience la ventilación a presión positiva con una presión inspiratoria de 20 a 25 cm de H_2O.

11. La ventilación del bebé nacido a término comienza con oxígeno al 21 %.

12. La concentración de oxígeno inspirado utilizada durante la reanimación está guiada por el uso de un oxímetro de pulso que mide la saturación de oxígeno del bebé.

13. Si está utilizando un dispositivo que administra presión positiva al final de la espiración (PEEP), la presión inicial recomendada es de 5 cm de H_2O.

14. **Máscara**: ajústela, **Reubicación** de la cabeza del bebé, luego **Succión** en boca y nariz, **O**: boca del bebé abierta, luego **Presión**: auméntela, luego **Alterne** a otra vía aérea.

15. Usted debe comenzar los pasos correctivos de ventilación.

16. Usted debe proceder con las compresiones torácicas.

17. Usted debe detener gradualmente la ventilación a presión positiva.

18. Usted debe sostener la máscara sobre la cara del bebé, permitiendo que salga algo de gas por los bordes de la máscara.

19. Mida la distancia desde el caballete de la nariz hasta el lóbulo de la oreja y desde el lóbulo de la oreja hasta un punto medio entre el proceso xifoides y el ombligo.

Lecturas adicionales

Blank D, Rich W, Leone T, Garey D, Finer N. Pedi-cap color change precedes a significant increase in heart rate during neonatal resuscitation. *Resuscitation.* 2014;85(11):1568-1572

Boon AW, Milner AD, Hopkin IE. Lung expansion, tidal exchange, and formation of the functional residual capacity during resuscitation of asphyxiated neonates. *J Pediatr.* 1979;95(6):1031-1036

Hooper SB, Siew ML, Kitchen MJ, te Pas AB. Establishing functional residual capacity in the non-breathing infant. *Semin Fetal Neonatal Med.* 2013;18(6):336-343

Leone TA, Lange A, Rich W, Finer NN. Disposable colorimetric carbon dioxide detector use as an indicator of a patent airway during noninvasive mask ventilation. *Pediatrics.* 2006;118(1):e202-204

Milner AD, Sauders RA. Pressure and volume changes during the first breath of human neonates. *Arch Dis Child.* 1977;52(12):918-924

O'Donnell CP, Bruschettini M, Davis PG, et al. Sustained versus standard inflations during neonatal resuscitation to prevent mortality and improve respiratory outcomes. *Cochrane Database Syst Rev.* 2015;July 1;7:CD004953

Wood FE, Morley CJ. Face mask ventilation—the dos and don'ts. *Semin Fetal Neonatal Med.* 2013;18(6):344-351

Apéndice

Lea las secciones referidas al tipo de dispositivo que se usa en su hospital.

A. Bolsas de reanimación autoinflables

¿Cuáles son las piezas de una bolsa autoinflable?

Una bolsa autoinflable tiene 8 piezas básicas (Figura 4A.1).

1. Salida de gas
2. Válvula de PEEP (opcional)
3. Manómetro
4. Válvula liberadora de presión

5. Entrada de gas
6. Tubo de gas
7. (A) Reservorio de oxígeno (tipo cerrado)
   (B) Reservorio de oxígeno (tipo abierto)
8. Ensamble de válvula

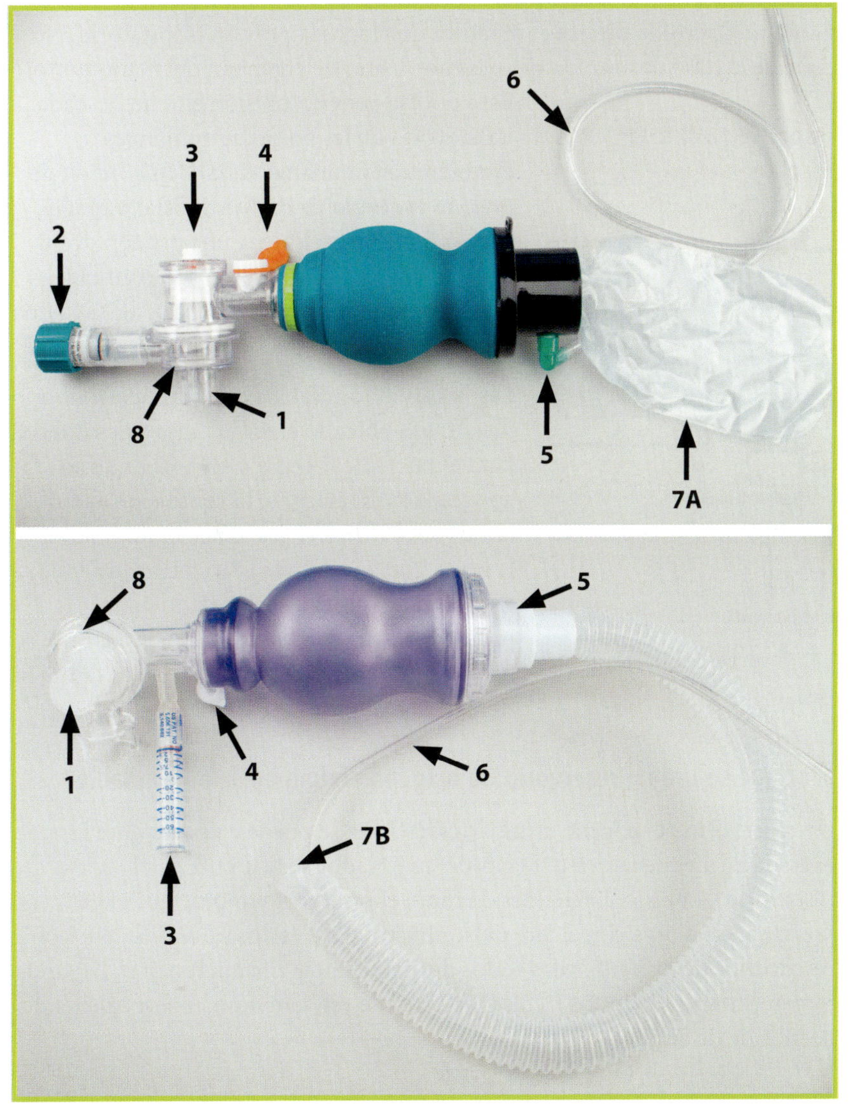

Figura 4A.1. Bolsas autoinflables con reservorio cerrado (7A) y abierto (7B)

La bolsa autoinflable se vuelve a expandir después de haber sido apretada y se llena de gas proveniente de 3 lugares. A medida que la bolsa se infla, el aire del ambiente es atraído hacia el interior mediante las aberturas que se encuentran en la parte posterior de la bolsa. El gas proveniente del mezclador y del flujómetro viaja a través del *tubo de gas* e ingresa en la bolsa por la *entrada de gas.* El gas del mezclador se acumula en el *reservorio de oxígeno* y proporciona una tercera fuente de gas para llenar la bolsa. No es necesario que haya una tubuladura para oxígeno conectada para que la bolsa administre presión positiva con oxígeno al 21 %. La tubuladura para oxígeno debe estar conectada a una fuente de gas comprimido para administrar oxígeno a más del 21 %.

La *salida de gas* es por donde sale el gas de la bolsa al bebé, y donde se adjunta la máscara o una vía aérea alternativa.

Un *manómetro* (monitor de presión) mide la presión de inflación usada durante la ventilación a presión positiva (VPP). Algunas bolsas tendrán un manómetro incorporado y otras necesitarán que se les acople uno. El sitio de conexión suele estar cerca de la salida para el paciente. Si el sitio de conexión del manómetro se deja abierto sin un manómetro conectado, habrá una pérdida de aire e impedirá que logre la presión inspiratoria. No conecte el tubo de entrada de oxígeno al sitio de conexión del manómetro.

Esto podría generar presión alta no deseada. La mayoría de las bolsas autoinflables también tienen una *válvula de liberación de presión (válvula de disparo)*. Estas válvulas suelen fijarse para liberar una presión de 30 cm a 40 cm de H_2O, pero no son confiables y puede que no liberen hasta que se alcance una presión más alta.

Las bolsas autoinflables tienen un *ensamble de válvula* ubicado entre la bolsa y la salida para el paciente (Figura 4A.2). Cuando se aprieta la bolsa durante la ventilación, se abre la válvula y dirige el gas al paciente. Cuando la bolsa vuelve a inflarse, se cierra la válvula. Esto impide que el aire exhalado por el paciente entre en la bolsa y se vuelva a respirar. Algunas bolsas autoinflables también tienen una *válvula de PEEP* ajustable.

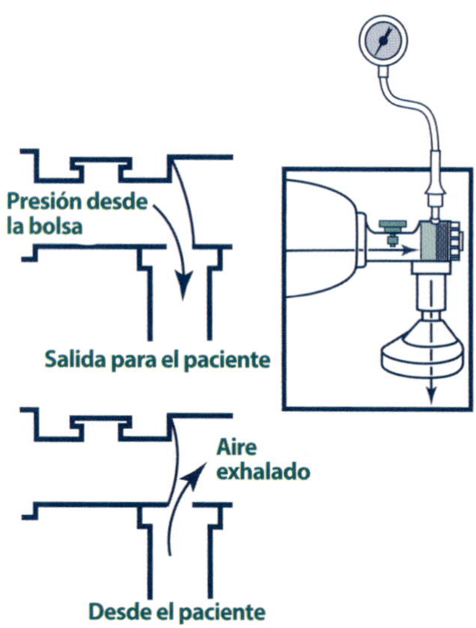

Figura 4A.2. Ensamble de válvula con una bolsa autoinflable

¿Por qué se usa un reservorio de oxígeno en una bolsa autoinflable?

Un reservorio de oxígeno es un artefacto que se puede colocar sobre la entrada de aire de la bolsa. El gas del mezclador se acumula en el reservorio. A bajas velocidades de flujo, el reservorio impide que el gas mezclado se diluya con el aire del ambiente. Hay varios tipos diferentes de reservorios de oxígeno, pero todos desempeñan la misma función. Algunos tienen extremos abiertos ("colas") y otros se ven como una bolsa cubriendo la entrada de aire.

¿Cómo se prueba una bolsa autoinflable antes de usarla?

Bloquee la máscara o la salida de gas con la palma de la mano y apriete la bolsa (Figura 4A.3).

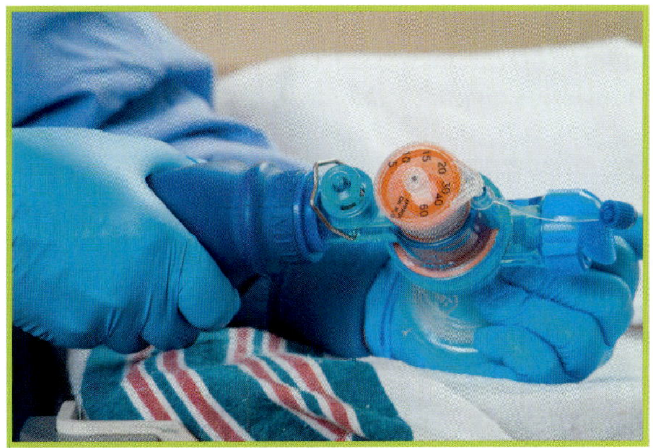

Figura 4A.3. Prueba de una bolsa autoinflable

Prueba de una bolsa autoinflable	
Bloquee la máscara o la salida de gas. • ¿Siente presión contra la mano? • ¿El manómetro registra la presión cuando usted aprieta la bolsa? • ¿Se abre la válvula de liberación de presión cuando el manómetro registra una presión de 30 a 40 cm de H$_2$O? • ¿La bolsa vuelve a inflarse rápidamente cuando la suelta?	De no ser así, • ¿Hay alguna fisura o pérdida en la bolsa? • ¿Falta el manómetro, dejando abierto el sitio de conexión? • ¿Falta la válvula de liberación de presión o está bloqueada?

B. Bolsa de reanimación inflada por flujo

¿Cuáles son las piezas de una bolsa inflada por flujo?

Una bolsa inflada por flujo tiene 6 piezas (Figura 4A.4).

1. Salida de gas

2. Manómetro

3. Entrada de gas

4. Válvula liberadora de presión (opcional)

5. Tubo de gas

6. Válvula de control de flujo

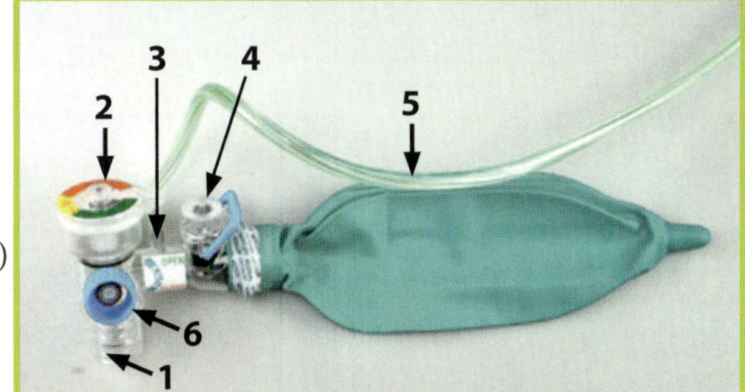

Figura 4A.4. Piezas de una bolsa inflada por flujo

El gas comprimido proveniente del mezclador y del flujómetro ingresa a la bolsa a través de un tubo de oxígeno conectado a la *entrada de gas.*

La *salida de gas* es por donde sale el gas de la bolsa al bebé, y donde se adjunta la máscara o una vía aérea alternativa. Aunque tenga planeado usar oxígeno al 21 % para la ventilación a presión positiva (VPP), debe tener una fuente de gas comprimido para llenar la bolsa inflada por flujo.

La válvula de *control de flujo* proporciona un escape ajustable que le permite regular la presión de la bolsa cuando esté conectada a un tubo endotraqueal o cuando la máscara se está sosteniendo firmemente sobre la cara del paciente. El escape ajustable permite que el exceso de gas salga en vez de inflar en exceso la bolsa o que este sea forzado hacia el paciente.

Las bolsas infladas por flujo suelen tener un sitio para conectar un *manómetro*. El sitio de conexión suele estar cerca de la salida para el paciente. El manómetro debe estar conectado o el sitio será una fuente de pérdida y la bolsa no se inflará correctamente. También puede haber una *válvula de liberación de presión (válvula de disparo)*.

¿Cómo funciona una bolsa inflada por flujo?

Para que una bolsa inflada por flujo funcione correctamente, debe haber un flujo de aire adecuado de una fuente y un sistema sellado (Figura 4A.5). El inflado de la bolsa se controla mediante el equilibrio entre el gas que ingresa en la bolsa, el gas que escapa a través de una válvula de control de flujo ajustable y el gas que escapa a través de la salida de gas.

Una bolsa inflada por flujo no se inflará adecuadamente si la máscara no está correctamente sellada; el flujo proveniente de la fuente de gas no es suficiente, está desconectado o está ocluido; si hay un orificio en la bolsa; si la válvula de control de flujo está demasiado abierta; o si se ha dejado abierto el sitio de conexión del manómetro.

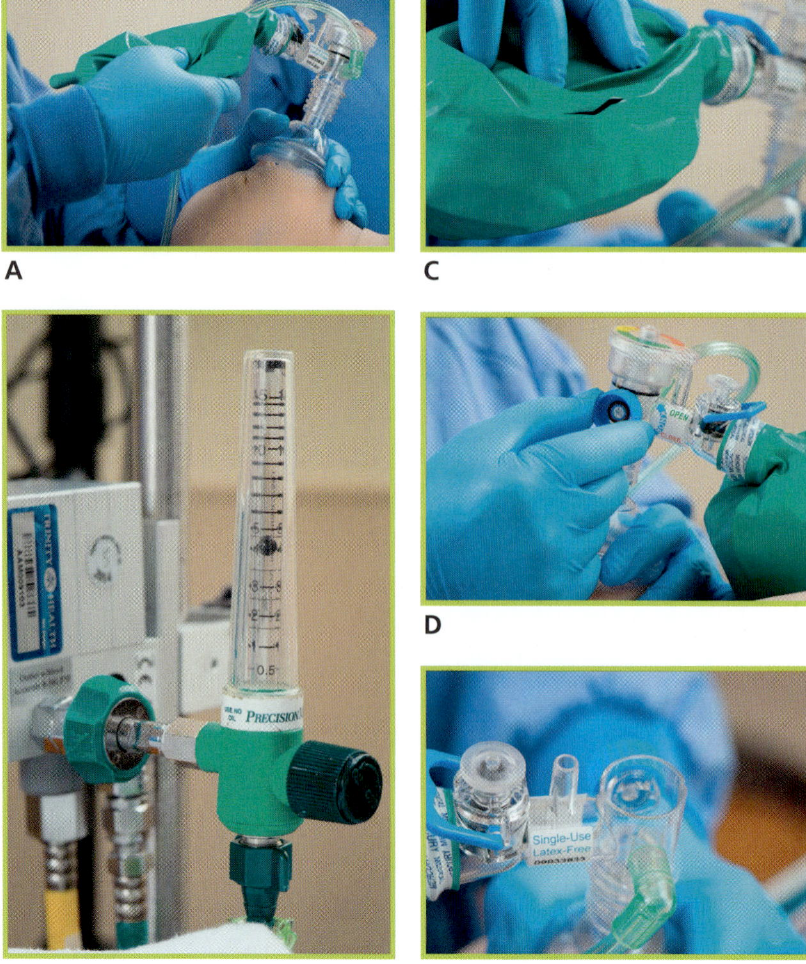

Figura 4A.5. Razones para inflado insuficiente de una bolsa inflada por flujo: (A) sello de la máscara inadecuado con pérdida, (B) entrada de gas insuficiente, (C) orificio en la bolsa, (D) válvula de control de flujo demasiado abierta, (E) sitio de conexión del manómetro abierto.

¿Cómo se prueba una bolsa inflada por flujo antes de usarla?

Para revisar una bolsa inflada por flujo, conéctela a una fuente de gas comprimido. Ajuste el medidor de flujo a 10 l/min. Bloquee la salida de gas para asegurarse de que la bolsa se llene correctamente (Figura 4A.6). Hágalo formando un sello entre la máscara y la palma de la mano. Ajuste la válvula de control de flujo de modo tal que la bolsa no se distienda en exceso. Observe el manómetro de presión y ajuste la válvula de modo tal que haya una presión de 5 cm de H_2O cuando la bolsa no se esté apretando (PEEP). Luego apriete la bolsa a una frecuencia de 40 a 60 veces por minuto. Verifique que la bolsa se llene rápidamente y que pueda alcanzar una presión de 30 a 40 cm H_2O cuando la bolsa se esté apretando con firmeza (presión inspiratoria). Si la bolsa no se llena lo suficientemente rápido, disminuya la pérdida en la válvula de control de flujo o aumente el flujo de gas desde el flujómetro. Luego, revise para asegurarse de que el calibre de presión siga marcando una presión de 5 cm de H_2O de PEEP cuando la bolsa no se esté apretando. Tal vez necesite hacer otros ajustes en la válvula de control de flujo para evitar un exceso de PEEP.

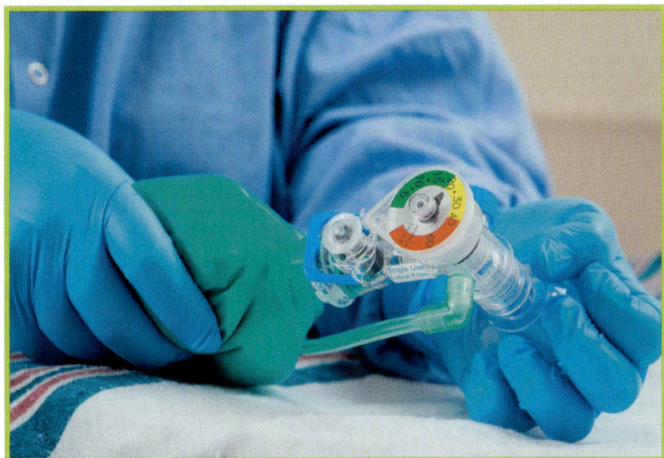

Figura 4A.6. Prueba de bolsa inflada por flujo

Prueba de bolsa inflada por flujo	
Bloquee la máscara o la salida de gas. • ¿La bolsa se llena correctamente? • Ajuste la válvula de control de flujo para que lea una PEEP de 5 cm de H_2O. Apriete la bolsa 40 a 60 veces por minuto. • ¿La bolsa vuelve a inflarse rápidamente cuando la suelta? • Ajuste la válvula de control de flujo para que lea 30 a 40 cm de H_2O cuando se aprieta con firmeza. • Revise para asegurarse de que siga leyendo una presión de 5 cm de H_2O cuando la bolsa no se esté apretando (PEEP).	Si la bolsa no se llena correctamente, • ¿Hay alguna fisura u orificio en la bolsa? • ¿La válvula de control de flujo está demasiado abierta? • ¿El manómetro está conectado? • ¿El tubo de gas está conectado en forma segura? • ¿La salida de gas está lo suficientemente bloqueada?

¿Cómo ajusta el inflado de una bolsa inflada por flujo?

Hay 2 formas en las que puede ajustar la presión de la bolsa y por tanto el volumen de inflado de la bolsa.

- Al ajustar el gas proveniente del flujómetro, regula la cantidad de gas que entra en la bolsa.

- Al ajustar la válvula de control de flujo de la bolsa, regula cuánto gas escapa de la bolsa.

El medidor de flujo y la válvula de control de flujo deben configurarse de modo tal que la bolsa se infle hasta un punto en que sea cómoda de manipular y no se desinfle del todo con cada respiración asistida (Figura 4A.7A). Una bolsa demasiado inflada (Figura 4A.7B) es difícil de manipular y podría administrar alta presión al bebé; podría desarrollarse un neumotórax u otra pérdida de aire. Una bolsa inflada de menos (Figura 4A.7C) hace que sea difícil alcanzar la presión de insuflación deseada. Con la práctica, podrá hacer los ajustes necesarios para lograr un equilibrio. Si hay un sellado adecuado entre la cara del bebé y la máscara, debe poder mantener la cantidad de inflado adecuada con el medidor de flujo configurado en entre 8 y 10 l/min.

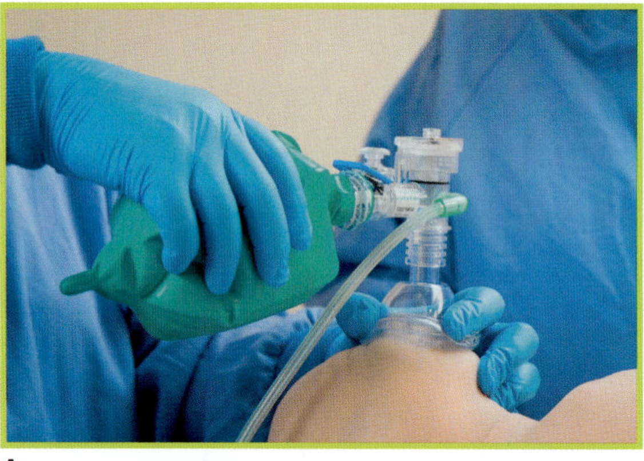

A

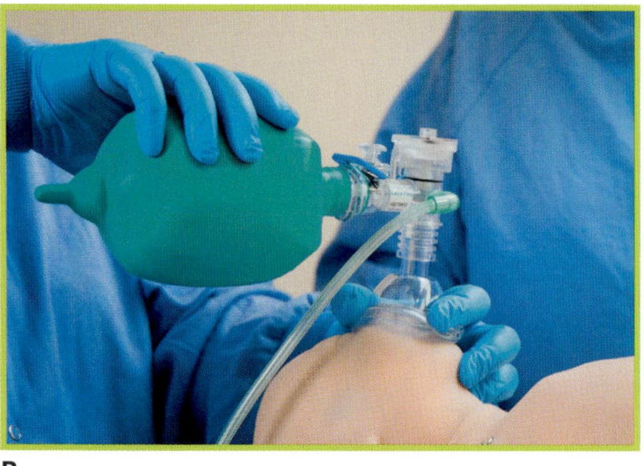

B

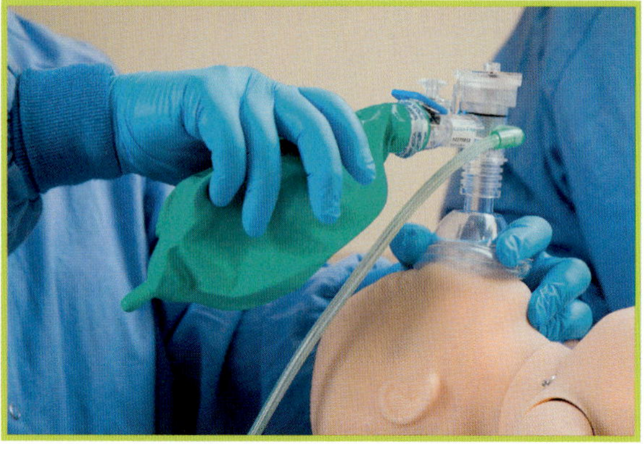

C

Figura 4A.7. Inflado correcto de la bolsa inflada por flujo (A), inflado en exceso (B) e inflado insuficiente (C)

C. Reanimador con pieza en T

¿Cuáles son las piezas de un reanimador con pieza en T?

Un reanimador con pieza en T tiene 9 piezas (Figura 4A.8).

1 Tubo de gas

2 Entrada de gas

3 Control de máxima liberación de presión

4 Manómetro

5 Control de presión inspiratoria

6 Salida de gas (proximal)

7 Salida de gas (paciente) del reanimador con pieza en T

8 Perilla de ajuste de PEEP del reanimador con pieza en T

9 Abertura en el tapón del reanimador con pieza en T

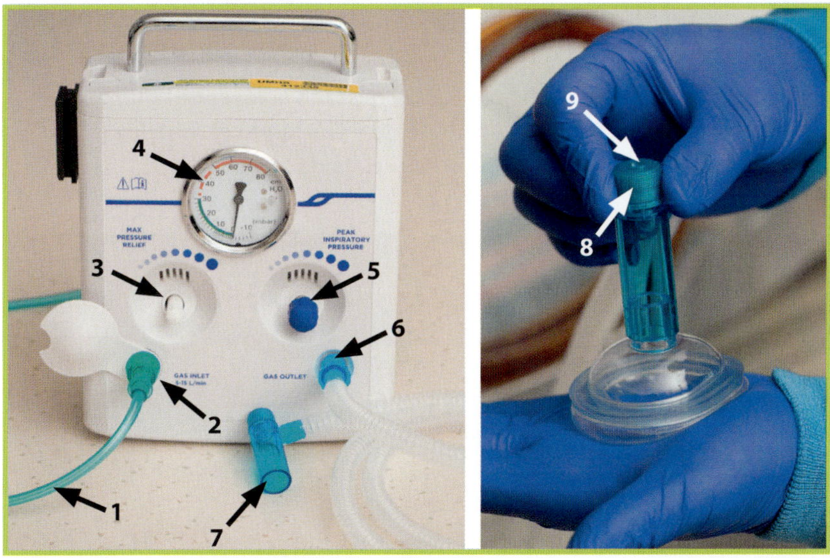

Figura 4A.8. Piezas de un reanimador con pieza en T

¿Cómo funciona un reanimador con pieza en T?

El gas de una fuente comprimida entra en el reanimador con pieza en T a través de *un tubo de gas* en la *entrada de gas.* El gas sale por la caja de control de la *salida de gas (proximal),* viaja a través de un tubo corrugado hacia la *salida de gas del reanimador con pieza en T (paciente),* donde se conecta la máscara o la vía aérea alternativa. Cuando la *abertura en el tapón* del reanimador con pieza *en T* es ocluida por el operador, se administra la presión inspiratoria predeterminada al paciente mientras la abertura del reanimador con pieza en T esté ocluida. La presión máxima que puede usarse es regulada por la válvula de *control de máxima liberación de presión*. La *PEEP* se ajusta utilizando la perilla en el tapón del reanimador con pieza en T.

¿Cómo prepara el reanimador con pieza en T para usarlo?

Arme las piezas del reanimador con pieza en T según las instrucciones del fabricante. Ocluya la salida para el paciente (utilizando un pulmón de prueba, una palma o un dedo). Conecte el dispositivo a una fuente de gas comprimido utilizando un tubo de gas.

Ajuste la configuración de presión de la siguiente manera:

- Ajuste el flujómetro de gas mezclado en la pared para regular cuánto gas fluye dentro del reanimador con pieza en T. En la mayoría de los casos, **10 l/min es adecuado.**

- Configure el *control* de *máxima liberación* de *presión* ocluyendo el tapón del reanimador con pieza en T con su dedo y ajustando el cuadrante de máxima liberación de presión a un valor seleccionado (40 cm de H_2O es el máximo recomendado para bebés nacidos a término, con un valor más bajo para bebés prematuros). Algunos fabricantes recomiendan que el control de liberación máxima se ajuste en un límite definido por la institución cuando el dispositivo se ponga en servicio originalmente y que no se reajuste durante el uso regular.

- Fije la presión inspiratoria pico (PIP) deseada ocluyendo el tapón del reanimador con pieza en T con el dedo y ajustando el *control de la presión inspiratoria* a la presión seleccionada (Figura 4A.9).

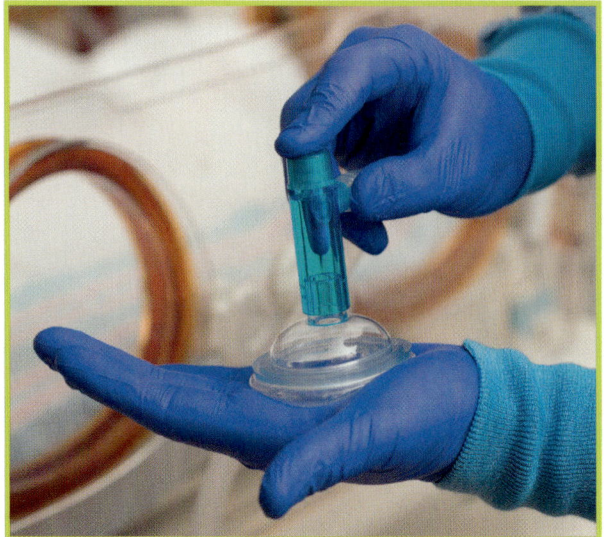
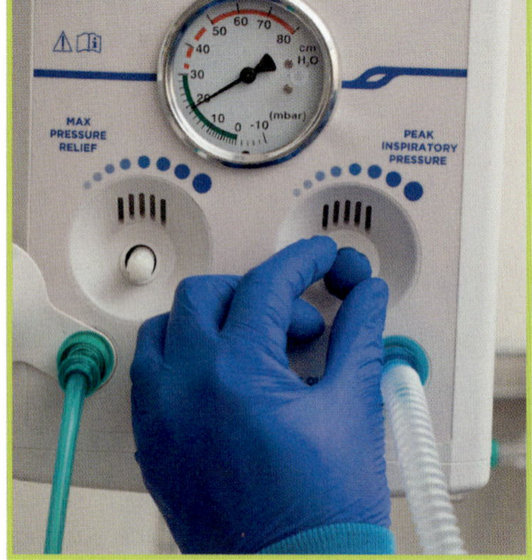

Figura 4A.9. Ajuste de la presión inspiratoria pico

- Fije la **PEEP** quitando el dedo del tapón del reanimador con pieza en T y ajustando la perilla del tapón en la configuración deseada (se recomiendan 5 cm de H_2O) (Figura 4A.10).

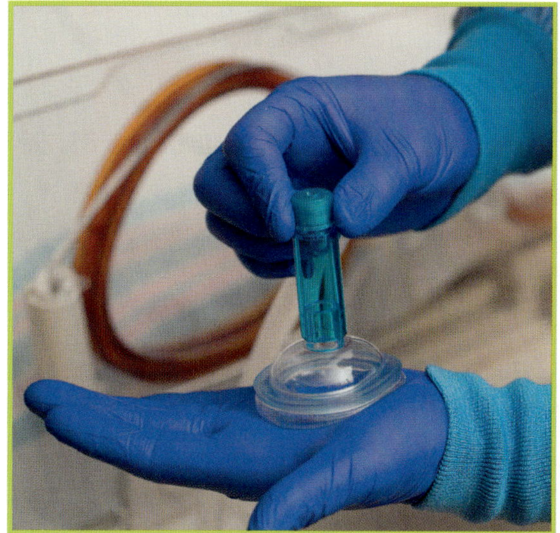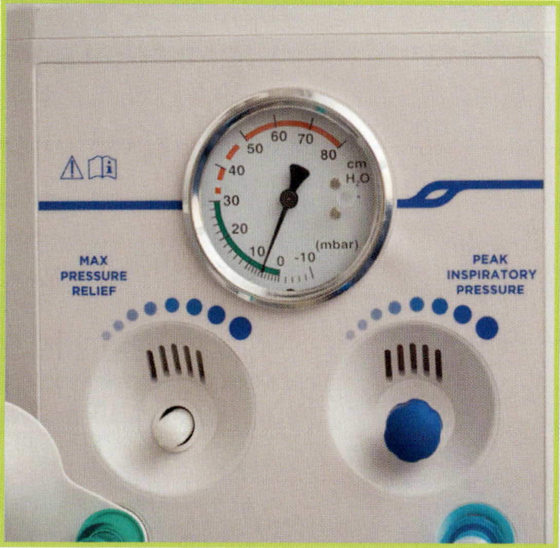

Figura 4A.10. Ajuste de la PEEP

Cuando el dispositivo se usa para ventilar al bebé, ya sea aplicando la máscara en la cara del bebé o conectando el dispositivo a un tubo endotraqueal, usted administra una respiración cubriendo y liberando de forma alternada la abertura en el tapón del reanimador con pieza en T. El tiempo de inspiración se controla mediante el tiempo durante el cual su dedo cubre la abertura. Tenga cuidado de no distraerse y cubrir con su dedo la abertura en el tapón del reanimador con pieza en T por un tiempo prolongado de manera inadvertida.

¿Cómo ajusta la concentración de oxígeno en un reanimador con pieza en T?

La concentración de oxígeno administrada por el reanimador con pieza en T se controla con el mezclador de oxígeno.

¿Cómo se prueba un reanimador con pieza en T antes de usarlo?

Prueba de un reanimador con pieza en T	
Bloquee la salida de gas (paciente) de la máscara o del reanimador con pieza en T sin ocluir la abertura en el tapón del reanimador con pieza en T. • ¿Se registra una PEEP de 5 cm de H_2O? Ocluya la abertura en el tapón del reanimador con pieza en T. • ¿Se registra un pico de presión de 20 a 25 cm de H_2O?	Si la presión no es correcta, • ¿Está sellada la salida de gas del reanimador con pieza en T? • ¿Está conectado el tubo de gas con la entrada de gas? • ¿Es suficiente el flujo de gas? • ¿Está desconectada la salida de gas (proximal)? • ¿La presión máxima del circuito, la presión inspiratoria pico o la PEEP están configuradas de manera incorrecta?

Lección 4: Lista de verificación del desempeño

Ventilación a presión positiva

La lista de verificación del desempeño es una herramienta de aprendizaje

La persona que está aprendiendo utiliza la lista de verificación como una referencia durante una práctica independiente, o como una guía para el debate y la práctica con un instructor del Programa de Reanimación Neonatal (PRN). Cuando el estudiante y el instructor están de acuerdo en que el estudiante puede realizar las destrezas correctamente y sin problemas, sin supervisión y dentro del contexto de un caso real, el estudiante podrá pasar a la siguiente lección de la lista de verificación de desempeño.

Nota: Si la institución del estudiante usa un reanimador con pieza en T o una bolsa inflada por flujo, el estudiante también deberá demostrar su competencia con una bolsa autoinflable para usarla en caso de emergencia (pérdida de gas comprimido).

Verificación de conocimientos

1 ¿Cuáles son las indicaciones para la ventilación a presión positiva (VPP)? ¿Cuándo puede detener la VPP?

2 ¿Qué es la presión inspiratoria pico (PIP)? ¿Qué es la presión positiva al final de la espiración (PEEP)? ¿De qué manera la presión positiva continua en las vías aéreas (CPAP) diferente a la VPP?

3 ¿Cuál es la concentración de oxígeno recomendada para comenzar la VPP para un recién nacido con 35 semanas o más de gestación? ¿Para un recién nacido con menos de 35 semanas de gestación?

4 ¿Cuál es la presión de ventilación inicial y la frecuencia recomendada para un bebé nacido a término?

5 ¿Cuál es el indicador más importante de la ventilación que insufla los pulmones?

6 ¿Cuáles son los pasos correctivos de ventilación (MR. SOPA)?

7 ¿Cuál es el propósito de una sonda orogástrica?

8 ¿Cuándo puede proceder con las compresiones torácicas?

Objetivos de aprendizaje

1 Identificar al recién nacido que necesita VPP.

2 Demostrar la técnica correcta para administrar la VPP.

3 Demostrar los pasos para evaluar la respuesta a la VPP.

4 Demostrar los pasos correctivos de ventilación (MR. SOPA).

5 Identificar las indicaciones y los métodos para suspender la VPP.

6 Identificar las indicaciones para la CPAP en la sala de partos y demostrar la técnica correcta para administrar la CPAP.

7 Mencione las habilidades de comportamiento claves de PRN pertinentes relacionadas con la VPP exitosa.

Situaciones

"Lo llaman para atender un parto vaginal. El trabajo de parto está progresando rápidamente. Demuestre cómo se prepararía para el nacimiento de este bebé. A medida que trabaja, diga en voz alta lo que piensa y lo que hace así sabré lo que está pensando y haciendo".

✔ Pasos de desempeño fundamentales
Preparación para la reanimación
Evalúa factores de riesgo perinatales. (El estudiante realiza las 4 preguntas prenatales). ¿Edad de gestación? **"38 semanas de gestación."** ¿Líquido claro? **"El líquido amniótico es claro".** ¿Cuántos bebés? **"Se espera un bebé".** ¿Factores de riesgo adicionales? **"La madre tiene hipertensión gestacional y se induce el parto a las 38 semanas de gestación. Se han notado varias desaceleraciones de la frecuencia cardíaca del feto".**
Arma el equipo de reanimación • Identifica al líder • Delega tareas
Realiza verificación del equipo
"Ha nacido el bebé".
Evaluación rápida
Realiza las 3 preguntas de evaluación rápida • ¿Nacido a término? **"Sí".** • ¿Tiene tono muscular? **"No".** • ¿Respira o llora? **"No, no respira ni llora".**
Pasos iniciales en el calentador radiante
Recibe al bebé en el calentador radiante, coloca la vía aérea en posición, succiona boca y nariz, seca, retira la sábana, estimula

✔	Pasos de desempeño fundamentales
Signos vitales	
	Verifica la respiración **"No"**.
	Indica la necesidad de VPP
Ventilación a presión positiva	
	Coloca la cabeza en posición de "olfateo"
	Aplica correctamente la máscara
	Inicia VPP en el aire del ambiente (21 %) a 20 a 25 cm de H_2O (5 cm H_2O de PEEP si usa reanimador con pieza en T o bolsa inflada por flujo); frecuencia 40 a 60 respiraciones por minuto
	Pide ayuda adicional si se encuentra solo
	Solicita oximetría de pulso
	Solicita monitor ECG (opcional)
	En el plazo de 15 segundos luego de comenzar la VPP, solicita verificación de frecuencia cardíaca para evaluar si la frecuencia cardíaca está aumentando **"Frecuencia cardíaca de aproximadamente 40 lpm, no aumenta"**.
	Evalúa el movimiento del pecho **"No hay movimiento del pecho"**.
Pasos correctivos de ventilación (MR. SOPA)	
	Máscara: ajústela **R**eubicación de la cabeza Ventila, evalúa el movimiento del pecho **"No hay movimiento del pecho"**.
	Succiona en boca y nariz **O**: abre la boca Ventila, evalúa el movimiento del pecho **"No hay movimiento del pecho, frecuencia cardíaca de aproximadamente 40 lpm"**.
	Presión: auméntela Ventila, evalúa el movimiento del pecho **"El pecho se está moviendo con la VPP"**. El estudiante anuncia: "El pecho se está moviendo AHORA. Continúe la VPP durante 30 segundos".
Ventilación a presión positiva	
	Administra VPP con movimiento del pecho durante 30 segundos Evalúa la frecuencia cardíaca **"Frecuencia cardíaca de 120 lpm, saturación de oxígeno de 64 %, esfuerzo respiratorio ocasional"**.
	Continúa la VPP Da instrucciones para el ajuste de la F_{IO_2} por oximetría Controla el esfuerzo respiratorio **"Esfuerzo respiratorio espontáneo en aumento, mejora del tono muscular, frecuencia cardíaca de 140 lpm, Sp_{O_2} de 74 %"**.
	Suspende gradualmente la VPP **"Frecuencia cardíaca de 140 lpm, esfuerzo respiratorio fuerte y regular"**.

✔ Pasos de desempeño fundamentales
Oxígeno a flujo libre
Suspende la VPP Evalúa la necesidad de oxígeno a flujo libre luego de suspender la VPP **"Frecuencia cardíaca de 140 lpm, Sp$_{O_2}$ de 70 %, buen esfuerzo respiratorio espontáneo".**
Administra el oxígeno a flujo libre correctamente Evalúa la frecuencia cardíaca, saturación de oxígeno, estado respiratorio **"Frecuencia cardíaca de 140 lpm, Sp$_{O_2}$ de 90 %, buen esfuerzo respiratorio".**
Comienza la disminución y suspende el oxígeno a flujo libre
Signos vitales
Controla la frecuencia cardíaca, respiración, saturación de oxígeno, temperatura
Planifica la atención posterior a la reanimación
Se actualiza la información a los padres
Opción de escenario: CPAP cuando hay dificultad para respirar
"El recién nacido respira con dificultad y presenta gruñidos y retracción. Saturación de oxígeno de 80 %, frecuencia cardíaca de 140 lpm".
Aplica CPAP a 5 cm de H$_2$O de presión Ajusta la F$_{IO_2}$ mediante oxímetro de pulso **"Frecuencia cardíaca de 140 lpm, Sp$_{O_2}$ de 85 %".**
Continúa CPAP, ajusta la F$_{IO_2}$ mediante oxímetro de pulso **"El bebé tiene ___ minutos de vida, el esfuerzo respiratorio ha mejorado, la frecuencia cardíaca es de 140 lpm, Sp$_{O_2}$ es de 90 %".**
Mide profundidad de colocación para sonda orogástrica mientras la CPAP se está desarrollando
Introduce sonda orogástrica y aspira aire y contenidos gástricos; deja sonda orogástrica expuesta al aire
Signos vitales
Controla la frecuencia cardíaca, respiración, saturación de oxígeno, temperatura
Se prepara para el traslado a la sala de recién nacidos
Se actualiza la información a los padres

El instructor le formula preguntas de análisis a la persona que está aprendiendo para permitir la autoevaluación, como por ejemplo:

1 ¿Cómo sabía que el recién nacido necesitaba lo siguiente?

    a. Ventilación a presión positiva

    b. Oxígeno suplementario luego de que la VPP fue suspendida

    c. CPAP en la sala de partos

2 ¿Qué salió bien en esta situación de práctica? ¿Cómo su equipo de reanimación lo ayuda a tomar decisiones?

3 ¿Qué haría diferente cuando se prepara para la reanimación o cuando administra ventilación a un recién nacido en nuestra próxima situación?

4 Deme un ejemplo de cómo usó al menos una de las habilidades de comportamiento claves de PRN.

Habilidades de comportamiento claves del Programa de Reanimación Neonatal

- Conozca su entorno.

- Use la información disponible.

- Anticípese y planifique.

- Identifique claramente al líder del equipo de reanimación.

- Comuníquese eficazmente.

- Delegue la carga de trabajo en forma óptima.

- Dirija su atención de manera inteligente.

- Use los recursos disponibles.

- Pida ayuda adicional cuando se necesite.

- Mantenga una conducta profesional.

Vías aéreas alternativas: Tubos endotraqueales y máscaras laríngeas

Lo que aprenderá

- Las indicaciones para una vía aérea alternativa durante la reanimación
- Cómo elegir y preparar el equipo para la intubación endotraqueal
- Cómo usar un laringoscopio para introducir un tubo endotraqueal
- Cómo determinar si el tubo endotraqueal está en la tráquea
- Cómo usar el tubo endotraqueal para succionar secreciones espesas de la tráquea
- Cuándo considerar el uso de una máscara laríngea para la ventilación a presión positiva
- Cómo colocar una máscara laríngea

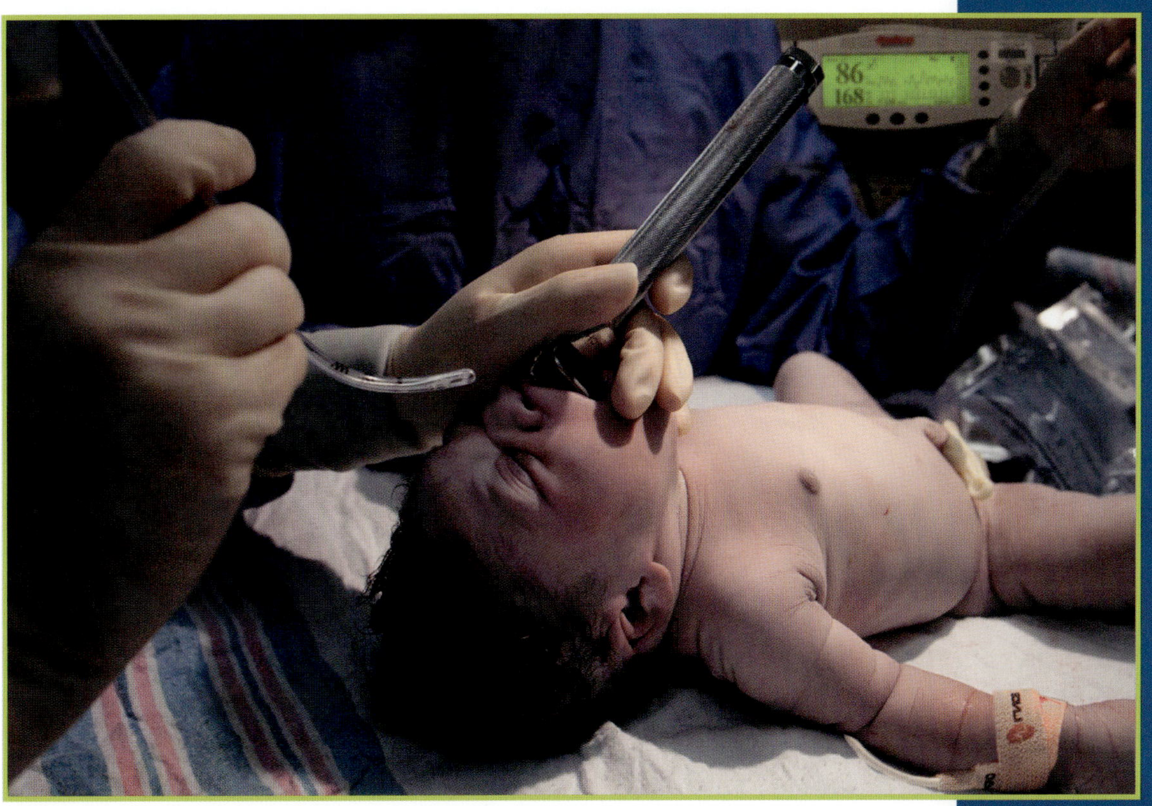

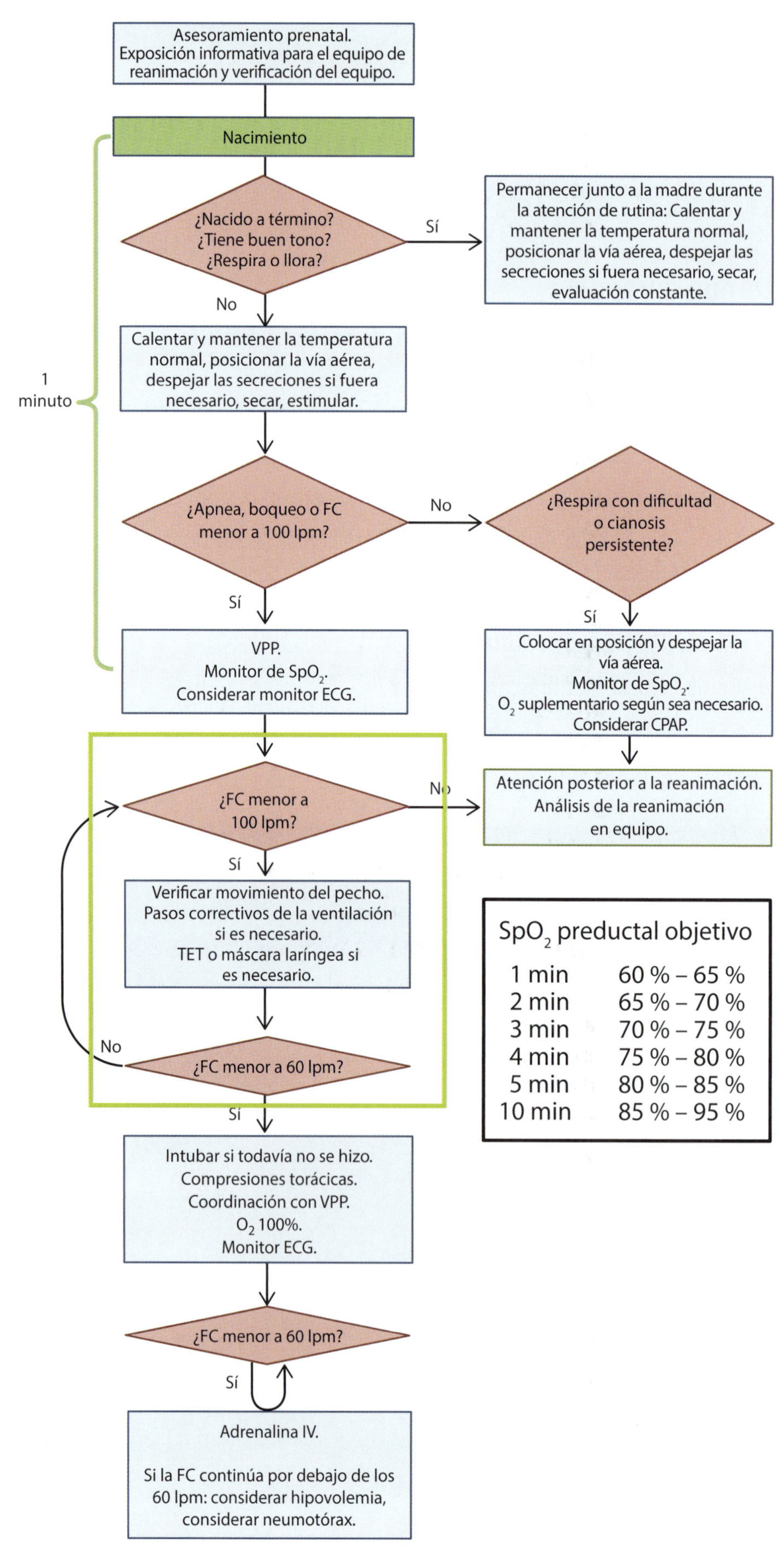

Asesoramiento prenatal. Exposición informativa para el equipo de reanimación y verificación del equipo.
Nacimiento
¿Nacido a término? ¿Tiene buen tono? ¿Respira o llora?
Sí
Permanecer junto a la madre durante la atención de rutina: Calentar y mantener la temperatura normal, posicionar la vía aérea, despejar las secreciones si fuera necesario, secar, evaluación constante.
No
1 minuto
Calentar y mantener la temperatura normal, posicionar la vía aérea, despejar las secreciones si fuera necesario, secar, estimular.
¿Apnea, boqueo o FC menor a 100 lpm?
No
¿Respira con dificultad o cianosis persistente?
Sí
Sí
VPP. Monitor de SpO₂. Considerar monitor ECG.
Colocar en posición y despejar la vía aérea. Monitor de SpO₂. O₂ suplementario según sea necesario. Considerar CPAP.
¿FC menor a 100 lpm?
No
Atención posterior a la reanimación. Análisis de la reanimación en equipo.
Sí
Verificar movimiento del pecho. Pasos correctivos de la ventilación si es necesario. TET o máscara laríngea si es necesario.
No
¿FC menor a 60 lpm?
Sí
Intubar si todavía no se hizo. Compresiones torácicas. Coordinación con VPP. O₂ 100%. Monitor ECG.
¿FC menor a 60 lpm?
Sí
Adrenalina IV.
Si la FC continúa por debajo de los 60 lpm: considerar hipovolemia, considerar neumotórax.
SpO₂ preductal objetivo
1 min   60 % – 65 %
2 min   65 % – 70 %
3 min   70 % – 75 %
4 min   75 % – 80 %
5 min   80 % – 85 %
10 min   85 % – 95 %

Caso 1. Reanimación con ventilación a presión positiva con tubo endotraqueal

Una mujer primeriza de 25 años con 37 semanas de gestación está en trabajo de parto activo complicado por fiebre de la madre y taquicardia fetal. Se llama a su equipo de reanimación para atender el parto vaginal anticipado. Usted le pregunta al profesional obstétrico acerca de los factores de riesgo perinatales y completa una exposición informativa para el equipo previa a la reanimación. Poco después, nace una niña. El obstetra la sostiene en una manta seca y la estimula suavemente para que respire pero sigue flácida y apneica. Se pinza y corta el cordón umbilical, y se lleva a la niña al calentador radiante donde usted completa los pasos iniciales de atención al recién nacido. Después de completar los pasos iniciales, sigue apneica y usted empieza la ventilación a presión positiva (VPP) mientras un ayudante coloca un oxímetro de pulso en su mano derecha. Su frecuencia cardíaca es de 50 latidos por minuto (lpm) y no aumenta. Observa que el pecho no se mueve con las respiraciones de VPP y comienza los pasos correctivos de ventilación. Luego de los primeros 5 pasos correctivos, el pecho sigue sin moverse de forma regular y su ayudante informa que la frecuencia cardíaca no mejora. Decide que se debe introducir una vía aérea alternativa para mejorar la efectividad de la VPP.

Un ayudante sostiene un tubo endotraqueal de 3.5 mm, proporciona presión del cricoides, y controla el tiempo del procedimiento mientras que un profesional calificado usa un laringoscopio con una hoja de tamaño 1 para introducir el tubo endotraqueal. Se coloca un detector de CO_2 en el tubo, se reinicia la ventilación y el detector se pone amarillo, indicando que el tubo se encuentra en la tráquea. El pecho de la bebé se mueve y su frecuencia cardíaca aumenta rápidamente. De acuerdo con las mediciones de la distancia nariz-trago (DNT), se sostiene el tubo endotraqueal con la marca de 8 cm junto al labio. Los sonidos respiratorios son iguales en ambas axilas, se fija el tubo y continúa la VPP. Ajusta la concentración de oxígeno de acuerdo al oxímetro de pulso. La bebé continúa exhibiendo tono débil y esfuerzos respiratorios irregulares. Rápidamente informa a sus padres y la transfiere a la sala de recién nacidos para una radiografía y cuidados adicionales. Poco después, su equipo de reanimación realiza un breve análisis para hablar sobre la preparación, el trabajo en equipo y la comunicación.

¿Qué vía aérea alternativa está disponible para la reanimación neonatal?

Tubos endotraqueales

Los tubos endotraqueales (Figura 5.1) son tubos delgados que se introducen a través de la glotis, entre las cuerdas vocales y se hacen avanzar en la tráquea. Aunque se ha descrito la intubación digital utilizando solamente el dedo del operador, la intubación endotraqueal normalmente requiere el uso

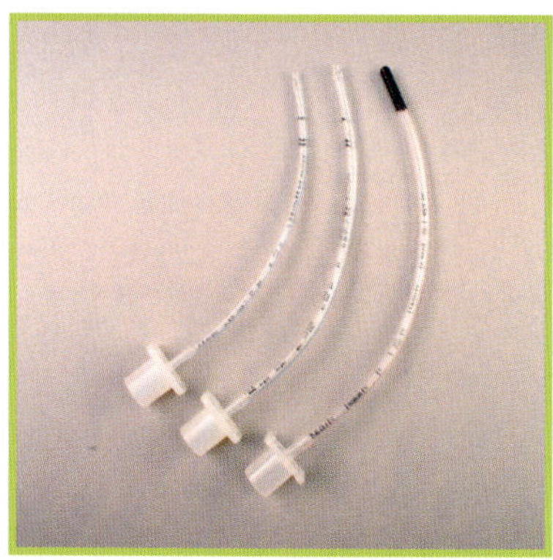

Figura 5.1. Tubos endotraqueales (tamaños 2.5, 3.0, 3.5)

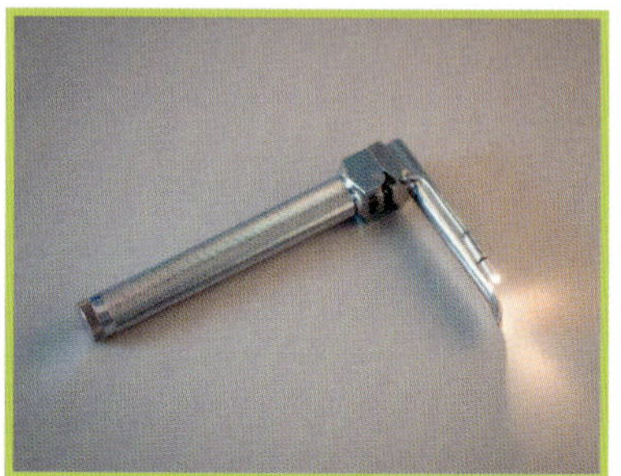

Figura 5.2. Laringoscopio

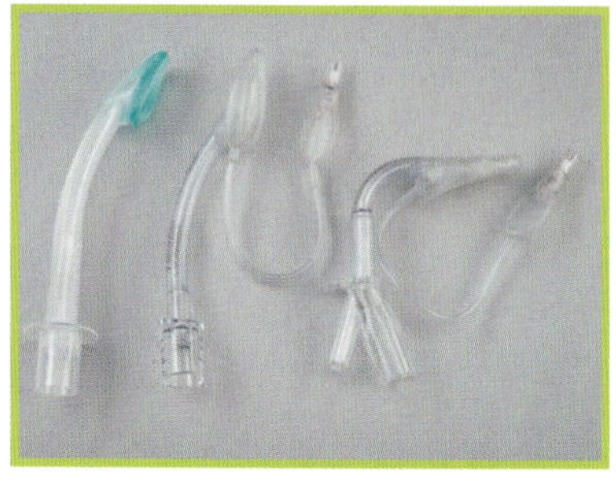

Figura 5.3. Ejemplos de máscaras laríngeas neonatales (dispositivos supraglóticos)

de un instrumento con iluminación (laringoscopio, [Figura 5.2]) para visualizar la laringe y guiar la colocación del tubo entre las cuerdas vocales.

Máscaras laríngeas

Una máscara laríngea es una máscara pequeña conectada a un tubo de ventilación que se introduce en la boca y se hace avanzar hasta que la máscara cubre la glotis (Figura 5.3). Se hace avanzar un tubo endotraqueal a través de la glotis, pero la máscara laríngea permanece por encima de la glotis, por lo que la máscara laríngea es llamada un dispositivo supraglótico de ventilación. La máscara laríngea es una alternativa eficaz cuando los intentos de ventilación con máscara facial e intubación no son exitosos. La colocación de una máscara facial no requiere la visualización de la laringe o el uso de un instrumento de inserción. Su uso en recién nacidos prematuros es limitado, en parte porque el tamaño disponible más pequeño puede ser demasiado grande para los recién nacidos más pequeños.

¿Cuándo se debería considerar una vía aérea alternativa?

Se debe considerar la introducción de un tubo endotraqueal o una máscara laríngea en las siguientes circunstancias:

- Si la VPP con una máscara facial no da como resultado una mejora clínica, se recomienda enfáticamente el uso de un tubo endotraqueal o una máscara laríngea para mejorar la eficacia de la ventilación.

- Si la VPP dura más de algunos minutos, un tubo endotraqueal o una máscara laríngea pueden mejorar la eficacia y la facilidad de la ventilación asistida.

Se recomienda enfáticamente la introducción de un tubo endotraqueal en las siguientes circunstancias:

- Si se necesitan compresiones torácicas, un tubo endotraqueal maximizará la eficacia de cada respiración por presión positiva y le permitirá al compresor que proporcione compresiones desde la cabecera de la cama. Si la intubación no es exitosa o posible, se podrá usar una máscara facial.

- Un tubo endotraqueal proporciona el acceso a las vías aéreas más confiable en circunstancias especiales, tales como (1) estabilización de un recién nacido con sospecha de hernia diafragmática, (2) para la administración de surfactante, y (3) para la succión directa de la tráquea si la vía aérea está obstruida por secreciones espesas.

¿Cuáles son las referencias anatómicas más importantes en la ventilación neonatal?

Las referencias anatómicas se etiquetan en las Figuras 5.4 y 5.5.

❶ **Esófago:** El pasaje que va desde la garganta hasta el estómago

❷ **Epiglotis:** La estructura similar a un párpado que cuelga sobre la glotis

❸ **Valécula:** La bolsa formada por la base de la lengua y la epiglotis

❹ **Laringe:** Porción de la vía aérea que conecta la faringe y la tráquea

❺ **Glotis:** La apertura de la laringe que conduce a la tráquea, flanqueada por las cuerdas vocales

❻ **Cuerdas vocales:** Ligamentos cubiertos de membrana mucosa a ambos lados de la glotis

❼ **Cartílagos tiroides y cricoides:** Porción inferior del cartílago que protege la laringe

❽ **Tráquea:** Porción de la vía aérea que se extiende desde la laringe a la carina

❾ **Carina:** Lugar donde la tráquea se ramifica hacia los 2 bronquios principales

❿ **Bronquios principales:** Los 2 pasajes de aire que van desde la tráquea hasta los pulmones

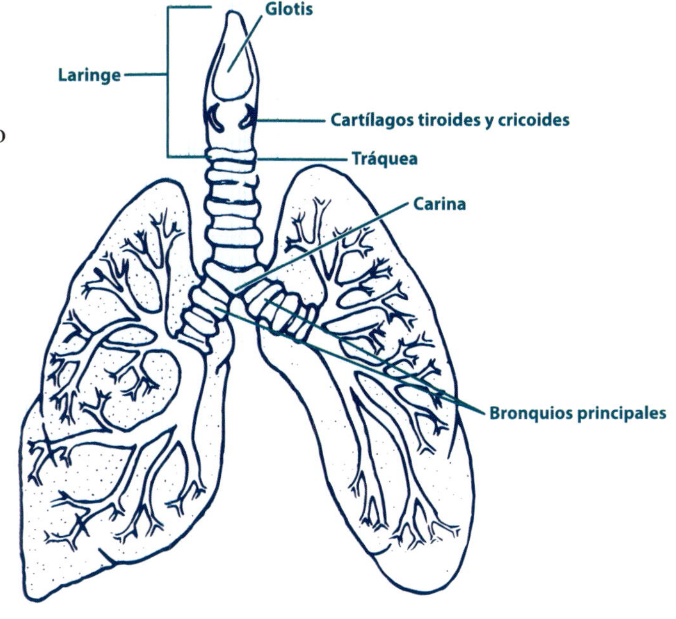

Figura 5.4. Anatomía de la vía aérea

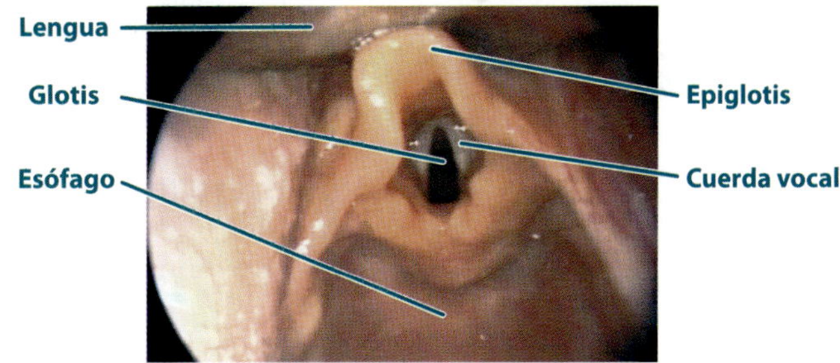

Figura 5.5. Vista laringoscópica de las cuerdas vocales y las estructuras aledañas

¿Qué equipo debe estar disponible para la introducción de una vía aérea?

Los equipos necesarios para colocar una vía aérea alternativa deben mantenerse juntos y a mano. Es importante anticipar la necesidad de introducir una vía aérea y preparar el equipo antes de un parto de alto riesgo.

Cada sala de partos, sala de recién nacidos y departamento de emergencias debe tener al menos un juego completo de los siguientes artículos (Figura 5.6):

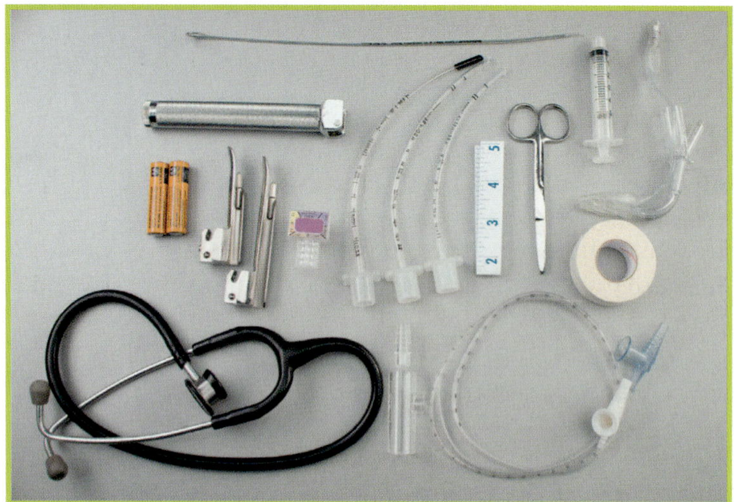

Figura 5.6. Equipo y suministros de ventilación neonatal (suministros fuera del envase estéril con fines demostrativos)

❶ Mango de laringoscopio con un juego adicional de baterías y bombillas adicionales

❷ Hojas del laringoscopio: N.º 1 (bebé a término), N.º 0 (bebé prematuro), N.º 00 *(opcional para recién nacidos muy prematuros)*. Son preferibles las hojas rectas (Miller) en vez de las curvas (Macintosh)

❸ Tubos endotraqueales con diámetro interno de 2.5, 3.0, y 3.5 mm

❹ Estilete (*opcional*) que calza en los tubos traqueales

❺ Monitor o detector de CO_2

❻ Configuración de succión con catéteres de succión: calibre 10F o 12F (para succionar la faringe), calibre 8F y o bien 5F o 6F (para succionar tubos endotraqueales de varios tamaños)

❼ Cinta adhesiva impermeable (de 1/2 o 3/4 pulgadas) u otro dispositivo de sujeción de tubo

❽ Cinta métrica y/o tabla de profundidad de inserción de tubo endotraqueal

❾ Tijeras

❿ Aspirador de meconio

⓫ Estetoscopio (con cabeza neonatal)

⑫ Dispositivo de ventilación a presión positiva (bolsa o reanimador con pieza en T) y tubuladura para aire y oxígeno mezclado

⑬ Oxímetro de pulso, sensor y tapa

⑭ Máscara laríngea (tamaño 1) u otro dispositivo supraglótico y jeringa de 5 ml.

La colocación de la vía aérea debe realizarse como procedimiento limpio. Todos los suministros deben estar protegidos de la contaminación abriéndolos, armándolos y volviéndolos a guardar en su envase hasta el momento inmediatamente previo al uso. Las hojas y el mango del laringoscopio deben limpiarse, siguiendo los procedimientos de su hospital, después de cada uso.

Intubación endotraqueal

¿Qué tipo de tubo endotraqueal se debe usar?

El tubo endotraqueal debe tener un diámetro uniforme en toda la extensión del tubo (Figura 5.7A). Los tubos en punta o con manguito no son recomendables para la reanimación neonatal. Los tubos endotraqueales vienen con marcas en centímetros a lo largo del tubo, identificando la distancia al extremo del tubo. Muchos tubos también tendrán líneas o marcas (Figura 5.7B) cerca de la punta que son una guía de las cuerdas vocales. Cuando se introduce el tubo de modo que las cuerdas vocales se ubican entre los dos grupos de líneas, se espera que la punta del tubo se encuentre por encima de la carina; sin embargo, la ubicación y el diseño de las líneas varían considerablemente entre los fabricantes. *La guía de la cuerda vocal es solo una aproximación y puede no indicar de manera confiable la profundidad de inserción correcta.*

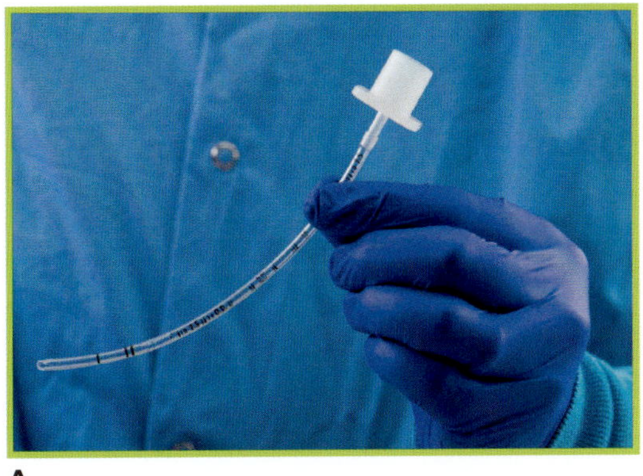

A

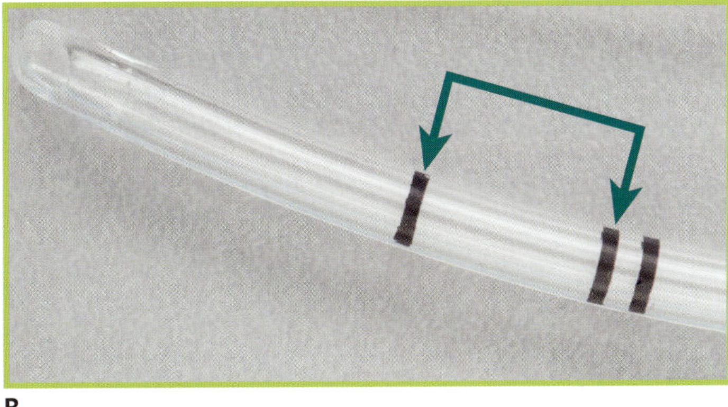

B

Figura 5.7. Tubo endotraqueal neonatal con un diámetro uniforme (A). Este tubo tiene una guía de cuerda vocal que se usa para aproximar la profundidad de inserción (B). Se introduce el tubo de modo que las cuerdas vocales estén ubicadas en el espacio entre la línea doble y la simple (indicado por flechas). La guía de la cuerda vocal es solamente una aproximación y puede no indicar de manera confiable la profundidad de inserción correcta.

¿Cómo prepara el tubo endotraqueal?

Elija la máscara correcta.

Los tubos endotraqueales se describen por el tamaño de su diámetro interno (mm DI). El diámetro adecuado del tubo endotraqueal se estima a partir del peso o edad de gestación del bebé. La Tabla 5-1 ofrece el tamaño de tubo endotraqueal recomendado para varias categorías de peso y tiempo de gestación. Usar un tubo demasiado pequeño aumenta la resistencia al flujo de aire y la probabilidad de que se obstruya por secreciones. Usar un tubo que es demasiado grande puede provocar traumatismo en la vía aérea.

Tabla 5-1. Tamaño del tubo endotraqueal para bebés de varios pesos y tiempos de gestación

Peso (g)	Tiempo de gestación (semanas)	Tamaño del tubo endotraqueal (mm DI)
Menos de 1000	Menos de 28	2.5
1000 - 2000	28-34	3.0
Más de 2000	Más de 34	3.5

Considere la posibilidad de usar un estilete.

A muchos operadores les resulta útil usar un estilete con el tubo endotraqueal para dar rigidez adicional y curvatura (Figura 5.8). El uso de un estilete es opcional y depende de la preferencia del operador. Cuando se introduce un estilete, es importante asegurarse de que la punta no sobresalga del extremo ni del orificio lateral del tubo endotraqueal. Si la punta sobresale, puede provocar traumatismo en los tejidos. El estilete debe sujetarse con un tapón, o debe estar doblado en la parte superior, de modo tal que no pueda avanzar más por el tubo durante el proceso de intubación.

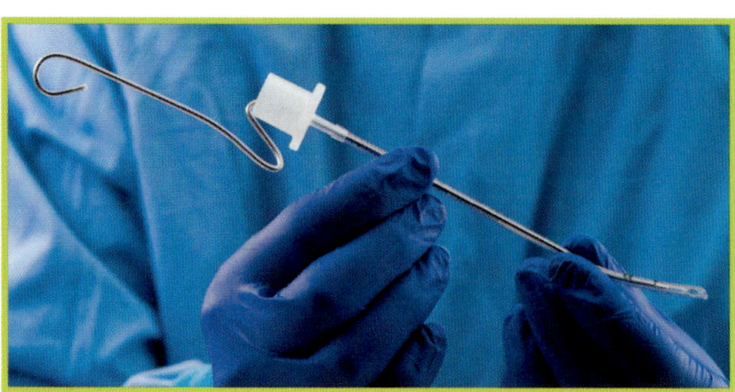

A

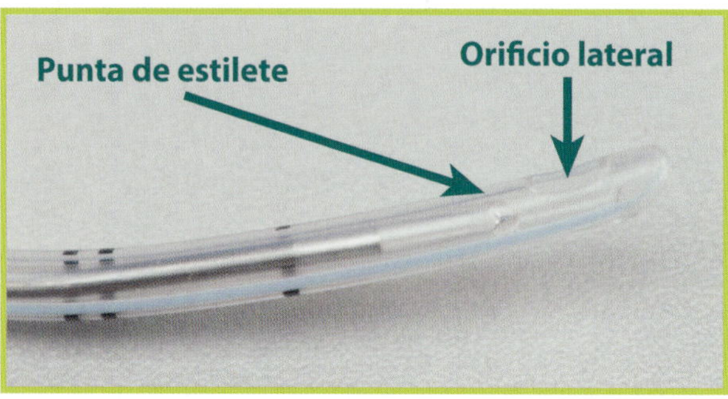

B

Figura 5.8. Estilete opcional para aumentar la rigidez del tubo endotraqueal y mantener la curvatura durante la intubación

¿Cómo prepara el laringoscopio y los otros equipos que necesitará?

Los siguientes pasos describen cómo preparar el equipo utilizado para la intubación:

1 Seleccione la hoja del laringoscopio adecuada y conéctela al mango.

    a. Use una hoja N.° 1 para bebés nacidos a término.

    b. Use una hoja N.° 0 para recién nacidos prematuros. Algunos operadores pueden preferir usar una hoja N.° 00 para recién nacidos extremadamente prematuros.

2 Encienda la luz haciendo clic con la hoja en la posición abierta para verificar que las baterías y la luz funcionen. Si la luz es tenue o tintinea, ajuste o reemplace la bombilla, coloque una batería nueva o reemplace el laringoscopio.

3 Prepare el equipo de succión. Ocluya el extremo del tubo de succión para asegurarse de que la succión se establezca entre 80 y 100 mm Hg. Conecte un catéter de succión de tamaño 10F (o más grande) para eliminar las secreciones de la boca y la faringe. Los catéteres de succión más pequeños (tamaño 8F y tamaño 5F o 6F) deben estar disponibles para succionar secreciones del tubo endotraqueal, si es necesario, luego de la colocación. Los tamaños adecuados de catéteres se enumeran en la Tabla 5-2.

Se puede conectar un aspirador de meconio al tubo endotraqueal para directamente succionar el meconio o las secreciones espesas que obstruyen la tráquea. Algunos tubos endotraqueales tienen un puerto de succión incorporado.

4 Prepare el dispositivo de VPP con máscara para ventilar al bebé, si es necesario, entre los intentos de intubación. Verifique el funcionamiento del dispositivo según se describe en la Lección 4.

5 Coloque un detector de CO_2, estetoscopio, cinta métrica o tabla de profundidad de inserción, cinta adhesiva impermeable y tijeras (o un estabilizador de tubo) al alcance.

¿Cómo debe colocar al recién nacido para intubarlo?

Coloque la cabeza del bebé en la línea media, el cuello ligeramente extendido y el cuerpo recto. Puede resultar útil colocar un pequeño rollo debajo de los hombros del bebé para mantener la ligera extensión del cuello. Esta posición de "olfateo" alinea la tráquea para una visualización óptima, ofreciendo una línea recta de visión dentro de la glotis luego de la colocación correcta del laringoscopio. Su ayudante debe asistirlo para mantener una buena posición durante todo el procedimiento.

Tabla 5-2. Tamaño del catéter de succión para tubos endotraqueales de diámetros internos variados

Tamaño del tubo endotraqueal (mm DI)	Tamaño del catéter
2.5	5F o 6F
3.0	6F o 8F
3.5	8F

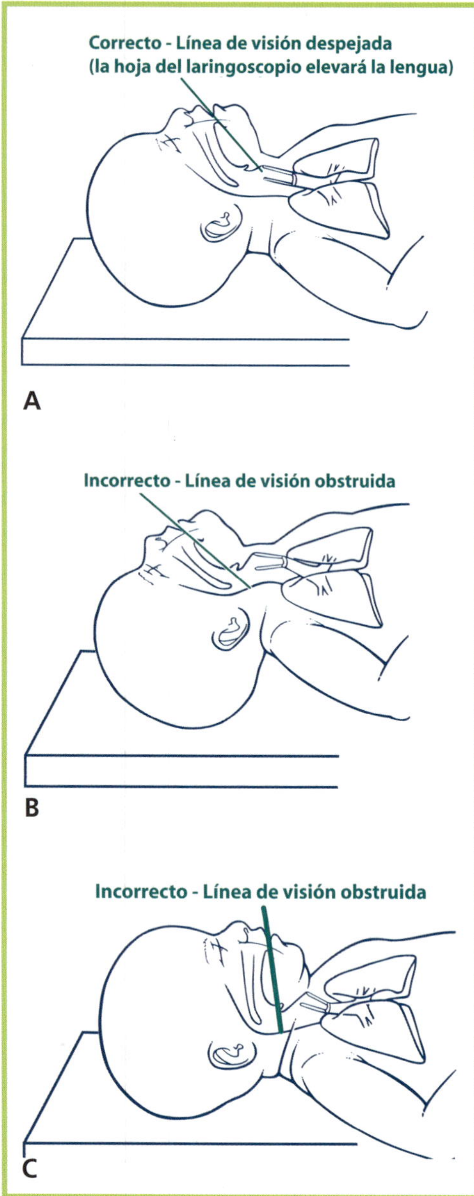

Figura 5.9. Posición correcta (A) e incorrecta (B y C) para la intubación

Demasiada extensión y flexión del cuello obstruirán su visión de la vía aérea. Si el rollo debajo de los hombros es demasiado grande o el cuello está demasiado extendido, la glotis se elevará por encima de su línea de vista. Si el cuello está flexionado hacia el pecho, verá la faringe posterior y tal vez no visualice la glotis (Figura 5.9).

Ajuste la altura de la cama, si es posible, de modo que la cabeza del bebé se encuentre al nivel del abdomen superior o la parte inferior del pecho del operador para acercar la cabeza al nivel del ojo del operador y mejorar su visión de la vía aérea.

Revisión

1 Un recién nacido ha estado recibiendo ventilación con máscara facial, pero no mejora. Pese a realizar los 5 pasos correctivos de ventilación, la frecuencia cardíaca no aumenta y hay poco movimiento del pecho. (Se debe)/(no se debe) introducir de inmediato una vía aérea alternativa, como por ejemplo un tubo endotraqueal o una máscara laríngea.

2 En el caso de bebés que pesen menos de 1000 g, el tamaño del tubo endotraqueal debe ser de (2.5 mm)/(3.5 mm).

3 En caso de usar un estilete, la punta del estilete (debe)/(no debe) extenderse más allá de los orificios del costado y extremos del tubo endotraqueal.

4 El tamaño de hoja del laringoscopio preferido para usar en bebés nacidos a término es el (N.° 1)/(N.° 0).

5 La guía de la cuerda vocal de un tubo endotraqueal (sí)/(no) predice de manera confiable la profundidad de inserción correcta.

Respuestas

1 Se debe introducir de inmediato una vía aérea alternativa, como por ejemplo un tubo endotraqueal o una máscara laríngea.

2 En el caso de bebés que pesen menos de 1000 g, el tamaño del tubo endotraqueal debe ser de (2.5 mm).

3 La punta del estilete no debe extenderse más allá de los orificios del costado y extremos del tubo endotraqueal.

④ El tamaño de hoja del laringoscopio preferido para usar en bebés nacidos a término es el N.º 1.

⑤ La guía de la cuerda vocal de un tubo endotraqueal no predice de manera confiable la profundidad de inserción correcta.

¿Cómo sostiene el laringoscopio?

Siempre sostenga el laringoscopio con su mano *izquierda* con su pulgar sobre la superficie superior del mango del laringoscopio y la hoja apuntando en dirección opuesta a usted (Figura 5.10). El laringoscopio está diseñado para ser sostenido en la mano izquierda, tanto por usuarios diestros como zurdos. Si lo sostiene en la mano derecha, su visión a través de la porción abierta y curva de la hoja estará obstruida.

¿Cómo realiza el procedimiento de intubación?

Los pasos para la intubación traqueal se describen brevemente a continuación; sin embargo, se requiere de una supervisión y práctica considerables para lograr la competencia. Incluso si usted no está realizando el procedimiento, es útil comprender los pasos para poder asistir eficazmente al operador.

Prepárese para introducir el laringoscopio.

① Coloque al recién nacido en la posición correcta. Si es posible, ajuste la altura del calentador según sea necesario. Puede estabilizar la cabeza del bebé con su mano derecha (Figura 5.11) mientras un miembro del equipo garantiza que el bebé esté acostado recto y que la cabeza se encuentre en la posición de "olfateo".

② Use el dedo índice de la mano derecha para abrir suavemente la boca del bebé.

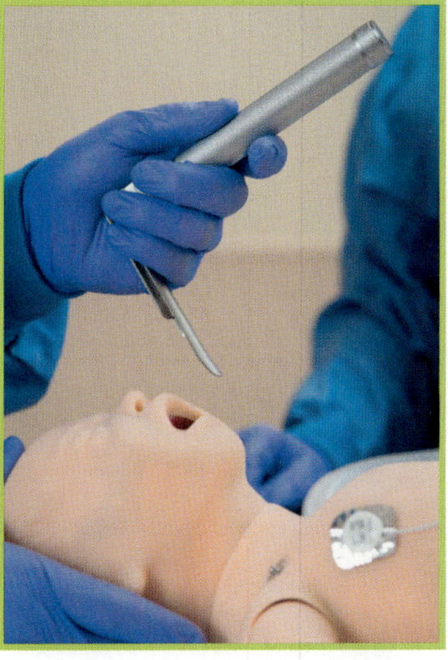

Figura 5.10. Sostenga el laringoscopio con la mano izquierda.

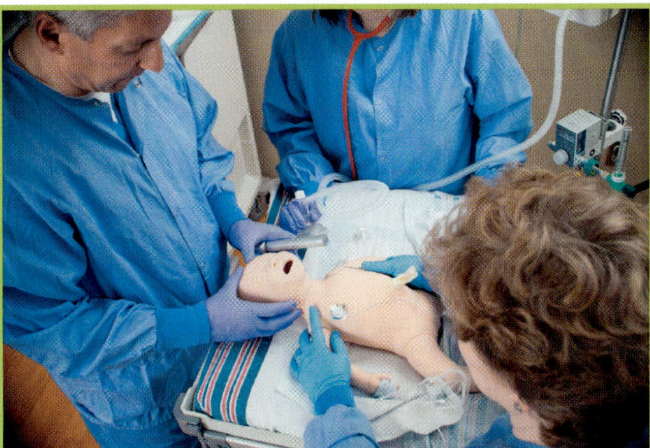

Figura 5.11. Colocar al bebé en posición para la intubación

Introduzca el laringoscopio e identifique los puntos de referencia claves.

❸ Introduzca la hoja del laringoscopio en el lado derecho de la boca del bebé y deslice la hoja sobre el lado derecho de la lengua hacia la línea media. Suavemente empuje la lengua hacia el lado izquierdo de la boca y haga avanzar la hoja hasta que la punta quede justo después de pasar la base de la lengua en la valécula (Figura 5.12).

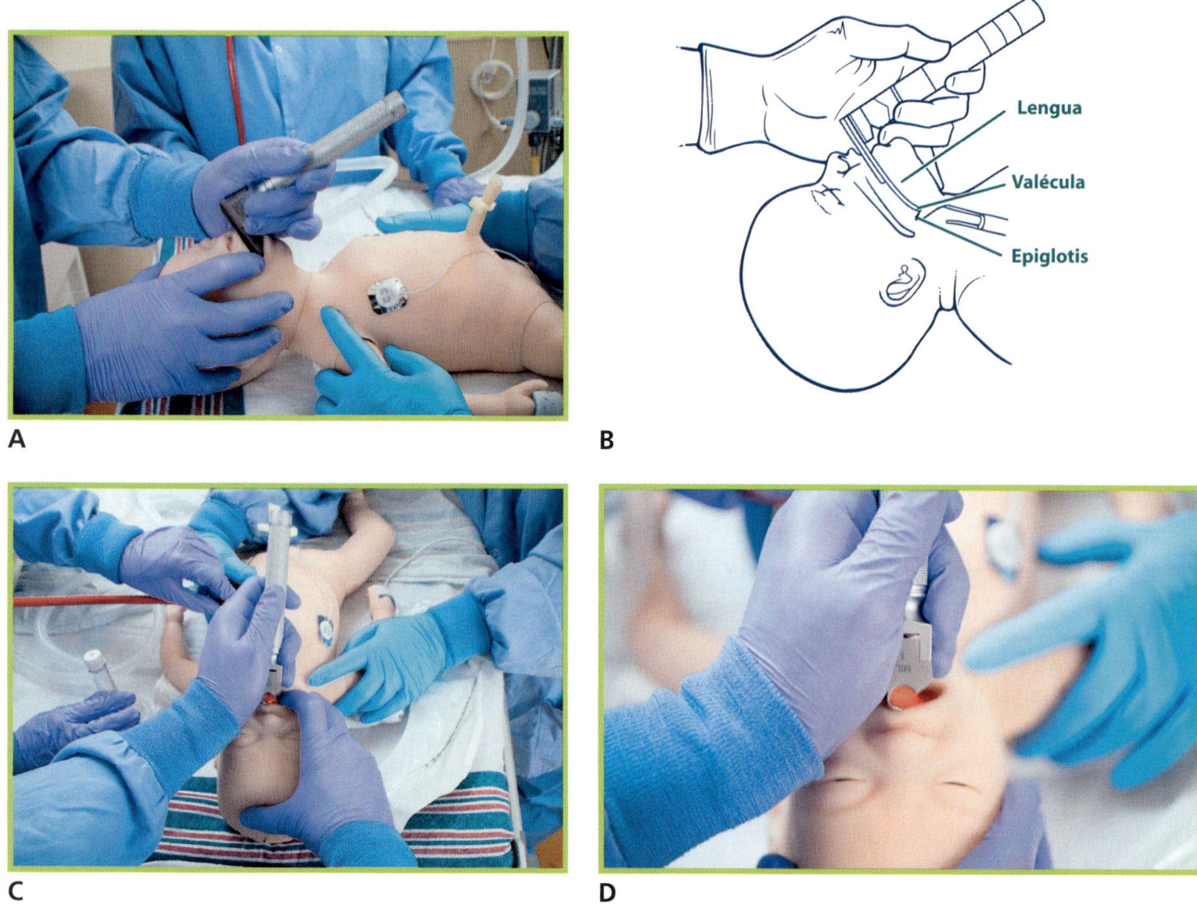

Figura 5.12. Inserte la hoja del laringoscopio en el lado derecho de la lengua y deslícela hacia la línea media (A), haga avanzar la hoja hasta que la punta quede en la valécula (B), y sostenga el laringoscopio en la línea media (C) empujando suavemente la lengua hacia el lado izquierdo de la boca (D) permitiéndole que identifique los puntos de referencia.

❹ Levante el laringoscopio en su totalidad en la dirección a la que apunta el mango, sacando la lengua del medio a fin de dejar expuesta la glotis. Es posible que necesite inclinar la punta de la hoja muy levemente para levantar la epiglotis.

Cuando aprenden el procedimiento por primera vez, los operadores tienen la tendencia a doblar su muñeca, tirando de la parte superior del mango hacia ellos mismos, "meciéndola" contra la encía superior del bebé. Esto no producirá la visión deseada de la glotis y puede lesionar los labios y encías del bebé (Figura 5.13).

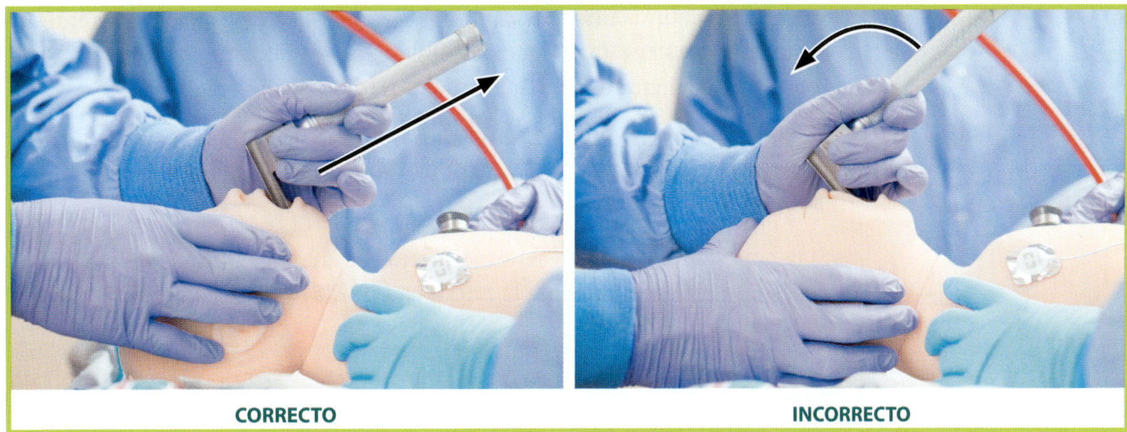

Figura 5.13. Método correcto (izquierda) e incorrecto (derecha) para levantar el laringoscopio a fin de dejar expuesta la laringe. Levante el laringoscopio en la dirección a la que apunta el mango; no rotar ni "mecer" el mango contra la encía superior del bebé.

Nota: Esta lección describe la colocación de la punta de la hoja en la valécula para levantar la epiglotis. En algunos casos, puede ser necesario usar la punta de la hoja para levantar *suavemente* la epiglotis de forma directa.

La glotis aparece bien en la parte superior de la vista mientras mira hacia abajo del laringoscopio. Un ayudante puede ayudar a dejar la glotis a la vista utilizando su pulgar y el primer dedo para proporcionar una presión suave en los cartílagos tiroides y cricoides del bebé (Figura 5.14). El ayudante debe dirigir la presión hacia abajo y hacia la oreja derecha del bebé.

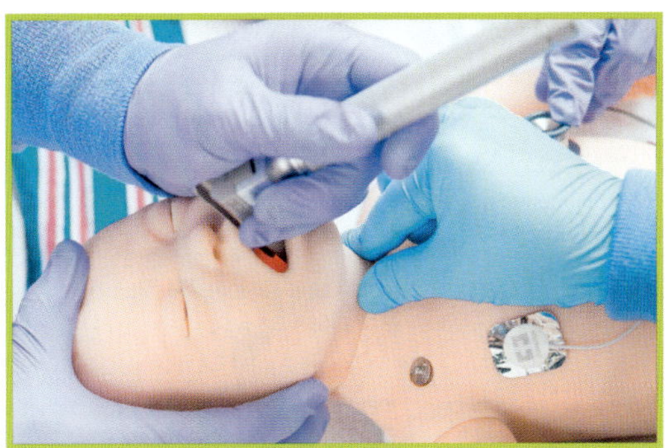

Figura 5.14. La presión en los cartílagos tiroides y cricoides proporcionada por un ayudante puede mejorar la visualización de la laringe. Presione hacia abajo y hacia la oreja derecha del bebé.

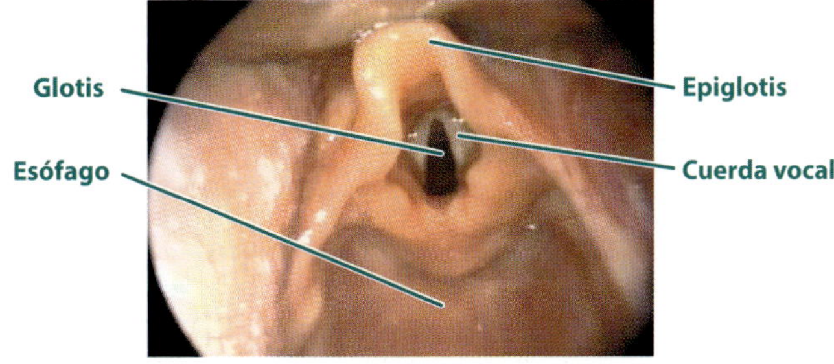

Figura 5.15. Puntos claves de referencia

5. Identifique los puntos de referencia claves (Figura 5.15). Si la punta de la hoja está correctamente colocada en la valécula, debería ver la epiglotis colgando de la parte superior y las cuerdas vocales directamente debajo. Las cuerdas vocales aparecen como franjas verticales delgadas en forma de la letra "V" invertida.

Si estas estructuras no quedaran inmediatamente a la vista, ajuste la hoja hasta que las estructuras queden visibles. Tal vez necesite introducir o retirar la hoja lentamente para ver las cuerdas vocales (Figura 5.16).

Si la hoja no se introduce lo suficiente, verá la base de la lengua y la faringe posterior (Figura 5.17). Haga avanzar la hoja levemente hasta que la epiglotis quede a la vista.

Si la hoja se inserta demasiado, solo verá el esófago (Figura 5.18) y necesitará retirar levemente la hoja hasta que la epiglotis caiga de arriba.

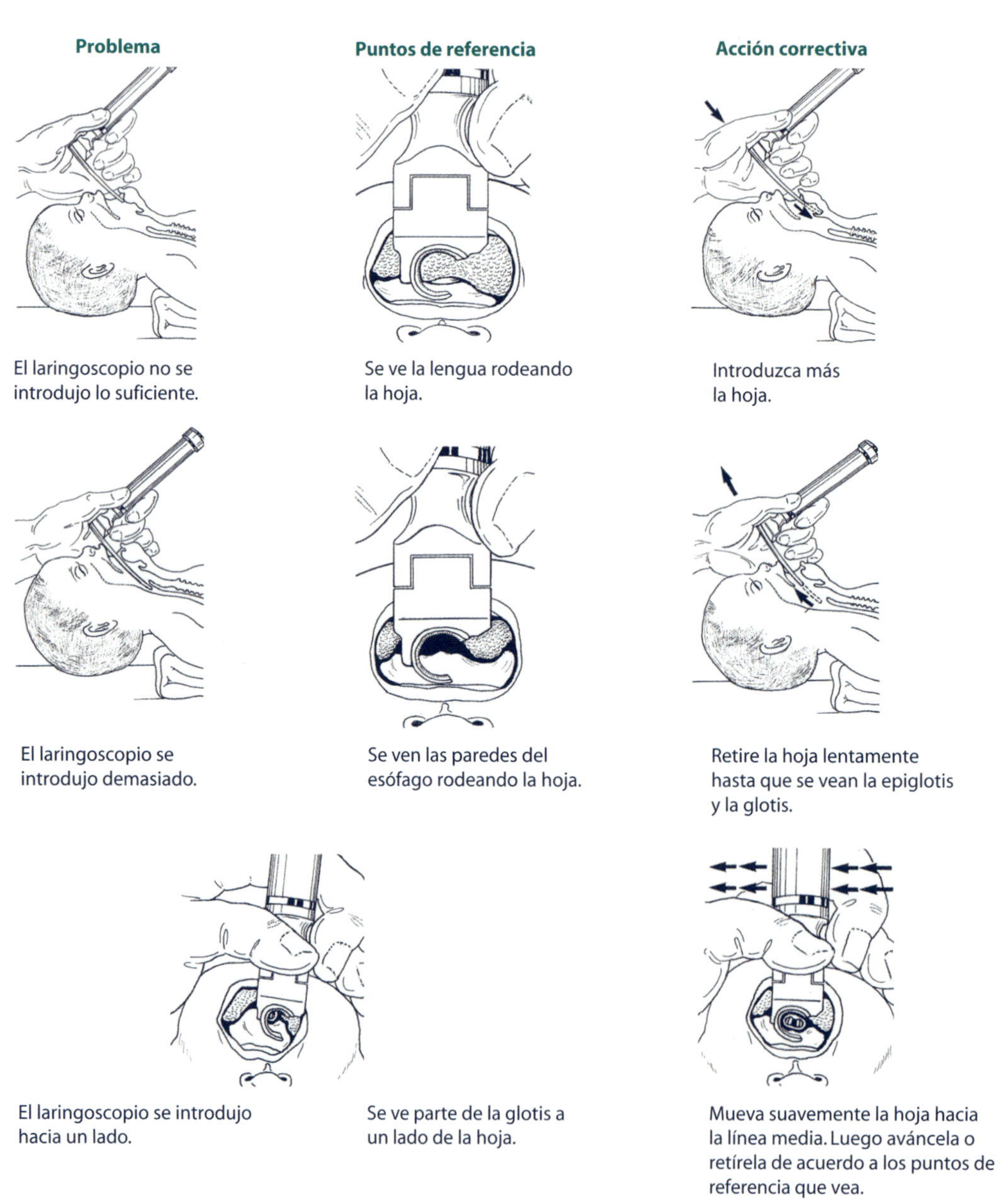

Figura 5.16. Medidas correctivas para la mala visualización de la laringe durante la laringoscopía

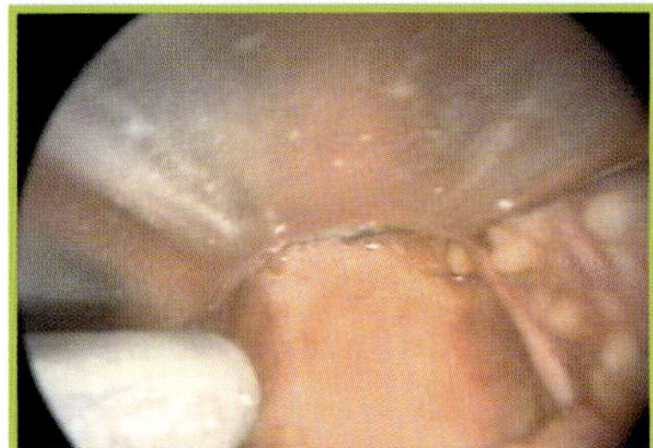

Figura 5.17. El laringoscopio no se introdujo lo suficiente. La lengua y la faringe posterior obstruyen la vista.

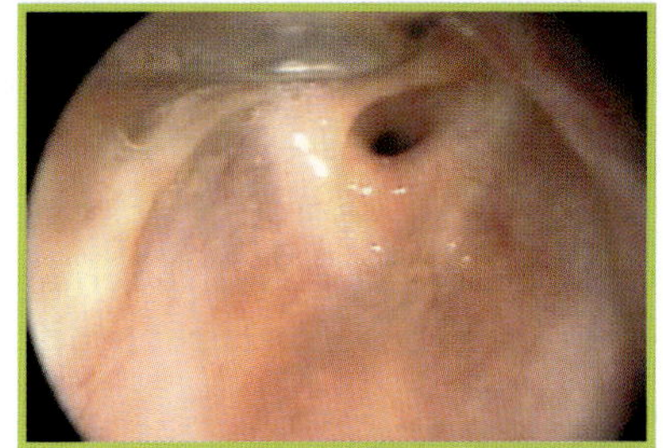

Figura 5.18. El laringoscopio se introdujo demasiado. Se visualiza solamente el esófago.

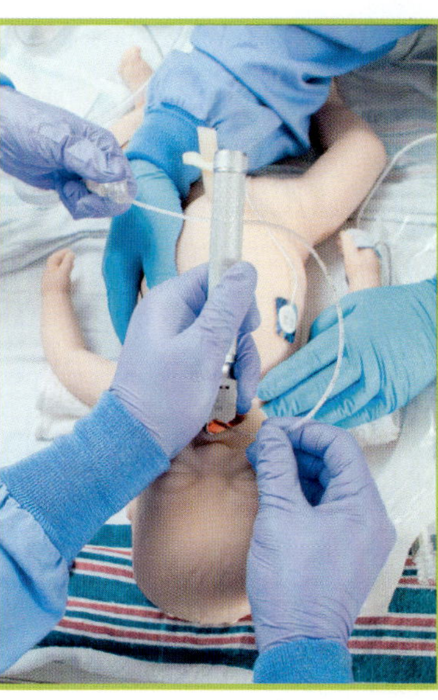

Figura 5.19. Succión de secreciones durante la laringoscopía

Si las referencias anatómicas se encuentran obstruidas por secreciones, use un catéter de tamaño 10F o 12F para eliminar las secreciones de la boca y la faringe (Figura 5.19).

Introduzca el tubo endotraqueal.

6. Una vez que identifique las cuerdas vocales, sostenga firmemente el laringoscopio, mantenga la vista de las cuerdas vocales y pida a un ayudante que coloque el tubo endotraqueal en su mano derecha. Introduzca el tubo del lado derecho de la boca del bebé, con la curva cóncava en el plano horizontal (Figura 5.20). No introduzca el tubo a través del canal abierto del laringoscopio. Esto obstruirá su visión de las cuerdas vocales.

Luego de la introducción, dirija el tubo en la hipofaringe y haga avanzar la punta hacia las cuerdas vocales. A medida que la punta se acerca a las cuerdas vocales, gire el tubo en el plano vertical para que la punta se dirija hacia arriba. Cuando las cuerdas vocales se abran, haga avanzar el tubo

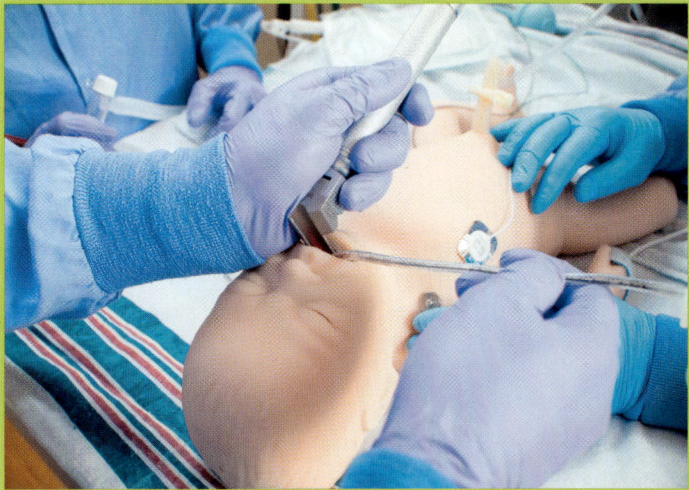

Figura 5.20. Inserción del tubo endotraqueal en el lado derecho de la boca

hasta que las cuerdas vocales estén ubicadas entre las líneas de la guía de cuerdas vocales. Su ayudante puede sentir el tubo pasando por debajo de sus dedos. Tenga presente la marca en centímetros de la profundidad en la parte exterior del tubo que se alinea con el labio superior del bebé.

Si las cuerdas vocales están cerradas, espere a que se abran. No toque la cuerdas cerradas con la punta del tubo y jamás intente forzar el tubo entre las cuerdas vocales cerradas. Si las cuerdas no se abren en 30 segundos, deténgase y retome la ventilación con una máscara hasta que esté listo para volver a intentar la introducción.

Asegure el tubo endotraqueal.

7 Use la mano derecha para sostener el tubo con firmeza contra el paladar duro del bebé. *Retire con cuidado el laringoscopio* sin mover el tubo (Figura 5.21). Si se usó un estilete, un ayudante debe retirarlo del tubo endotraqueal, una vez más asegurándose de que el operador tenga cuidado de sostener el tubo en su sitio (Figura 5.22). Si bien es importante sostener el tubo con firmeza, tenga cuidado de no apretar el tubo tan fuerte que el estilete no se pueda sacar.

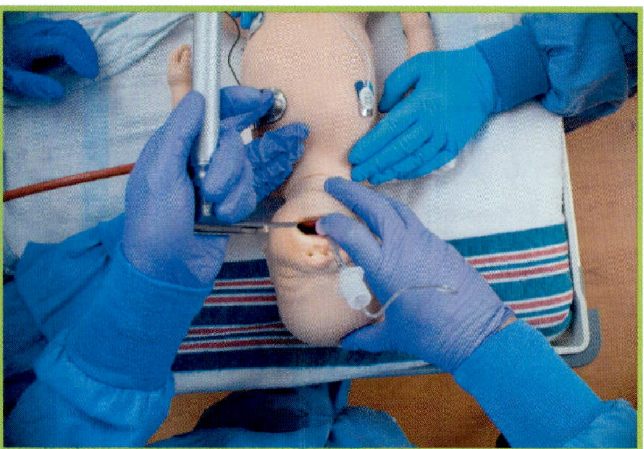

Figura 5.21. Estabilice el tubo contra el paladar o la mejilla del bebé mientras retira el laringoscopio.

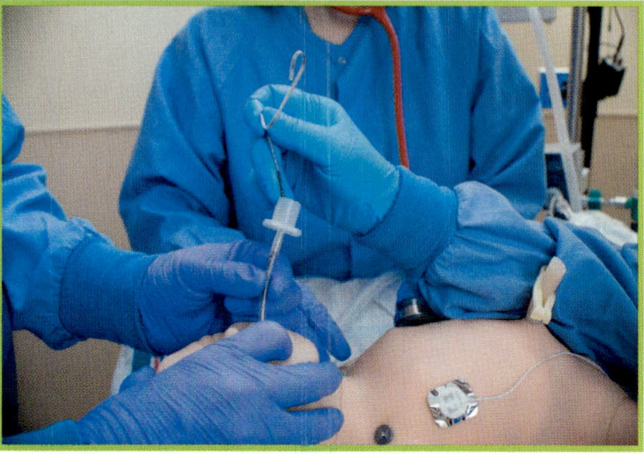

Figura 5.22. Un ayudante quita el estilete opcional mientras el operador sostiene el tubo en su lugar.

Ventile a través del tubo endotraqueal.

⑧ Un ayudante debe conectar el detector de CO_2 y un dispositivo de VPP al tubo endotraqueal (Figura 5.23). Para evitar la extubación accidental, puede ser útil que la misma persona sostenga el tubo traqueal y el dispositivo de VPP. Una vez que el dispositivo de VPP esté conectado, comience la ventilación a través del tubo.

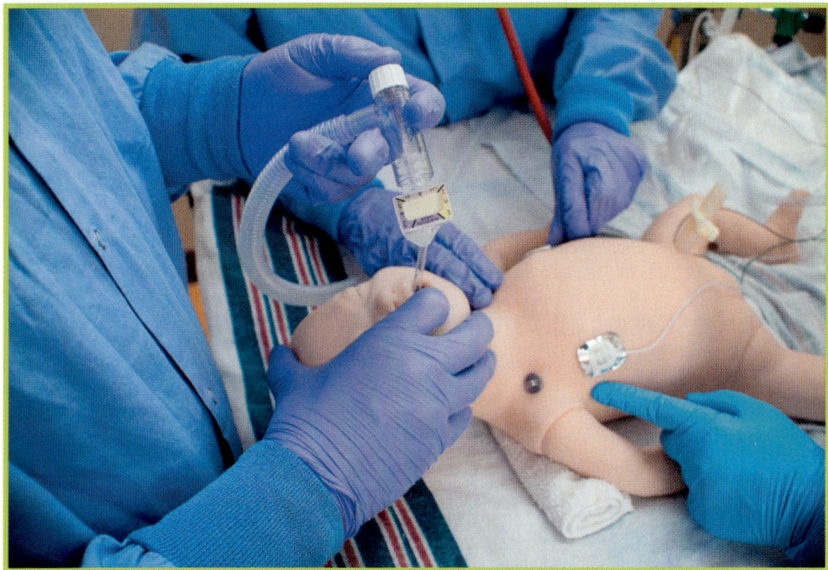

Figura 5.23. Conecte el detector de CO_2 y un dispositivo de VPP al tubo endotraqueal y comience la ventilación.

¿Cuánto tiempo es necesario permitir al intento de intubación?

Los pasos de intubación deben completarse en un lapso de aproximadamente **30** segundos. El bebé no está recibiendo ventilación durante el procedimiento, de modo que es esencial accionar rápido. Si los signos vitales del bebé empeoran durante el procedimiento (bradicardia grave o disminución de la saturación de oxígeno), suele ser preferible detenerse, reiniciar la VPP con una máscara y volver a intentar después.

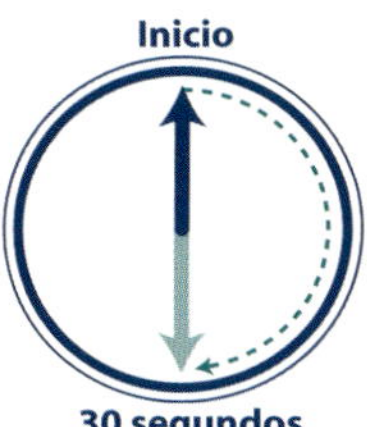

No se aconseja realizar reiterados intentos de intubación debido a que aumentará la probabilidad de provocar traumatismo en el tejido blando y hará que luego el manejo de la vía aérea sea más difícil. Si los intentos iniciales no fueran exitosos, evalúe otras opciones, incluso solicitar ayuda a otro profesional con experiencia en intubación (por ejemplo, anestesista, médico del departamento de emergencia, terapista respiratorio, enfermera neonatal profesional), colocar una máscara laríngea o continuar con la ventilación con máscara facial.

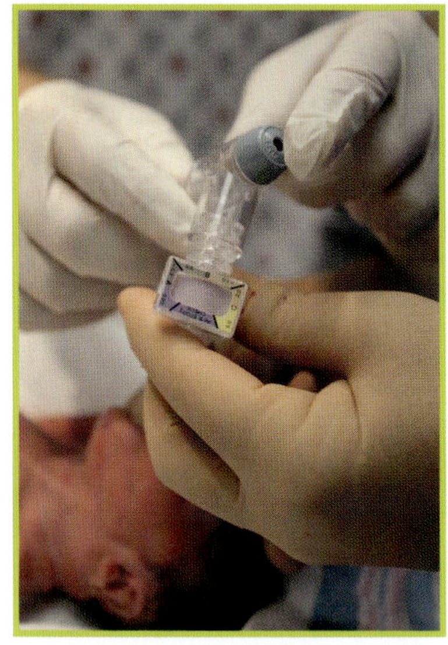

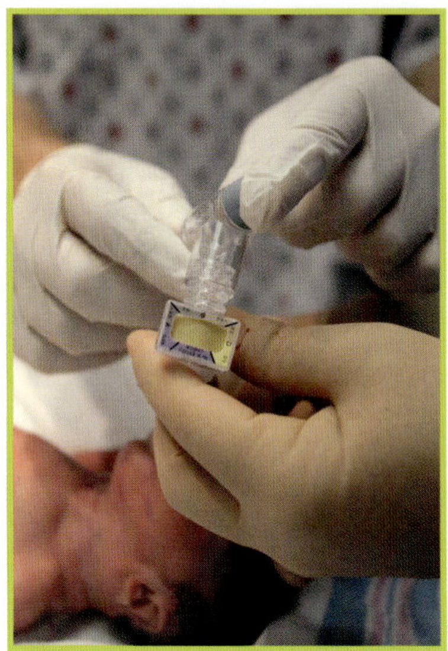

Figura 5.24. El detector colorimétrico de CO_2 es de color violeta o azul antes de detectar CO_2 exhalado (arriba). El detector se pone amarillo en presencia de CO_2 exhalado (abajo).

¿Cómo confirma si el tubo endotraqueal está en la tráquea?

Los métodos primarios de confirmación de la colocación del tubo endotraqueal dentro de la tráquea son la detección de CO_2 exhalado y un aumento rápido de la frecuencia cardíaca. En cuanto introduzca el tubo endotraqueal, conecte un detector de CO_2 (Figura 5.23) y confirme la presencia de CO_2 durante la exhalación. Si el tubo está bien colocado y usted está proporcionando ventilación efectiva a través del tubo, debe detectar CO_2 exhalado dentro de 8 a 10 respiraciones de presión positiva.

Hay 2 tipos de detectores de CO_2 disponibles. Los dispositivos colorimétricos cambian de color en presencia de CO_2 (Figura 5.24). Estos son los dispositivos más usados habitualmente en la sala de parto. Los capnógrafos son monitores electrónicos que muestran la concentración de CO_2 con cada respiración.

¿Puede estar el tubo en la tráquea aunque NO se detecte CO_2?

Sí, existen limitaciones para el uso de detectores de CO_2. Si el tubo se coloca dentro de la tráquea, pero los pulmones no se ventilan de forma adecuada, es posible que no haya suficiente CO_2 exhalado como para ser detectado. Esto puede ocurrir si el tubo endotraqueal o la tráquea están obstruidos por secreciones, usted no está usando suficiente presión de ventilación o hay un gran neumotórax bilateral y los pulmones están colapsados. Además, los bebés con una frecuencia cardíaca muy baja o con la función cardíaca disminuida (gasto cardíaco bajo) tal vez no transporten suficiente CO_2 a sus pulmones como para ser detectado.

¿Puede el detector de CO_2 cambiar de color cuando el tubo NO está en la tráquea?

Aunque es poco común, es posible que un dispositivo colorimétrico de CO_2 cambie de color incluso si el tubo no se encuentra en la tráquea (Tabla 5.3). Si el detector ya ha cambiado de color en su envase y cuando se saca está amarillo, el dispositivo está defectuoso y no debe usarse. Si se administra adrenalina a través del tubo endotraqueal y toca el papel que se encuentra dentro del detector de CO_2, cambiará la pantalla a amarillo permanentemente y provocará que el detector no sea utilizable.

Tabla 5-3. Problemas del detector colorimétrico de CO_2

Falso negativo (El tubo ESTÁ EN la tráquea pero NO cambia de color)	Falso positivo (El tubo NO ESTÁ en la tráquea pero cambia de color)
• Presión de ventilación inadecuada • Pulmones colapsados • Neumotórax bilateral • Frecuencia cardíaca baja • Gasto cardíaco bajo	• Dispositivo con defecto cambió de color en el envase antes de usarlo • Contaminación con adrenalina

¿Cuáles son los otros indicadores de que el tubo endotraqueal se encuentra en la tráquea?

Los *métodos primarios* de confirmación de la colocación del tubo endotraqueal dentro de la tráquea son la demostración de CO_2 exhalado y la observación de un *aumento rápido de la frecuencia cardíaca*.

Si el tubo está colocado correctamente, también debe observar

- Sonidos respiratorios audibles e iguales cerca de las dos axilas durante la VPP

- Movimiento simétrico del pecho con cada respiración

- Poca o nada de pérdida en la boca durante la VPP

- Entrada de aire disminuida o ausente sobre el estómago

Tenga cuidado al interpretar los sonidos respiratorios en recién nacidos porque los sonidos se transmiten fácilmente. Cuando escuche los sonidos respiratorios, use un estetoscopio pequeño y colóquelo cerca de la axila. Un estetoscopio grande, o uno colocado cerca del centro del pecho, puede transmitir sonidos del esófago o del estómago.

¿Qué hace si sospecha que el tubo no está en la tráquea?

Es probable que el tubo no esté en la tráquea si el detector de CO_2 no muestra la presencia de CO_2 exhalado dentro de 8 a 10 respiraciones. En la mayoría de los casos, debe quitar el tubo, reiniciar la ventilación con máscara facial, asegurarse de que su equipo esté preparado de forma adecuada, asegurarse de que el bebé esté colocado en forma óptima y luego repetir el procedimiento. Usar un tubo endotraqueal colocado en el esófago no proporciona ventilación a los pulmones del bebé y seguir usándolo solamente retrasa la ventilación eficaz.

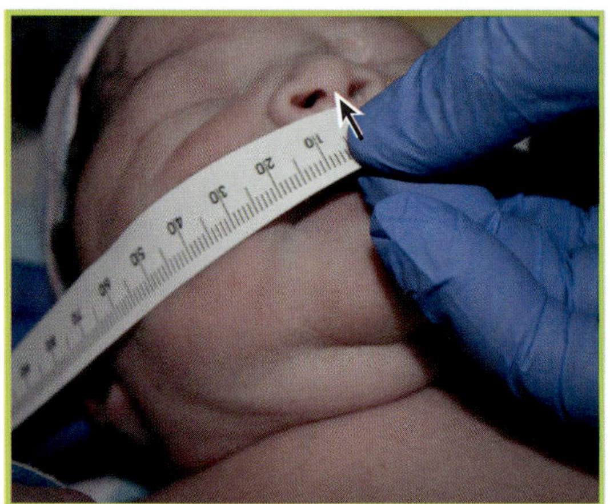

A. Tabique nasal

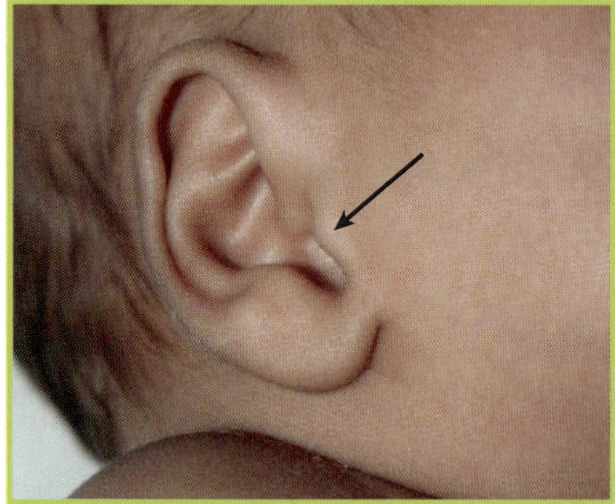

B. Trago de la oreja

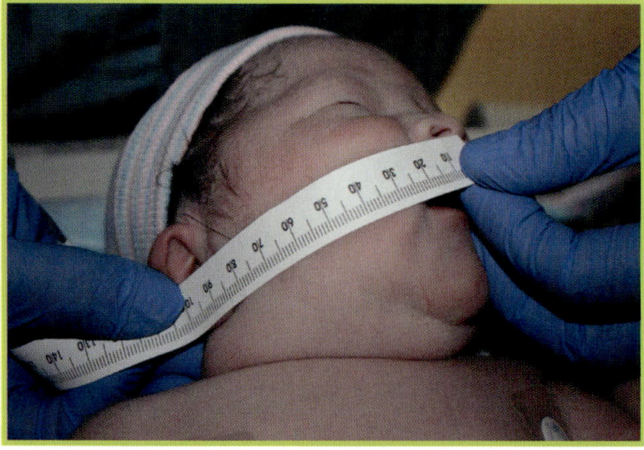

C. Medición de la DNT

Figura 5.25. Medición de la DNT. Medir desde el medio del tabique nasal (flecha, A) al trago de la oreja (flecha, B) y agregar 1 cm a la medición.

Recuerde que los bebés con una frecuencia cardíaca muy baja o con la función cardíaca disminuida tal vez no lleven suficiente CO_2 a sus pulmones como para cambiar el color del detector de CO_2. Si cree que el tubo está colocado correctamente en la tráquea a pesar de la falta de CO_2 exhalado, puede optar por estabilizar el tubo, volver a introducir el laringoscopio e intentar confirmar que el tubo está pasando entre las cuerdas vocales. Este procedimiento de "segunda mirada" puede ser difícil y puede retrasar el hecho de establecer una ventilación efectiva si el tubo no está colocado correctamente.

¿Qué tan profundo se debe introducir el tubo dentro de la tráquea?

El objetivo es colocar la punta del tubo endotraqueal en la porción media de la tráquea. Esto generalmente requiere que se introduzca el tubo de modo que la punta se encuentre solamente 1 a 2 centímetros por debajo de las cuerdas vocales. Es importante no introducir el tubo demasiado para que la punta toque la carina o ingrese en un bronquio principal. Se pueden usar dos métodos para estimar la profundidad de inserción. Su equipo debe determinar cuál método es preferible en su contexto de trabajo.

La DNT es un método que ha sido validado para bebés nacidos a término y para recién nacidos prematuros. El método de DNT utiliza un cálculo basado en la distancia (cm) desde el tabique nasal del bebé al trago de la oreja (Figuras 5.25A, 5.25B y 5.25C). Use una cinta métrica para medir la DNT. La profundidad de inserción estimada (cm) es de DNT + 1 cm. Coloque el tubo endotraqueal de modo que la marca en el tubo que corresponda a la profundidad de inserción estimada se encuentre junto al labio del bebé.

Estudios recientes han demostrado que la edad de gestación también es un predictor preciso de la profundidad de inserción correcta (Tabla 5-4) y tiene la ventaja de que se conoce antes de parto. Esta tabla podría colocarse cerca de calentador radiante o con sus suministros de intubación.

Tabla 5-4. Profundidad de inserción de tubo endotraqueal inicial ("punta a labio") para intubación orotraqueal

Gestación (semanas)	Profundidad de inserción (cm) del tubo endotraqueal en los labios	Peso del bebé (g)
23-24	5.5	500-600
25-26	6.0	700-800
27-29	6.5	900-1000
30-32	7.0	1100-1400
33-34	7.5	1500-1800
35-37	8.0	1900-2400
38-40	8.5	2500-3100
41-43	9.0	3200-4200

Adaptado de Kempley ST, Moreiras JW, Petrone FL. Endotracheal tube length for neonatal intubation. *Resuscitation*. 2008;77(3):369-373.

Recuerde que estos dos métodos son estimaciones de la profundidad correcta del tubo endotraqueal. Luego de colocar el tubo, utilice un estetoscopio para escuchar los sonidos respiratorios en ambas axilas y sobre el estómago (Figura 5.26). Si el tubo está colocado correctamente, los sonidos respiratorios deben ser iguales en ambos lados. Si el tubo está demasiado introducido, los sonidos respiratorios pueden disminuir en un lado. Lo más frecuente es que si el tubo se introduce demasiado, entrará en el bronquio principal derecho provocando que los sonidos respiratorios sean más altos en el lado derecho y más silenciosos en el lado izquierdo. Retire el tubo lentamente mientras escucha los sonidos respiratorios en el lado más silencioso. Cuando el tubo esté en la posición correcta, los sonidos respiratorios deben mejorar y volverse iguales.

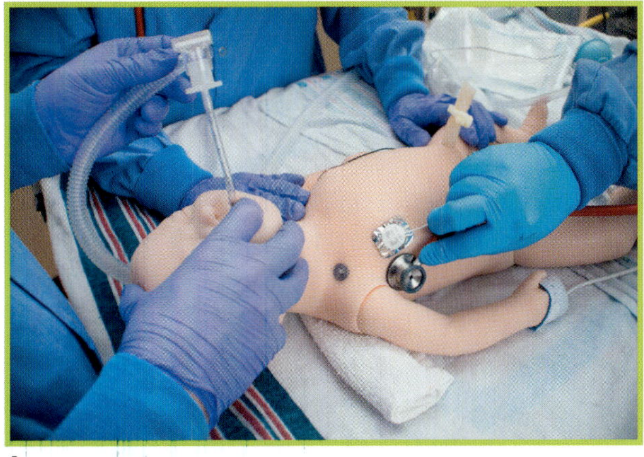
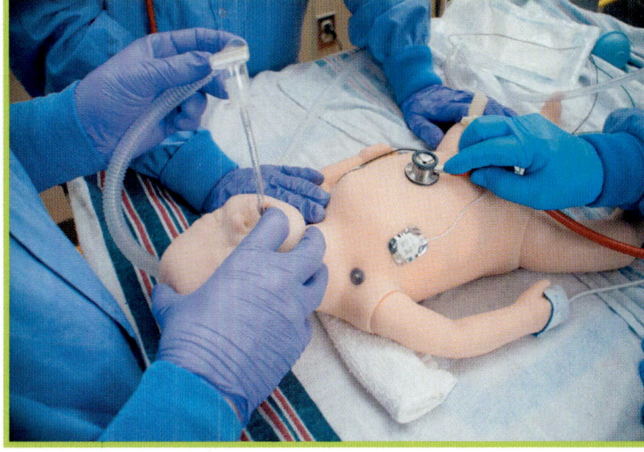

A **B**

Figura 5.26. Escuche si hay sonidos respiratorios parejos en ambas axilas (A). Los sonidos respiratorios no deben escucharse sobre el estómago (B).

Si planea mantener el tubo en el lugar, ¿cómo lo sujeta?

Se han descrito varios métodos para sujetar el tubo. Se puede usar cinta adhesiva impermeable o un dispositivo específicamente diseñado para sujetar un tubo endotraqueal.

Un método se describe de la siguiente manera:

❶ Luego de haber colocado correctamente el tubo, tenga presente la marca en centímetros en el lado del tubo junto al labio superior del bebé (Figura 5.27).

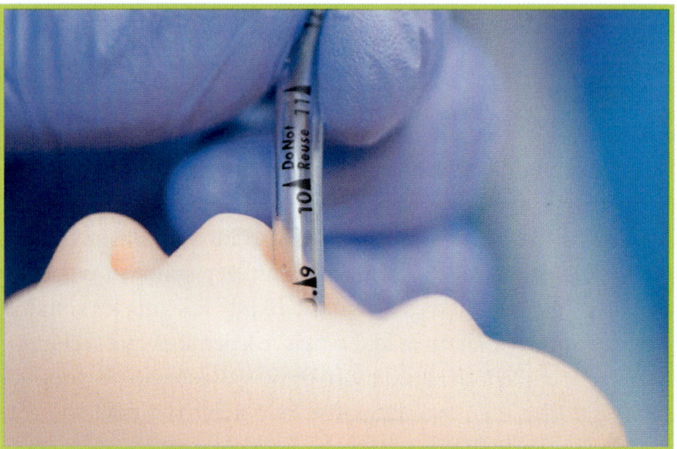

Figura 5.27. Note la marca junto al labio superior.

❷ Corte un trozo de cinta adhesiva de 3/4 o 1/2 pulgada para que sea lo suficientemente largo como para extenderse desde un lado de la boca del bebé, por encima del labio superior y hasta aproximadamente 2 cm sobre la mejilla opuesta (Figura 5.28).

❸ Divida la cinta adhesiva por la mitad de su longitud de modo que parezca un pantalón (Figura 5.28A).

❹ Coloque la sección de la cinta adhesiva sin cortar sobre la mejilla del bebé de modo que el principio de la separación esté cerca de la comisura de la boca del bebé. Coloque la "pierna" superior de la cinta por encima del labio superior del bebé (Figura 5.28B).

❺ Cuidadosamente envuelva la "pierna" inferior alrededor del tubo (Figuras 5.28C y 5.28D). Asegúrese de que la marca en centímetros deseada permanezca al lado del labio superior del bebé. Es fácil empujar el tubo más de lo deseado de manera inadvertida durante el procedimiento de colocación de la cinta adhesiva.

❻ En la punta, doble la cinta adhesiva sobre sí para dejar una pequeña "lengüeta" que pueda sostener para desenrollar la cinta cuando quiera retirar el tubo (Figura 5.28E).

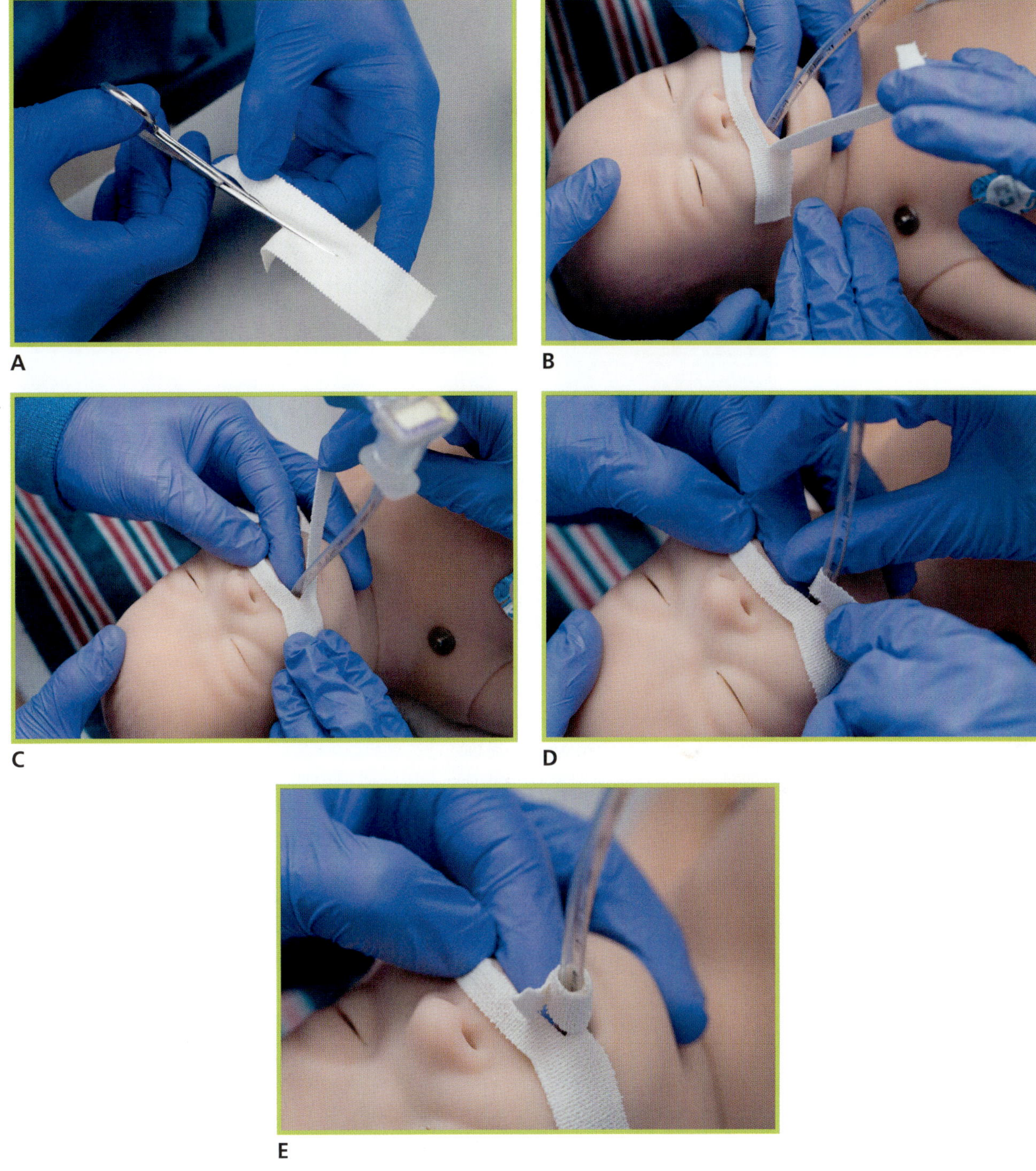

Figura 5.28. Divida la cinta adhesiva por la mitad de su longitud (A). Coloque la parte sin cortar sobre la mejilla del bebé cerca de la comisura de los labios y la "pierna" superior de la cinta adhesiva por encima del labio del bebé (B). Envuelva la "pierna" inferior de la cinta alrededor del tubo (C y D). Deje una pequeña lengüeta de cinta adhesiva doblada en la punta para que ayude a quitarla (E).

7 Escuche con el estetoscopio a ambos lados del pecho para asegurarse de que el tubo no se haya movido de lugar.

8 Si el tubo se va a dejar colocado después de la reanimación inicial, haga una radiografía de tórax como confirmación final de la ubicación.

La punta del tubo debería aparecer en la tráquea media *junto a la primera o segunda vértebra torácica* (Figura 5.29). La punta debe estar encima de la carina, que generalmente se encuentra junto a la tercera o cuarta vértebra torácica. Evite usar las clavículas como referencia porque su ubicación varía según la posición del bebé y el ángulo en que se tomó la radiografía. Si el tubo avanzó demasiado, puede tocar la carina o ingresar en el bronquio principal derecho y causar que el lóbulo superior derecho o el pulmón izquierdo colapsen (Figura 5.30).

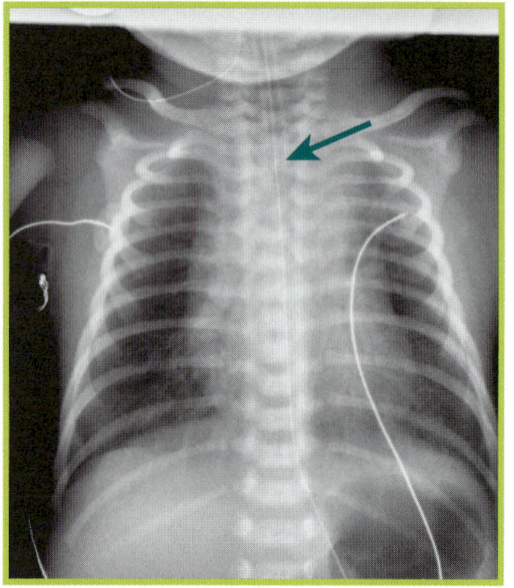

Figura 5.29. Colocación correcta del tubo endotraqueal con la punta junto a la segunda vértebra torácica.

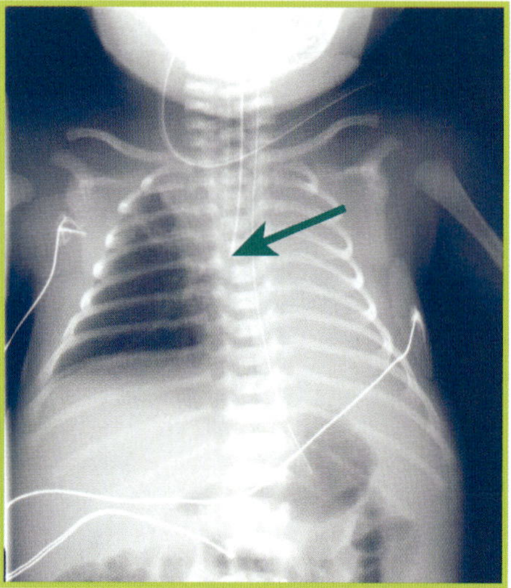

Figura 5.30. Colocación incorrecta. La punta del tubo endotraqueal se introdujo demasiado. Está tocando la carina, acercándose al bronquio derecho principal y el pulmón izquierdo está colapsado.

¿Qué puede hacer un ayudante para ayudar al operador durante el procedimiento de intubación?

① Verifique que la succión esté fijada a 80 a 100 mmHg.

② Asegúrese de que se seleccionen la hoja de laringoscopio y el tubo endotraqueal del tamaño correcto según la edad de gestación o el peso esperados del bebé.

③ Comuníquese con el operador acerca del método que se usará para estimar la profundidad de inserción del tubo: la DNT o la tabla de profundidad de inserción estimada.

④ Verifique que el estilete, si se usa, no sobresalga más allá del orificio del lado o el extremo.

5. Sostenga el equipo de modo que el operador no necesite quitar la vista de los puntos de referencia anatómica para succionar las secreciones o tomar el tubo para prepararse para la inserción.

6. Controle la frecuencia cardíaca del bebé y alerte al operador si el intento de intubación dura más de 30 segundos.

7. Proporcione presión en los cartílagos tiroides y cricoides.

8. Después de la inserción del tubo endotraqueal, quite el estilete y conecte el detector de O_2.

9. Escuche si aumenta la frecuencia cardíaca.

10. Verifique la profundidad de inserción punta a labio.

11. Escuche los sonidos respiratorios en ambas axilas.

12. Ayude a asegurar el tubo.

Consideraciones especiales: Intubación endotraqueal para la succión

Si el estado del bebé no ha mejorado y no ha podido lograr el movimiento del pecho a pesar de todos los pasos correctivos de ventilación y un tubo endotraqueal correctamente colocado, es posible que haya secreciones espesas obstruyendo la vía aérea. Las secreciones espesas pueden provenir de sangre, residuos celulares, vérnix o meconio. Puede intentar despejar las vías aéreas usando un catéter de succión introducido en el tubo endotraqueal (Tabla 5-2). Si no puede despejar la vía aérea rápidamente con el catéter de succión, es posible que pueda despejar la vía aérea aplicando succión directamente en el tubo endotraqueal usando un aspirador de meconio. Aunque el dispositivo se llama aspirador de meconio, puede usarse para cualquier secreción espesa que esté obstruyendo la vía aérea.

Usar un aspirador de meconio para succionar la tráquea

Una vez que se haya introducido el tubo endotraqueal:

1. Conecte el aspirador de meconio, conectado a una fuente de succión (succión de 80 a 100 mmHg), directamente al conector del tubo endotraqueal. Hay varios tipos de aspiradores de meconio disponibles en el mercado. Algunos tubos endotraqueales tienen un puerto de succión incorporado.

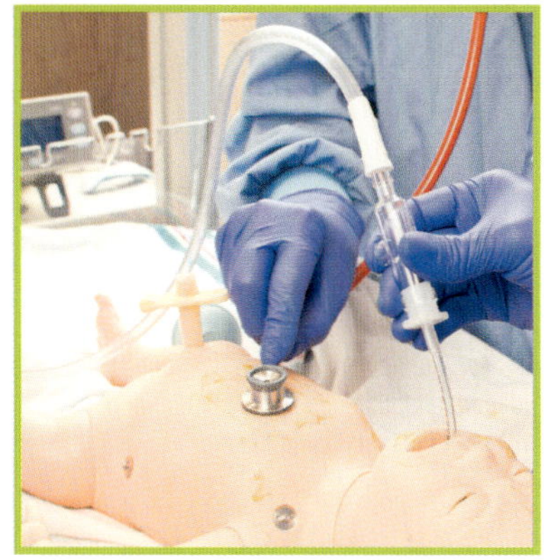

Figura 5.31. Succión de las secreciones espesas que obstruyen la ventilación usando un tubo endotraqueal y un aspirador de meconio

Tabla 5-5. Deterioro repentino luego de la intubación

El acrónimo mnemotécnico *DOPE*	
D	**Tubo endotraqueal d**esplazado
O	**Tubo endotraqueal o**bstruido
P	**P: Neumotórax**
E	**Falla del e**quipo

Adaptado de Kleinman ME, Chameides L, Schexnayder SM, et al. Part 14: Pediatric advanced life support: 2010 American Heart Association Guidelines for Cardiopulmonary Resuscitation and Emergency Cardiovascular Care. *Circulation. 2010;122(18 Suppl):S876-S908.*

② Ocluya el puerto de control de succión del aspirador con su dedo y retire gradualmente el tubo en 3 a 5 segundos a medida que sigue succionando las secreciones en la tráquea (Figura 5.31).

¿Cuántas veces se debe repetir la succión si las secreciones espesas evitan que usted pueda lograr una ventilación eficaz a través de un tubo endotraqueal?

Si la vía aérea está obstruida por secreciones que evitan que logre una ventilación eficaz, debe repetir el procedimiento hasta que haya despejado la vía aérea lo suficiente como para lograr una ventilación eficaz.

¿Qué problemas debe considerar si el estado del bebé empeora después de la intubación endotraqueal?

Si el estado del bebé empeora repentinamente luego de la intubación, es posible que el tubo endotraqueal haya avanzado demasiado en la vía aérea de manera inadvertida o que haya sido jalado hacia la faringe y fuera de la tráquea. El tubo puede estar obstruido con sangre, meconio u otras secreciones espesas. El bebé puede haber desarrollado un neumotórax a tensión que hace que los pulmones colapsen y evita el intercambio gaseoso. La información adicional acerca de esta complicación se trata en la Lección 10. Por último, el dispositivo utilizado para proporcionar la VPP puede haberse desconectado del tubo endotraqueal o de la fuente de gas comprimido, o puede haber desarrollado una pérdida. El acrónimo mnemotécnico *"DOPE"* ha sido utilizado para ayudar a recordar estos posibles problemas (Tabla 5-5).

Máscaras laríngeas

Caso 2. No se puede ventilar y no se puede intubar

Se llama a su equipo de reanimación para atender un parto complicado por desaceleraciones fetales. Usted le pregunta al profesional obstétrico acerca de los factores de riesgo perinatales y completa una exposición informativa para el equipo previa a la reanimación. El líquido está claro, sin meconio. Nace un bebé a término y se lo estimula para que respire, pero sigue flácido y apneico. Se pinza y corta el cordón umbilical, y lo llevan al calentador radiante. Se realizan los pasos iniciales de atención al recién nacido, se inicia la VPP y se coloca un sensor de oxímetro de pulso en su mano derecha. La frecuencia cardíaca sigue baja y el equipo no puede lograr movimiento del pecho a pesar de realizar los pasos correctivos de ventilación. Un miembro del equipo realiza dos intentos para colocar el tubo endotraqueal, pero, todas las veces, el tubo ingresa en el esófago. El líder del equipo nota que el bebé tiene una mandíbula pequeña y una lengua grande.

Un ayudante rápidamente prepara la máscara laríngea. Los miembros del equipo de reanimación introducen la máscara laríngea, conectan un dispositivo de VPP y un detector de CO_2 y comienzan la VPP. Se nota movimiento del pecho con cada respiración de VPP, el detector de CO_2 cambia de color indicando que la ventilación insufla los pulmones y la frecuencia cardíaca del bebé aumenta. Aunque comienza a tener esfuerzo respiratorio espontáneo, el equipo de reanimación sospecha que tiene una obstrucción congénita de las vías aéreas y se asegura la máscara laríngea y se la deja colocada mientras se lo transfiere a la unidad de cuidados intensivos neonatales (UCIN) para realizarle más evaluaciones y administrar la atención posterior a la reanimación. Poco después, los miembros del equipo de atención realizan un análisis para hablar sobre la preparación, el trabajo en equipo y la comunicación.

¿Qué es una máscara laríngea?

La máscara laríngea es un dispositivo para las vías aéreas que es una alternativa a la máscara facial o al tubo endotraqueal. Hay varios diseños diferentes, pero un ejemplo común incluye un tubo de ventilación conectado a una máscara pequeña y flexible con un manguito inflable (Figura 5.32). La máscara se introduce en la boca del bebé y se la hace avanzar hasta que la punta casi llegue al esófago. Una vez que la máscara esté totalmente introducida, se infla el manguito. Un pequeño balón piloto controla la inflación del manguito. La máscara cubre la glotis (abertura laríngea) como un tapón y el manguito inflable crea un sello contra la hipofaringe (Figura 5.33). La abertura de la máscara está cubierta por barras pequeñas (barras de apertura) que evitan que la epiglotis sea atraída hacia el tubo de ventilación. El tubo de ventilación tiene un conector

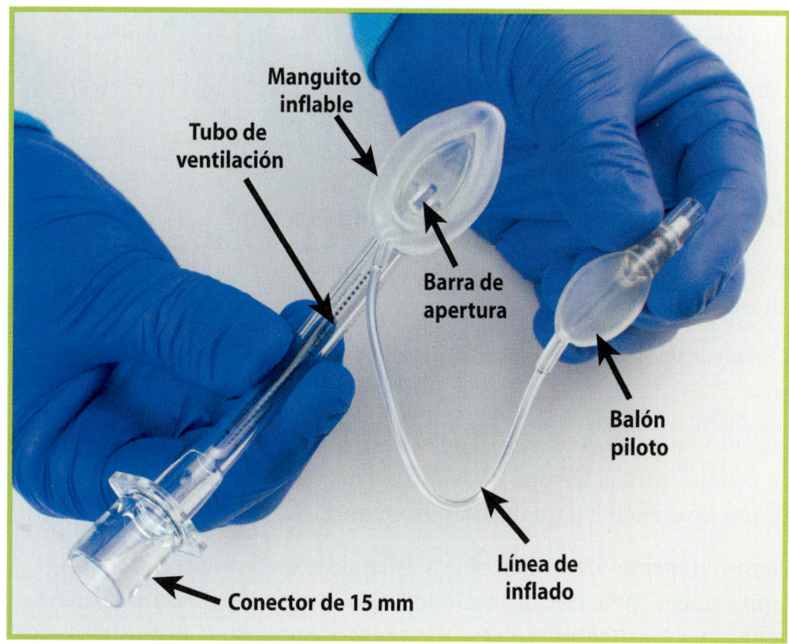

Figura 5.32. Un ejemplo de máscara laríngea

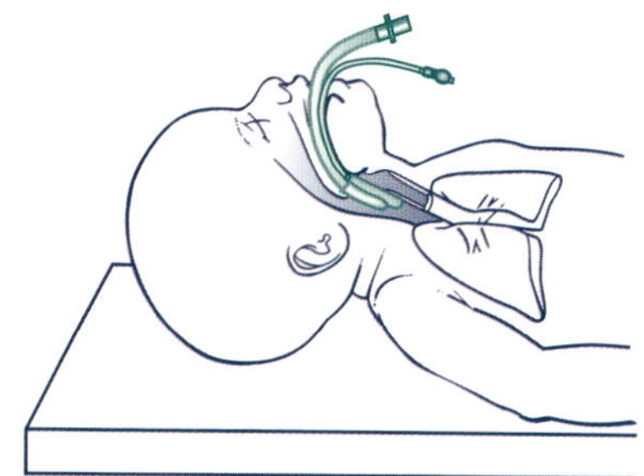

Figura 5.33. Máscara laríngea formando un sello sobre la glotis

estándar de 15 mm que puede estar unido a cualquier dispositivo de VPP. Cuando se aplica presión positiva en el tubo de ventilación, la presión se transmite a través del tubo y la máscara a la tráquea del bebé. No se requiere ningún instrumento para introducir una máscara laríngea y no necesita visualizar las cuerdas vocales durante la inserción. Hay muchas variaciones del diseño básico disponibles en el mercado, incluyendo versiones reutilizables y desechables, dispositivos con un tubo de ventilación con una curvatura anterior y un puerto de drenaje gástrico, y una máscara que crea un sello sin un manguito inflable. En este momento, la única máscara laríngea lo suficientemente pequeña para usar en recién nacidos que pesan menos de 5 kg es la de tamaño 1.

¿Cuándo debe considerar usar una máscara laríngea?

Debido a que la máscara laríngea no requiere crear un sello hermético contra la cara, evita la lengua y no requiere visualizar las cuerdas vocales para colocarla, puede ser un método alternativo eficaz cuando no son exitosos los intentos de ventilación con máscara e intubación endotraqueal. Cuando "no se puede ventilar y no se puede intubar", probablemente la máscara laríngea ofrezca una vía aérea de rescate exitosa.

Los ejemplos habituales de cuándo se debe considerar la máscara laríngea durante la reanimación incluyen los siguientes:

- Los recién nacidos con anomalías congénitas que afecten la boca, el labio, la lengua, el paladar o el cuello, cuando sea difícil lograr un buen sello con una máscara facial y sea difícil o inviable visualizar la laringe con un laringoscopio.

- Los recién nacidos con una mandíbula pequeña o una lengua grande, cuando la ventilación con máscara facial y la intubación no son exitosas. Los ejemplos habituales incluyen el Síndrome de Pierre Robin y Trisomía 21.

- Cuando la VPP administrada con una máscara facial resulta inefectiva y los intentos de intubación son inviables o fracasan.

¿Cuáles son las limitaciones de una máscara laríngea?

Las máscara laríngeas tienen muchas limitaciones para considerar durante la reanimación neonatal.

- El dispositivo no ha sido estudiado para succionar secreciones de la vía aérea.

- Si necesita usar altas presiones de ventilación, es posible que salga aire por el sello entre la faringe y la máscara, lo cual dará como resultado una presión insuficiente para insuflar los pulmones.

- Algunos informes describen el uso de la máscara laríngea durante las compresiones torácicas. Sin embargo, si la intubación endotraqueal no es exitosa, es razonable intentar las compresiones con el dispositivo introducido.

- No hay evidencia suficiente para recomendar el uso de una máscara laríngea para administrar medicamentos intratraqueales. Los medicamentos intratraqueales podrían derramarse desde la máscara hacia el esófago y no entrar al pulmón.

- Las máscaras laríngeas no se pueden usar en recién nacidos muy pequeños. En la actualidad, la máscara más pequeña está diseñada para que se use con bebés que pesan más de 2000 g. Muchos informes describen su uso en bebés que pesan entre 1500 g a 2000 g. Algunos informes han descrito el uso exitoso de la máscara laríngea de tamaño 1 en bebés que pesan menos de 1500 g.

Recuerde pedir ayuda a un profesional con amplia experiencia en el manejo de las vías aéreas en seguida que se haga evidente la necesidad de requerir ventilación asistida en un bebé pequeño, o en un bebé con una anomalía craneofacial.

¿Cómo coloca una máscara laríngea?

Las siguientes instrucciones se aplican a un ejemplo de máscara laríngea con un tubo de ventilación con una curvatura anterior y con forma anatómica y un puerto de drenaje gástrico. Los dispositivos varían por fabricante y usted debe referirse a las instrucciones del fabricante para el dispositivo específico utilizado en su institución. Si está usando una máscara laríngea reutilizable, consulte las instrucciones del fabricante respecto a la limpieza adecuada y a los procedimientos de mantenimiento.

Nota: Si piensa que un bebé a quien decidió colocar una máscara laríngea que no tiene un puerto de drenaje gástrico tiene el estómago distendido, deberá colocar una sonda orogástrica y se debe aspirar el aire del estómago antes de introducir la máscara laríngea.

Prepare la máscara laríngea.

1. Use guantes y siga las precauciones estándar. Usando una técnica higiénica, retire el dispositivo de tamaño 1 del envase estéril.

2. Inspeccione rápidamente el dispositivo y asegúrese de que la máscara, las barras de apertura, el tubo de ventilación, el conector de 15 mm y el balón piloto estén intactos sin cortes, fisuras o asperezas.

3. Conecte una jeringa al puerto de inflación y desinfle completamente el manguito que rodea la máscara, lo que crea un vacío dentro del manguito, para que la máscara logre una forma cuña (Figura 5.34). Manteniendo la tensión, desconecte la jeringa del puerto de inflación.

4. Algunos médicos lubrican el dorso de la máscara laríngea con un lubricante soluble en agua. Si opta por hacer esto, tenga cuidado y mantenga el lubricante lejos de las aberturas dentro de la máscara.

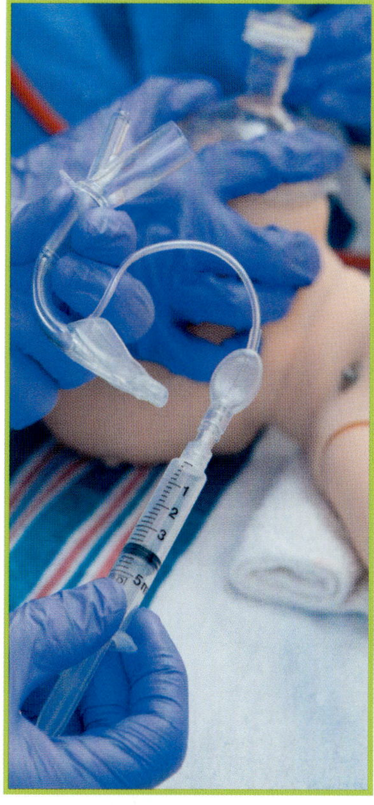

Figura 5.34. Desinflar la máscara para formar una cuña y luego quitar la jeringa.

Prepárese para introducir una máscara laríngea.

5 Párese en la cabecera del bebé y coloque la cabeza en la posición de "olfateo", tal como lo haría para una intubación endotraqueal.

6 Sostenga el dispositivo como se ilustra (Figura 5.35). Puede sostener la máscara laríngea en su mano derecha o izquierda.

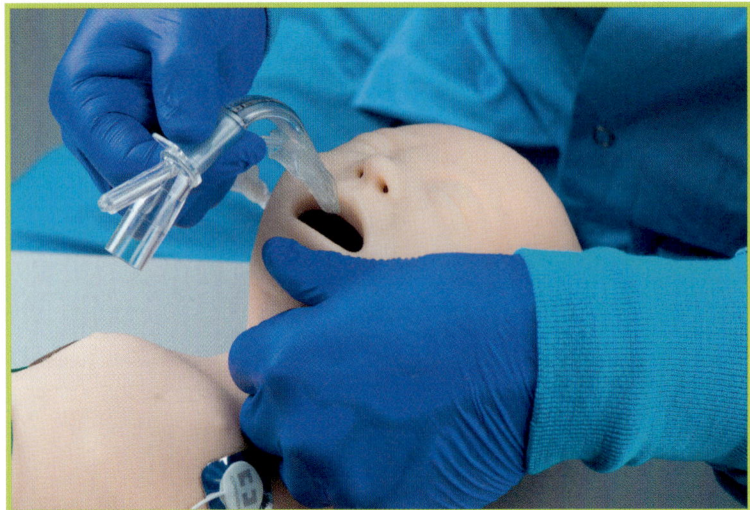

Figura 5.35. Preparación para la inserción.

Introduzca la máscara laríngea.

7 Abra suavemente la boca del bebé y presione la punta principal de la máscara contra el paladar duro del bebé (Figura 5.36).

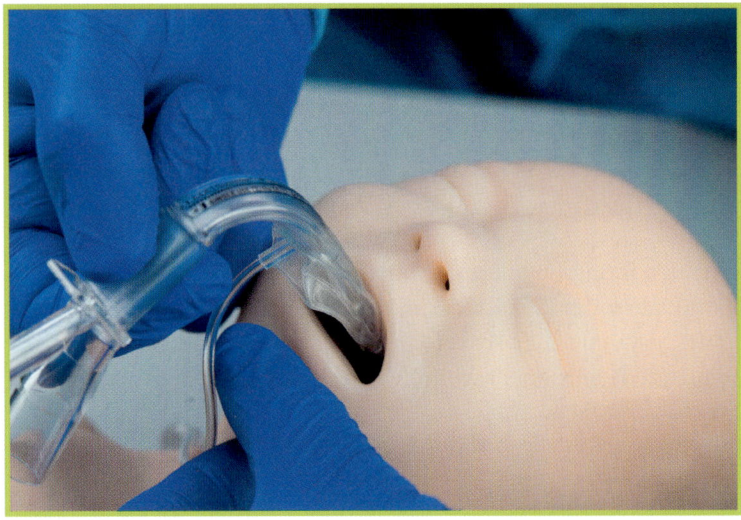

Figura 5.36. Presionar la punta contra el paladar.

8 Mientras mantiene la presión contra el paladar, haga avanzar el dispositivo hacia adentro con un movimiento circular (Figura 5.37). La máscara seguirá el contorno de la boca y el paladar. Continúe hasta que sienta resistencia.

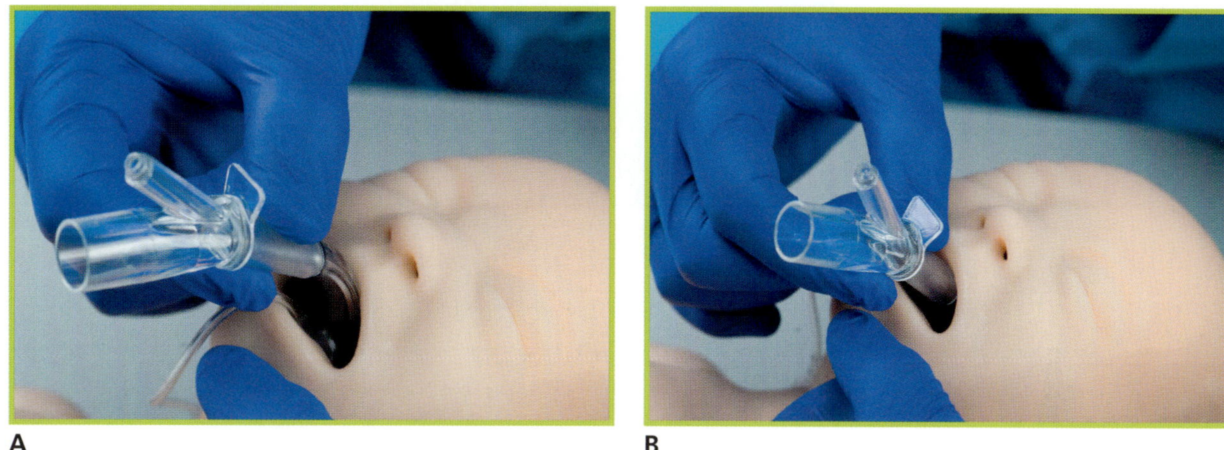

A   B

Figura 5.37. Haga avanzar el dispositivo siguiendo el contorno de la boca y el paladar.

Infle la máscara laríngea.

9 Infle el manguito inyectando el aire suficiente en el puerto de inflación para lograr un sello. Luego de inflar el manguito, quite la jeringa. Siga las recomendaciones del fabricante para inflar al máximo el volumen. La inflación máxima demostrada de la máscara es de 5 ml (Figura 5.38). Puede evaluar la inflación del manguito mirando el balón piloto. La máscara laríngea se moverá un poquito hacia afuera al inflarla. **Nunca infle la máscara con más volumen de aire del recomendado por el fabricante.**

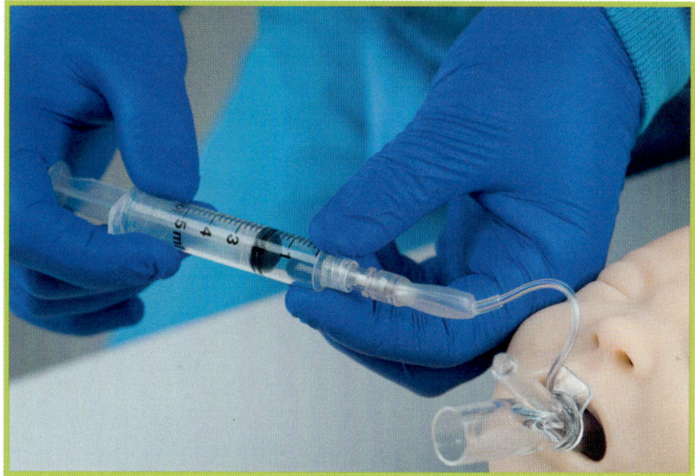

Figura 5.38. Inflar el manguito con aire.

Ventile a través de la máscara laríngea.

10 Conecte un dispositivo de VPP y un detector de CO_2 al tubo de ventilación y comience la VPP (Figura 5.39).

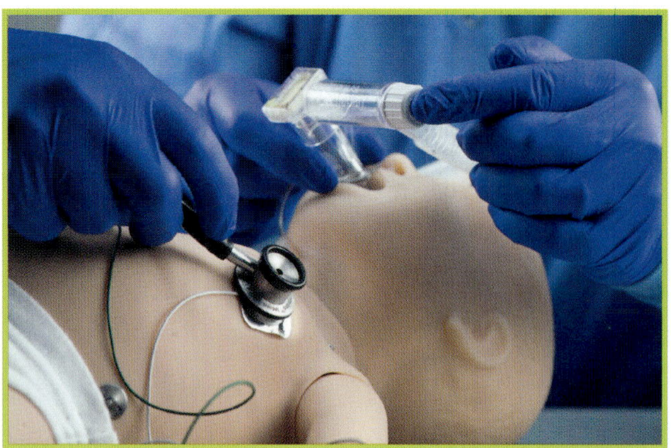

Figura 5.39. Comenzar la VPP y confirmar la colocación.

Asegure la máscara laríngea.

11 Presione un trozo de cinta adhesiva transversalmente al otro lado de la lengüeta de fijación del tubo de ventilación, apretando hacia abajo para que la cinta se adhiera a las mejillas del bebé y presione suavemente el dispositivo hacia adentro (Figura 5.40).

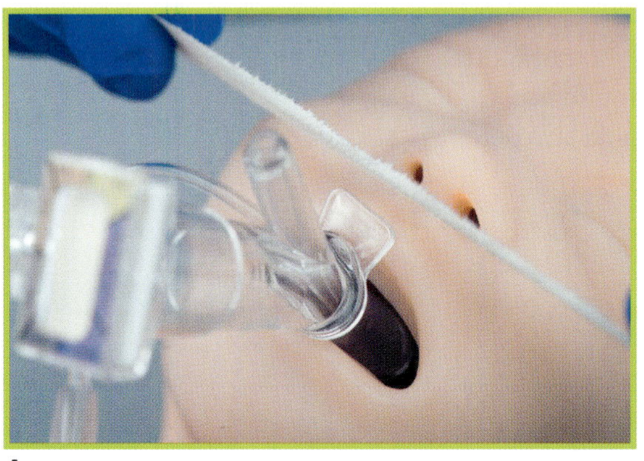

A

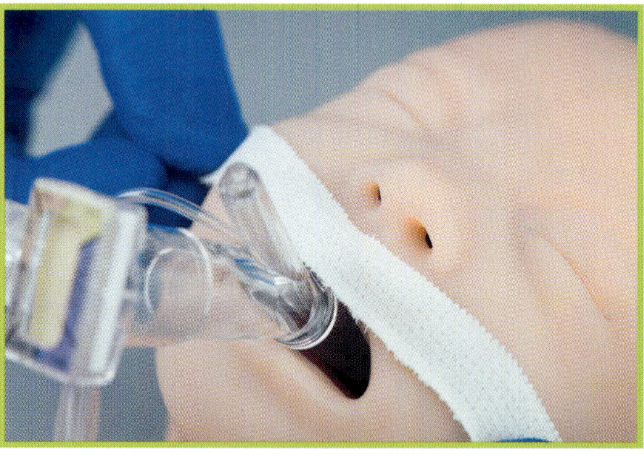

B

Figura 5.40. Presionar la cinta adhesiva hacia abajo al otro lado de la lengüeta de fijación y al otro lado de las mejillas del bebé.

¿Cómo confirma que la máscara laríngea está correctamente colocada?

En cuanto introduzca la máscara laríngea y comience la VPP, conecte un detector de CO_2 y confirme la presencia de CO_2 durante la exhalación (Figura 5.39). Si la máscara laríngea se encuentra colocada correctamente y usted está proporcionando ventilación que insufla los pulmones, debería detectar CO_2 exhalado en 8 a 10 respiraciones por presión positiva. De igual modo que un tubo endotraqueal correctamente colocado, debe notar un rápido aumento de la frecuencia cardíaca del bebé, movimientos de las paredes torácicas, sonidos respiratorios parejos al escuchar con un estetoscopio y un aumento de la Spo_2. No debería escuchar una gran pérdida de aire proveniente de la boca del bebé ni ver un bulto que aumenta de tamaño en el cuello del bebé.

La máscara laríngea no obstruye las cuerdas vocales; por lo tanto, puede que escuche resoplidos o llantos a través del dispositivo cuando el bebé comience a respirar espontáneamente.

Inserte una sonda de drenaje gástrico (opcional). Puede lubricar una sonda gástrica de tamaño 5F o 6F e insertarla con cuidado en el puerto de drenaje gástrico conectado al tubo de ventilación (Figura 5.41). Conecte una jeringa y aspire suavemente el aire y los contenidos del estómago. Desconecte la jeringa y deje la sonda gástrica abierta.

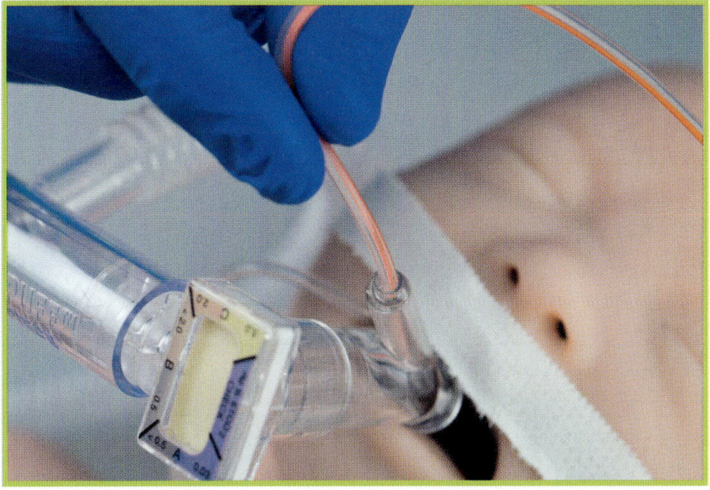

Figura 5.41. Introducir una sonda gástrica de tamaño 5F o 6F a través del puerto de drenaje gástrico.

¿Cuándo debe retirar la máscara laríngea?

La máscara laríngea se puede retirar cuando el bebé establece respiraciones espontáneas eficaces o cuando se pueda insertar con éxito un tubo endotraqueal. Los bebés pueden respirar espontáneamente a través del dispositivo. Si fuera necesario, se puede conectar la máscara laríngea a un ventilador o a un dispositivo de presión positiva continua en las vías aéreas (CPAP) durante el traslado. Cuando decida retirar la máscara laríngea, succione las secreciones de la boca y de la garganta antes de desinflar y retirar el dispositivo.

¿Qué complicaciones pueden ocurrir con una máscara laríngea?

El dispositivo puede causar traumatismos en el tejido blando, laringoespasmo o distensión gástrica por la pérdida de aire alrededor de la máscara. El uso prolongado durante horas o días se ha asociado, con poca frecuencia, con el daño en los nervios orofaríngeos o la inflamación de la lengua en adultos; no obstante, no hay información disponible sobre la incidencia de estas complicaciones en recién nacidos.

Enfocarse en el trabajo en equipo

Insertar una vía aérea alternativa destaca muchas oportunidades para que los equipos eficaces utilicen las habilidades de comportamiento claves del Programa de Reanimación Neonatal (PRN).

Conducta	Ejemplo
Pida ayuda adicional cuando se necesite.	Si se requiere una vía aérea alternativa, probablemente necesite de 3 a 4 profesionales, o más, para realizar todas las tareas rápidamente, incluso preparar y probar varias piezas del equipo, colocar al bebé en posición, sostener el tubo endotraqueal, proporcionar presión en los cartílagos tiroides y cricoides, controlar al bebé durante el procedimiento, conectar un detector de CO_2, conectar un dispositivo de VPP, auscultar los sonidos respiratorios, asegurar la vía aérea y documentar los eventos.
Comuníquese eficazmente. Mantenga una conducta profesional.	Cuando se prepare para introducir una vía aérea alternativa, pida los suministros deseados de forma clara y tranquila. Confirme la profundidad de inserción (tubo endotraqueal) o el volumen de inflación (máscara laríngea) con los miembros de su equipo antes de asegurar el tubo.
Delegue la carga de trabajo en forma óptima.	Determine quién introducirá el tubo endotraqueal, quién proporcionará presión en los cartílagos tiroides y cricoides, quién controlará la frecuencia cardíaca del bebé, quién colocará el detector de CO_2 y quién auscultará los sonidos respiratorios.
Dirija su atención de manera inteligente.	Mantenga la conciencia situacional. En todo momento, un miembro del equipo necesita estar controlando el estado del bebé, el número de intentos de inserción, la duración de los intentos de inserción y alertar a los operadores de cualquier cambio importante (por ejemplo, la frecuencia cardíaca, la saturación de oxígeno).
Use los recursos disponibles.	Si se necesita una vía aérea alternativa, pero los intentos de intubación iniciales no tienen éxito, no realice intentos reiterados de intubación. Use otros recursos, como otro individuo con experiencia en intubación o máscara laríngea. Permita que todos los miembros del equipo usen sus habilidades únicas durante el proceso de reanimación. Por ejemplo, los profesionales de atención respiratoria (RCP) tienen habilidades específicas útiles para la intubación. Utilizar las habilidades de los RCP durante la intubación puede permitir que otro profesional enfoque su atención en preparar el equipo para el acceso vascular y los medicamentos.

Preguntas frecuentes

¿Por qué debo colocar un tubo endotraqueal antes de comenzar las compresiones torácicas? ¿Eso retrasa el inicio de las compresiones torácicas?

En la mayoría de las situaciones, este programa recomienda colocar un tubo endotraqueal antes de comenzar las compresiones torácicas para asegurar la mayor eficacia de la ventilación tanto antes como después de comenzadas las compresiones torácicas. En muchos casos, el estado del bebé mejorará durante los 30 segundos de ventilación luego de la intubación y no se necesitarán las compresiones.

¿El profesional capacitado para intubar puede estar de guardia fuera del hospital o en un lugar alejado?

No. Debe haber una persona capacitada para intubar en el hospital y debe estar disponible para ser llamada a brindar ayuda inmediata de ser necesario. Esta persona deberá estar presente en el momento del parto si se anticipa la necesidad de reanimación. No es suficiente tener a alguien "de guardia" en el hogar o en un lugar remoto del hospital.

¿Se debe usar medicación previa de sedación antes de la intubación?

Antes de una intubación de no emergencia en la UCIN, se recomienda administrar medicación previa debido a que alivia el dolor, disminuye el número de intentos necesarios para completar el procedimiento y disminuye la probabilidad de traumatismos de la vía aérea relacionados con la intubación. Cuando la intubación de emergencia se realiza como parte de la reanimación, suele no haber tiempo o acceso vascular suficiente para administrar medicación previa de sedación. Este programa se concentra en la reanimación del bebé recién nacido y, por lo tanto, no se incluyen los detalles de la medicación previa.

¿Una enfermera o terapista respiratorio puede colocar una máscara laríngea?

El ámbito de práctica de cada proveedor de atención médica es definido por su junta estatal de licencias, y cada hospital determina el nivel de competencia y las calificaciones requeridas para que los profesionales con una licencia realicen destrezas clínicas. Si bien la colocación de una máscara laríngea coincide con las pautas generales para la práctica de las enfermeras y de los terapistas respiratorios, usted debe consultar a la junta estatal de licencias y su institución.

Puntos claves

1 Se debe considerar la introducción de un tubo endotraqueal o una máscara laríngea

   a. Si la ventilación a presión positiva (VPP) con una máscara facial no da como resultado una mejora clínica

   b. Si la VPP dura más de algunos minutos

2 Se recomienda enfáticamente la introducción de un tubo endotraqueal

   a. Si se necesitan compresiones torácicas. Si la intubación no es exitosa o posible, se podrá usar una máscara facial.

   b. En circunstancias especiales, tales como (1) estabilización de un recién nacido con una hernia diafragmática sospechada, (2) para la administración de surfactante, y (3) para la succión directa de la tráquea si la vía aérea está obstruida por secreciones espesas.

3 Debe haber una persona capacitada para intubar en el hospital y debe estar disponible para ser llamada a brindar ayuda inmediata de ser necesario. Esta persona deberá estar presente en el momento del parto si se anticipa la necesidad de reanimación. No es suficiente tener a alguien "de guardia" en el hogar o en un lugar remoto del hospital.

4 Los equipos necesarios para colocar una vía aérea alternativa deben mantenerse juntos y a mano. Anticipe la necesidad de introducir una vía aérea y preparar el equipo antes de un parto de alto riesgo.

5 El tamaño adecuado del tubo endotraqueal se estima a partir del peso o edad de gestación del bebé.

6 La hoja de laringoscopio adecuada para un bebé nacido a término es la de tamaño N.º 1. La hoja correcta para un recién nacido prematuro es la de tamaño N.º 0 (el tamaño N.º 00 es *opcional* para los recién nacidos muy prematuros).

7 Lo ideal es que el procedimiento de intubación se complete en 30 segundos. Se requiere un trabajo en equipo eficaz para realizar este procedimiento rápidamente.

8 Para la intubación, el bebé debe ser colocado sobre una superficie plana con la cabeza en la línea media, el cuello ligeramente extendido y el cuerpo recto. Si es posible, ajuste la cama, de modo que la cabeza del bebé se encuentre al nivel del abdomen superior o la parte inferior del pecho del operador.

9 Los métodos primarios de confirmación de la colocación del tubo endotraqueal dentro de la tráquea son la demostración de CO_2 exhalado y la observación de un aumento rápido de la frecuencia cardíaca.

10 La profundidad de inserción (cm) de un tubo endotraqueal puede estimarse utilizando la DNT + 1 cm (DNT = distancia desde el tabique nasal al trago de la oreja) o la edad de gestación del bebé; sin embargo, la profundidad estimada debe confirmarse con sonidos respiratorios iguales. Si el tubo va a permanecer en su sitio, haga una radiografía para la confirmación final.

11 Si el estado del bebé no ha mejorado y no ha logrado el movimiento del pecho con la ventilación a través de un tubo endotraqueal correctamente colocado, es posible que haya secreciones espesas obstruyendo la vía aérea. Despeje las vías aéreas usando un catéter de succión introducido a través del tubo endotraqueal. Si no puede despejar la vía aérea rápidamente con el catéter de succión, es posible que pueda despejar la vía aérea aplicando succión directamente en el tubo endotraqueal usando un aspirador de meconio.

12 Si la condición del bebé empeora luego de la intubación endotraqueal, el tubo puede haberse **D**esplazado u **O**bstruido, puede haber un **P**:neumotórax o una falla en el **E**quipo de ventilación a presión positiva (acrónimo mnemotécnico *DOPE*).

13 Evite realizar reiterados intentos fallidos de intubación endotraqueal. Una máscara laríngea puede proporcionar una vía aérea de rescate cuando la VPP con máscara facial no logra una ventilación eficaz y la intubación endotraqueal no es exitosa.

REPASO DE LA LECCIÓN 5

1. Un recién nacido ha estado recibiendo ventilación con máscara facial, pero no mejora. Pese a realizar los 5 pasos correctivos de ventilación, la frecuencia cardíaca no aumenta y hay poco movimiento del pecho. (Se debe)/(no se debe) introducir de inmediato una vía aérea alternativa, como por ejemplo un tubo endotraqueal o una máscara laríngea.

2. En el caso de bebés que pesen menos de 1000 g, el tamaño del tubo endotraqueal debe ser de (2.5 mm)/(3.5 mm).

3. En caso de usar un estilete, la punta del estilete (debe)/(no debe) extenderse más allá de los orificios del costado y extremos del tubo endotraqueal.

4. El tamaño de hoja del laringoscopio preferido para usar en bebés nacidos a término es el (N.° 1)/(N.° 0).

5. La guía de la cuerda vocal de un tubo endotraqueal (sí)/(no) predice de manera confiable la profundidad de inserción correcta.

6. ¿Qué ilustración muestra la vista de la cavidad oral que debe ver si tiene el laringoscopio correctamente colocado para la intubación?

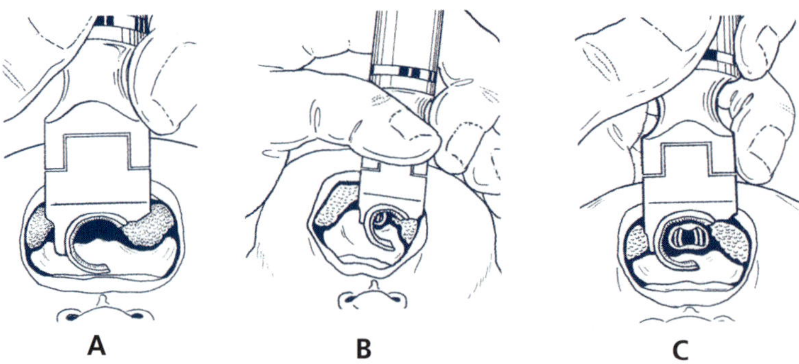

A   **B**   **C**

7. Tanto las personas diestras como las zurdas deben sostener el laringoscopio en la mano (derecha)/(izquierda).

8. Debe intentar no tardar más de (30)/(60) segundos en completar el procedimiento de intubación endotraqueal.

9. Si no completó la intubación endotraqueal dentro del límite de tiempo recomendado, debe (continuar intentando la intubación durante otros 30 segundos utilizando oxígeno de flujo libre para asistir al bebé)/(detenerse, reiniciar la ventilación a presión positiva con una máscara, luego intentar nuevamente o introducir una máscara laríngea).

10. ¿Qué imagen muestra la manera correcta de levantar la lengua para sacarla del medio y dejar expuesta la laringe?

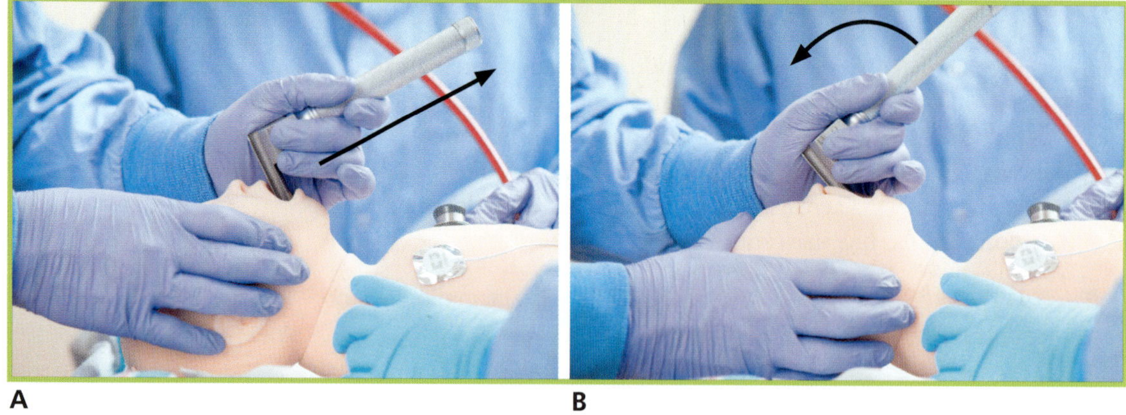

A   **B**

11. Tiene la glotis a la vista, pero las cuerdas vocales están cerradas. (Debe)/(no debe) esperar a que se abran para introducir el tubo.

12. Ha introducido un tubo endotraqueal y el detector de CO_2 cambió de color cuando administró ventilaciones a presión positiva. Escucha los sonidos respiratorios con su estetoscopio solamente del lado derecho del pecho. Debe (retirar)/(hacer avanzar) apenas el tubo y escuchar otra vez con el estetoscopio.

13. Ha introducido un tubo endotraqueal y está administrando ventilación a presión positiva a través del mismo. El detector de CO_2 no cambia de color y la frecuencia cardíaca del bebé está disminuyendo. Es más probable que el tubo esté colocado en (el esófago)/(la tráquea).

14. ¿Qué radiografía muestra la colocación correcta de un tubo endotraqueal?

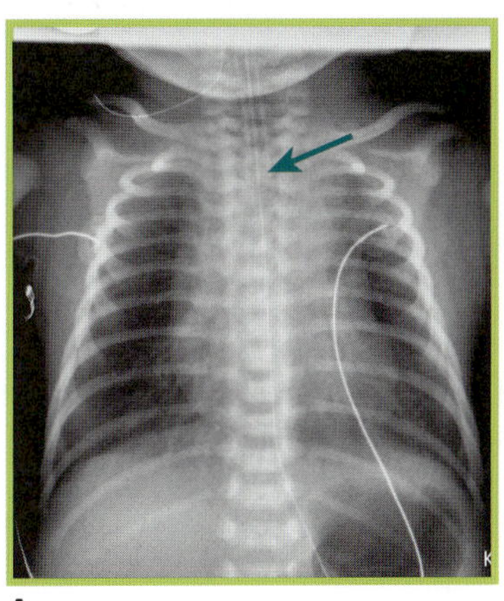 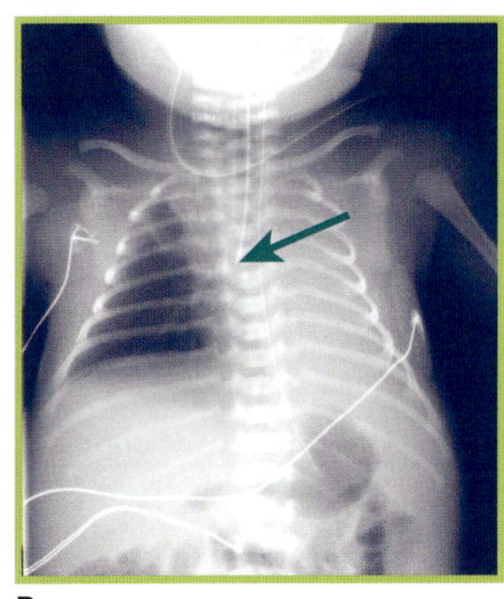

A **B**

15. Un bebé nace a término con labio leporino y fisura palatina bilateral y una mandíbula muy pequeña. Requiere ventilación a presión positiva. Usted no logra formar un sello con bolsa y máscara. Ha intentado intubar dos veces pero sin éxito. (Se indica)/(no se indica) la colocación de una máscara laríngea.

16. En la foto, ¿qué flecha está apuntando a la epiglotis?

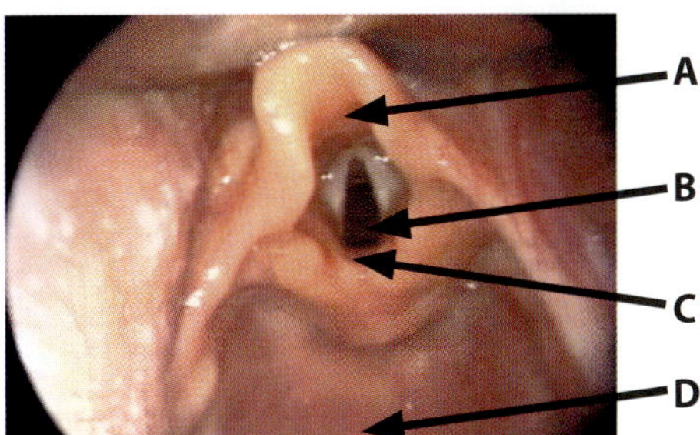

17. Introdujo un laringoscopio e intenta la intubación. Observa la vista que aparece en la siguiente ilustración. La acción correcta es (hacer avanzar más el laringoscopio/retirar el laringoscopio).

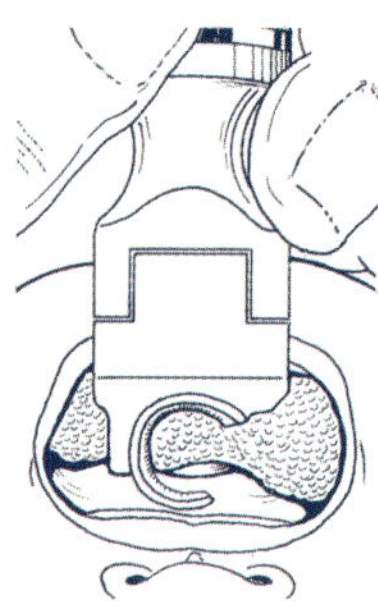

18. Si el estado del bebé empeora después de la intubación endotraqueal, indique 4 posibles causas.

    1.___________ , 2. ___________ , 3. ___________ , 4. ___________

Respuestas

1. Se debe introducir de inmediato una vía aérea alternativa, como por ejemplo un tubo endotraqueal o una máscara laríngea.

2. En el caso de bebés que pesen menos de 1000 g, el tamaño del tubo endotraqueal debe ser de 2.5 mm.

3. La punta del estilete no debe extenderse más allá de los orificios del costado y extremos del tubo endotraqueal.

4. El tamaño de hoja del laringoscopio preferido para usar en bebés nacidos a término es el N.° 1.

5. La guía de la cuerda vocal de un tubo endotraqueal no predice de manera confiable la profundidad de inserción correcta.

6. La imagen C muestra la vista de la cavidad oral que debe ver si tiene el laringoscopio correctamente colocado para la intubación.

7. Tanto las personas diestras como las zurdas deben sostener el laringoscopio en la mano izquierda.

8. Debe intentar no tardar más de 30 segundos en completar el procedimiento de intubación endotraqueal.

9. Si no completó la intubación endotraqueal dentro del límite de tiempo recomendado, debe detenerse, reiniciar la ventilación a presión positiva con una máscara, luego intentar nuevamente o introducir una máscara laríngea.

10. La imagen A muestra la manera correcta de levantar la lengua para sacarla del medio y dejar expuesta la laringe.

11. Debe esperar a que se abran para introducir el tubo.

12. Debe retirar apenas el tubo y escuchar otra vez con el estetoscopio.

13. Es más probable que el tubo esté colocado en el esófago.

14. La radiografía A muestra la colocación correcta de un tubo endotraqueal.

15. Se indica la colocación de una máscara laríngea.

16. La flecha A está apuntando a la epiglotis.

17. La acción correcta es hacer avanzar más el laringoscopio.

18. Las causas posibles son, por ejemplo, (1) tubo endotraqueal desplazado, (2) tubo endotraqueal obstruido, (3) neumotórax, (4) falla del equipo.

Lecturas adicionales

Blayney MP, Logan DR. First thoracic vertebral body as reference for endotracheal tube placement. *Arch Dis Child Fetal Neonatal Ed.* 1994;71(1):F32-F35

Kempley ST, Moreiras JW, Petrone FL. Endotracheal tube length for neonatal intubation. *Resuscitation.* 2008;77(3):369-373

Mainie P, Carmichael A, McCullough S, Kempley ST. Endotracheal tube position in neonates requiring emergency interhospital transfer. *Am J Perinatol.* 2006;23(2):121-124

Rotschild A, Chitavat D, Puterman ML, Phang MS, Ling E, Baldwin V. Optimal positioning of endotracheal tubes for ventilation of preterm infants. *Am J Dis Child.* 1991;145(9):1007-1012

Shukla HK, Hendricks-Munoz KD, Atakent Y, Rapaport S. Rapid estimation of insertional length of endotracheal intubation in newborn infants. *J Pediatr.* 1997;131(4):561-564

Thayvil S, Nagakumar P, Gowers H, Sinha A. Optimal endotracheal tube tip position in extremely premature infants. *Am J Perinatol.* 2008; 25(1):13-16

Trevisanuto D, Doglioni N, Gottardi G, Nardo D, Micaglio M, Parotto M. Laryngeal mask: beyond neonatal upper airway malformations. *Arch Dis Child Fetal Neonatal Ed.* 2013;98(2):F185-F186

Whyte KL, Levin R, Powls A. Clinical audit: Optimal positioning of endotracheal tubes in neonates. *Scott Med J.* 2007;52(2):25-27

Lección 5: Lista de verificación de desempeño

Vías aéreas alternativas:

La lista de verificación del desempeño es una herramienta de aprendizaje

La persona que está aprendiendo utiliza la lista de verificación como una referencia durante una práctica independiente, o como una guía para el debate y la práctica con un instructor del Programa de Reanimación Neonatal (PRN). Cuando el estudiante y el instructor están de acuerdo en que el estudiante puede realizar las destrezas correctamente y sin problemas, sin supervisión y dentro del contexto de un caso real, el estudiante podrá pasar a la siguiente lección de la lista de verificación de desempeño.

Nota: Si la institución del estudiante usa un reanimador con pieza en T o una bolsa inflada por flujo, el estudiante también deberá demostrar su competencia con una bolsa autoinflable para usarla en caso de emergencia (pérdida de gas comprimido).

Verificación de conocimientos

1 ¿Cuáles son las indicaciones para una intubación endotraqueal durante la reanimación?

2 ¿Cómo determina el tamaño del tubo endotraqueal que debe usarse para varias edades gestacionales y pesos?

3 ¿Qué 2 estrategias se pueden usar para determinar la profundidad de inserción del tubo endotraqueal?

4 ¿Qué indicadores determinan la colocación correcta del tubo endotraqueal?

5 ¿Cuál es el rol del ayudante durante la intubación?

6 ¿Cuándo debe considerar usar una máscara laríngea?

7 Indique al menos 3 limitaciones de la máscara laríngea.

4 ¿Qué indicadores se usan para determinar la colocación correcta de la máscara laríngea?

9 ¿Cuándo y cómo debe retirar la máscara laríngea?

Objetivos de aprendizaje

1 Identificar al recién nacido que necesita intubación endotraqueal.

2 Demostrar la preparación para la intubación, incluyendo la elección del tamaño correcto del tubo para el peso estimado del recién nacido.

3 Demostrar la técnica correcta para colocar un tubo endotraqueal (operador).

4 Demostrar el rol del ayudante durante la intubación (ayudante).

5 Demostrar las estrategias para determinar si el tubo endotraqueal está en la tráquea.

6 Demostrar cómo usar el catéter de succión o el aspirador de meconio para succionar secreciones espesas de la tráquea.

7 Identificar cuándo está indicada la colocación de una máscara laríngea.

8 Indicar cuáles son las limitaciones de la máscara laríngea.

9 Demostrar la técnica correcta para colocar y retirar una máscara laríngea.

10 Practicar las habilidades de comportamiento para garantizar una comunicación clara y un buen trabajo de equipo durante este componente fundamental de la reanimación de recién nacidos.

Intubación endotraqueal

Situaciones

"Lo llaman para atender un parto complicado por el patrón de la frecuencia cardíaca del feto de categoría III. La madre en trabajo de parto es una madre primeriza de 28 años con 39 semanas de gestación. Demuestre cómo se prepararía para el nacimiento de este bebé. A medida que trabaja, diga en voz alta lo que piensa y lo que hace así sabré lo que está pensando y haciendo".

✔	Pasos de desempeño fundamentales
	Evalúa el riesgo perinatal (El estudiante realiza las 4 preguntas básicas).
	¿Edad de gestación? **"39 semanas de gestación"**.
	¿Líquido claro? **"El líquido amniótico es claro"**.
	¿Cuántos bebés? **"Se espera un bebé"**.
	¿Factores de riesgo adicionales? **"La madre tiene fiebre"**.
	Arma el equipo, identifica al líder, delega tareas
	Realiza verificación del equipo

✔	Pasos de desempeño fundamentales

"Ha nacido el bebé".

Evaluación rápida

¿Nacido a término? ¿Tiene buen tono? ¿Respira o llora?

"Aparentemente a término, no tiene buen tono, no respira".

Pasos iniciales

Colocar en posición, succionar boca y nariz, secar, retirar los campos, estimular

Signos vitales

Verifica la respiración

"El bebé está apneico".

Ventilación a presión positiva

Coloca la cabeza en posición, aplica la máscara, inicia la VPP a 20 a 25 cm de H_2O; frecuencia de 40 a 60 respiraciones/minuto, pide oximetría de pulso, solicita un monitor de ECG (opcional)

Dentro de los 15 segundos a partir de comenzar la VPP, solicita verificación para evaluar si la frecuencia cardíaca está aumentando

"Frecuencia cardíaca de aproximadamente 40 lpm, no aumenta".

Evalúa el movimiento del pecho

- Si se observa movimiento del pecho, continúe la VPP × 15 segundos

- De no observar movimiento del pecho, proceda con los pasos correctivos (MR. SOPA) hasta que haya movimiento del pecho, luego administre VPP × 30 segundos

- *De no ver movimiento del pecho con los pasos correctivos, indique que necesita una vía aérea alternativa y proceda directamente a intubar*

Frecuencia cardíaca

Evalúa la frecuencia cardíaca

"Frecuencia cardíaca de aproximadamente 40 lpm, todavía no aumenta".

Indica la necesidad de vía aérea alternativa

Preparación para intubar

Operador	Asistente
Se prepara para intubar • Pide tubo del tamaño correcto • Pide hoja de laringoscopio del tamaño correcto • Comunica las preferencias para el uso de estilete	• Asegura la succión fijada a 80 a 100 mm Hg • Selecciona un tubo de tamaño correcto • Elige una hoja de laringoscopio correcta (tamaño 1 [a término], tamaño 0 [prematuro]) • Verifica la luz del laringoscopio • Introduce correctamente el estilete *(estilete opcional)* • Obtiene el detector de CO_2 • Prepara la cinta adhesiva o el dispositivo para asegurar el tubo • Coloca los electrodos del monitor cardíaco electrónico (ECG) y conecta el monitor *(opcional)*

✔ Pasos de desempeño fundamentales

Intubar al recién nacido

Operador	Asistente
• Sostiene correctamente el laringoscopio en la mano izquierda	• Coloca al recién nacido en posición de "olfateo", con el cuerpo recto y la mesa a la altura correcta
• Abre la boca con el dedo e introduce con cuidado la hoja en la base de la lengua	• Controla la frecuencia cardíaca y anuncia si los intentos duran más de 30 segundos
• Levanta la hoja correctamente (sin mecer)	• Aplica presión del cricoides, si se solicita
• Solicita presión del cricoides, si fuera necesario	• Le da el tubo endotraqueal al operador
• Identifica los puntos de referencia, toma medidas correctivas para visualizar la glotis, si fuera necesario	• Quita el estilete (si se usó)
• Inserta el tubo por el lado derecho, no por el medio de la hoja del laringoscopio	• Conecta el detector de CO_2 y un dispositivo de VPP al tubo endotraqueal
• Alinea la guía de cuerda vocal con las cuerdas vocales	• Le da el dispositivo de VPP al operador
• Quita el laringoscopio	
• Sostiene el tubo contra el paladar del bebé	

Ventilación a presión positiva y confirmación de la colocación del tubo endotraqueal

• Administra VPP	• Evalúa el cambio de color del detector de CO_2
• Observa si hay movimiento simétrico del pecho	• Escucha si hay aumento de la frecuencia cardíaca y sonidos respiratorios bilaterales, e **informa el hallazgo de sonidos respiratorios**

Si el tubo endotraqueal no está colocado correctamente

"El color en el detector de CO_2 no cambia y la frecuencia cardíaca no aumenta".

• Quita el tubo endotraqueal

• Retoma la VPP mediante máscara facial

• Vuelve a intentar la intubación o indica la necesidad de una máscara laríngea

Si el tubo endotraqueal está colocado correctamente

"El color en el detector de CO_2 cambia y la frecuencia cardíaca aumenta".

• El operador continúa la VPP $\times$ 30 segundos

• El ayudante verifica la profundidad de punta a labio usando la tabla de edad de gestación/peso o las mediciones de DNT

  – Si usa la DNT, mide la distancia del tabique nasal al trago de la oreja. La profundidad de inserción (cm) es = DNT + 1 cm.

• El ayudante asegura el tubo endotraqueal

Signos vitales

Verifica la frecuencia cardíaca después de 30 segundos de VPP a través de un tubo endotraqueal

"La frecuencia cardíaca es >100 lpm; el bebé permanece apneico. La saturación de oxígeno es de 72 %".

Continúa la VPP y ajusta la concentración de oxígeno por oximetría

Se prepara para el traslado a la sala de recién nacidos

Se actualiza la información a los padres

Máscara laríngea

Situaciones

"Una mujer de 17 años sin atención prenatal fue admitida en el hospital en trabajo de parto. La mujer cree que tiene aproximadamente 36 semanas de gestación.

Usted ingresa a la habitación unos minutos después del parto. Los primeros en responder no pudieron lograr movimiento del pecho con ventilación con máscara facial. Han intentado intubar dos veces sin éxito. La frecuencia cardíaca del recién nacido es de 40 lpm y no aumenta. El recién nacido tiene una mandíbula pequeña y una lengua grande y usted sospecha que tiene Síndrome de Pierre Robin. Decide insertar una máscara laríngea".

✔	Pasos de desempeño fundamentales
Colocación de la máscara laríngea	
	Obtiene una máscara laríngea de tamaño 1 y una jeringa de 5 ml
	Inspecciona rápidamente el dispositivo para asegurarse de que no tenga cortes, fisuras o pliegues
	Conecta una jeringa y desinfla el manguito completamente. Manteniendo la tensión, desconecta la jeringa del puerto de inflación.
	Lubrica el dorso de la máscara con un lubricante hidrosoluble *(opcional)*
	Coloca la cabeza del bebé en posición de "olfateo"
	Abre la boca y presiona la punta principal de la máscara contra el paladar duro del bebé
	Hace avanzar el dispositivo hacia adentro junto al paladar con un movimiento circular hasta que sienta resistencia
	Conecta la jeringa, infla el manguito (2 a 5 ml de aire) según las recomendaciones del fabricante
	El ayudante conecta un dispositivo de VPP y un detector de CO_2 al adaptador
Ventilación a presión positiva y confirmación de la colocación de la máscara laríngea	
	Sostiene la máscara laríngea en su sitio, administra VPP
	El ayudante confirma la colocación mediante el cambio de color en el detector de CO_2, auscultando la frecuencia cardíaca, los sonidos respiratorios bilaterales y observando movimiento simétrico en el pecho.
	Si la máscara laríngea no está colocada correctamente **"El color en el detector de CO_2 no cambia y la frecuencia cardíaca no aumenta".** • Quita la máscara laríngea • Retoma la VPP mediante máscara facial • Vuelve a intentar la inserción de la máscara laríngea
	Si la máscara laríngea está colocada correctamente **"El color en el detector de CO_2 cambia y la frecuencia cardíaca aumenta".** • El operador continúa la VPP $\times$ 30 segundos • El ayudante asegura la máscara laríngea presionando la cinta adhesiva al otro lado de la lengüeta de fijación y las mejillas del bebé
Signos vitales	
	Verifica la frecuencia cardíaca después de 30 segundos de VPP **"La frecuencia cardíaca es >100 lpm; el bebé permanece apneico. La saturación de oxígeno es de 72 %".** Continúa la VPP y ajusta la concentración de oxígeno por oximetría
	Se prepara para el traslado a la sala de recién nacidos Se actualiza la información a los padres

El instructor le formula preguntas de análisis a la persona que está aprendiendo para permitir la autoevaluación, como por ejemplo:

1 ¿Qué salió bien durante esta reanimación?

2 ¿Qué cosa hará diferente al enfrentarse con esta situación en un futuro escenario?

3 ¿Tiene comentarios o sugerencias adicionales para su equipo de reanimación?

5 Deme un ejemplo de cómo usó al menos una de las habilidades de comportamiento claves del PRN.

Habilidades de comportamiento claves del Programa de Reanimación Neonatal

- Conozca su entorno.
- Use la información disponible.
- Anticípese y planifique.
- Identifique claramente al líder del equipo de reanimación.
- Comuníquese eficazmente.
- Delegue la carga de trabajo en forma óptima.
- Dirija su atención de manera inteligente.
- Use los recursos disponibles.
- Pida ayuda adicional cuando se necesite.
- Mantenga una conducta profesional.

Compresiones torácicas

Lo que aprenderá

- Cuándo comenzar las compresiones torácicas
- Cómo administrar las compresiones torácicas
- Cómo coordinar las compresiones torácicas con la ventilación a presión positiva
- Cuándo detener las compresiones torácicas

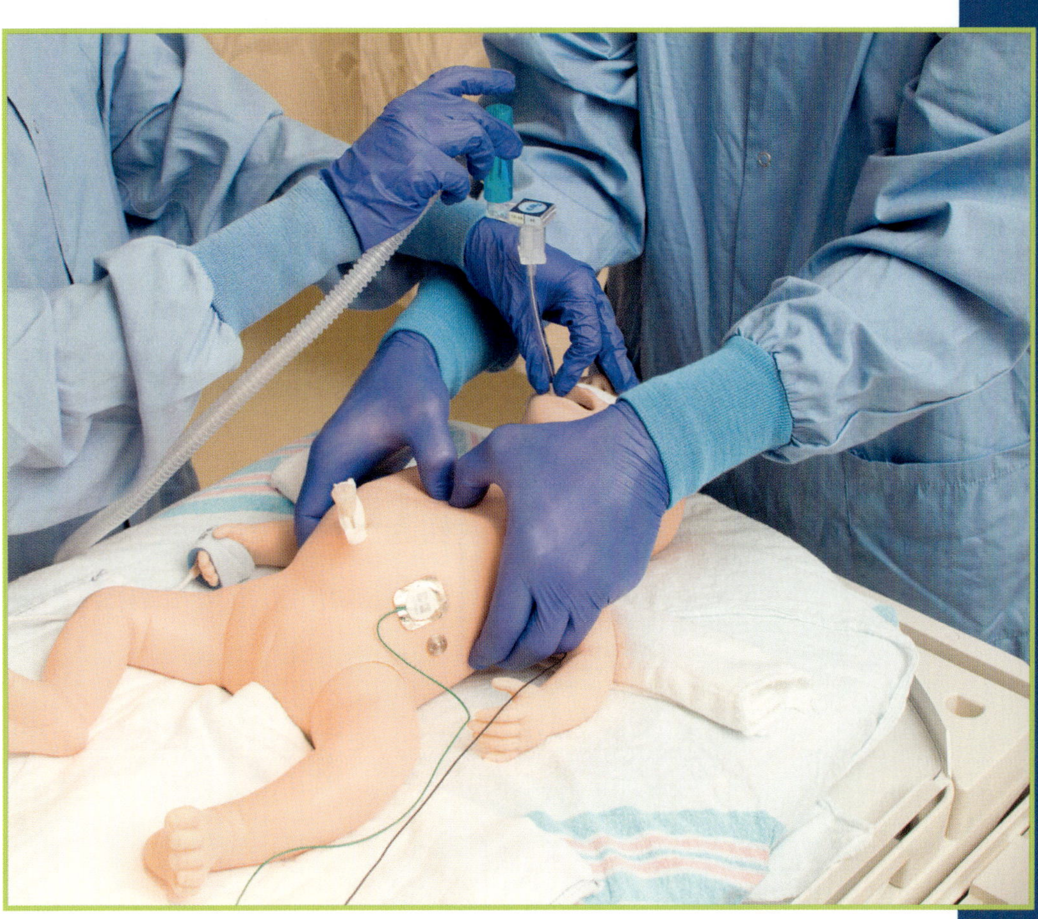

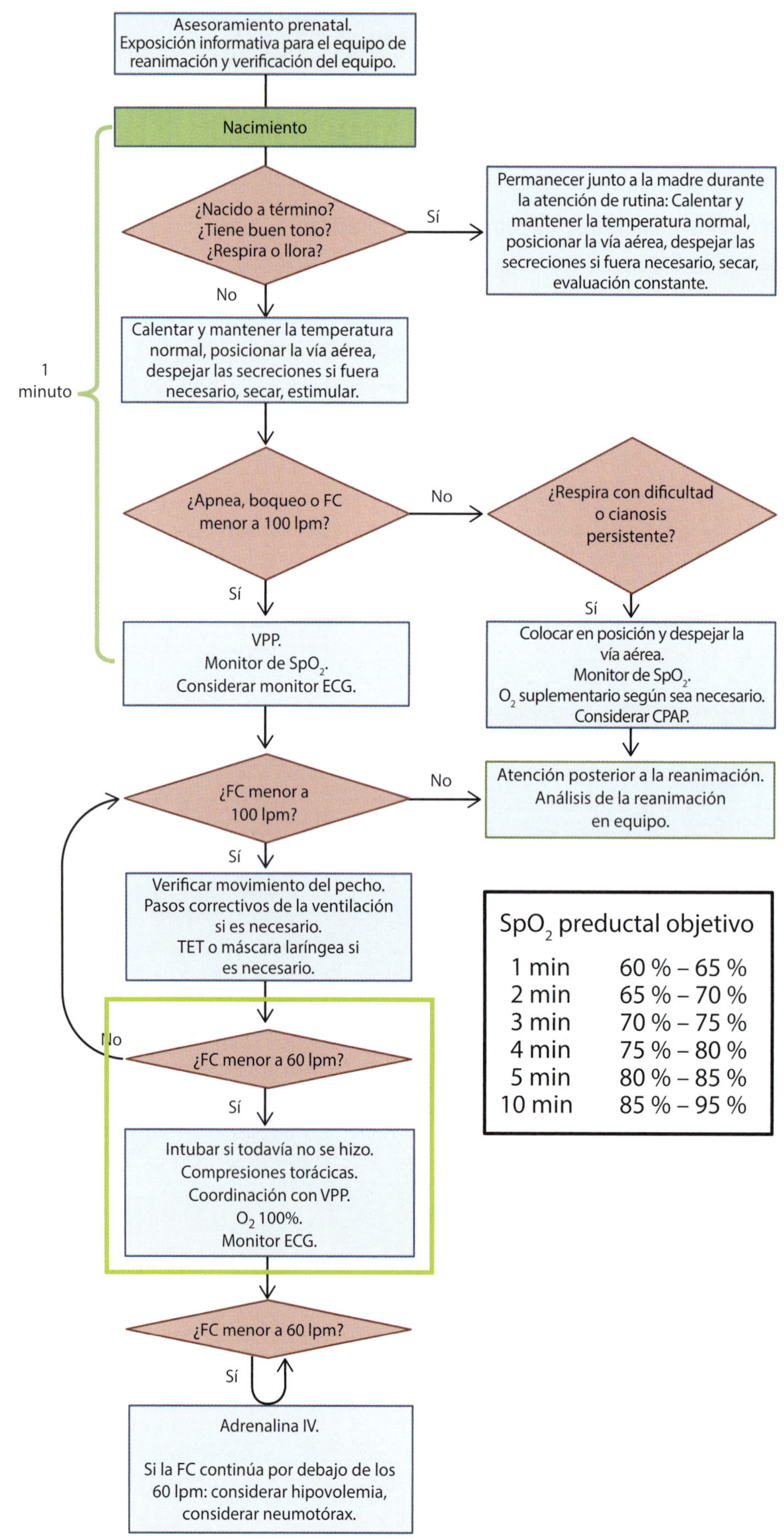
Asesoramiento prenatal. Exposición informativa para el equipo de reanimación y verificación del equipo.
Nacimiento
¿Nacido a término? ¿Tiene buen tono? ¿Respira o llora?
Sí
Permanecer junto a la madre durante la atención de rutina: Calentar y mantener la temperatura normal, posicionar la vía aérea, despejar las secreciones si fuera necesario, secar, evaluación constante.
No
Calentar y mantener la temperatura normal, posicionar la vía aérea, despejar las secreciones si fuera necesario, secar, estimular.
1 minuto
¿Apnea, boqueo o FC menor a 100 lpm?
No
¿Respira con dificultad o cianosis persistente?
Sí
VPP. Monitor de SpO2. Considerar monitor ECG.
Sí
Colocar en posición y despejar la vía aérea. Monitor de SpO2. O2 suplementario según sea necesario. Considerar CPAP.
¿FC menor a 100 lpm?
No
Atención posterior a la reanimación. Análisis de la reanimación en equipo.
Sí
Verificar movimiento del pecho. Pasos correctivos de la ventilación si es necesario. TET o máscara laríngea si es necesario.
¿FC menor a 60 lpm?
No
Sí
Intubar si todavía no se hizo. Compresiones torácicas. Coordinación con VPP. O2 100%. Monitor ECG.
¿FC menor a 60 lpm?
Sí
Adrenalina IV.
Si la FC continúa por debajo de los 60 lpm: considerar hipovolemia, considerar neumotórax.
SpO2 preductal objetivo
1 min	60 % – 65 %
2 min	65 % – 70 %
3 min	70 % – 75 %
4 min	75 % – 80 %
5 min	80 % – 85 %
10 min	85 % – 95 %

El caso incluido a continuación es un ejemplo de cómo se administran las compresiones torácicas durante una reanimación más extensa. A medida que lea el caso, imagínese como integrante del equipo de reanimación.

Caso: Recién nacido prematuro tardío que no responde a la ventilación eficaz

Se llama a su equipo de reanimación para atender un parto de 36 semanas de gestación por cesárea de emergencia debido a sufrimiento fetal. Realiza una exposición informativa para el equipo de reanimación previa a la reanimación, asigna los roles y las responsabilidades, y completa la verificación del equipo. Luego del nacimiento, el obstetra estimula a la niña para que respire pero sigue flácida y apneica. Se pinza y corta el cordón umbilical y se lleva a la bebé al calentador radiante. Después de realizar los pasos iniciales, sigue flácida y apneica. Usted comienza la ventilación a presión positiva (VPP) con oxígeno al 21%, otro miembro del equipo escucha la frecuencia cardíaca de la bebé con un estetoscopio, mientras un tercer miembro del equipo coloca un sensor en su mano derecha y lo conecta a un oxímetro de pulso. Un ayudante documenta los eventos a medida que ocurren. La frecuencia cardíaca es de 40 latidos por minuto (lpm), no aumenta y su pecho no se mueve con la VPP. Procede con los pasos correctivos de ventilación pero la bebé no mejora. Un miembro del equipo introduce el tubo endotraqueal y lo asegura, y se retoma la ventilación. El detector de dióxido de carbono (CO_2) no cambia de color; sin embargo, hay buen movimiento del pecho con la VPP a través del tubo, y los sonidos respiratorios son iguales en las axilas con cada respiración asistida. Se colocan los electrodos del monitor cardíaco electrónico (ECG) en el tórax y se conectan a un monitor ECG. Se continúa la ventilación a través del tubo durante 30 segundos pero la frecuencia cardíaca sigue siendo de 40 lpm. Usted incrementa la concentración de oxígeno al 100%, comienza las compresiones torácicas coordinadas con la VPP y pide ayuda adicional. Durante las compresiones torácicas y la ventilación coordinada, el detector de CO_2 cambia de color y, en 60 segundos, la frecuencia cardíaca aumenta a 80 lpm. Detiene las compresiones y continúa la VPP. Los miembros de su equipo vuelven a evaluar con frecuencia el estado de la bebé y comparten su evaluación entre sí. Se ajusta la concentración de oxígeno de acuerdo con la oximetría de pulso. A medida que el tono de la bebé mejora, comienza a presentar esfuerzo respiratorio espontáneo de manera intermitente y su frecuencia cardíaca aumenta a 160 lpm. Se actualiza la información a los padres y se lleva a la bebé a cuidados intensivos de la sala de recién nacidos para una evaluación posterior. Poco después, los miembros de su equipo de reanimación realizan un breve análisis para revisar la preparación, el trabajo en equipo y la comunicación.

¿Qué son las compresiones torácicas?

Los bebés que no responden a la ventilación efectiva probablemente tengan muy bajos niveles de oxígeno en sangre, una acidosis importante y un flujo de sangre insuficiente en las arterias coronarias. Como resultado, la función del músculo cardíaco se encuentra gravemente deprimida. Es fundamental mejorar el flujo de sangre de las arterias coronarias para restaurar la función del corazón.

El corazón se encuentra en el tórax, entre el tercio inferior del esternón y la columna vertebral. Presionar el esternón rítmicamente comprime el corazón contra la columna, empuja la sangre hacia adelante y aumenta la presión arterial diastólica en la aorta. Cuando se libera la presión en el esternón, el corazón se vuelve a llenar de sangre y la sangre fluye hacia las arterias coronarias (Figura 6.1). Al comprimir el pecho y ventilar los pulmones, usted ayuda a restaurar el flujo de sangre oxigenada al músculo cardíaco.

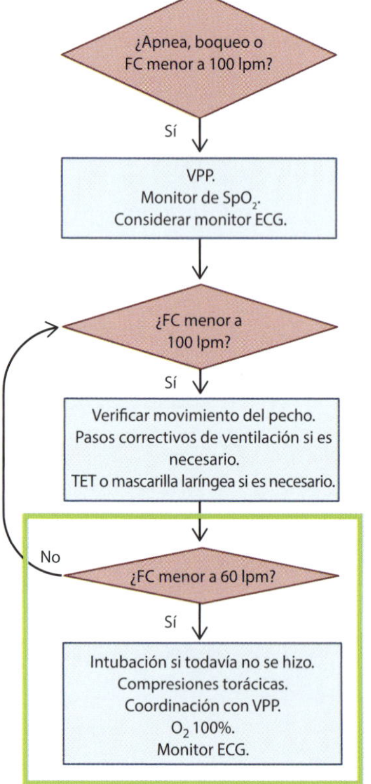

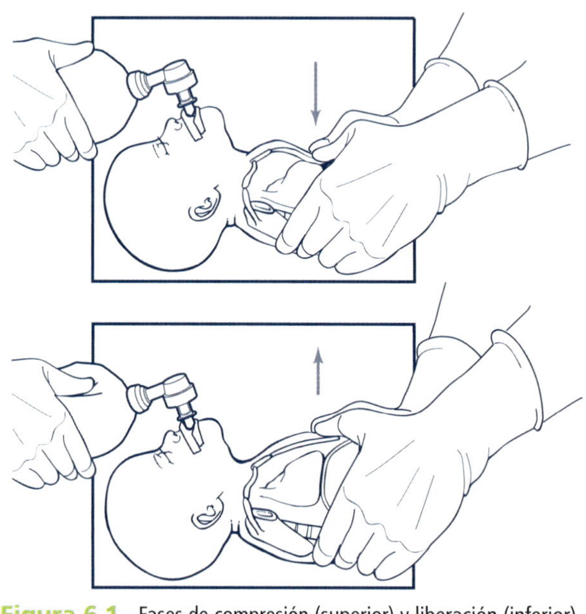

Figura 6.1. Fases de compresión (superior) y liberación (inferior) de las compresiones torácicas

¿Cuándo comienza las compresiones torácicas?

Las compresiones torácicas se indican si la frecuencia cardíaca del bebé sigue siendo **menor de 60 lpm** luego de al menos 30 segundos de VPP que insufla los pulmones, evidenciado con el movimiento del pecho con ventilación. En la mayoría de los casos, debería haber dado al menos 30 segundos de ventilación a través de un tubo endotraqueal o una máscara laríngea correctamente introducidos.

Si los pulmones se han ventilado adecuadamente, es poco frecuente que un recién nacido requiera compresiones torácicas. No comience las compresiones torácicas a menos que haya logrado el movimiento del pecho con sus intentos de ventilación. Si el pecho no se mueve, probablemente no esté administrando ventilación eficaz. Enfoque su atención en los pasos correctivos de ventilación, asegurándose de que la vía aérea no esté obstruida antes de comenzar las compresiones.

Indicaciones para las compresiones torácicas

- Las compresiones torácicas se indican cuando la frecuencia cardíaca sigue siendo **menor de 60 lpm** luego de al menos 30 segundos de VPP que insufla los pulmones, evidenciado con el movimiento del pecho con la ventilación.

- En la mayoría de los casos, debería haber dado al menos 30 segundos de ventilación a través de un tubo endotraqueal o una máscara laríngea correctamente introducidos.

¿Dónde se coloca para administrar las compresiones torácicas?

Cuando se inician las compresiones torácicas, puede pararse al costado del calentador. Uno de los miembros de su equipo de reanimación, parado en la cabecera de la cama, proporcionará ventilaciones coordinadas a través de un tubo endotraqueal.

Si se requieren compresiones torácicas, hay una alta probabilidad de que usted también necesite introducir un catéter venoso umbilical de emergencia para el acceso intravascular. Es difícil introducir un catéter venoso umbilical si la persona que está administrando las compresiones está parada al costado del calentador con sus brazos rodeando el pecho. Una vez que la intubación se complete y el tubo esté asegurado, la persona que realiza las compresiones debe pasar a la cabecera de la cama mientras la persona que está operando el dispositivo de VPP pasa al costado (Figura 6.2). Además de proporcionar espacio para la introducción del catéter venoso umbilical, esta posición tiene ventajas mecánicas que causan menos fatiga para la persona que realiza las compresiones.

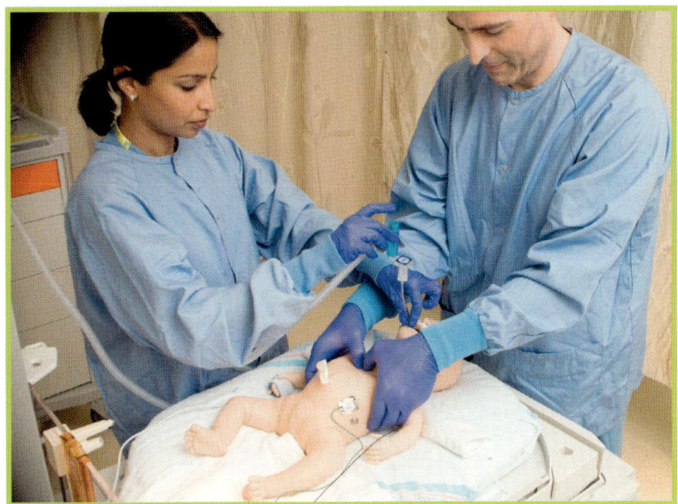

Figura 6.2. La persona que realiza las compresiones parada en la cabecera de la cama

¿Dónde coloca las manos durante las compresiones torácicas?

Durante las compresiones torácicas, la presión se debe aplicar en el tercio inferior del esternón (Figura 6.3). Coloque sus pulgares sobre el esternón justo debajo de una línea imaginaria que conecta los pezones del bebé. Sus dedos pulgares deben colocarse en el centro del esternón, ya sea uno al lado del otro o uno sobre el otro. No coloque sus pulgares sobre las costillas o el xifoides. El xifoides es la pequeña y puntiaguda proyección donde se encuentran las costillas inferiores en la línea media.

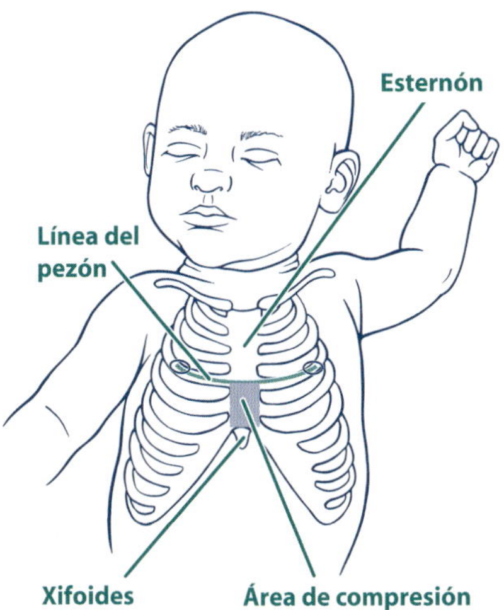

Figura 6.3. Puntos de referencia para las compresiones torácicas

Rodee el tórax del bebé con sus manos. Coloque sus dedos bajo la espalda del bebé para proporcionar apoyo (Figura 6.4). No es preciso que sus dedos se toquen.

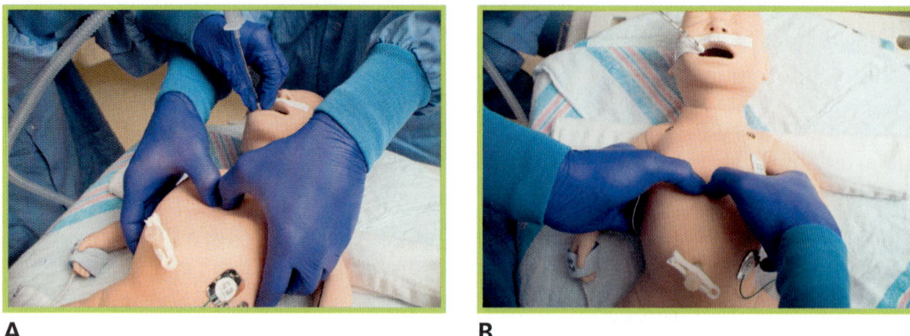

A   B

Figura 6.4. Compresiones torácicas usando los dos pulgares desde la cabecera de la cama (A) y al lado de la cama (B). Los pulgares se colocan por encima del tercio inferior del esternón, con las manos rodeando el tórax.

¿Qué tan profundo se comprime el pecho?

Utilizando sus pulgares, presione el esternón hacia abajo para comprimir el corazón entre el esternón y la columna. No apriete el tórax con las manos que lo están rodeando. Con sus pulgares en la posición correcta, utilice presión suficiente para deprimir el esternón *aproximadamente un tercio del diámetro anteroposterior (AP) del tórax* (Figura 6.5), y luego libere la presión para dejar que el corazón vuelva a llenarse. Una compresión consiste de la presión hacia abajo más la liberación. La distancia real comprimida dependerá del tamaño del bebé.

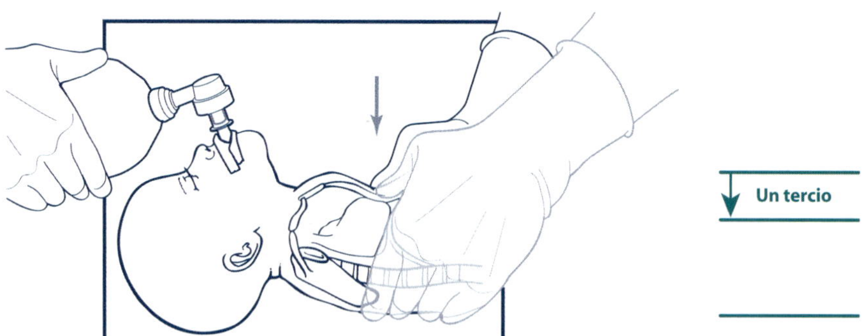

Figura 6.5. La profundidad de las compresiones es de aproximadamente un tercio del diámetro anteroposterior del tórax.

Sus pulgares deben permanecer en contacto con el pecho tanto durante la compresión como al liberar la presión. Deje que el tórax se expanda completamente levantando sus pulgares lo suficiente, durante la fase de liberación, para permitir que el pecho se expanda; sin embargo, no levante sus pulgares completamente del pecho entre las compresiones.

Revisión

1 Un recién nacido está apneico. No mejora con los pasos iniciales y se comienza la VPP. La primera evaluación de la frecuencia cardíaca es de 40 latidos por minuto. Luego de 30 segundos de ventilación a presión positiva que mueve el pecho, la frecuencia cardíaca es de 80 latidos por minuto. Las compresiones torácicas (deben)/(no deben) comenzarse. La ventilación a presión positiva (debe)/(no debe) continuarse.

2 Un recién nacido está apneico. No mejora con los pasos iniciales o con la ventilación a presión positiva. La frecuencia cardíaca sigue siendo de 40 latidos por minuto. Se coloca correctamente un tubo endotraqueal, el pecho se mueve, presenta sonidos respiratorios bilaterales y la ventilación ha continuado por otros 30 segundos. La frecuencia cardíaca aún es de 40 latidos por minuto. Las compresiones torácicas (deben)/(no deben) comenzarse. La ventilación a presión positiva (debe)/(no debe) continuarse.

3 Marque el área en este bebé donde aplicaría las compresiones torácicas.

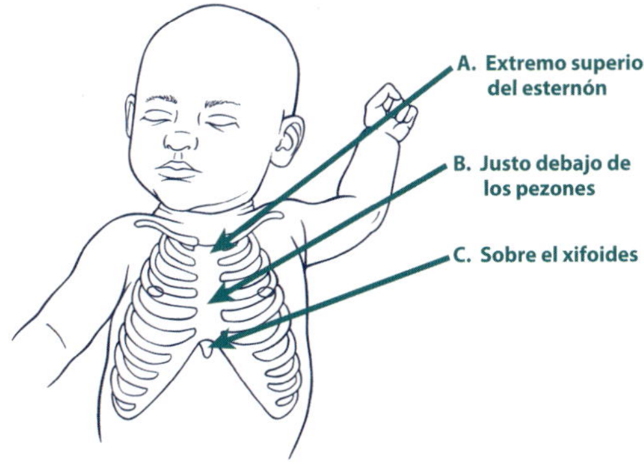

4 La profundidad correcta de las compresiones torácicas es de aproximadamente

    a. Un cuarto del diámetro anteroposterior del tórax

    b. Un tercio del diámetro anteroposterior del tórax

    c. La mitad del diámetro anteroposterior del tórax

    d. Dos pulgadas

Respuestas

1 Las compresiones torácicas no deben comenzarse. La ventilación a presión positiva debe continuar.

2 Las compresiones torácicas deben comenzarse. La ventilación a presión positiva debe continuar.

3 El área de compresiones (B) justo debajo de los pezones.

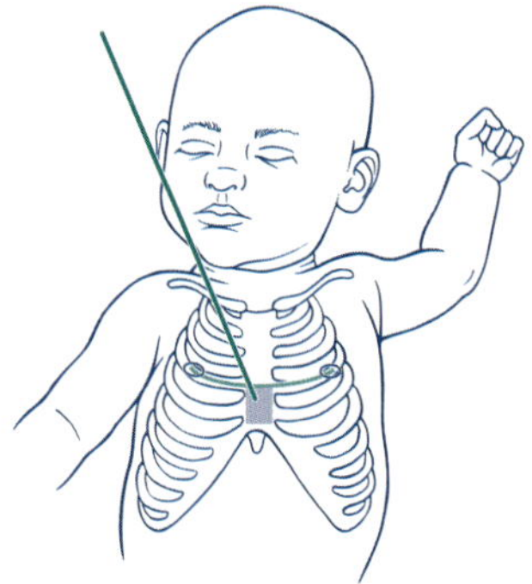

4 La profundidad correcta de compresiones torácicas es de aproximadamente un tercio del diámetro anteroposterior del tórax.

¿Cuál es la frecuencia de compresión?

La frecuencia de compresión es de 90 compresiones por minuto. Para alcanzar esta frecuencia, proporcionará tres compresiones rápidas y 1 ventilación durante cada ciclo de 2 segundos.

¿Cómo se coordinan las compresiones con la ventilación a presión positiva?

Durante la reanimación cardiopulmonar neonatal, las compresiones del pecho siempre están acompañadas por VPP coordinada. Proporcione 3 compresiones rápidas seguidas por 1 ventilación.

> **Coordinación de compresiones torácicas y ventilaciones**
> 3 compresiones + 1 ventilación cada 2 segundos

Para ayudar en la coordinación, la persona que realiza las compresiones debe contar el ritmo en voz alta. El objetivo es proporcionar 90 compresiones por minuto y 30 ventilaciones por minuto (90 + 30 = 120 "eventos" por minuto). Este es un ritmo rápido, y se requiere práctica para lograr una buena coordinación.

Conozca el ritmo contando en voz alta: "*Uno-y-dos-y-tres-y-**ventila-y**; Uno-y-dos-y-tres-y-**ventila-y**; Uno-y-dos-y-tres-y-**ventila-y**...*".

- Comprima el pecho con cada número contado ("*Uno, dos, tres*").

- Libere el pecho entre cada número ("*-y-*").

- Haga una pausa y administre ventilación a presión positiva cuando la persona que realiza las compresiones diga en voz alta "*ventila-y*".

La inhalación tiene lugar durante la parte de "ventila-y" del ritmo y la exhalación tiene lugar durante la presión hacia abajo de la siguiente compresión. Note que durante las compresiones torácicas, la frecuencia de ventilación es más lenta que la que usó cuando solamente administró ventilación asistida. Esta frecuencia más lenta se usa para aplicar un número de compresiones adecuado y evitar administrar compresiones y ventilación simultáneamente.

> **Ritmo de 3 a 1 de compresiones y ventilación**
> *Uno-y-dos-y-tres-y-__ventila-y__ ;*
> *Uno-y-dos-y-tres-y-__ventila-y__ ;*
> *Uno-y-dos-y-tres-y-__ventila-y__ ...*

¿Qué concentración de oxígeno se debería usar en la ventilación a presión positiva durante las compresiones torácicas?

Cuando se inician las compresiones torácicas, aumente la concentración de oxígeno a 100 %.

Durante las compresiones torácicas, la circulación puede ser tan mala que el oxímetro de pulso no proporcionará una señal confiable. Una vez que la frecuencia cardíaca sea mayor a 60 lpm y se logre una señal del oxímetro de pulso confiable, ajuste la concentración de oxígeno para lograr la saturación de oxígeno objetivo.

¿Cuándo debe verificar la frecuencia cardíaca del bebé luego de comenzar las compresiones?

Espere *60 segundos* después de comenzar las compresiones torácicas y la ventilación coordinadas antes de pausar brevemente para volver a evaluar la frecuencia cardíaca.

Los estudios han demostrado que puede llevar un minuto o más para que la frecuencia cardíaca aumente luego de iniciadas las compresiones torácicas. Cuando se detienen las compresiones, la perfusión de las arterias coronarias disminuye y se requiere tiempo para recuperarse una vez que se retoman las compresiones. Por lo tanto, es importante evitar las interrupciones innecesarias en las compresiones torácicas debido a que cada vez que detiene las compresiones, puede retrasar la recuperación del corazón.

¿Cómo debe evaluar la respuesta de la frecuencia cardíaca del bebé durante las compresiones?

Haga una breve pausa en las compresiones y, de ser necesario, detenga la ventilación. El método preferido para evaluar la frecuencia cardíaca durante las compresiones torácicas es el uso del monitor cardíaco electrónico (ECG). Puede evaluar la frecuencia cardíaca del bebé mediante la escucha con un estetoscopio o el uso de un oxímetro de pulso. Hay limitaciones para cada uno de estos métodos.

- Durante la reanimación, la auscultación puede resultar difícil, prolongando la interrupción de las compresiones y posiblemente dando resultados inexactos.

- Si la perfusión del bebé es mala, es posible que un oxímetro de pulso no detecte de manera confiable el pulso del bebé.

- Un monitor cardíaco electrónico (ECG) muestra la actividad eléctrica del corazón y puede acortar la interrupción de las compresiones, pero podría estar presente una actividad eléctrica lenta sin que el corazón bombee sangre ("actividad eléctrica sin pulso"). En el recién nacido, la actividad eléctrica sin pulso debe tratarse de la misma forma que la ausencia de pulso (asistolia).

¿Cuándo detiene las compresiones torácicas?

Interrumpa las compresiones torácicas cuando la frecuencia cardíaca sea de **60 lpm o más alta.**

Una vez que se suspendan las compresiones, vuelva a administrar VPP a una frecuencia más rápida de 40 a 60 respiraciones por minuto.

¿Qué hace si la frecuencia cardíaca *no* mejora luego de 60 segundos de compresiones?

Mientras sigue administrando compresiones torácicas y ventilación coordinada, su equipo de reanimación debe evaluar rápidamente la calidad de su ventilación y sus compresiones. En la mayoría de las circunstancias, se debería haber realizado una intubación endotraqueal o introducido una máscara laríngea. De no ser así, este procedimiento debe ser realizado en este momento.

Rápidamente realice cada una de las siguientes preguntas en voz alta y confirme su evaluación como un equipo:

- ¿Se mueve el pecho con cada respiración?

- ¿Son audibles los sonidos respiratorios bilaterales?

- ¿Se está administrando oxígeno al 100 % a través del dispositivo de VPP?

- ¿La profundidad de la compresión torácica es adecuada (un tercio del diámetro AP del tórax)?

- ¿Es correcta la frecuencia de compresión?

- ¿Están bien coordinadas las compresiones torácicas y la ventilación?

Se indica la administración de adrenalina si la frecuencia cardíaca del bebé sigue siendo menor de 60 lpm pese a 60 segundos de buena calidad de compresiones cardíacas y ventilación efectiva coordinadas. Se necesitará acceso vascular de emergencia. Si las compresiones se están administrando desde el lado de la cama, el miembro del equipo que está proporcionando las compresiones torácicas debe pasar a la cabecera de la cama para continuar con las compresiones y dejar espacio para que un operador coloque en forma segura un catéter venoso umbilical o una aguja intraósea.

Centrarse en el trabajo en equipo de reanimación

La administración compresiones torácicas destaca muchas oportunidades para que los equipos eficaces utilicen las habilidades de comportamiento claves del Programa de Reanimación Neonatal (PRN).

Conducta	Ejemplo
Anticípese y planifique.	Asegúrese de tener suficiente personal presente en el momento del parto de acuerdo con los factores de riesgo que haya identificado. Si hubiera evidencia de grave sufrimiento fetal, esté preparado para la posibilidad de una reanimación compleja, incluyendo compresiones torácicas. Si se requieren compresiones torácicas, hay una alta probabilidad de que también necesite adrenalina. Planee según esta posibilidad durante la exposición informativa para el equipo de reanimación. Si se inician las compresiones, un miembro del equipo de reanimación debe comenzar a preparar el equipo necesario para el acceso vascular de emergencia (catéter venoso umbilical o aguja intraósea) y la adrenalina de inmediato.
Pida ayuda cuando la necesite. Delegue la carga de trabajo en forma óptima.	Si se requieren compresiones torácicas, podrá necesitar 4 o más proveedores de atención médica. Se requieren muchos miembros del equipo para realizar todas las tareas rápidamente, incluyendo la VPP, auscultación, colocación del oxímetro de pulso, intubación de la vía aérea, administración de compresiones, control de la calidad de las compresiones y de las ventilaciones, control de la respuesta del bebé, colocación de los electrodos del monitor ECG, preparación del acceso vascular de emergencia y documentación de los eventos a medida que ocurren.
Identifique claramente al líder del equipo. Dirija su atención de manera inteligente.	El líder del equipo necesita mantener la conciencia situacional, prestando atención a toda la situación, y sin distraerse con una sola actividad o procedimiento. Esto significa que tal vez se necesite que el liderazgo cambie a otra persona si el líder está realizando un procedimiento que ocupa su atención. Es importante que alguien controle la calidad de la ventilación y de las compresiones mientras también controla la respuesta del bebé (frecuencia cardíaca y saturación de oxígeno).
Use los recursos disponibles.	Si la persona que realiza las compresiones se fatiga, haga que otro miembro del equipo asuma las compresiones. Un profesional de atención respiratoria puede administrar la VPP y controlar la saturación de oxígeno, permitiendo que un enfermero o médico se prepare para la colocación vascular de emergencia y la administración de medicamentos.
Comuníquese eficazmente. Mantenga una conducta profesional.	Durante las compresiones, la persona que realiza las compresiones y la que realiza la ventilación deben coordinar sus actividades y mantener la técnica correcta. Si se necesita corregir, dígalo de forma clara, tranquila y directa. Comparta la información con el individuo que está documentando los eventos para que pueda anotar con precisión.

Preguntas frecuentes

¿Cuáles son las posibles complicaciones de las compresiones torácicas?

Las compresiones torácicas pueden provocar traumatismos al bebé. Hay dos órganos vitales dentro de la caja torácica: el corazón y los pulmones. A medida que realiza las compresiones torácicas, debe aplicar la presión suficiente para comprimir el corazón entre el esternón y la columna sin provocar daño a los órganos subyacentes. El hígado se encuentra en la cavidad abdominal, parcialmente bajo las costillas. La presión aplicada directamente sobre el xifoides puede provocar laceraciones en el hígado.

Las compresiones torácicas deben administrarse con la fuerza dirigida directamente sobre el medio del esternón. No se distraiga y permita que sus pulgares presionen en las costillas que están conectadas al esternón. Al seguir el procedimiento detallado en esta lección, se puede minimizar el riesgo de lesiones.

¿Por qué el diagrama de flujo del Programa de Reanimación Neonatal sigue A-B-C (via aérea-respiración-compresiones) cuando otros programas siguen el C-A-B (compresiones-via aérea-respiración)?

El PRN se enfoca en establecer una ventilación efectiva, en lugar de iniciar las compresiones torácicas debido a que la vasta mayoría de los recién nacidos que requieren reanimación tienen un corazón saludable. El problema de fondo es la insuficiencia respiratoria con deterioro del intercambio gaseoso; por lo tanto, la ventilación de los pulmones del bebé es la medida más importante y eficaz durante la reanimación neonatal. Muy pocos bebés requieren compresiones torácicas una vez que se haya establecido la ventilación eficaz. Otros programas se enfocan en las compresiones torácicas debido a que es más probable que los adultos tengan un problema cardíaco primario que cause un colapso cardiorrespiratorio y se simplifica el proceso educativo enseñando un solo enfoque para niños y adultos.

¿Por qué el Programa de Reanimación Neonatal usa una proporción de 3 a 1 de compresiones y ventilación en lugar de la proporción de 15 a 2 usada en otros programas?

Estudios neonatales en animales han demostrado que la proporción de 3 a 1 acorta el tiempo para volver a la circulación espontánea.

En el caso planteado al principio de la lección, el detector de CO_2 no cambió de color a pesar de que el tubo endotraqueal estaba colocado correctamente. ¿Por qué?

Si el bebé tiene una frecuencia cardíaca muy baja o una función cardíaca muy mala, es posible que no haya suficiente CO_2 transportado a los pulmones como para cambiar el color del detector. En ese caso, necesitará usar otros indicadores (movimiento del pecho y sonidos respiratorios) para determinar si el tubo endotraqueal está colocado correctamente. Si el detector de CO_2 comienza a cambiar de color durante las compresiones, esto podría indicar la mejora de la función cardíaca.

Puntos claves

1 Las compresiones torácicas están indicadas para casos en los que la frecuencia cardíaca permanece por debajo de los 60 latidos por minuto (lpm) pese a al menos 30 segundos de ventilación a presión positiva (VPP) que insufla los pulmones (movimiento del pecho). En la mayoría de los casos, debería haber dado ventilación a través de un tubo endotraqueal o una máscara laríngea correctamente introducidos.

2 Si el pecho no se mueve con la VPP, los pulmones no se han insuflado y todavía no se han indicado compresiones torácicas. Continúe enfocándose en lograr una ventilación efectiva.

3 Si la frecuencia cardíaca está por debajo de 60 lpm, puede que el oxímetro de pulso deje de funcionar. Debe continuar la ventilación con oxígeno al 100 % hasta que la frecuencia cardíaca sea de al menos 60 lpm y que el oxímetro de pulso tenga una señal confiable.

4 Una vez que el tubo endotraqueal o la máscara laríngea esté segura, pase a la cabecera de la cama para administrar las compresiones torácicas. Esto proporciona espacio para la inserción segura de un catéter venoso umbilical y tiene ventajas mecánicas que causan menos fatiga para la persona que realiza las compresiones.

5 Para administrar compresiones torácicas, coloque sus pulgares sobre el esternón, en el centro, justo debajo de una línea imaginaria que une los pezones del bebé. Rodee el torso con ambas manos. Sostenga la espalda con sus dedos.

6 Utilice presión hacia abajo suficiente para deprimir el esternón a una profundidad de aproximadamente un tercio del diámetro anteroposterior (AP) del tórax.

7 La frecuencia de compresión es de 90 compresiones por minuto, y la frecuencia respiratoria es de 30 latidos por minuto. Esto equivale a 3 compresiones y 1 respiración cada 2 segundos, o 120 "eventos" por minuto. *Esta es una frecuencia de ventilación más lenta que la usada durante la ventilación asistida sin compresiones.*

8 Para lograr la frecuencia correcta, use el ritmo: "Uno-y-dos-y-tres-y-**ventila-y**..."

9 Después de 60 segundos de compresiones torácicas y ventilación, detenga brevemente las compresiones y revise la frecuencia cardíaca. De ser necesario, detenga brevemente la ventilación. El método preferido para evaluar la frecuencia cardíaca durante las compresiones torácicas es el uso del monitor cardíaco electrónico (ECG). Puede evaluar la frecuencia cardíaca del bebé mediante la escucha con un estetoscopio.

a. Si la frecuencia cardíaca es de 60 lpm o más, suspenda las compresiones y retome la VPP a 40 a 60 respiraciones por minuto.

b. Si la frecuencia cardíaca es menor de 60 lpm, verifique la calidad de la ventilación y las compresiones. Si la ventilación y las compresiones están siendo administradas correctamente, se indica la administración de la adrenalina.

REPASO DE LA LECCIÓN 6

1. Un recién nacido está apneico. No mejora con los pasos iniciales y se comienza la VPP. La primera evaluación de la frecuencia cardíaca es de 40 latidos por minuto. Luego de 30 segundos de ventilación a presión positiva que mueve el pecho, la frecuencia cardíaca es de 80 latidos por minuto. Las compresiones torácicas (deben)/(no deben) comenzarse. La ventilación a presión positiva (debe)/(no debe) continuarse.

2. Un recién nacido está apneico. No mejora con los pasos iniciales o con la ventilación a presión positiva. La frecuencia cardíaca es de 40 latidos por minuto. Se coloca correctamente un tubo endotraqueal, el pecho se mueve, presenta sonidos respiratorios bilaterales y la ventilación ha continuado por otros 30 segundos. La frecuencia cardíaca aún es de 40 latidos por minuto. Las compresiones torácicas (deben)/(no deben) comenzarse. La ventilación a presión positiva (debe)/(no debe) continuarse.

3. Marque el área en este bebé donde aplicaría las compresiones torácicas.

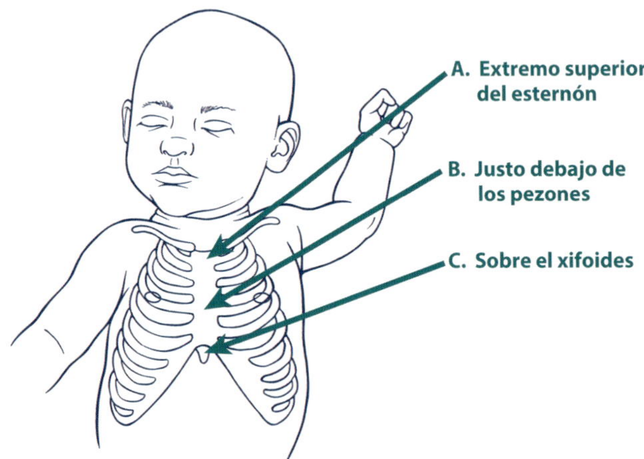

4. La profundidad correcta de las compresiones torácicas es de aproximadamente

   a. Un cuarto del diámetro anteroposterior del tórax

   b. Un tercio del diámetro anteroposterior del tórax

   c. La mitad del diámetro anteroposterior del tórax

   d. Dos pulgadas

5. La proporción entre compresiones torácicas y ventilación es de (3 compresiones a 1 ventilación)/(1 comprensión a 3 ventilaciones).

6. ¿Qué frase se usa para lograr el ritmo correcto para marcar el tiempo y coordinar las compresiones torácicas y la ventilación? _____ _____________.

7. Debe detener brevemente las compresiones para verificar la respuesta de la frecuencia cardíaca del bebé luego de (30 segundos)/(60 segundos) de compresiones torácicas con ventilaciones coordinadas.

8. Un bebé ha recibido compresiones torácicas y ventilación coordinadas. Detiene brevemente las compresiones y el monitor cardíaco electrónico (ECG) muestra que la frecuencia cardíaca del bebé es de 80 latidos por minuto. Debe (continuar)/(detener) las compresiones torácicas. Debe (continuar)/(detener) la ventilación a presión positiva.

Respuestas

1. Las compresiones torácicas no deben comenzarse. La ventilación a presión positiva debe continuar.

2. Las compresiones torácicas deben comenzarse. La ventilación a presión positiva debe continuar.

3. El área de compresión (B) justo debajo de los pezones.

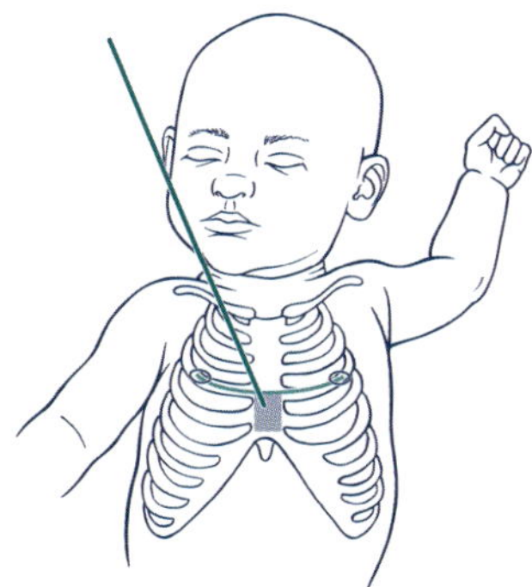

4. La profundidad correcta de compresiones torácicas es de aproximadamente un tercio del diámetro anteroposterior del tórax.

5. La proporción entre compresiones torácicas y ventilación es de 3 compresiones a 1 ventilación.

6. "Uno-y-dos-y-tres-y-ventila-y ..."

7. Debe detener brevemente las compresiones para verificar la respuesta de la frecuencia cardíaca del bebé luego de 60 segundos de compresiones torácicas con ventilaciones coordinadas.

8. Debe detener las compresiones torácicas. La ventilación a presión positiva debe continuar.

Lecturas adicionales

Hemway RJ, Christman C, Perlman J. The 3:1 is superior to a 15:2 ratio in a newborn manikin model in terms of quality of chest compressions and number of ventilations. *Arch Dis Child Fetal Neonatal Ed.* 2013;98(1):F42-F45

Kapadia V, Wyckoff MH. Chest compressions for bradycardia or asystole in neonates. *Clin Perinatol.* 2012;39(4):833-842

Mildenhall LF, Huynh TK. Factors modulating effective chest compressions in the neonatal period. *Semin Fetal Neonatal Med.* 2013;18(6):352-356

Saini SS, Gupta N, Kumar P, Bhalla AK, Kaur H. A comparison of two-fingers technique and two-thumbs encircling hands technique of chest compression in neonates. *J Perinatol.* 2012;32(9):690-694

Lección 6: Lista de verificación de desempeño

Compresiones torácicas

La lista de verificación del desempeño es una herramienta de aprendizaje

La persona que está aprendiendo utiliza la lista de verificación como una referencia durante una práctica independiente, o como una guía para el debate y la práctica con un instructor del Programa de Reanimación Neonatal (PRN). Cuando el estudiante y el instructor están de acuerdo en que el estudiante puede realizar las destrezas correctamente y sin problemas, sin supervisión y dentro del contexto de un caso real, el estudiante podrá pasar a la siguiente lección de la lista de verificación de desempeño.

Verificación de conocimientos

1. ¿Qué procedimiento es altamente recomendado antes de iniciar las compresiones torácicas?

2. ¿Cuáles son las indicaciones para las compresiones torácicas?

3. ¿Qué concentración de oxígeno se usa cuando se requieren compresiones torácicas?

4. ¿Dónde se colocan los pulgares y los dedos durante las compresiones torácicas?

5. ¿Cuál es la profundidad de compresión correcta?

6. ¿Cuál es la frecuencia de compresión? ¿Cuál es el ritmo dicho en voz alta que ayuda a asegurar la coordinación entre las compresiones y la ventilación?

7. ¿Por cuánto tiempo se administran compresiones torácicas antes de verificar la frecuencia cardíaca?

8. ¿Cuándo se pueden suspender las compresiones torácicas?

Objetivos de aprendizaje

1. Identificar al recién nacido que necesita compresiones torácicas.

2. Demostrar la técnica correcta para realizar compresiones torácicas.

3. Identificar el signo que indica que deben suspenderse las compresiones torácicas.

4. Demostrar las habilidades de comportamiento para garantizar una comunicación clara y un buen trabajo en equipo de reanimación durante este componente fundamental de la reanimación de recién nacidos.

Situaciones

"Lo llaman para atender un parto debido a una bradicardia fetal. ¿Cómo se prepararía para la reanimación del bebé? A medida que trabaja, diga en voz alta lo que piensa y lo que hace así sabré lo que está pensando y haciendo".

✔	Pasos de desempeño fundamentales
	Evalúa el riesgo perinatal (El estudiante realiza las 4 preguntas básicas).
	¿Tiempo de gestación? **"Nacido a término"**.
	¿Líquido claro? **"El líquido es claro"**.
	¿Cuántos bebés? **"Se espera un bebé"**.
	¿Factores de riesgo adicionales? **"Bradicardia fetal durante al menos 3 minutos"**.
	Arma el equipo de reanimación, identifica al líder, delega tareas
	Realiza la verificación del equipo

"Ha nacido el bebé".

Evaluación rápida

	¿Nacido a término? ¿Tiene buen tono? ¿Respira o llora?
	"Aparentemente a término, no tiene buen tono, no respira".

Pasos iniciales

	Coloca en posición, succiona, seca, quita sábanas, estimula

Signos vitales

	Verifica la respiración
	"El bebé está apneico".

Ventilación a presión positiva

	Comienza la VPP
	Dentro de los 15 segundos a partir de comenzar la VPP, solicita verificación para evaluar si la frecuencia cardíaca está aumentando
	Le pide al ayudante que coloque los electrodos del ECG y que los conecte a un monitor cardíaco *(opcional)* **"Frecuencia cardíaca de aproximadamente 40 lpm, no aumenta"**.
	Evalúa movimiento del pecho • Si se observa movimiento del pecho, continúe la VPP $\times$ 15 segundos • De no observar movimiento del pecho, proceda con los pasos correctivos (MR. SOPA) hasta que haya movimiento del pecho, luego administre VPP $\times$ 30 segundos • *De no ver movimiento del pecho con los pasos correctivos, indique que necesita una vía aérea alternativa y proceda directamente a intubar*

Frecuencia cardíaca

	Evalúa la frecuencia cardíaca
	"Frecuencia cardíaca de aproximadamente 40 lpm, todavía no aumenta".
	Indica la necesidad de vía aérea alternativa

✔	**Pasos de desempeño fundamentales**

Vía aérea alternativa

- Intuba (hoja tamaño 1 y tubo endotraqueal de 3.5 mm) o introduce máscara laríngea (tamaño 1)
- Verifica el cambio de color del detector de dióxido de carbono (CO_2), los sonidos respiratorios bilaterales, el movimiento del pecho y el aumento de la frecuencia cardíaca
- Para el tubo endotraqueal, verifique la profundidad de inserción de punta a labio usando la distancia nariz-trago (DNT) o el cuadro de profundidad de inserción
- Pida al ayudante que asegure el tubo endotraqueal o la máscara laríngea
- Pida al ayudante que coloque los electrodos del ECG y los conecte al monitor cardíaco *(opcional)*

Si el dispositivo no está colocado correctamente

"El color en el detector de CO_2 no cambia y la frecuencia cardíaca no aumenta".

- Quita el dispositivo
- Retoma la VPP mediante máscara facial
- Repite el intento de inserción

Si el dispositivo está colocado correctamente

"El color en el detector de CO_2 cambia. El oxímetro de pulso no detecta la señal".

- Continúa la VPP $\times$ 30 segundos
- El ayudante verifica la profundidad de punta a labio (tubo endotraqueal) y asegura el dispositivo

Frecuencia cardíaca

Verifica la frecuencia cardíaca después de 30 segundos de VPP

"La frecuencia cardíaca es de 40 lpm y no aumenta, el oxímetro de pulso no detecta la señal".

Compresiones torácicas

Pide ayuda adicional si es necesario

Le pide al ayudante que aumente la concentración de oxígeno al 100 %

Pide al ayudante que coloque los electrodos del ECG y los conecte al monitor *(recomendado)*

La persona que realiza las compresiones pasa a la cabecera de la cama; la persona que realiza la ventilación al lado de la cama

Coloca los pulgares sobre el esternón (baja un tercio, debajo de la línea imaginaria que une los pezones), con los dedos bajo la espalda sosteniendo la columna (no es necesario que los dedos se toquen)

Comprime el esternón un tercio del diámetro AP del tórax, en línea recta hacia arriba y hacia abajo

- La persona que realiza las compresiones cuenta la cadencia "Uno-y-dos-y-tres-y-ventila-y"
- Se administra ventilación a presión positiva durante la pausa en las compresiones ("ventila-y")
- 3 compresiones y 1 respiración cada 2 segundos

Frecuencia cardíaca

Verifica la frecuencia cardíaca después de 60 segundos de compresiones y ventilaciones

"La frecuencia cardíaca es de 70 lpm y aumenta. El oxímetro de pulso está comenzando a detectar la señal. No hay respiraciones espontáneas".

Ventilación a presión positiva sin compresiones

- Suspende las compresiones torácicas
- Continúa la VPP con una frecuencia de ventilación más alta (40-60 respiraciones/min)
- Ajusta la concentración de oxígeno por oximetría

"La frecuencia cardíaca es >100 lpm. La saturación de oxígeno es de 78 %. No hay respiraciones espontáneas".

✔	Pasos de desempeño fundamentales
Signos vitales	
	Continúa la VPP y ajusta la concentración de oxígeno por oximetría
	"La frecuencia cardíaca es >100 lpm. La saturación de oxígeno es de 90 %. El tono mejora, comienza a tener respiraciones espontáneas".
	Continúa la VPP y ajusta la concentración de oxígeno por oximetría
	Se prepara para el traslado a la sala de recién nacidos
	Se actualiza la información a los padres

El instructor le formula preguntas de análisis a la persona que está aprendiendo para permitir la autoevaluación, como por ejemplo:

1 ¿Qué salió bien durante esta reanimación?

2 ¿Qué cosa haría diferente al enfrentarse con las compresiones torácicas en un futuro escenario?

3 ¿Tiene comentarios o sugerencias adicionales para su equipo de reanimación?

4 Deme un ejemplo de cómo usó al menos una de las habilidades de comportamiento claves del PRN.

Si se cometieron errores importantes, considere la posibilidad de preguntar a los estudiantes:

5 ¿Qué sucedió? ¿Qué debería haber sucedido? ¿Qué podría haber hecho para hacer que suceda lo correcto?

6 ¿Qué habilidades de comportamiento claves de PRN podrían haber sido útiles en esta situación?

Habilidades de comportamiento claves del programa de reanimación neonatal

- Conozca su entorno.
- Use la información disponible.
- Anticípese y planifique.
- Identifique claramente al líder del equipo de reanimación.
- Comuníquese eficazmente.
- Delegue la carga de trabajo en forma óptima.
- Dirija su atención de manera inteligente.
- Use los recursos disponibles.
- Pida ayuda adicional cuando se necesite.
- Mantenga una conducta profesional.

Medicamentos

Lo que aprenderá

- Cuándo administrar adrenalina durante la reanimación
- Cómo administrar adrenalina
- Cuándo administrar un expansor de volumen durante la reanimación
- Cómo administrar un expansor de volumen
- Qué debe hacer si el bebé no mejora luego de la administración de adrenalina intravenosa y el expansor de volumen
- Cómo introducir un catéter venoso umbilical de emergencia
- Cómo insertar una aguja intraósea

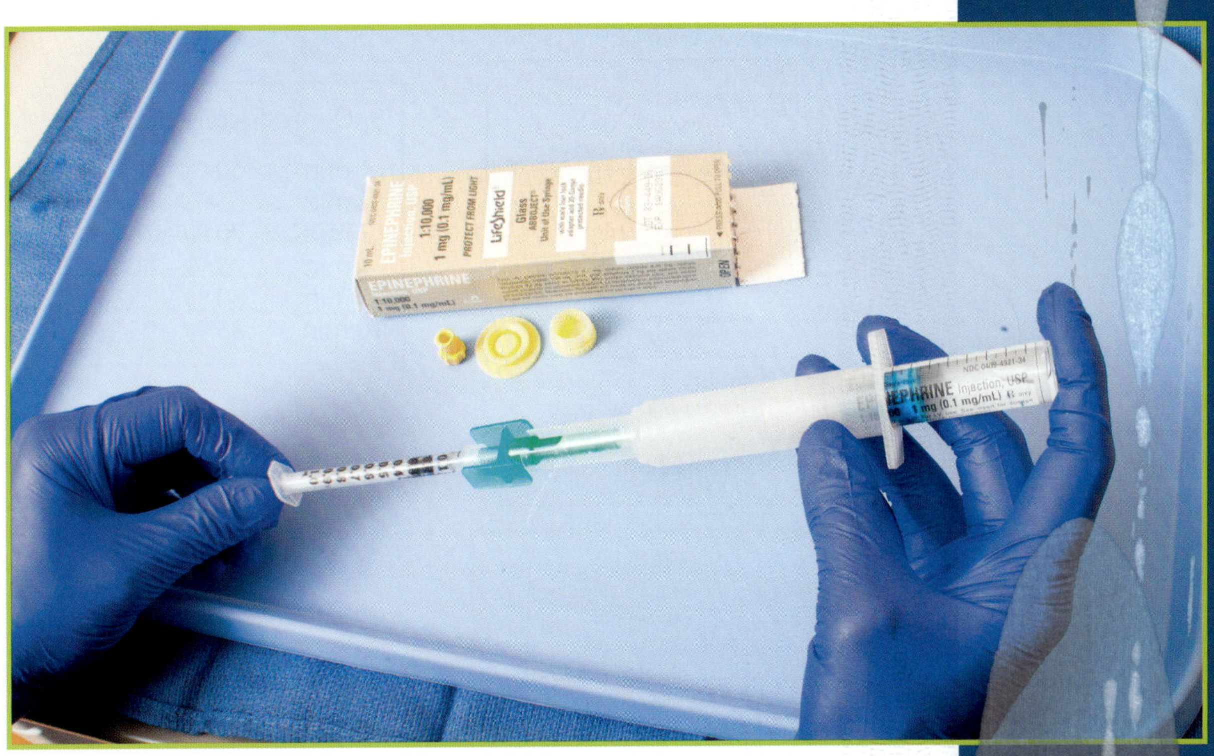

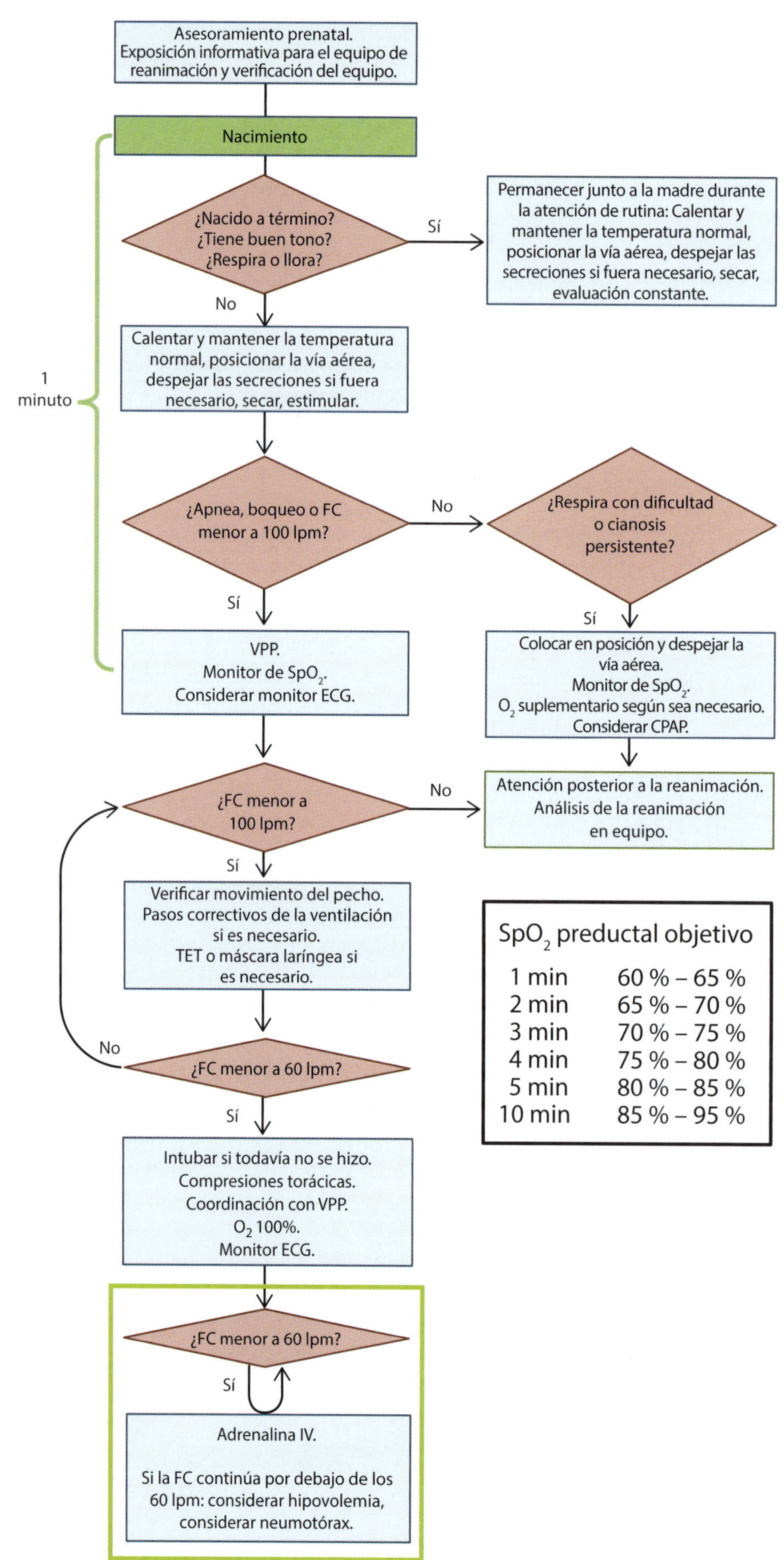
Asesoramiento prenatal.
Exposición informativa para el equipo de reanimación y verificación del equipo.

Nacimiento

¿Nacido a término?
¿Tiene buen tono?
¿Respira o llora?

Sí

Permanecer junto a la madre durante la atención de rutina: Calentar y mantener la temperatura normal, posicionar la vía aérea, despejar las secreciones si fuera necesario, secar, evaluación constante.

No

Calentar y mantener la temperatura normal, posicionar la vía aérea, despejar las secreciones si fuera necesario, secar, estimular.

1 minuto

¿Apnea, boqueo o FC menor a 100 lpm?

No

¿Respira con dificultad o cianosis persistente?

Sí

VPP.
Monitor de SpO2.
Considerar monitor ECG.

Sí

Colocar en posición y despejar la vía aérea.
Monitor de SpO2.
O2 suplementario según sea necesario.
Considerar CPAP.

¿FC menor a 100 lpm?

No

Atención posterior a la reanimación.
Análisis de la reanimación en equipo.

Sí

Verificar movimiento del pecho.
Pasos correctivos de la ventilación si es necesario.
TET o máscara laríngea si es necesario.

¿FC menor a 60 lpm?

No

Sí

Intubar si todavía no se hizo.
Compresiones torácicas.
Coordinación con VPP.
O2 100%.
Monitor ECG.

¿FC menor a 60 lpm?

Sí

Adrenalina IV.

Si la FC continúa por debajo de los 60 lpm: considerar hipovolemia, considerar neumotórax.

SpO2 preductal objetivo

1 min   60 % – 65 %
2 min   65 % – 70 %
3 min   70 % – 75 %
4 min   75 % – 80 %
5 min   80 % – 85 %
10 min   85 % – 95 %

El caso incluido a continuación es un ejemplo de cómo se pueden utilizar medicamentos durante una reanimación importante. A medida que lea el caso, imagínese como integrante del equipo de reanimación.

Caso: Reanimación con ventilación a presión positiva, compresiones torácicas y medicamentos

Una mujer embarazada de 36 semanas de gestación es llevada al departamento de emergencias luego de un accidente automovilístico. Se observa bradicardia fetal en el monitor. Su equipo de reanimación se reúne rápidamente en la sala de parto, completa la exposición informativa para el equipo previa a la reanimación y prepara el equipo. Se preparan un tubo endotraqueal, catéter venoso umbilical, adrenalina y un reemplazo de volumen debido a que se anticipa una reanimación extensa. Se realiza un parto por cesárea de emergencia, se pinza y se corta el cordón umbilical de inmediato, y se entrega un bebé de sexo masculino flácido y pálido al equipo de reanimación. Un miembro del equipo de reanimación comienza a documentar los eventos de la reanimación a medida que ocurren.

Usted realiza los pasos iniciales bajo el calentador radiante. No obstante, el bebé sigue flácido sin respiraciones espontáneas. Inicia la ventilación a presión positiva (VPP) con oxígeno al 21 %, se coloca un sensor de un oxímetro de pulso en su mano derecha y se colocan electrodos del monitor cardíaco electrónico (ECG) en su pecho. La frecuencia cardíaca del bebé es de 40 latidos por minuto (lpm) según el ECG y la auscultación. El oxímetro de pulso no registra señal. Si bien la VPP parece lograr un buen movimiento del pecho, su frecuencia cardíaca no aumenta. Rápidamente realiza los pasos correctivos de ventilación sin mejoría. Se intuba con éxito al bebé y se continúa la VPP a través del tubo durante 30 segundos, pero la frecuencia cardíaca sigue siendo de 40 lpm. Se realizan compresiones torácicas coordinadas con VPP usando oxígeno al 100 %. Un miembro del equipo confirma la calidad de las compresiones y de la ventilación, pero, luego de 60 segundos, la frecuencia cardíaca del bebé disminuye a 30 lpm.

Un miembro del equipo rápidamente introduce un catéter venoso umbilical. Con la ayuda de otro miembro del equipo, se administra una dosis de adrenalina a través del catéter seguida de un lavado con solución salina normal. Se continúan la ventilación y las compresiones y, 1 minuto después, la frecuencia cardíaca del bebé aumenta a 50 lpm. Como el bebé tiene bradicardia persistente y antecedentes de posible pérdida de sangre, se le administran 30 ml de solución salina por el catéter umbilical. La frecuencia cardíaca aumenta y las compresiones torácicas se interrumpen cuando aumenta por encima de los 60 lpm. A medida que la frecuencia cardíaca continúa aumentando, el oxímetro comienza a detectar una señal confiable y muestra una saturación de oxígeno de 70 % y en aumento. Continúa la ventilación asistida y se ajusta la concentración de oxígeno para mantener la saturación de oxígeno del bebé dentro del rango objetivo. Diez minutos después de nacer, el bebé realiza un boqueo inicial. Se lo transfiere a la sala de recién nacidos para brindarle atención posterior a la reanimación. Poco después, los miembros de su equipo de reanimación realizan un análisis para hablar de su preparación, trabajo en equipo y comunicación.

Una pequeña cantidad de recién nacidos requerirán medicamentos de emergencia

La mayoría de los recién nacidos que necesitan reanimación mejorarán sin medicamentos de emergencia. Antes de administrar medicamentos, debe verificar la efectividad de la ventilación y las compresiones. En la mayoría de los casos, debería haber introducido un tubo endotraqueal o una máscara laríngea para mejorar la eficacia de la ventilación.

Pese a insuflar los pulmones y aumentar el gasto cardíaco con las compresiones torácicas, un pequeño número de recién nacidos (aproximadamente 1 a 3 de cada 1000 nacidos a término y prematuros tardíos) igual tendrá una frecuencia cardíaca inferior a 60 lpm. Esto ocurre cuando el flujo sanguíneo en las arterias coronarias ha disminuido gravemente, causando un suministro de oxígeno al corazón del recién nacido tan bajo que este no puede contraerse eficazmente. Estos recién nacidos deben recibir adrenalina para mejorar la perfusión de las arterias coronarias y el suministro de oxígeno (Figura 7.1). Los recién nacidos en choque por una pérdida de sangre aguda (por ejemplo, sangrado de la vasa previa, traumatismo fetal, alteración del cordón, compresión grave del cordón) también es probable que requieran expansión de volumen de emergencia.

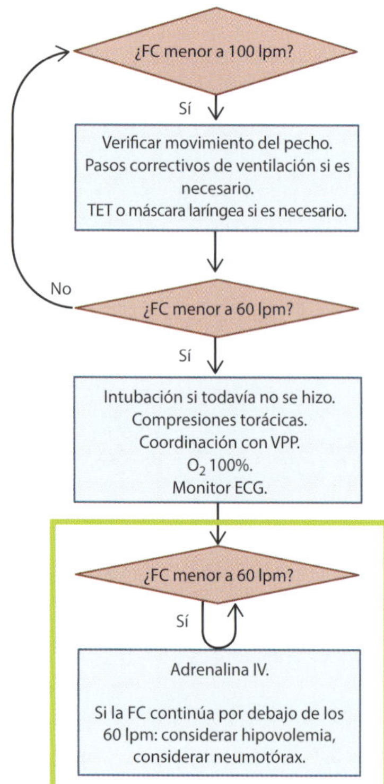

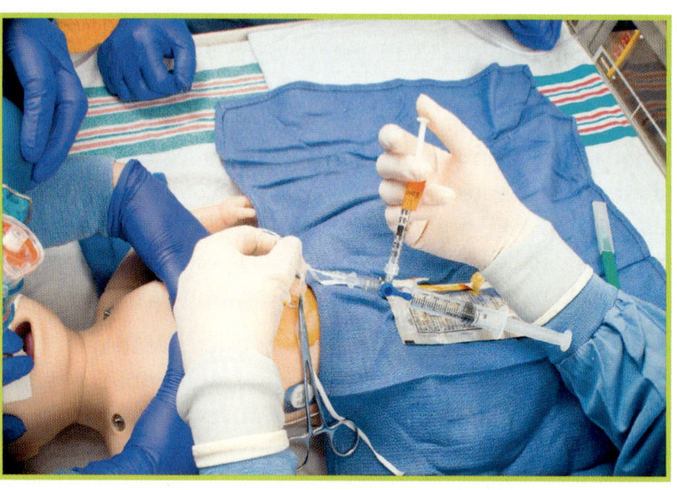

Figura 7.1. Algunos recién nacidos requieren medicamentos de emergencia para recuperar la función cardíaca.

¿Qué es la adrenalina y qué hace?

La adrenalina es un estimulante cardíaco y vascular. Causa la constricción de los vasos sanguíneos fuera del corazón, lo cual aumenta el flujo sanguíneo en las arterias coronarias. La sangre que fluye en las arterias coronarias transporta el oxígeno requerido para restablecer la función cardíaca. Además, la adrenalina aumenta la frecuencia y la fuerza de las contracciones cardíacas.

¿Cuándo se indica la adrenalina y cómo debe administrarse?

Indicación

La adrenalina se indica si la frecuencia cardíaca del bebé sigue **por debajo de 60 lpm luego de**

- Al menos 30 segundos de VPP que insufla los pulmones (mueve el pecho) **y**

- Otros 60 segundos de compresiones torácicas coordinadas con VPP usando oxígeno al 100 %.

En la mayoría de los casos, se debería haber proporcionado al menos 30 segundos de ventilación a través de un tubo endotraqueal o una máscara laríngea correctamente introducidos. **No** se indica el uso de adrenalina antes haber establecido una ventilación que insufle los pulmones de manera eficaz.

Concentración

La adrenalina se encuentra disponible en 2 concentraciones.

Solamente se puede usar la preparación de 1:10 000 (0.1 mg/ml) en reanimación neonatal.

Vía

<u>Intravenosa *(preferida)* o intraósea:</u> La adrenalina debe llegar rápidamente a la circulación venosa central. Los medicamentos llegan rápidamente a la circulación venosa central cuando son administrados por un catéter venoso umbilical o una aguja intraósea. No se recomienda intentar la inserción de un catéter intravenoso periférico para administrar medicamentos de emergencia en el contexto de un colapso cardiovascular debido a que es probable que no tenga éxito, que cause la extravasación de adrenalina en el tejido y que retrase la administración de una terapia que pueda salvar la vida.

<u>Endotraqueal *(menos eficaz)*:</u> Es posible que algunos médicos opten por administrar una dosis de adrenalina por el tubo endotraqueal mientras se está estableciendo un acceso vascular. Aunque puede ser más rápido administrar adrenalina endotraqueal, los estudios sugieren que la absorción no es confiable y que la ruta endotraqueal es menos eficaz. Por esta razón se recomiendan las vías intravenosa e intraósea.

Preparación:

Use un conector o una llave de paso estéril para transferir la adrenalina desde el vial de vidrio del inyector a la jeringa (Figura 7.2).

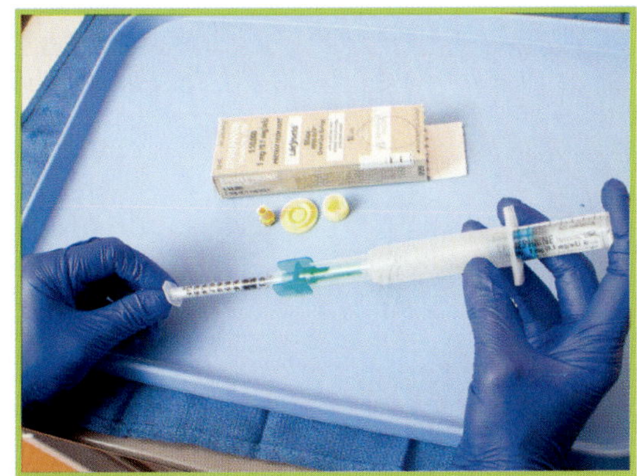

A

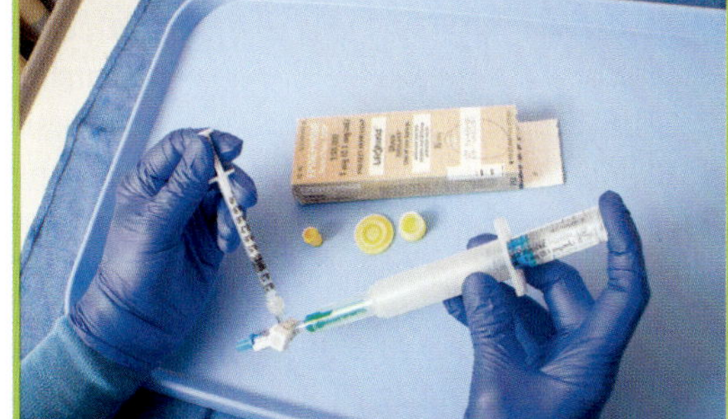

B

Figura 7.2. Use un conector o una llave de paso para transferir la adrenalina.

<u>Intravenosa/Intraósea:</u> Prepare la adrenalina intravenosa o intraósea en una **jeringa de 1 ml** etiquetada. Etiquete claramente la jeringa: *"Adrenalina-IV"*.

<u>Endotraqueal:</u> Prepare la adrenalina endotraqueal en una jeringa de 3 a 5 ml. Etiquete claramente la jeringa: *"Adrenalina-SOLO ET"*. Asegúrese de no utilizar esta jeringa más grande para la administración intravenosa o intraósea.

Dosis

<u>Intravenosa o intraósea:</u> La **dosis intravenosa o intraósea** recomendada es de **0.1 a 0.3 ml/kg** (equivalente a 0.01 a 0.03 mg/kg). Necesitará calcular el peso del bebé después del parto.

<u>Endotraqueal:</u> Si decide administrar una dosis endotraqueal mientras se establece el acceso vascular, la dosis recomendada es de 0.5 a 1 ml/kg (equivalente a 0.05 a 0.1 mg/kg). Esta dosis más alta **solamente** se recomienda para la administración endotraqueal. **NO administre la dosis más alta por vía intravenosa o intraósea.**

Administración

La adrenalina se administra rápidamente.

<u>Intravenosa o intraósea:</u> El fármaco debe ir seguido de un lavado de 0.5 a 1 ml de solución salina normal.

<u>Endotraqueal:</u> Cuando administre adrenalina endotraqueal, asegúrese de administrar el fármaco directamente en el tubo, teniendo cuidado de no dejarla depositada en el conector del tubo. Debido a que administrará un gran volumen de líquido en el tubo endotraqueal, la administración del fármaco debe ir seguida de varias respiraciones a presión positiva para distribuir el fármaco por los pulmones.

¿Qué debe esperar que suceda después de administrar adrenalina?

Evalúe la frecuencia cardíaca un minuto después de la administración de adrenalina. A medida que continúa con la VPP con oxígeno al 100 % y compresiones torácicas, la frecuencia cardíaca debería aumentar a 60 lpm o más, dentro de aproximadamente un minuto después de la administración de adrenalina intravenosa o intraósea.

Si la frecuencia cardíaca es menor de 60 lpm después de la primera dosis de adrenalina intravenosa o intraósea, puede repetir la dosis cada 3 a 5 minutos. Si comenzó en el extremo inferior del rango de dosis, debe considerar la posibilidad de aumentar las dosis posteriores. No exceda la dosis máxima recomendada. Si no hay una respuesta satisfactoria después de la adrenalina intravenosa o intraósea, considere la posibilidad de que haya otros problemas como la hipovolemia y un neumotórax a tensión.

Si administra adrenalina endotraqueal, la respuesta puede tardar más, o es posible que no ocurra. Si la primera dosis se administra por vía endotraqueal y no hay una respuesta satisfactoria, se debe repetir la dosis apenas se introduzca un catéter venoso umbilical o una aguja intraósea. Si es necesario, todas las dosis posteriores deben administrarse por vía intravenosa o intraósea.

Además, verifique para asegurarse de que

- Se esté ventilando debidamente los pulmones como lo indica el movimiento del pecho. Debe tenerse muy en cuenta la introducción de un tubo endotraqueal o una máscara laríngea, si aún no se hizo. Si se administra VPP a través de un tubo endotraqueal o una máscara laríngea, debe haber sonidos respiratorios parejos.

- El tubo endotraqueal no esté desplazado, doblado u obstruido por secreciones.

- Las compresiones torácicas se estén administrando a la correcta profundidad (un tercio del diámetro anteroposterior [AP] del tórax) y a una frecuencia correcta (90/min).

- Las interrupciones de las compresiones torácicas se minimicen debido a que cada interrupción disminuye la perfusión de las arterias coronarias.

Resumen de la adrenalina

Concentración
Adrenalina 1:10 000 (0.1 mg/ml)

Vía
Intravenosa (preferida) o intraósea
Opción: Vía endotraqueal solamente mientras se obtiene un acceso intravenoso o intraóseo

Preparación
Jeringa intravenosa o intraósea de = 1 ml con la etiqueta "Adrenalina-IV"
Jeringa endotraqueal = de 3 a 5 ml con la etiqueta "Adrenalina-solo ET"

Dosis
Intravenosa o intraósea = 0.1 a 0.3 ml/kg
Endotraqueal = 0.5 a 1 ml/kg

Administración
Rápidamente- **lo más rápido posible**
Intravenosa o intraósea: Lave con 0.5 a 1 ml de solución salina normal
Endotraqueal: Respiraciones VPP para distribuir en los pulmones
Repetir cada 3 a 5 minutos si la frecuencia cardíaca sigue siendo menor de 60 lpm.

¿Cuándo debe considerar la administración de un expansor de volumen?

Si hubo una hemorragia materno-fetal aguda, sangrado de vasa previa, sangrado vaginal abundante, desprendimiento de placenta, traumatismo fetal, cordón prolapsado, circular de cordón apretado o pérdida de sangre por el cordón umbilical, es posible que el bebé esté en choque hipovolémico. Puede que el bebé tenga una frecuencia cardíaca persistentemente baja que no responde a una ventilación efectiva, compresiones torácicas y adrenalina. Los bebés hipovolémicos posiblemente se vean pálidos, tengan un retraso en el relleno de los capilares y/o pulso débil. En algunos casos, habrá signos de shock sin evidencia obvia de pérdida de sangre. Se indica la administración de un expansor de volumen si el bebé no responde a los pasos de reanimación y hay signos de shock o antecedentes de pérdida de sangre aguda.

Los expansores de volumen no deben administrarse a modo de rutina durante la reanimación, en ausencia de choque o antecedentes de una pérdida de sangre aguda. La administración de un gran volumen a un corazón que ya está lesionado en realidad puede empeorar el rendimiento cardíaco y perjudicar aún más al recién nacido.

> Se indica la expansión de volumen de emergencia si el bebé no responde a los pasos de reanimación Y hay signos de choque o antecedentes de pérdida de sangre aguda.

¿Qué expansores de volumen se deben considerar y cómo se deben administrar?

Líquido cristaloide

La solución cristaloide recomendada para el tratamiento agudo de la hipovolemia es NaCl al 0.9 % (solución salina normal).

Glóbulos rojos

Los glóbulos rojos empacados deben considerarse para la sustitución volumétrica cuando se sospecha una grave anemia fetal. Si se diagnosticó anemia fetal antes del nacimiento, la unidad del donante puede someterse a una prueba cruzada de compatibilidad con la madre para garantizar la compatibilidad con cualquier anticuerpo materno transferido al bebé. Si la sangre sometida a una prueba cruzada de compatibilidad no está disponible de inmediato, use *glóbulos rojos empacados de emergencia, no sometidos a prueba cruzada de compatibilidad, tipo O Rh negativo.*

Dosis

La dosis inicial del expansor de volumen seleccionado es de 10 ml/kg. Si el bebé no mejora después de la primera dosis, tal vez deba administrarle 10 ml/kg adicionales. En casos inusuales de grandes pérdidas de sangre, podría tenerse en cuenta la administración de volumen adicional.

Vía

Las opciones para el acceso de emergencia al sistema vascular durante el choque hipovolémico son, entre otras, la colocación de un catéter venoso umbilical o la introducción de una aguja intraósea. No se recomienda intentar la introducción de un catéter intravenoso periférico para administrar volumen de emergencia en el contexto de un colapso cardiovascular.

Preparación

Llene una jeringa grande (30 a 60 ml) con el expansor de volumen seleccionado. Si usa una solución salina, etiquete la jeringa.

Administración

En la mayoría de los casos, la hipovolemia aguda que resulte en una necesidad de reanimación debe poder corregirse bastante rápido. Ningún ensayo clínico ha establecido una velocidad de infusión óptima pero, en la mayoría de los casos, es razonable una infusión constante durante 5 a 10 minutos.

En los recién nacidos prematuros con menos de 30 semanas de gestación, la administración rápida de un expansor de volumen puede aumentar el riesgo de hemorragia intracraneal.

Resumen del expansor de volumen

Solución
Solución salina normal (NaCl al 0.9 %)
Anemia sospechada: Glóbulos rojos empacados O negativo

Vía
Intravenosa o intraósea

Preparación
Jeringa de 30 a 60 ml (etiquetada)

Administración
Durante 5 a 10 minutos
(Tenga cuidado con los recién nacidos con menos de 30 semanas de gestación).

¿Qué debe hacer si el bebé no mejora luego de la administración de adrenalina intravenosa y un expansor de volumen?

Mientras sigue administrando compresiones torácicas y ventilación, su equipo debe volver a evaluar rápidamente la calidad de su ventilación y compresiones. Se puede repetir la adrenalina intravenosa cada 3 a 5 minutos.

Si no ha introducido una vía aérea alternativa, este procedimiento debe ser realizado en este momento. Además, una radiografía de tórax urgente puede proporcionar información valiosa. Pida ayuda a otros profesionales con experiencia si fuera necesario.

Rápidamente realice cada una de las siguientes preguntas en voz alta y confirme su evaluación como un equipo:

- ¿Se mueve el pecho con cada respiración?

- ¿Hay sonidos respiratorios iguales?

- ¿El dispositivo de ventilación o la tráquea están obstruidos por secreciones?

- ¿Se está administrando oxígeno al 100 % a través del dispositivo de VPP?

- ¿La profundidad de la compresión es adecuada (un tercio del diámetro AP del tórax)?

- ¿Fue administrada la dosis correcta de adrenalina por vía intravenosa? Si se ha administrado adrenalina solamente por vía endotraqueal, rápidamente inserte un catéter venoso umbilical o una aguja intraósea y repita la adrenalina.

- ¿Hay un neumotórax?

Ha seguido el diagrama de flujo del Programa de Reanimación Neonatal (PRN), pero aún no se ha podido detectar la frecuencia cardíaca del bebé recién nacido (Apgar 0). ¿Durante cuánto tiempo debería continuar?

La ausencia persistente de frecuencia cardíaca detectable (Apgar 0) a los 10 minutos es un elemento pronóstico firme, pero no absoluto, de mortalidad y de morbilidad grave en los prematuros tardíos y bebés nacidos a término. Si se confirma la ausencia de frecuencia cardíaca luego de 10 minutos de reanimación, es razonable detener los esfuerzos de reanimación; sin embargo, la decisión de continuar o suspender debe ser individualizada.

Al tomar la decisión de seguir con la reanimación pasados los 10 minutos, las variables a tener en cuenta pueden incluir la incertidumbre respecto a la duración de la asistolia, si se considera que las intervenciones de reanimación fueron optimizadas, la disponibilidad de cuidados neonatales avanzados tales como la hipotermia terapéutica, la edad de gestación del bebé, las circunstancias específicas antes del parto, tales como la supuesta etiología y el momento de los eventos perinatales que llevan a un paro cardiorrespiratorio, y los sentimientos previamente expresados por la familia acerca del riesgo aceptable de morbilidad.

Hay otras situaciones, como la bradicardia prolongada sin mejoría, en las que, luego de esfuerzos de reanimación completos y adecuados, sería adecuado suspender la reanimación. No obstante, no hay suficiente información sobre los resultados en estas situaciones como para hacer recomendaciones específicas. Las decisiones sobre cómo proceder en estas circunstancias deben tomarse basándose en cada caso. Si es posible, puede ser útil realizar una consulta de emergencia con un colega o un individuo con más experiencia.

Revisión

1. La adrenalina (aumenta)/(disminuye) el flujo sanguíneo de las arterias coronarias y (aumenta)/(disminuye) la fuerza y la frecuencia de las contracciones cardíacas.

2. Se realizó ventilación que mueve el pecho a través de un tubo endotraqueal durante 30 segundos y se coordinó con compresiones torácicas y oxígeno al 100 % durante unos 60 segundos más. Si la frecuencia cardíaca del bebé permanece por debajo de los (60 latidos por minuto)/(80 latidos por minuto), debe administrar adrenalina mientras sigue con las compresiones torácicas y la ventilación.

3. La vía preferida para la adrenalina es (intravenosa)/(endotraqueal).

4. (Se recomienda)/(No se recomienda) la administración a modo de rutina de un expansor de volumen en ausencia de choque o con antecedentes de pérdida de sangre aguda.

5. Si se indica un expansor de volumen de emergencia, la dosis inicial es de (1 ml/kg)/(10 ml/kg).

Respuestas

1. La adrenalina aumenta el flujo sanguíneo de las arterias coronarias y aumenta la fuerza y la frecuencia de las contracciones cardíacas.

2. Si la frecuencia cardíaca del bebé permanece por debajo de los 60 latidos por minuto, debe administrar adrenalina mientras sigue con las compresiones torácicas y la ventilación.

3. La vía preferida para la adrenalina es intravenosa.

4. No se recomienda la administración a modo de rutina de un expansor de volumen en ausencia de choque o con antecedentes de pérdida de sangre aguda.

5. La dosis inicial es de 10 ml/kg.

¿Cómo establece un acceso intravascular rápido durante la reanimación?

La vena umbilical

La vena umbilical es una ruta intravenosa directa de acceso rápido en el recién nacido (Figura 7.3). Si se puede anticipar el uso de adrenalina debido a que el bebé no responde a la VPP, un miembro del equipo de reanimación deberá prepararse para colocar un catéter venoso umbilical, mientras otros siguen administrando VPP y compresiones torácicas.

Inserción de un catéter venoso umbilical de emergencia

1. Póngase guantes y rápidamente prepare un área para su equipo (Figura 7.4). Si bien debe intentar usar una técnica estéril, debe equilibrar la necesidad de asegurar rápidamente el acceso venoso de emergencia con el riesgo de la posibilidad de introducir una infección. Si se necesitará acceso venoso central luego de la estabilización, se quitará el catéter venoso umbilical de emergencia y se colocará un catéter nuevo usando una técnica completamente estéril.

2. Llene un catéter umbilical de un lumen simple de 3.5F o 5F con solución salina normal, usando una jeringa (3 a 10 ml) conectada a una llave de paso. Una vez lleno, cierre la llave de paso hacia el catéter para evitar la pérdida de líquido y la entrada de aire (Figura 7.4). Cerciórese de saber en qué dirección se "cierra" la llave de paso que utiliza en su contexto de trabajo.

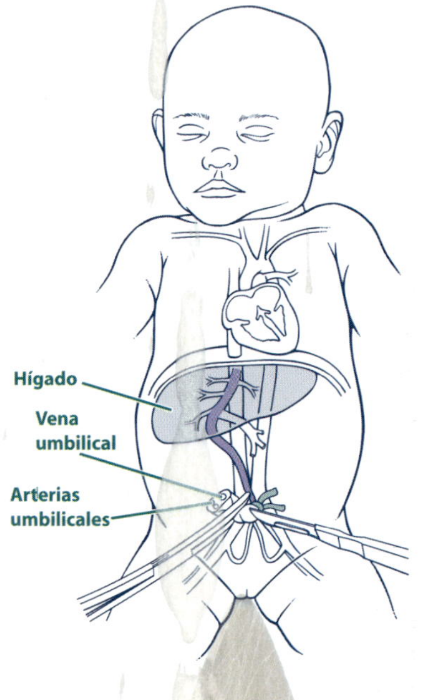

Figura 7.3. La vena umbilical viaja hacia el hígado para unirse a la circulación venosa central.

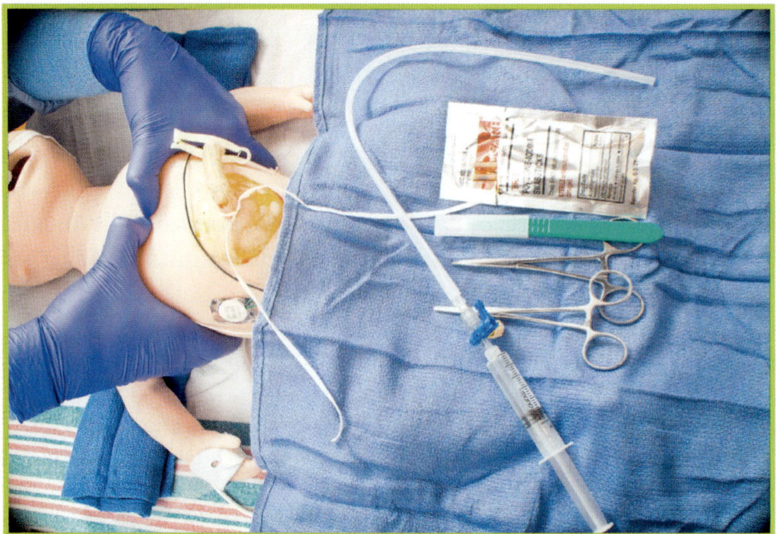

Figura 7.4. Catéter umbilical (dentro de la funda de plástico) preparado para la inserción de emergencia

3 Limpie rápidamente el cordón umbilical con una solución antiséptica. Realice un nudo flojo en la base del cordón umbilical (Figura 7.5) alrededor de la gelatina de Wharton o el borde de la piel. Este nudo se puede ajustar si hay demasiada hemorragia después de cortar el cordón. Si el nudo se realiza alrededor de la piel, asegúrese de que no comprometa la perfusión de la piel.

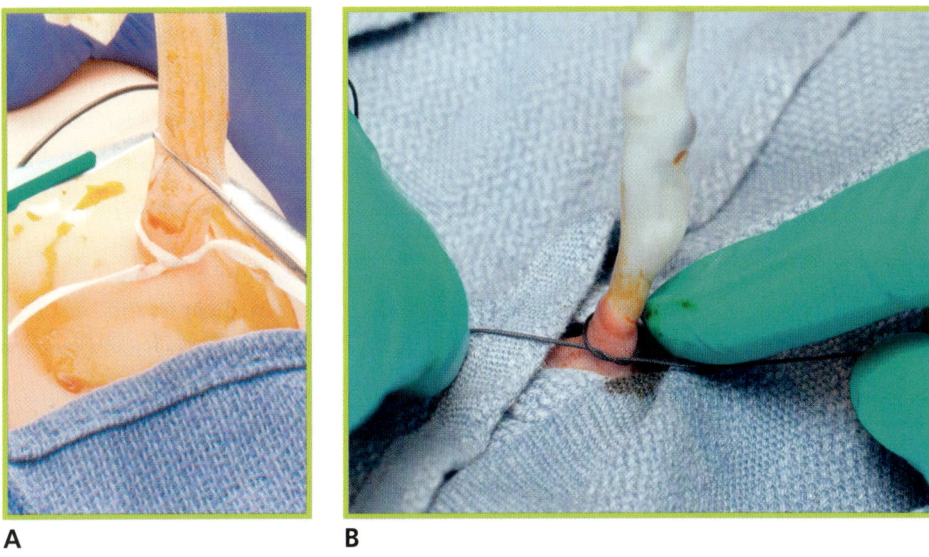

A   B

Figura 7.5. Nudo ubicado alrededor de la gelatina de Wharton (A) o el borde de la piel (B). (Figura 7.5B utilizada con el permiso de la Fundación Mayo para la Educación e Investigación Médica).

4 Detenga brevemente las compresiones torácicas y advierta al equipo de reanimación que el escalpelo está ingresando en el campo. Corte el cordón con un escalpelo por debajo de la pinza umbilical y aproximadamente 1 a 2 cm por encima de la línea de la piel (Figura 7.6). Intente cortar el cordón en línea recta en lugar de en ángulo.

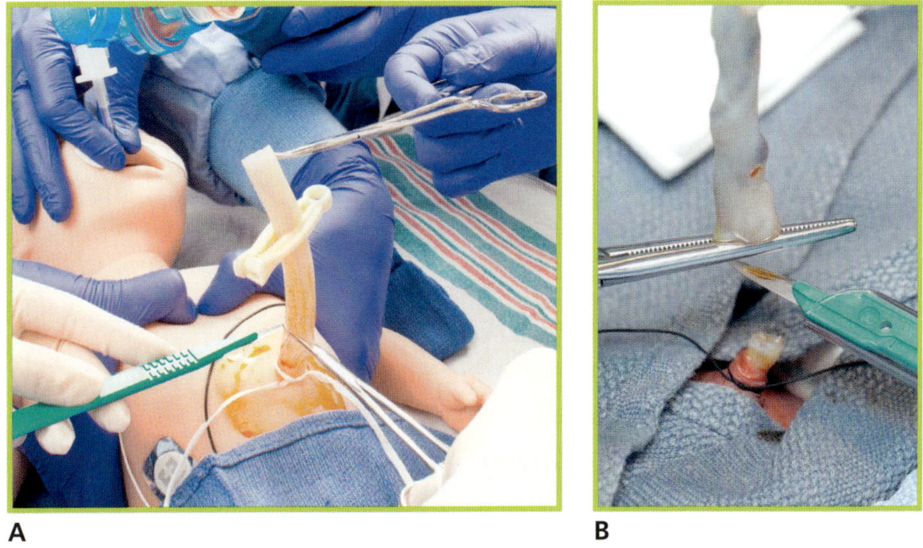

A   B

Figura 7.6. Corte el cordón de 1 a 2 cm desde la línea la piel. (Figura 7.6B utilizada con el permiso de la Fundación Mayo para la Educación e Investigación Médica).

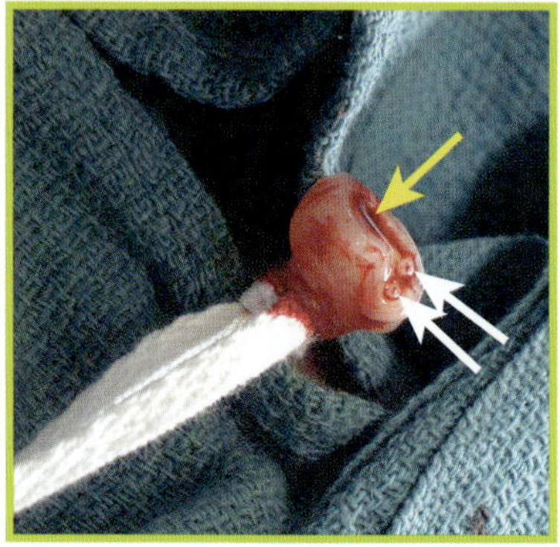

Figura 7.7. El cordón umbilical pronto para la inserción de un catéter. La vena umbilical se muestra con la flecha amarilla. Las 2 arterias umbilicales se muestran con las flechas blancas.

5 La vena del cordón umbilical se verá como una estructura grande, de paredes finas, por lo general cerca de la posición de las 12 en la esfera del reloj. Las 2 arterias umbilicales son más pequeñas y tienen paredes más gruesas y suelen quedar más juntas (Figura 7.7). Las arterias se enroscan dentro del cordón y su posición varía según dónde corte el cordón.

6 Introduzca el catéter dentro de la vena umbilical (Figuras 7.8 y 7.9).

   a. Siga introduciendo el catéter de 2 a 4 cm (menos en los bebés prematuros) hasta que obtenga un flujo libre de sangre cuando abra la llave de paso entre el bebé y la jeringa, y aspire suavemente.

   b. Para usar en casos de emergencia, la punta del catéter debe ubicarse sólo a una corta distancia dentro de la vena; solamente hasta el punto en el que se pueda aspirar sangre. Si se introduce más el catéter, existe un riesgo de infundir medicamentos directamente en el hígado, lo cual podría causar una lesión hepática (Figura 7.10).

   c. Continúe sosteniendo el catéter firmemente en el lugar con 1 mano hasta que esté sujeto o se quite.

7 Conecte la jeringa que contiene adrenalina o expansor de volumen al puerto disponible de la llave de paso, gire la llave de paso para que esté abierta entre la jeringa y el catéter, asegúrese de que no haya burbujas de aire en la jeringa o el catéter, administre la dosis adecuada y lave el catéter (Figura 7.11). Puede ser útil pedirle a un ayudante que infunda los medicamentos mientras el operador sostiene el catéter en su lugar.

8 Después de haber administrado los medicamentos, retire el catéter o sujételo para tener un acceso intravenoso temporal mientras se traslada al bebé a la sala de recién nacidos. Si decide dejar el catéter en su lugar

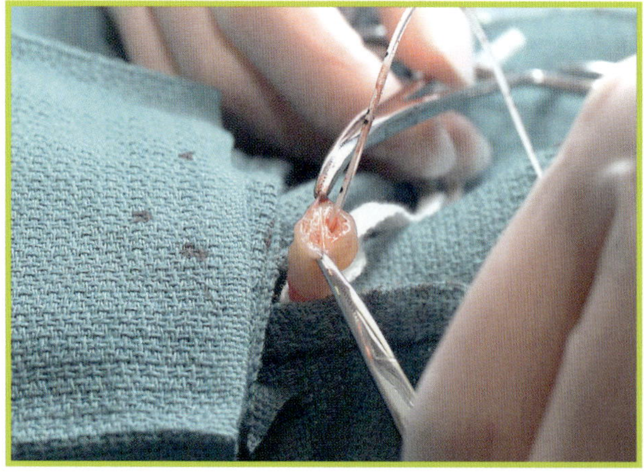

Figura 7.8. Catéter lleno de solución salina dentro de la vena umbilical. Tenga en cuenta las marcas negras en centímetros en el catéter.

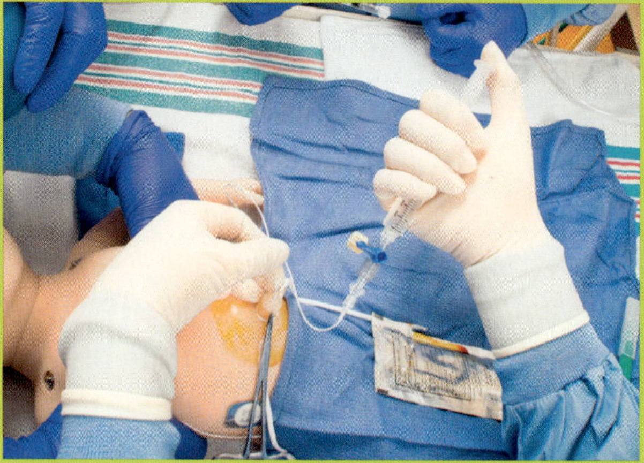

Figura 7.9. Haga avanzar el catéter hasta que se pueda aspirar la sangre y el catéter pueda ser fácilmente lavado.

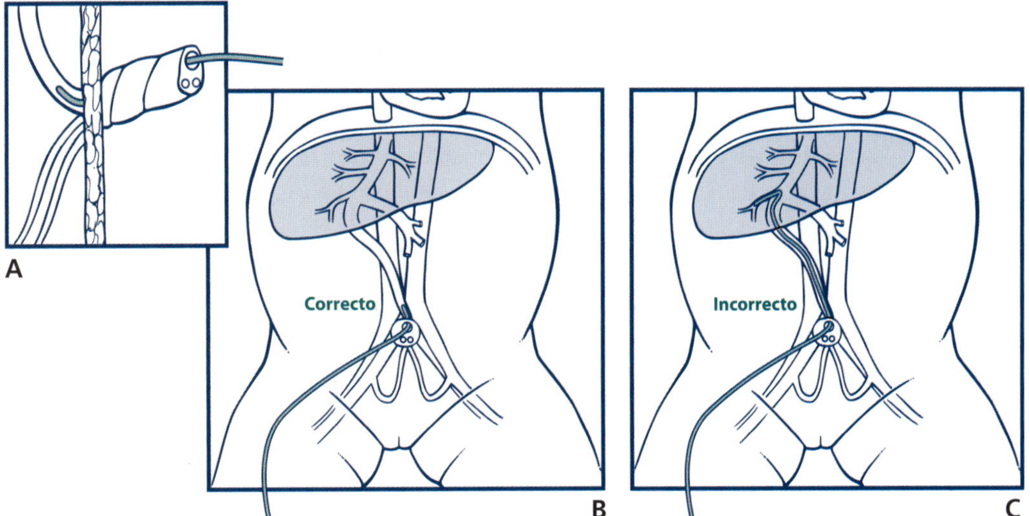

Figura 7.10. Colocación correcta (A y B) e incorrecta (C) del catéter de la vena umbilical

durante la estabilización o el traslado, deberá sujetarlo. También se puede usar una cinta adhesiva transparente para sujetar temporalmente la línea al abdomen del recién nacido (Figura 7.12). La sutura y el encintado "tipo poste de meta" son métodos eficaces para sujetar el catéter para su uso prolongado, pero lleva tiempo y tal vez no sea la mejor opción durante una reanimación.

9 Si retira el catéter, hágalo lentamente y prepárese para controlar el sangrado ajustando el nudo del cordón, apretando el muñón umbilical o aplicando presión por encima del ombligo.

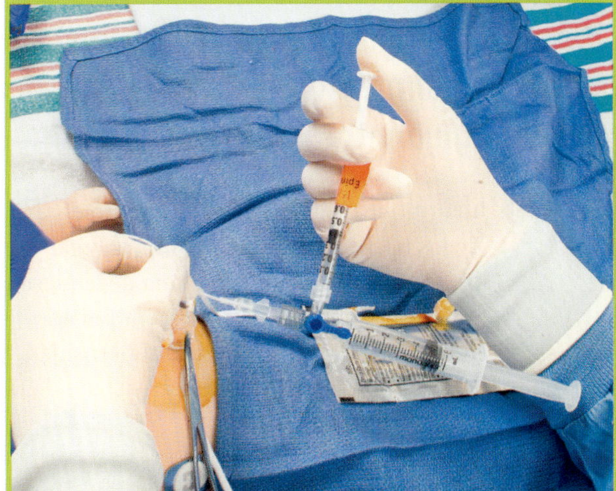

Figura 7.11. Abra la llave de paso hacia el bebé e infunda los medicamentos.

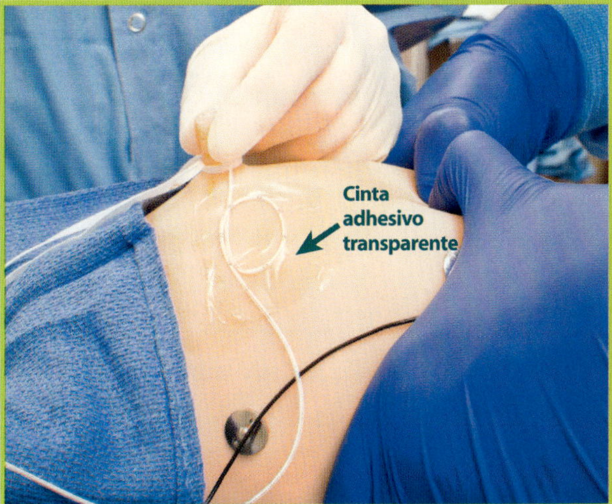

Figura 7.12. Sujete temporalmente el catéter umbilical con una cinta adhesiva transparente.

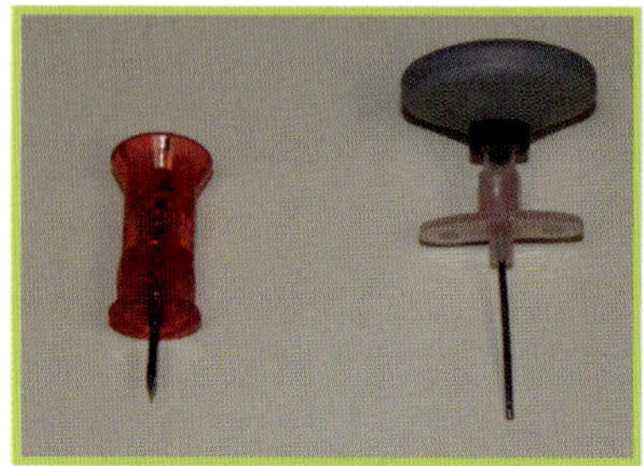

Figura 7.13. Ejemplos de agujas intraóseas. Algunas agujas se introducen con un dispositivo de inserción (izquierda) y otras se introducen manualmente (derecha).

La aguja intraósea

Si bien un catéter venoso umbilical normalmente es el método preferido para obtener acceso vascular de emergencia en la sala de parto, la aguja intraósea es una alternativa razonable y se utiliza frecuentemente para el acceso de emergencia en el entorno prehospitalario y los departamentos de emergencia. Se introduce una aguja intraósea (Figura 7.13) a través de la piel en la parte plana de un hueso grande y se hace avanzar en la cavidad de la médula ósea (Figura 7.14). Cuando se infunden medicamentos y líquidos, rápidamente llegan a la circulación venosa central y tienen el mismo efecto hemodinámico que la administración intravenosa. Todos los medicamentos y líquidos que pueden ser infundidos en un catéter venoso umbilical pueden ser infundidos en una aguja intraósea. Pequeños estudios han demostrado que es posible colocar las agujas intraóseas en recién nacidos a término y prematuros, tienen eficacia similar a las vías intravenosas y pueden introducirse rápidamente. Los proveedores de atención médica con experiencia limitada en cuidados intensivos neonatales tal vez sientan que una aguja intraósea es más fácil de introducir que un catéter venoso umbilical.

Hay muchos tipos diferentes de agujas intraóseas disponibles en el mercado. Algunas son para introducir manualmente usando un movimiento de giro para penetrar la piel y el hueso. Otras agujas se introducen utilizando un dispositivo de inserción a batería. Consulte la información del fabricante para identificar la aguja del tamaño adecuado para su paciente. La aguja intraósea tendrá un estilete que se usa durante la inserción y debe quitarse antes de la infusión.

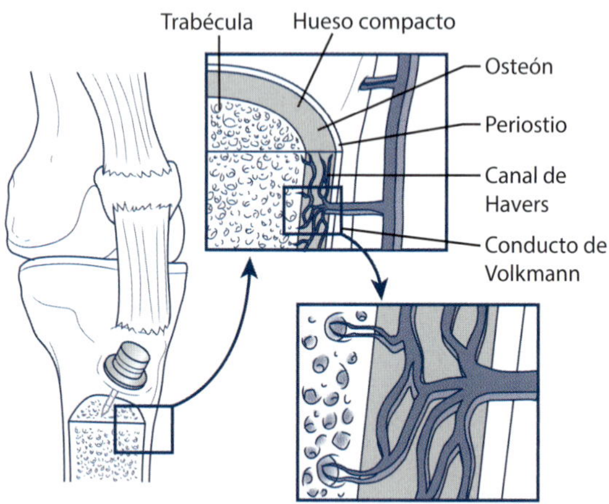

Figura 7.14. Aguja intraósea en la cavidad de la médula ósea. Los medicamentos y líquidos infundidos llegan rápidamente a la circulación venosa central . (Adaptado de Teleflex Incorporated. © 2016 Teleflex Incorporated. Todos los derechos reservados).

Procedimiento de introducción de la aguja intraósea

❶ Identifique el lugar de inserción. En el caso de los bebés nacidos a término, el lugar preferido es la superficie plana de la pierna inferior, aproximadamente 2 cm por debajo y 1 a 2 cm medial a la tuberosidad de la tibia (protuberancia ósea debajo de la rótula) (Figura 7.15).

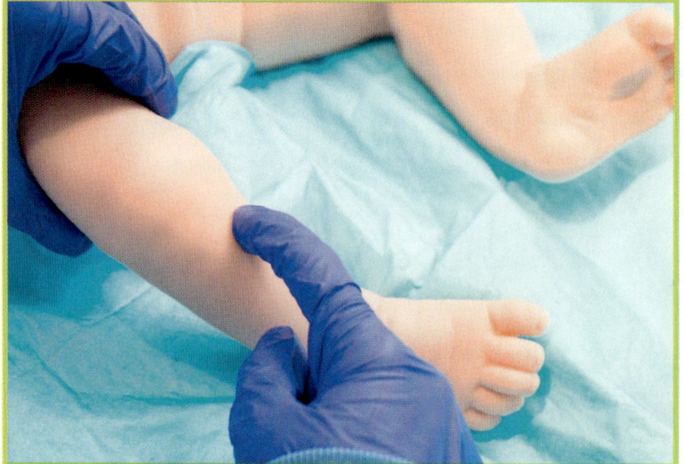

Figura 7.15. Lugar de inserción de la aguja junto con la superficie plana anteromedial de la tibia

❷ Limpie el lugar de inserción con solución antiséptica (Figura 7.16).

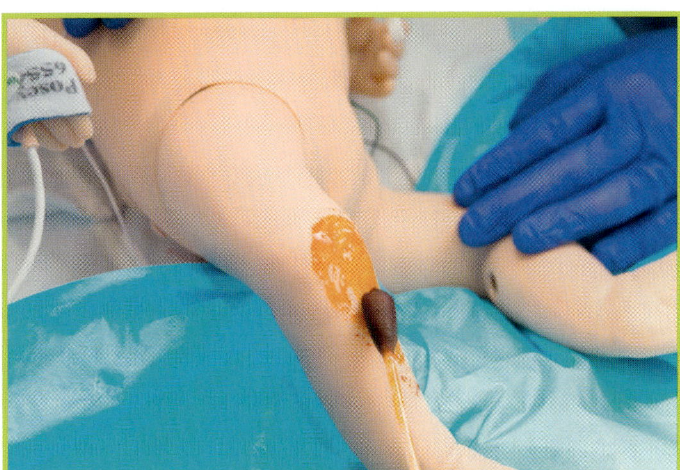

Figura 7.16. Limpie el lugar de inserción rápidamente.

❸ Sostenga la aguja intraósea en forma perpendicular a la piel y haga avanzar la aguja a través de la piel hacia la superficie del hueso (periostio) (Figura 7.17).

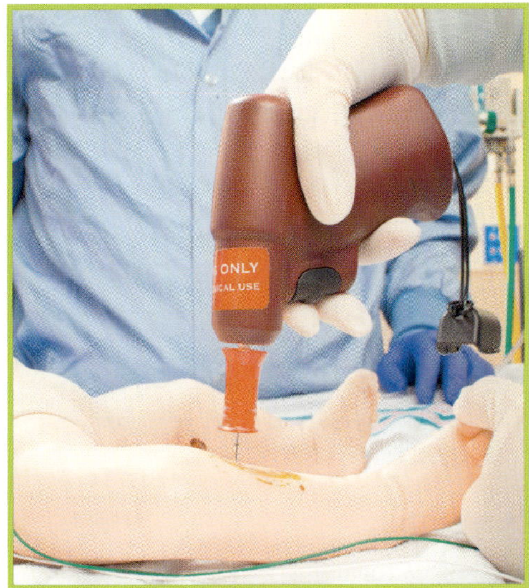

Figura 7.17. Inserción utilizando un dispositivo de inserción intraósea

❹ Dirija la aguja perpendicular al hueso y haga avanzar la aguja a través de la corteza del hueso hacia la médula ósea. Si hace avanzar la aguja a mano, use una fuerte presión hacia abajo con un movimiento de giro. Si hace avanzar la aguja con un dispositivo de inserción eléctrico, presione el gatillo mientras mantiene la presión hacia abajo como se describe en las instrucciones del fabricante. Cuando la aguja ingresa en el espacio de la médula ósea, se nota un cambio característico en la resistencia ("pequeña explosión") .

5 Siga las instrucciones del fabricante para quitar el estilete y asegurar la aguja (Figura 7.18).

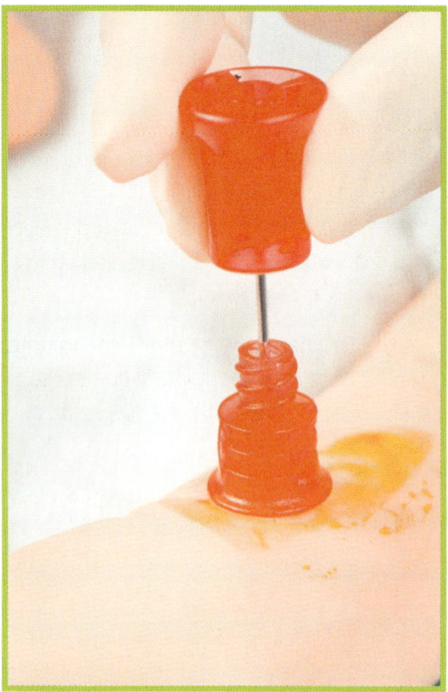

Figura 7.18. Retire el estilete de aguja intraósea.

6 Conecte un equipo de infusión al conector de la aguja, abra la llave de paso hacia la aguja, lave la aguja y administre los medicamentos o líquidos (Figura 7.19).

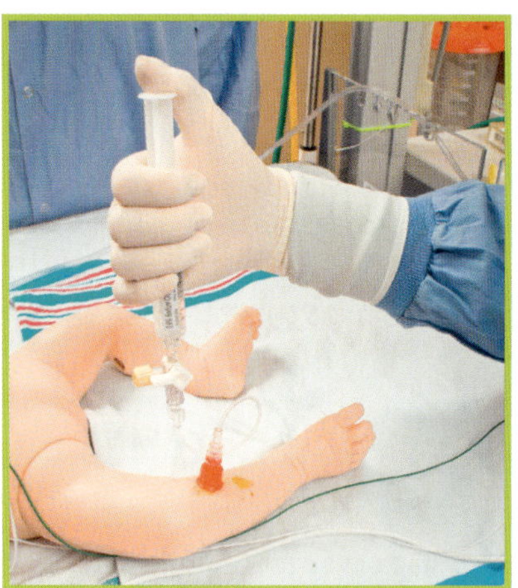

A

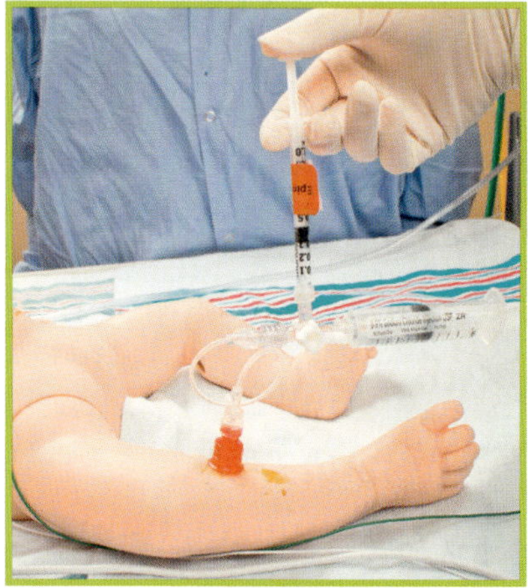

B

Figura 7.19. Conecte un equipo de infusión a la aguja intraósea, abra la llave de paso hacia la aguja, enjuague la aguja (A) e infunda los medicamentos o líquidos (B).

7 Controle el lugar de inserción en busca de pruebas de la presencia de inflamación o extravasación de líquido.

Enfocarse en el trabajo en equipo

La administración de adrenalina y volumen durante la reanimación destaca muchas oportunidades para que los equipos eficaces utilicen las habilidades de comportamiento claves del PRN.

Conducta	Ejemplo
Anticípese y planifique. Use la información disponible.	Si los factores de riesgo perinatales sugieren que el feto puede haber sufrido una pérdida de sangre aguda o haber tenido compromiso cardiorrespiratorio grave (por ejemplo, bradicardia fetal prolongada), prepare un catéter venoso umbilical o una aguja intraósea, adrenalina y líquido para la expansión de volumen. La inserción de emergencia de un catéter venoso umbilical o una aguja intraósea y la administración de sangre son habilidades que no se utilizan con frecuencia, y los equipos deben practicarlas con frecuencia para estar seguros de que pueden realizarlas correctamente y eficazmente durante una emergencia. Si un bebé requiere compresiones torácicas, es probable que también requiera adrenalina. Una vez que se inicien las compresiones, un miembro del equipo debe comenzar a preparar la adrenalina y un catéter venoso umbilical o una aguja intraósea para que la adrenalina intravascular pueda administrarse sin retraso.
Conozca su entorno.	Su equipo de reanimación debe saber dónde se conserva la sangre tipo O negativo de emergencia, cómo se obtendrá cuando se necesite y qué equipo adicional se necesitará preparar e infundir sin retraso. Su equipo de reanimación debe saber dónde se conserva el equipo de acceso vascular de emergencia.
Pida ayuda adicional cuando la necesite.	Si se requiere adrenalina o expansión de volumen, necesitará ayuda adicional. Probablemente se necesiten más de 4 miembros del equipo para seguir con la ventilación y las compresiones eficaces, insertar rápidamente y ajustar el acceso vascular de emergencia, preparar y administrar la adrenalina o el líquido, controlar el paso del tiempo, controlar la calidad de las compresiones y la ventilación, documentar los eventos a medida que suceden y brindar apoyo a la familia del bebé.
Dirija su atención de manera inteligente. Identifique claramente al líder del equipo.	Si el líder del equipo de reanimación se involucra en la colocación del catéter umbilical, su atención está enfocada principalmente en la tarea y tal vez no sea capaz de prestar toda su atención al estado del bebé, al paso del tiempo o a la idoneidad de la ventilación y las compresiones. Cualquier miembro del equipo que domine el diagrama de flujo del PRN y que tenga habilidades de liderazgo eficaces puede ser el líder del equipo. Anuncie claramente el cambio de liderazgo cuando suceda.
Use los recursos disponibles.	Si tiene dificultad para colocar el catéter venoso umbilical de emergencia, use una aguja intraósea.
Comuníquese eficazmente. Mantenga una conducta profesional.	Use una comunicación eficaz, directa y de circuito cerrado cuando se soliciten la adrenalina y los expansores de volumen. Cuando da una indicación, dirija el pedido a un individuo específico, llame al miembro del equipo de reanimación por su nombre, haga contacto visual y hable claramente. Luego de dar una indicación, pídale al receptor que le informe apenas complete la tarea. Después de recibir una indicación, repítale la indicación al emisor. Durante una reanimación compleja, es fácil que se deteriore la calidad de la comunicación. Es de fundamental importancia que el líder establezca y mantenga la calma y un comportamiento profesional.

Preguntas frecuentes

La caja de la adrenalina dice "1:10 000", pero la dosis en la lección se describe como ml/kg. ¿Qué quiere decir 1:10 000? ¿Podemos usar la preparación de 1:1000?

La descripción "1:10 000" es un método antiguo de descripción de concentración de fármacos que persiste en las etiquetas de adrenalina. Una concentración de 1:10 000 significa que 1 g de adrenalina se disuelve en 10 000 ml de líquido. Esto equivale a 0.1 mg por ml. En la lección la dosis se describe como ml/kg de modo que los proveedores de atención médica no tengan que convertir miligramos a mililitros durante una emergencia y se arriesguen a cometer un error en un punto decimal.

No use la preparación de 1:1000. Es 10 veces más concentrada y no es adecuada para la reanimación neonatal.

¿Por qué la vía intravenosa para la administración de adrenalina es preferida sobre la vía endotraqueal? ¿No es más fácil y rápida la vía endotraqueal ?

La adrenalina administrada en el tubo endotraqueal podría ser absorbida por los pulmones e ingresar a la sangre que fluye directamente al corazón. Si bien administrar adrenalina a un bebé intubado a través de un tubo endotraqueal puede ser más rápido, el proceso de absorción por los pulmones hace que el tiempo de respuesta sea más lento y más impredecible que en el caso de administrar adrenalina directamente en la sangre. Los datos de modelos animales y estudios clínicos sugieren que la dosis intravenosa estándar es inefectiva si se administra a través del tubo endotraqueal. Existe alguna evidencia en modelos de animales de que la administración de una dosis más alta puede compensar la absorción retrasada de los pulmones; no obstante, no hay estudios que confirmen la eficacia ni la seguridad de esta práctica en recién nacidos. Si la necesidad de medicamentos puede preverse, la preparación anticipada de un catéter venoso umbilical antes del parto permite una rápida administración de adrenalina intravenosa sin retraso.

Luego de la inserción de una aguja intraósea, ¿es necesario aspirar la jeringa antes de infundir líquidos?

No. En el recién nacido, la aspiración de la aguja intraósea no es un indicador confiable de la colocación correcta de la aguja y no es necesaria. Si la aguja está colocada correctamente, debería sentirse firmemente sujetada al hueso y no "moverse". Cuando se infunde líquido, el tejido blando que rodea al hueso no debe hincharse.

Consideraciones éticas

¿Cómo decirles a los padres que su bebé está muriendo?

¿Cómo atender a un bebé que está muriendo?

Estas preguntas se explorarán detalladamente en la Lección 11.

Puntos claves

1 La adrenalina se indica si la frecuencia cardíaca del bebé sigue **por debajo de 60 latidos por minuto (lpm) luego de**

- Al menos 30 segundos de ventilación a presión positiva (VPP) que insufla los pulmones como evidencia el movimiento del pecho **y**

- Otros 60 segundos de compresiones torácicas con VPP usando oxígeno al 100 %.

- En la mayoría de los casos, se debería haber proporcionado ventilación a través de un tubo endotraqueal o una máscara laríngea correctamente introducidos.

2 No se indica el uso de adrenalina antes de haber establecido una ventilación que insufle los pulmones eficazmente, como lo evidencia el movimiento del pecho.

3 Recomendaciones de la adrenalina

a. Concentración: 1:10 000 (0.1 mg/ml)

b. Vía:

Intravenosa (preferida) o intraósea

Se puede acceder rápidamente a la circulación venosa central usando un catéter venoso umbilical o una aguja intraósea.

Se puede tener en cuenta una dosis endotraqueal mientras se está estableciendo un acceso vascular.

c. Preparación:

Intravenosa o intraósea: Jeringa de 1 ml (con la etiqueta *Adrenalina-IV)*

Endotraqueal: Jeringa de 3 a 5 ml (con la etiqueta *Adrenalina-SOLO ET)*

d. Dosis: Intravenosa o intraósea = 0.1 a 0.3 ml/kg. Se puede repetir cada 3 a 5 minutos.

Tenga en cuenta una dosis mayor (0.5 a 1 ml/kg), SOLO por vía endotraqueal.

e. Velocidad: *Rápidamente*: lo más rápido posible

4 Se indica la administración de un expansor de volumen si el bebé no responde a los pasos de reanimación Y hay signos de choque o antecedentes de pérdida de sangre aguda.

5 Recomendaciones de la expansión de volumen

a. Solución: Solución salina normal (NaCl al 0.9 %) o sangre tipo O Rh negativo

b. Vía: Intravenosa o intraósea

   c. Preparación: Volumen en una jeringa de 30 a 60 ml (etiquetada)

   d. Dosis: 10 ml/kg

   e. Administración: Durante 5 a 10 minutos

6 La ausencia persistente de frecuencia cardíaca detectable (Apgar 0) a los 10 minutos es un elemento pronóstico firme, pero no absoluto, de mortalidad y de morbilidad grave en los prematuros tardíos y bebés nacidos a término. Si se confirma la ausencia de frecuencia cardíaca luego de 10 minutos de reanimación, es razonable detener los esfuerzos de reanimación; sin embargo, la decisión de continuar o suspender debe ser individualizada.

REPASO DE LA LECCIÓN 7

1. La adrenalina (aumenta)/(disminuye) el flujo sanguíneo de las arterias coronarias y (aumenta)/(disminuye) la fuerza y la frecuencia de las contracciones cardíacas.

2. Se realizó ventilación que mueve el pecho a través de un tubo endotraqueal durante 30 segundos y se continuó con compresiones torácicas y oxígeno al 100 % durante unos 60 segundos más. Si la frecuencia cardíaca del bebé permanece por debajo de los (60 latidos por minuto)/(80 latidos por minuto), debe administrar adrenalina mientras sigue con las compresiones torácicas y la ventilación.

3. La vía preferida para la adrenalina es (intravenosa)/(endotraqueal).

4. (Se recomienda)/(No se recomienda) la administración a modo de rutina de un expansor de volumen en ausencia de choque o con antecedentes de pérdida de sangre aguda.

5. Si se indica un expansor de volumen de emergencia, la dosis inicial es de (1 ml/kg)/(10 ml/kg).

6. La concentración recomendada de adrenalina para recién nacidos es de (1:1000)/(1:10 000).

7. Usando la concentración correcta de adrenalina, la dosis intravenosa recomendada es de (0.1 a 0.3 ml/kg)/(0.5 a 1 ml/kg).

8. La adrenalina debe administrarse (lentamente)/(lo más rápido posible).

9. Si la frecuencia cardíaca del bebé permanece por debajo de los 60 latidos por minuto, puede reiterar la dosis de adrenalina cada (3 a 5 minutos)/(8 a 10 minutos).

10. En un bebé a término, inserte un catéter venoso umbilical de emergencia (al menos 8 a 10 cm o hasta que llegue al hígado)/ (aproximadamente 2 a 4 cm o hasta que se pueda aspirar la sangre).

11. Su equipo de reanimación está reanimando a un recién nacido a término. La frecuencia cardíaca es de 40 latidos por minuto luego de la ventilación a través de un tubo endotraqueal y compresiones torácicas coordinadas. Usted determina que se indique la adrenalina. Su equipo debe (rápidamente intentar colocar un catéter intravenoso periférico en su mano derecha)/(insertar un catéter venoso umbilical o una aguja intraósea).

Respuestas

1. La adrenalina aumenta el flujo sanguíneo de las arterias coronarias y aumenta la fuerza y la frecuencia de las contracciones cardíacas.

2. Si la frecuencia cardíaca del bebé permanece por debajo de los 60 latidos por minuto, debe administrar adrenalina mientras sigue con las compresiones torácicas y la ventilación.

3. La vía preferida para la adrenalina es intravenosa.

4. No se recomienda la administración a modo de rutina de un expansor de volumen en ausencia de choque o con antecedentes de pérdida de sangre aguda.

5. La dosis inicial es de 10 ml/kg.

6. La concentración recomendada de adrenalina para recién nacidos es de 1:10 000 (0.1 mg/ml).

7. Usando la concentración correcta de adrenalina, la dosis intravenosa recomendada es de 0.1 a 0.3 ml/kg.

8. La adrenalina debe administrarse lo más rápido posible.

9. Si la frecuencia cardíaca del bebé permanece por debajo de los 60 latidos por minuto, puede reiterar la dosis de adrenalina cada 3 a 5 minutos.

10. En un bebé a término, inserte un catéter venoso umbilical de emergencia aproximadamente 2 a 4 cm o hasta que se pueda aspirar la sangre.

11. Su equipo debe insertar un catéter venoso umbilical o una aguja intraósea. Durante un colapso cardiopulmonar, es poco probable que un catéter intravenoso periférico tenga éxito y los intentos de inserción pueden retrasar la terapia adecuada.

Lecturas adicionales

Barber CA, Wyckoff MH. Use and efficacy of endotracheal versus intravenous epinephrine during neonatal cardiopulmonary resuscitation in the delivery room. *Pediatrics.* 2006;118(3):1028-1034

Weiner GM, Niermeyer S. Medications in neonatal resuscitation: epinephrine and the search for better alternative strategies. *Clin Perinatol.* 2012;39(4):843-855

Wyckoff MH, Perlman JM, Laptook AR. Use of volume expansion during delivery room resuscitation in near-term and term infants. *Pediatrics.* 2005;115(4):950-955

Yamada NK, Fuerch JH, Halamek LP. Impact of standardized communication techniques on errors during simulated neonatal resuscitation. *Am J Perinatol.* 2015 [publicado electrónicamente previo a su publicación en papel]

Yamada NK, Halamek LP. On the need for precise, concise communication during resuscitation: a proposed solution. *J Pediatr.* 2015;166(1):184-187

Lección 7: Lista de verificación de desempeño

Medicamentos de emergencia

La lista de verificación del desempeño es una herramienta de aprendizaje

La persona que está aprendiendo utiliza la lista de verificación como una referencia durante una práctica independiente, o como una guía para el debate y la práctica con un instructor del Programa de Reanimación Neonatal (PRN). Cuando el estudiante y el instructor están de acuerdo en que el estudiante puede realizar las destrezas correctamente y sin problemas, sin supervisión y dentro del contexto de un caso real, el estudiante podrá pasar a la siguiente lección de la lista de verificación de desempeño.

Verificación de conocimientos

1. ¿Cuáles son las indicaciones para administrar adrenalina durante la reanimación neonatal?

2. ¿Qué concentración de adrenalina se usa durante la reanimación neonatal?

3. ¿Cuál es la vía de administración preferida? ¿Cuál es la vía alternativa?

4. ¿Cuál es el rango de dosis correcto para cada vía? ¿Dónde está el cuadro de dosificación del fármaco que usa nuestro hospital durante un código neonatal?

5. ¿Qué tan rápido espera ver un aumento en la frecuencia cardíaca luego de administrar adrenalina intravenosa? ¿Cuán a menudo puede repetir la adrenalina?

6. Si la frecuencia cardíaca no responde a la adrenalina intravenosa, ¿qué condiciones clínicas podrían considerarse?

7. ¿Cuáles son los signos de choque en un recién nacido, indicando la necesidad de un expansor de volumen?

8. ¿Qué expansores de volumen se usan? ¿Cuál es la dosis del expansor de volumen seleccionado?

9. ¿Cuál es la vía de administración de un expansor de volumen y qué tan rápido se administra?

Objetivos de aprendizaje

1 Identificar cuando el recién nacido requiere adrenalina y expansor de volumen durante la reanimación.

2 Demostrar la preparación y la administración de la adrenalina y el expansor de volumen.

3 Demostrar la preparación y la inserción de un catéter venoso umbilical de emergencia.

4 Demostrar cómo ajustar un catéter venoso umbilical de emergencia.

5 Practicar las habilidades de comportamiento claves del PRN para garantizar una comunicación eficiente y trabajo de equipo durante este componente fundamental de la reanimación neonatal.

Escenario

"Lo llaman para atender un parto debido a un prolapso del cordón umbilical con bradicardia fetal. ¿Cómo se prepararía para la reanimación del bebé? A medida que trabaja, diga en voz alta lo que piensa y lo que hace así sabré lo que está pensando y haciendo".

✔	**Pasos de desempeño fundamentales**
	Evalúa el riesgo perinatal (El estudiante realiza las 4 preguntas básicas)
	¿Tiempo de gestación? **"Nacido a término"**.
	¿Líquido claro? **"El líquido es claro"**.
	¿Cuántos bebés? **"Se espera un bebé"**.
	¿Factores de riesgo adicionales? **"Cordón prolapsado y bradicardia fetal durante los últimos 3 minutos"**.
	Arma el equipo de reanimación, identifica al líder, delega tareas
	Realiza verificación del equipo
	"Ha nacido el bebé".
Evaluación rápida	
	¿Nacido a término? ¿Tiene buen tono? ¿Respira o llora?
	"Aparentemente a término, no tiene buen tono, no respira".
Pasos iniciales	
	Coloca en posición, succiona, seca, quita sábanas, estimula
Signos vitales	
	Verifica la respiración
	"El bebé está apneico".

✔ Pasos de desempeño fundamentales

Ventilación a presión positiva

Comienza la VPP. En el plazo de 15 segundos luego de comenzar la VPP, solicita verificación de la frecuencia cardíaca para evaluar si la frecuencia cardíaca está aumentando

Le pide al ayudante que coloque los electrodos del ECG y que los conecte a un monitor cardíaco *(opcional)*

"Frecuencia cardíaca de 30 lpm, no aumenta".

Movimiento del pecho

- Si se observa movimiento del pecho, continúe la VPP $\times$ 15 segundos

- De no observar movimiento del pecho, proceda con los pasos correctivos (MR. SOPA) hasta que haya movimiento del pecho, luego administre VPP $\times$ 30 segundos

- *De no ver movimiento del pecho con los pasos correctivos, indique que necesita una vía aérea alternativa y proceda directamente a intubar*

Frecuencia cardíaca

Evalúa la frecuencia cardíaca

"Frecuencia cardíaca de 30 lpm, todavía no aumenta".

Indica la necesidad de una vía aérea alternativa

Vía aérea alternativa (tubo endotraqueal o máscara laríngea)

- Intuba (hoja tamaño 1 y tubo endotraqueal de 3.5 mm) o introduce máscara laríngea (tamaño 1)

- Verifica el cambio de color del detector de dióxido de carbono (CO_2), los sonidos respiratorios bilaterales, el movimiento del pecho y el aumento de la frecuencia cardíaca

- Para el tubo endotraqueal: verifique la profundidad de inserción de punta a labio usando la distancia nariz-trago o el cuadro de profundidad de inserción

- Pida al ayudante que asegure el tubo endotraqueal o la máscara laríngea

- Pida al ayudante que coloque los electrodos del ECG y los conecte al monitor cardíaco *(opcional)*

Si el dispositivo no está colocado correctamente

"El color en el detector de CO_2 no cambia, el pecho no se mueve y la frecuencia cardíaca no aumenta".

- Quita el dispositivo

- Retoma la VPP mediante máscara facial

- Repite el intento de inserción

Si el dispositivo está colocado correctamente

"El color en el detector de CO_2 cambia levemente, el pecho se mueve, los sonidos respiratorios son parejos, el oxímetro de pulso no detecta la señal".

- Continúa la VPP $\times$ 30 segundos

- El ayudante verifica la profundidad de punta a labio (tubo endotraqueal) y asegura el dispositivo

Frecuencia cardíaca

Verifica la frecuencia cardíaca después de 30 segundos de VPP

"La frecuencia cardíaca es de 30 lpm y no aumenta, el oxímetro de pulso no detecta la señal".

Compresiones torácicas

- Pide ayuda adicional

- Le pide al ayudante que aumente el oxígeno al 100 %

- Pide al ayudante que coloque los electrodos del ECG y los conecte al monitor *(recomendado)*

- Administra las compresiones desde la cabecera de la cama con ventilación coordinada (pulgares sobre el tercio inferior del esternón, compresiones en un tercio del diámetro AP del tórax, 3 compresiones: 1 ventilación cada 2 segundos)

✔	**Pasos de desempeño fundamentales**

Frecuencia cardíaca

	Verifica la frecuencia cardíaca después de 60 segundos de compresiones y ventilaciones usando el monitor ECG **"La frecuencia cardíaca es de 30 lpm y no aumenta. El oxímetro de pulso no detecta la señal".** Indica la necesidad de acceso vascular de emergencia

Administración de los medicamentos a través de un tubo endotraqueal (opcional)

	Solicita adrenalina 1:10 000 a través de un tubo endotraqueal mientras se prepara el catéter venoso umbilical • Solicita el peso estimado **"El peso estimado es 3.5 kg".** • Ordena <u>1.7 ml a 3.5 ml</u> (0.5-1 ml/kg) de adrenalina (1:10 000) a través del tubo endotraqueal usando una comunicación de circuito cerrado con confirmación de medicamentos, dosis y vía de administración • El ayudante verifica la etiqueta del medicamento, abre el medicamento, conecta la llave de paso o el conector de jeringa de bloqueo Luer lock y una jeringa de 5 ml • El ayudante prepara el volumen correcto, etiqueta la jeringa con el nombre de la medicación y la vía prevista • Corrige la dosis de adrenalina administrada por tubo endotraqueal • Anuncia, "se administró la adrenalina endotraqueal".
	Solicita la verificación de la frecuencia cardíaca después de 60 segundos con el monitor ECG **"La frecuencia cardíaca es de 30 lpm y no aumenta. El oxímetro de pulso no detecta la señal".** Continúa la VPP y las compresiones

Preparación del catéter venoso umbilical de emergencia (puede realizarla un ayudante u operador)

	• Obtiene la jeringa con un lavado de solución salina normal • Conecta una llave de paso de 3 vías al catéter venoso umbilical • Lava el catéter venoso umbilical y la llave de paso con la solución salina normal • Cierra la llave de paso al catéter

Inserción de un catéter venoso umbilical de emergencia

	• Limpia el segmento inferior del cordón umbilical con una solución antiséptica • Anuda la cinta umbilical floja en la base del cordón • Corta el cordón a aproximadamente 1 a 2 cm por encima de la base (puede solicitar una pausa en las compresiones) • Introduce un catéter en la vena, abre la llave de paso y aspira suavemente la jeringa, hace avanzar el catéter aproximadamente 2 a 4 cm hasta detectar el reflujo de sangre • Lava el catéter y cierra la llave de paso al catéter

Administración de medicamentos a través de un catéter venoso umbilical

	Solicita adrenalina 1:10 000 a través de un catéter venoso umbilical • Solicita el peso estimado **"El peso estimado es 3.5 kg".** • Ordena <u>0.35 ml a 1 ml</u> (0.1-0.3 ml/kg) de adrenalina (1:10 000) a través de un catéter venoso umbilical usando una comunicación de circuito cerrado con confirmación de medicamentos, dosis y vía de administración • El ayudante verifica la etiqueta del medicamento, abre el medicamento, conecta la llave de paso o el conector de jeringa de bloqueo Luer lock y una jeringa de 1 ml • El ayudante prepara el volumen correcto, etiqueta la jeringa con el nombre de la medicación y la vía prevista
	Administra la adrenalina vía catéter venoso umbilical (puede realizarlo un ayudante u operador) • Garantiza que el catéter se esté sosteniendo en su sitio; conecta la jeringa a la llave de paso, abre la llave de paso al catéter y la jeringa, administra adrenalina rápidamente sin burbujas de aire • Lava el catéter venoso umbilical con 0.5 a 1 ml de solución salina normal • Anuncia, *"se administró la adrenalina intravenosa".*

✔ **Pasos de desempeño fundamentales**
Frecuencia cardíaca
• Continúa la VPP y las compresiones • Verifica la frecuencia cardíaca 60 segundos después de la adrenalina vía catéter venoso umbilical usando ECG **"La frecuencia cardíaca es de 50 lpm, el oxímetro de pulso no detecta la señal, se ve pálido".** • Continúa la VPP y las compresiones
Administración de un expansor de volumen
Solicita 35 ml (10 ml/kg) de solución salina normal por catéter venoso umbilical durante 5 a 10 minutos usando comunicación de circuito cerrado • Extrae el volumen correcto o usa jeringas previamente cargadas. Numera más de una jeringa (n.º 1, n.º 2) • Garantiza que el catéter se esté sosteniendo en su sitio; conecta la jeringa a la llave de paso, abre la llave de paso al catéter y la jeringa, administra volumen en una infusión lenta durante 5 a 10 minutos sin burbujas de aire • Anuncia *"se administraron 35 ml de solución salina normal".*
Frecuencia cardíaca
• Continúa la VPP y las compresiones • Controla la frecuencia cardíaca mientras se administra el volumen **"La frecuencia cardíaca es 100 lpm y en aumento. Spo$_2$ de 68 %".**
Suspende las compresiones - sigue la VPP
• Suspende las compresiones torácicas • Continúa la VPP con una frecuencia de ventilación más alta (40-60 respiraciones/min) **"La frecuencia cardíaca es >100 lpm. La saturación de oxígeno es de 80 %. No hay respiraciones espontáneas".**
Signos vitales
Continúa la VPP y ajusta la concentración de oxígeno por oximetría **"La frecuencia cardíaca es >100 lpm. La saturación de oxígeno es de 90 %. Comienza a tener tono y algunas respiraciones espontáneas".**
Continúa la VPP y ajusta la concentración de oxígeno por oximetría Se prepara para el traslado a la sala de recién nacidos Se actualiza la información a los padres

El instructor le formula preguntas de análisis a la persona que está
aprendiendo para permitir la autoevaluación, como por ejemplo:

❶ ¿Qué salió bien durante esta reanimación?

❷ ¿Qué cosa hará diferente al enfrentarse con esta situación compleja en
un futuro escenario?

❸ ¿Tiene comentarios o sugerencias adicionales para su equipo de
reanimación?

❹ Deme un ejemplo de cómo usó al menos una de las habilidades de
comportamiento claves del PRN.

Habilidades de comportamiento claves del programa de reanimación neonatal

- Conozca su entorno.

- Use la información disponible.

- Anticípese y planifique.

- Identifique claramente al líder del equipo.

- Comuníquese eficazmente.

- Delegue la carga de trabajo en forma óptima.

- Dirija su atención de manera inteligente.

- Use los recursos disponibles.

- Pida ayuda adicional cuando se necesite.

- Mantenga una conducta profesional.

LECCIÓN

8

Cuidados posreanimación

Lo que aprenderá

- Qué hacer luego de la reanimación neonatal
- Condiciones médicas que pueden presentarse después de la reanimación neonatal
- Consideraciones sobre el manejo después de la reanimación neonatal
- El rol de la hipotermia terapéutica en los cuidados posreanimación

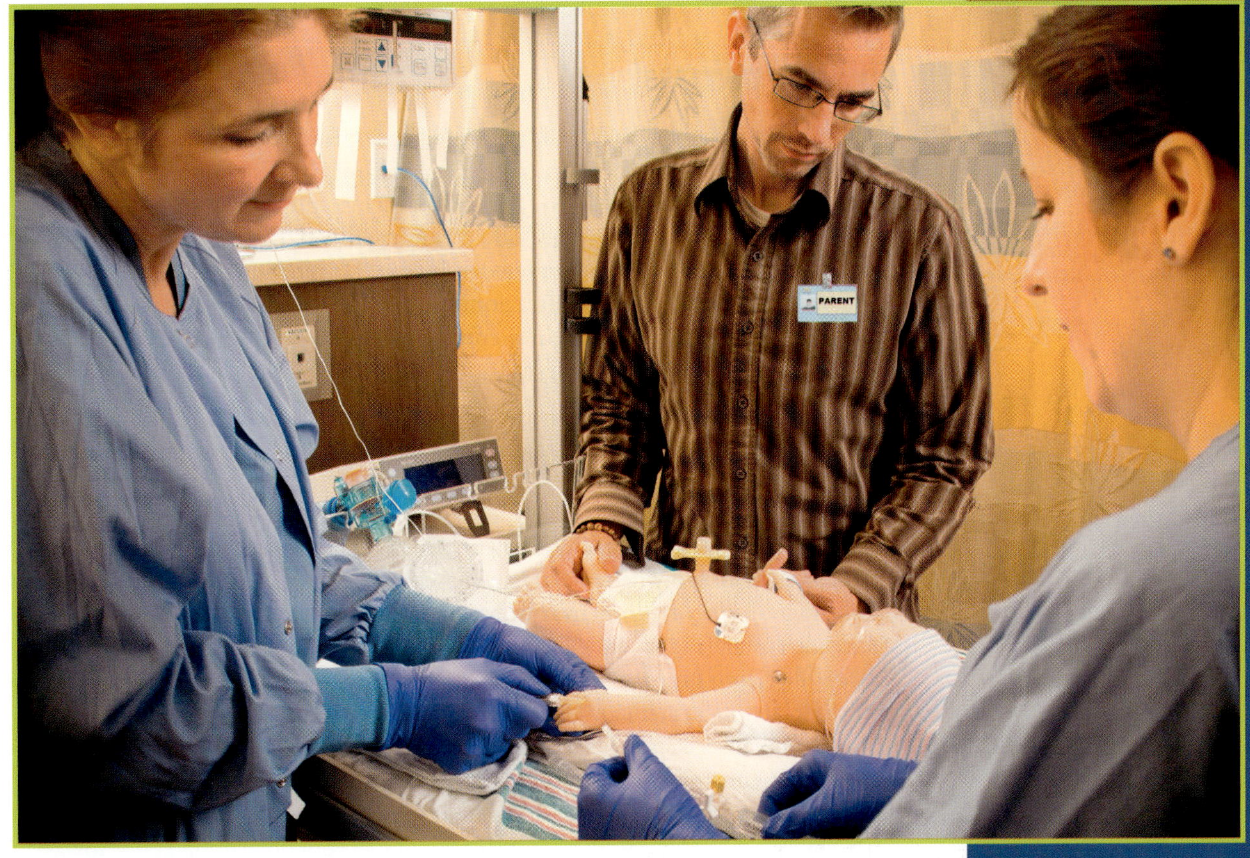

Caso: Un embarazo a término temprano con sufrimiento fetal

Una bebé nace a las 37 semanas de gestación por cesárea de emergencia debido a la fiebre de la madre y sufrimiento fetal durante el trabajo de parto. Luego del nacimiento, la bebé se encontraba flácida y apneica y no respondió a los pasos iniciales de la atención del recién nacido. Recibió ventilación a presión positiva (VPP) durante 3 minutos hasta que se estableció un esfuerzo respiratorio espontáneo efectivo. Durante varios minutos después, desarrolló dificultad para respirar y requirió oxígeno suplementario para mantener su saturación dentro del rango objetivo. El líder del equipo de reanimación actualizó la información a los padres, les explicó su afección, y describió el plan de atención posterior a la reanimación.

La bebé llega a la sala de recién nacidos donde se registran sus signos vitales, incluyendo la temperatura, saturación de oxígeno y presión arterial. Sigue requiriendo oxígeno suplementario y se solicita una radiografía de tórax. Un miembro del equipo de reanimación obtiene una muestra de sangre para evaluar la glucosa, cultivo y gases arteriales. Se introduce un catéter intravenoso y la bebé recibe líquidos y antibióticos parenterales. Los proveedores de atención médica hablan sobre su plan de una estrecha vigilancia y evaluación frecuente. El padre llega a un lado de la cama donde toca y consuela a su bebé. El médico le brinda una actualización de intervalo al padre y le explica el plan de tratamiento. Poco después, los miembros de su equipo de reanimación realizan un análisis para revisar la preparación, el trabajo en equipo y la comunicación.

Cuidado posnatal

La transición psicológica a la vida extrauterina continúa durante varias horas después del parto. Los bebés que necesitaron reanimación pueden tener problemas para realizar esta transición incluso después de que sus signos vitales parecen haber regresado a la normalidad. Las complicaciones médicas luego de la reanimación pueden involucrar muchos sistemas de órganos. Muchas de estas complicaciones se pueden anticipar y tratar de inmediato con un adecuado seguimiento.

Este programa se refiere a 2 categorías amplias del cuidado posnatal. La intensidad del control y las intervenciones requeridas para cada bebé en particular variarán dentro de estas categorías.

- **Atención de rutina**

Casi el 90 % de los recién nacidos son bebés enérgicos nacidos a término sin factores de riesgo y deben permanecer con sus madres para promover la formación del vínculo, comenzar la lactancia y recibir la atención de recién nacido de rutina (Figura 8.1). De manera similar, un bebé con ciertos factores de riesgo prenatales o durante el parto, que respondió bien a los pasos iniciales de la atención del recién nacido, tal vez solamente necesite una estrecha observación pero no es necesario separarlo de su madre. La observación constante de la respiración, termorregulación, alimentación y actividad es importante para determinar si se requieren intervenciones adicionales. La frecuencia de estas evaluaciones se verá determinada por los factores de riesgo perinatales específicos y el estado del bebé.

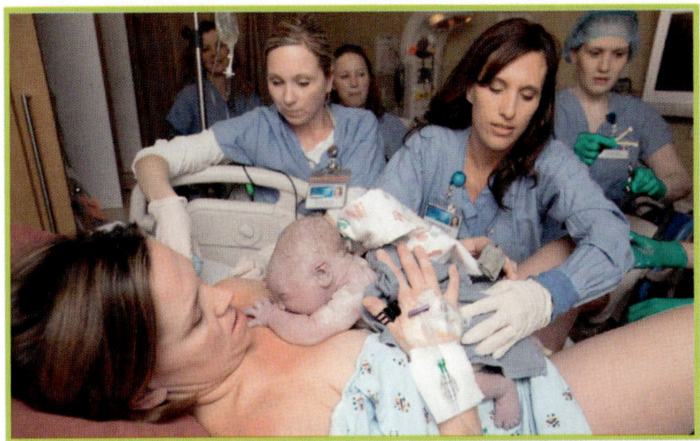

Figura 8.1. Atención de rutina. (Utilizado con el permiso de la Fundación Mayo para la Educación e Investigación Médica).

- **Cuidado posreanimación**

Los bebés que requirieron oxígeno suplementario o VPP después del parto necesitarán una evaluación más minuciosa. Pueden desarrollar problemas asociados con una transición anormal y deben ser evaluados frecuentemente durante el período neonatal inmediato. A menudo requieren apoyo respiratorio continuado, como oxígeno suplementario, presión positiva continua en las vías aéreas (CPAP) o ventilación mecánica. Muchos necesitarán ser admitidos en un ambiente de la sala de recién nacidos donde el monitoreo cardiorrespiratorio continuo esté disponible y los signos vitales se puedan medir con frecuencia (Figura 8.2). Algunos necesitarán ser transferidos a la unidad de cuidados intensivos neonatales. Si un recién nacido requiere atención posterior a la reanimación en un lugar fuera de la habitación de la madre, es preciso alentar a los padres a que vean y toquen a su bebé tan pronto como sea posible. El período de tiempo necesario para la atención posterior a la reanimación depende de la afección del bebé, el progreso hacia una transición normal y la presencia de factores de riesgo identificables.

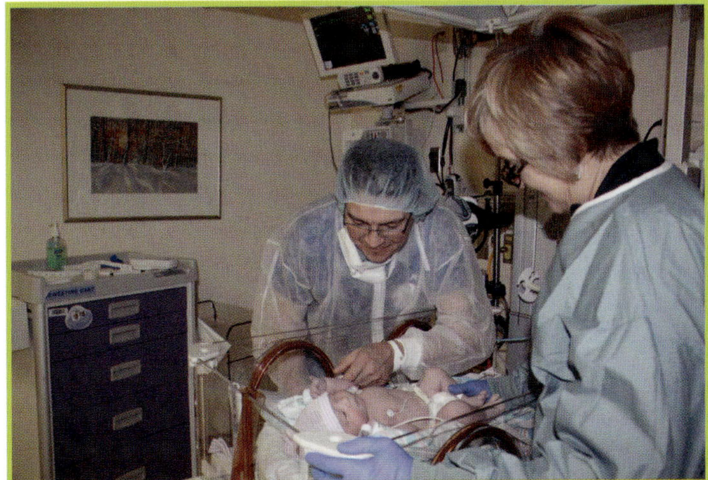

Figura 8.2. La atención posterior a la reanimación en un contexto donde haya monitores cardiorrespiratorios disponibles y los signos vitales se puedan medir con frecuencia.

¿Qué condiciones médicas pueden presentarse en los bebés que necesitaron reanimación?

Pueden presentarse anomalías en varios sistemas de órganos después de la reanimación neonatal. Los signos clínicos previstos, los hallazgos de laboratorio y las consideraciones de manejo se resumen en la Tabla 8-1. Las circunstancias individuales determinarán cuáles de estas consideraciones de manejo son adecuadas.

Tabla 8-1. Signos clínicos, hallazgos de laboratorio y manejo

Sistema de órganos	Signos clínicos y hallazgos de laboratorio	Consideraciones de manejo
Neurológico	Apnea, convulsiones, irritabilidad, tono alterado, evaluación neurológica alterada, mala coordinación de la alimentación	Control de apnea. Ventilación de apoyo según sea necesario. Controlar glucosa y electrolitos. Evitar la hipertermia. Considerar una terapia anticonvulsiva. Considerar hipotermia terapéutica. Considerar la posibilidad de retrasar el inicio de la alimentación y el uso de líquidos intravenosos.
Respiratorio	Taquipnea, quejido, retracción, aleteo nasal, saturación de oxígeno baja, neumotórax	Mantener oxigenación y ventilación adecuadas. Evitar succión innecesaria. Atención en grupos para permitir períodos de descanso. Considerar administración de antibióticos. Considerar radiografía y gas en sangre. Considerar la terapia de surfactante. Considerar la posibilidad de retrasar el inicio de la alimentación y el uso de líquidos intravenosos.
Cardiovascular	Hipotensión, taquicardia, acidosis metabólica	Controlar presión arterial y frecuencia cardíaca. Considerar el reemplazo de volumen o administración de inótropo si el bebé está hipotenso.
Renal	Producción de orina disminuida, edema, anomalías de electrolitos	Controlar producción de orina. Controlar electrolitos en suero según se indique. Controlar peso. Restringir líquidos si el bebé disminuyó su producción de orina y el volumen vascular es adecuado.
Gastrointestinal	Intolerancia a la alimentación, vómitos, distensión abdominal, pruebas de funcionamiento hepático anormales, sangrado gastrointestinal	Considerar realizar radiografía abdominal. Considerar la posibilidad de retrasar el inicio de la alimentación y el uso de líquidos intravenosos. Considerar nutrición parenteral.
Endocrino-metabólico	Acidosis metabólica, hipoglucemia (glucosa baja), hipocalcemia (calcio bajo), hiponatremia (sodio bajo), hipercalemia (potasio alto)	Controlar la glucosa en sangre. Controlar electrolitos en suero según se indique. Considerar líquidos por vía intravenosa. Reemplazo con electrolitos según sea necesario.
Hematológico	Anemia, trombocitopenia, coagulación retrasada, palidez, hematomas, petequia	Controlar estudios de hematocrito, plaquetas coagulación según se indique.
Constitucional	Hipotermia	Retrasar el baño.

Neumonía y otros problemas respiratorios

La necesidad de reanimación puede ser un primer signo de que el recién nacido tiene neumonía, infección perinatal o un evento de aspiración. La neumonía neonatal (Figura 8.3) puede presentarse con taquipnea y otros signos de dificultad respiratoria tales como quejido, aleteo nasal y retracción. Puede resultar difícil diferenciar entre síndrome de dificultad respiratoria, líquido pulmonar fetal retenido y neumonía neonatal con una radiografía de tórax. Si un bebé que fue reanimado continúa presentando síntomas de dificultad respiratoria o necesita oxígeno suplementario, considere evaluar al bebé por neumonía e infección perinatal. Obtenga los análisis de laboratorio adecuados y comience con los antibióticos parenterales.

Si se presenta un deterioro respiratorio agudo durante o después de la reanimación, tenga en cuenta la posibilidad de que el bebé tenga un neumotórax (Figura 8.4). En la Lección 10 se incluyen detalles acerca del manejo del neumotórax. Si el bebé está intubado, asegúrese de que el tubo endotraqueal no se haya salido o esté obstruido por secreciones.

Hipertensión pulmonar

Como se describió anteriormente, los vasos sanguíneos de los pulmones del feto están muy contraídos. Después del nacimiento, los vasos sanguíneos se relajan y la sangre fluye hacia los pulmones donde la hemoglobina puede saturarse de oxígeno para el suministro a los tejidos y órganos.

Los vasos sanguíneos pulmonares pueden permanecer contraídos luego del parto. Esta afección es conocida como hipertensión pulmonar persistente neonatal (HPPN) y se ve con más frecuencia en bebés de 34 semanas o más de tiempo de gestación. La HPPN suele manejarse con oxígeno suplementario y, en muchos casos, ventilación mecánica. La HPPN grave puede requerir terapias especiales como el óxido nítrico inhalado y oxigenación con membrana extracorpórea (ECMO).

Después de la reanimación, el tono vascular pulmonar puede ser lábil y puede aumentar la respuesta a disminuciones de oxígeno repentinas o hipotermia involuntaria; por lo tanto, evite la succión innecesaria, estimulación excesiva y baño inmediato. Mientras que evitar las disminuciones de saturación repentinas puede ser beneficioso, mantener niveles muy altos de oxígeno en sangre de manera intencional probablemente no sea útil y pueda causar complicaciones adicionales. Se debe usar un oxímetro de pulso como guía para la terapia de oxígeno. En el contexto de sospecha de HPPN, una gasometría arterial proporciona información adicional útil que no puede determinarse solamente con el oxímetro de pulso.

Hipotensión

La hipotensión durante la fase posterior a la reanimación puede ocurrir por muchas razones. Los bajos niveles de oxígeno en torno al momento del parto pueden disminuir la función cardíaca y el tono de los vasos

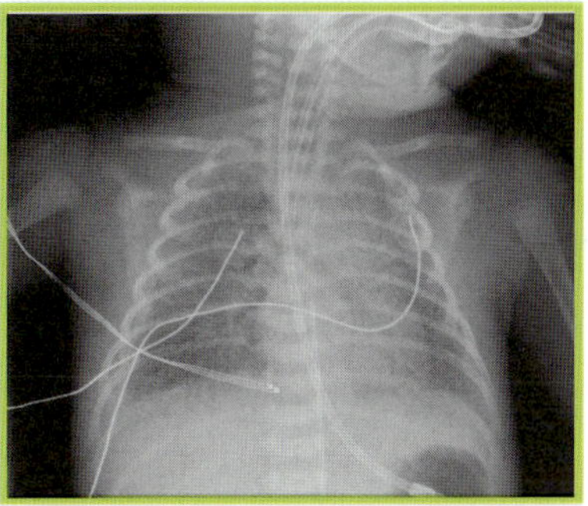

Figura 8.3. Neumonía neonatal

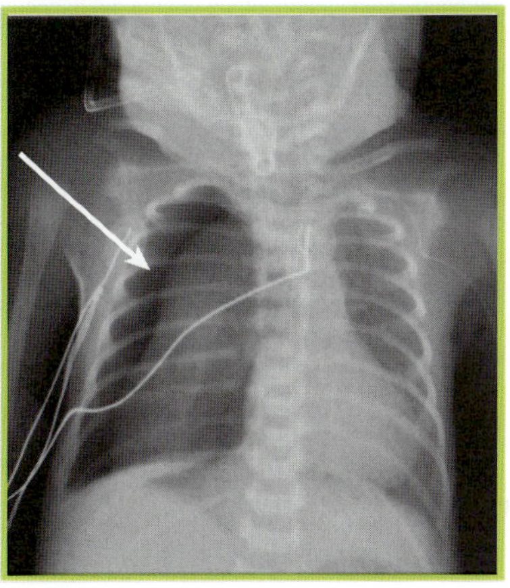

Figura 8.4. Neumotórax correcto

sanguíneos. Si el bebé tuvo una pérdida de sangre importante, el volumen de sangre circulante puede ser bajo y puede contribuir a la hipotensión. Los bebés con sepsis pueden tener un gasto cardíaco normal o alto, pero pueden volverse hipotensos debido a la dilatación de los vasos sanguíneos periféricos.

Deberá controlarse la presión arterial de los bebés que requieran reanimación importante hasta que se estabilice en un rango aceptable. Si hubiera evidencia de hipovolemia, se puede indicar expansión de volumen con una solución cristaloide o transfusión de sangre. No se recomienda la expansión de volumen de rutina sin evidencia de hipovolemia. Algunos bebés pueden requerir medicamentos, como dopamina o dobutamina, para mejorar el gasto cardíaco y aumentar el flujo sanguíneo sistémico.

Hipoglucemia

El consumo de glucosa aumenta cuando el metabolismo ocurre sin oxígeno adecuado (metabolismo anaeróbico). La hipoglucemia puede ocurrir debido a que las reservas de glucosa son agotadas rápidamente durante el sufrimiento perinatal. Algunos recién nacidos estresados pueden tener temporalmente un nivel de glucosa alto antes de que los niveles de glucosa comiencen a caer. La glucosa es un combustible esencial para las funciones cerebrales de los recién nacidos y la hipoglucemia prolongada puede contribuir a lesiones cerebrales después de la reanimación.

Deben verificarse los niveles de glucosa en sangre de los bebés que requieran reanimación poco tiempo después de la misma, y posteriormente en intervalos regulares, hasta que permanezcan estables y dentro de los límites de lo normal. A menudo se necesita dextrosa intravenosa para mantener los niveles de glucosa en sangre normales hasta que se establezca la alimentación por boca.

Problemas de alimentación

El tracto gastrointestinal del recién nacido es muy sensible a la disminución de oxígeno y flujo sanguíneo. Luego de la reanimación puede ocurrir intolerancia a la alimentación, poca motilidad, inflamación, sangrado y perforación de la pared intestinal. Además, los patrones de la succión y la coordinación de la alimentación oral pueden verse afectados durante varios días debido a problemas neurológicos. Tal vez se requieran métodos alternativos para proporcionar nutrición durante este intervalo.

Lo ideal es que la alimentación se inicie con leche materna. Si el bebé nace muy prematuro o si no es capaz de comenzar con la lactancia, trabaje con el proveedor de atención médica de la madre para desarrollar un plan que apoye la extracción y almacenamiento de la leche materna poco después del nacimiento.

Insuficiencia renal

La hipotensión, la hipoxia y la acidosis pueden disminuir el flujo sanguíneo a los riñones y causar insuficiencia renal temporal o permanente. La necrosis tubular aguda (NTA) suele ser una forma temporal de insuficiencia renal que puede ocurrir después de la reanimación. Puede causar retención de líquidos y anomalías de electrolitos importantes. Al principio los bebés pueden tener muy baja producción de orina y pueden necesitar restricción de líquidos durante varios días. Durante la fase de recuperación, pueden desarrollar muy alta producción de orina y requerir líquidos adicionales.

Se deben verificar frecuentemente la producción de orina, el peso corporal y los niveles de electrolitos séricos de los bebés que requieran reanimación importante. Ajustar la ingesta de líquidos y electrolitos según la producción de orina, los cambios del peso corporal y el resultado de los análisis de laboratorio del bebé.

Acidosis metabólica

La acidosis metabólica es común luego de la reanimación debido a que los ácidos se producen cuando los tejidos reciben insuficiente oxígeno y flujo sanguíneo. La acidosis grave puede interferir con la función cardíaca y empeorar la hipertensión pulmonar. En la mayoría de los casos, la acidosis se resolverá gradualmente a medida que los sistemas respiratorio y circulatorio del bebé se recuperan. La intervención más importante es identificar y corregir la causa subyacente de la acidosis metabólica.

Convulsiones o apnea

Los recién nacidos con hipotensión, hipoxemia y acidosis pueden desarrollar signos de lesión cerebral. Esta lesión se denomina encefalopatía hipóxico-isquémica (EHI). En principio, el bebé puede presentar disminución del tono muscular, letargo, escaso esfuerzo respiratorio o apnea. Las convulsiones pueden darse después de varias horas. Los bebés que hayan requerido reanimación más importante deben ser examinados cuidadosamente por presencia de signos de EHI. La evaluación neurológica estandarizada es una herramienta útil. Deberá considerarse la consulta con un especialista.

El letargo, la apnea y las convulsiones pueden ser signos de otras afecciones tales como exposición a narcóticos o anestésicos de la madre, una infección, problemas de electrolitos o una anomalía metabólica.

Hipotermia e hipertermia

Después de la reanimación los bebés pueden enfriarse demasiado (hipotermia) o calentarse demasiado (hipertermia). Los recién nacidos prematuros corren un alto riesgo de sufrir hipotermia y esto se ha asociado con el aumento de mortalidad. En la Lección 9 se tratan técnicas especiales para mantener la temperatura corporal en los bebés prematuros. Los bebés pueden sufrir hipertermia si su madre tiene fiebre o corioamnionitis, si el bebé tiene una infección o si el calentador radiante no se ajusta de manera adecuada. Entre los bebés con EHI, la hipertermia se ha asociado con peores resultados y debe evitarse.

¿Cuándo se debe considerar la hipotermia terapéutica (enfriamiento)?

Estudios recientes han demostrado que la hipotermia terapéutica tras la reanimación reduce el riesgo de muerte y mejora los resultados neurológicos en algunos bebés prematuros tardíos y bebés a término con EHI moderada a grave.

Si su hospital no cuenta con un programa de hipotermia para recién nacidos, debe ponerse en contacto con el centro de referencia más cercano que proporcione esta terapia en cuanto sospeche que un bebé puede ser candidato. Trabaje con su centro de referencia para desarrollar un plan organizado para identificar candidatos para la terapia y arreglar rápidamente su traslado. Un retraso en el reconocimiento o derivación de un bebé que califique para el enfriamiento podría significar que no se pueda comenzar el tratamiento debido a que el bebé está fuera de la ventana terapéutica. Si se toma la decisión de trasladar al bebé a otro centro, tome las medidas necesarias para evitar una hipertermia involuntaria mientras espera el traslado.

Enfocarse en el trabajo en equipo

La atención posterior a la reanimación destaca muchas oportunidades para que los equipos eficaces utilicen las habilidades de comportamiento claves del Programa de Reanimación Neonatal (PRN).

Conducta	Ejemplo
Anticípese y planifique.	Planifique dónde se llevarán a cabo los cuidados posreanimación en su institución. Discuta qué tipos de cuidados posreanimación se proporcionará en la habitación de la madre y cuándo la atención debe trasladarse a un área transitoria o una sala de cuidados intensivos de recién nacidos. Planifique quién será responsable del control constante y con quién comunicarse si la afección del bebé cambia. Desarrolle un plan para reconocer rápidamente a los bebés que podrían calificar para la hipotermia terapéutica y con quién comunicarse si cree que se debe indicar esta terapia. Practique cómo iniciar la hipotermia terapéutica o el proceso para transferir de inmediato al bebé a un centro terciario con la experiencia requerida.
Conozca su entorno.	Conozca el equipo que está disponible en su institución para obtener gases arteriales, electrolitos y glucosa en sangre. Sepa cómo usar el sensor de temperatura en su calentador radiante.
Delegue la carga de trabajo en forma óptima.	Muchos procedimientos necesitan ser realizados durante la primera hora después de una reanimación exitosa. Planifique quién realizará cada tarea para evitar los retrasos innecesarios.
Comuníquese eficazmente.	Reunir al equipo de reanimación para realizar una evaluación del equipo luego de la reanimación refuerza los hábitos del buen trabajo en equipo e identifica las áreas a mejorar. Identifique una serie de pequeños cambios que causen mejoras significativas en el desempeño de su equipo de reanimación y la seguridad del paciente.

Preguntas frecuentes

¿Se pueden realizar los cuidados posreanimación y el control en la habitación de la madre?

El lugar donde se llevan a cabo los cuidados posreanimación es menos importante que asegurar que haya un control adecuado, que se reconozcan inmediatamente las condiciones médicas que requieran intervención y que se inicie el tratamiento necesario. En muchas instituciones, esto requerirá el traslado a una sala de recién nacidos transitoria o a un contexto de cuidados intensivos.

¿Debería administrarse bicarbonato de sodio de forma rutinaria a los bebés con acidosis metabólica?

No. Al principio puede parecer que infundir una solución amortiguadora, como el bicarbonato de sodio, es una intervención útil; sin embargo, no hay evidencia en la actualidad que apoye esta práctica de rutina. La infusión de bicarbonato de sodio tiene muchos posibles efectos secundarios. Cuando el bicarbonato de sodio se mezcla con ácido, se forma dióxido de carbono (CO_2). Si los pulmones del bebé no pueden exhalar rápidamente el CO_2 adicional, la acidosis puede agravarse. Si bien las mediciones de ácido (pH) en sangre pueden parecer mejorar, el bicarbonato de sodio puede interferir con otros sistemas amortiguadores de ácido y en realidad empeorar la acidosis dentro de las células. Además, la administración rápida de bicarbonato de sodio puede aumentar el riesgo de hemorragia intraventricular en los recién nacidos prematuros.

Consideraciones éticas

Una vez que haya reanimado a un bebé, ¿está obligado a continuar las intervenciones de atención crítica?

Estas preguntas se explorarán detalladamente en la Lección 11.

Puntos claves

1 Se debe controlar de cerca y evaluar con frecuencia el esfuerzo respiratorio, oxigenación, presión arterial, glucosa en sangre, electrolitos, producción de orina, estado neurológico y temperatura durante el período neonatal inmediato de un bebé que necesitó reanimación.

2 Tenga cuidado de no calentar de más al bebé durante o después de la reanimación.

3 Si se indica la hipotermia terapéutica, se debe iniciar de inmediato; por lo tanto, cada unidad de parto debe tener un sistema para identificar posibles candidatos y contactar los recursos adecuados.

REPASO DE LA LECCIÓN 8

1. Un bebé nacido con 36 semanas de gestación recibió ventilación a presión positiva y oxígeno suplementario en la sala de parto. Este bebé (necesita)/(no necesita) que se evalúen su esfuerzo respiratorio y oxigenación con frecuencia durante el período neonatal inmediato.

2. Si un recién nacido requiere admisión a una unidad de cuidados intensivos neonatales, los padres (deben)/(no deben) ser alentados a ver y tocar el bebé.

3. Un bebé nacido a término tuvo una depresión al nacimiento grave y necesitó una reanimación compleja. Sufrió una insuficiencia respiratoria continua con retención de CO_2 y acidosis metabólica. (Se debe)/(no se debe) infundir bicarbonato de sodio inmediatamente después de la reanimación.

4. Entre los bebés con encefalopatía hipóxico-isquémica de moderada a grave, el calentamiento agresivo y la hipertermia (mejoran)/(empeoran) el resultado del bebé y debe ser (alentados)/(evitados).

5. Los bebés con riesgo de sufrir hipertensión pulmonar deben recibir a modo de rutina oxígeno suplementario suficiente para lograr una saturación de oxígeno objetivo de 100 %. (Verdadero/Falso)

Respuestas

1. Este bebé necesita que se evalúen su esfuerzo respiratorio y oxigenación con frecuencia durante el período neonatal inmediato.

2. Los padres deben ser alentados a ver y tocar al bebé.

3. No se debe infundir bicarbonato de sodio inmediatamente después de la reanimación.

4. El calentamiento agresivo y la hipertermia empeoran el resultado del bebé y debe ser evitados.

5. Falso. Los bebés con riesgo de sufrir hipertensión pulmonar NO deben recibir a modo de rutina oxígeno suplementario suficiente para lograr una saturación de oxígeno objetivo de 100 %.

Lecturas adicionales

Akinloye O, O'Connell C, Allen AC, El-Naggar W. Post-resuscitation care for neonates receiving positive pressure ventilation at birth. *Pediatrics.* 2014;134(4):e1057-e1062

Aschner JL, Poland RL. Sodium bicarbonate: basically useless therapy. *Pediatrics.* 2008;122(4):831-835

Committee on Fetus and Newborn, Papile LA, Baley JE, et al. Clinical Report: Hypothermia and neonatal encephalopathy. *Pediatrics.* 2014;133(6):1146-1150

Committee on Fetus and Newborn. Postnatal glucose homeostasis in late-preterm and term infants. *Pediatrics.* 2011;127(3):575-579

Reanimación y estabilización de bebés prematuros

Lo que aprenderá

- Por qué los bebés prematuros tienen un riesgo más alto de presentar complicaciones médicas

- Los recursos adicionales necesarios para prepararse para un parto prematuro

- Estrategias adicionales para conservar la temperatura corporal de un bebé prematuro

- Cómo aplicar la ventilación asistida cuando un bebé prematuro tiene problemas para respirar

- Las consideraciones adicionales para el manejo de oxígeno en un bebé prematuro

- Formas de disminuir las posibilidades de lesión pulmonar y cerebral en bebés prematuros

- Las precauciones especiales a tener en cuenta después del período de estabilización inicial

- Cómo presentar la información a los padres antes del nacimiento de un bebé extremadamente prematuro

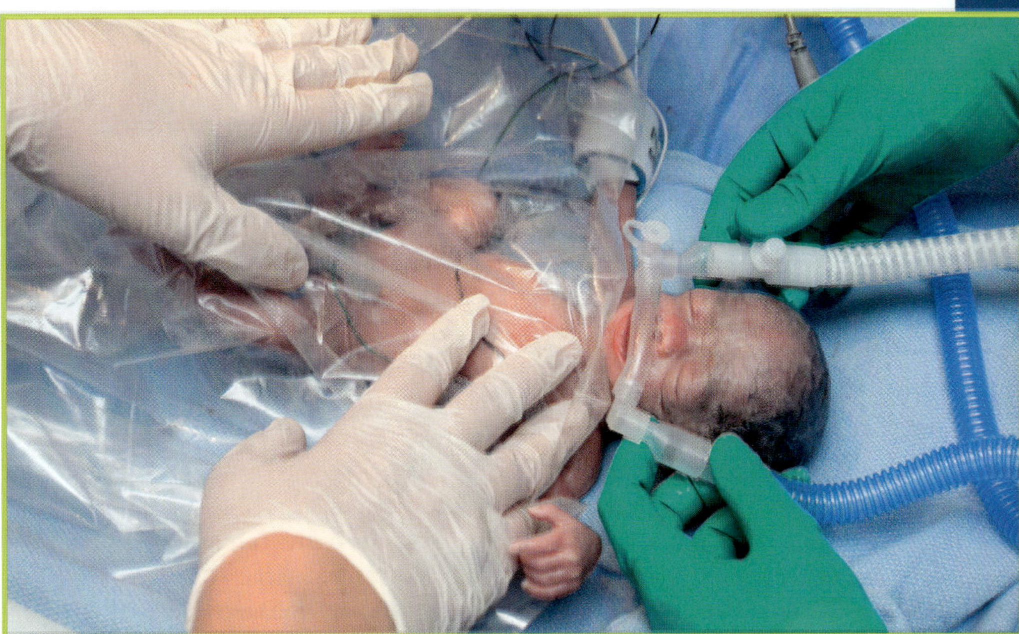

(Utilizado con el permiso de la Fundación Mayo para la Educación e Investigación Médica).

Los 2 casos que se exponen a continuación describen el nacimiento y la reanimación de los bebés prematuros. A medida que lea el caso, imagínese a sí mismo como integrante del equipo de reanimación, desde la previsión del parto hasta la reanimación, estabilización y traslado a una sala de cuidados intensivos de recién nacidos.

Caso 1: Estabilización de una bebé prematura

Una mujer ingresa al hospital con 29 semanas de gestación con ruptura de membranas y trabajo de parto prematuro. Pese a la tocólisis, tiene dilatación cervical progresiva y el parto vaginal es inminente. El líder del equipo de reanimación se reúne con el profesional obstétrico y los padres para hablar sobre el plan de atención. Previendo la posibilidad de una reanimación compleja, su equipo de reanimación se reúne y revisa el rol de cada miembro del equipo. Usted identifica a quién será responsable de liderar el equipo, manejar las vías aéreas, comenzar la ventilación a presión positiva (VPP) de ser necesario, controlar la frecuencia cardíaca y saturación de oxígeno de la bebé, realizar la intubación endotraqueal y colocar los catéteres umbilicales de ser necesario y documentar los eventos a medida que ocurran. Usando una lista de verificación escrita, su equipo de reanimación se asegura de que todo el equipo y los suministros que se necesitan para reanimar y estabilizar un bebé prematuro estén listos para ser utilizados. Un miembro del equipo conecta una máscara de tamaño para prematuros al reanimador con pieza en T. La presión inspiratoria pico (PIP) se ajusta a 20 cm de H_2O y la presión positiva al final de la espiración (PEEP) se configura a 5 cm de H_2O. Luego, prepara un laringoscopio con una hoja de tamaño 0 y un tubo endotraqueal de 3.0 mm. El mezclador de oxígeno se ajusta para administrar oxígeno al 30 %. Los integrantes adicionales del equipo aumentan la temperatura de la sala parto, prenden el calentador radiante, obtienen un envoltorio plástico de polietileno, activan un colchón térmico y cubren el colchón con una manta de algodón. El profesional obstétrico prepara una manta cálida.

En el momento del parto, la niña tiene extremidades flexionadas, pero no llora. El profesional obstétrico la sostiene con una manta cálida y proporciona una suave estimulación táctil. Las secreciones se succionan cuidadosamente de la boca y la nariz. Luego de 15 segundos, ella comienza a tener respiraciones espontáneamente. A los 30 segundos, tiene respiraciones sostenidas y se mueve activamente. Un ayudante pinza y corta el cordón umbilical 60 segundos después del nacimiento y se entrega la bebé al equipo de reanimación. Se la lleva al calentador radiante donde se la coloca sobre el colchón térmico cubierto por una manta y se la cubre con un envoltorio plástico. Se le coloca un gorro en la cabeza. La bebé respira regularmente y su frecuencia cardíaca es mayor a 100 latidos por minuto (lpm), pero respira con dificultad y tiene los sonidos respiratorios disminuidos. Un miembro del equipo conecta el oxímetro de pulso a su mano derecha y los electrodos del monitor cardíaco electrónico (ECG) al pecho. Se administra presión positiva continua en las vías aéreas (CPAP) con oxígeno al 30 % usando una máscara facial y un reanimador con pieza en T. Sus sonidos respiratorios y trabajo respiratorio mejoran, pero la saturación de oxígeno es menor al rango objetivo específico en minutos. Se aumenta gradualmente la concentración de oxígeno y su Spo_2 comienza a aumentar. Se le colocan puntas nasales de CPAP. Su equipo sigue ajustando el mezclador de oxígeno de acuerdo con el oxímetro de pulso y, a los 10 minutos de vida, la concentración de oxígeno disminuyó a 21 %.

Se informa a los padres sobre el progreso, tienen la oportunidad de verla y tocarla y se la lleva a cuidados intensivos de la sala de recién nacidos en una incubadora para traslado previamente calentada para cuidados adicionales. Poco después, los miembros de su equipo de reanimación realizan un breve análisis para revisar la preparación, el trabajo en equipo y la comunicación.

Caso 2. Reanimación y estabilización de una bebé extremadamente prematura

Una mujer ingresa al hospital con 24 semanas de gestación con ruptura de membranas y trabajo de parto prematuro. El líder del equipo de reanimación se reúne con el profesional obstétrico, la madre y su pareja. Hablan sobre los procedimientos que pueden ser necesarios para reanimar y estabilizar un recién nacido extremadamente prematuro y los datos actuales de resultados. Luego de la discusión, desarrollan un plan de atención según la evaluación de los padres respecto a lo que sea mejor para su bebé. Los padres y los proveedores de atención médica acuerdan proporcionarle cuidados médicos intensivos, incluyendo intubación endotraqueal, compresiones torácicas y medicamentos de emergencia de ser necesario. Pese a la tocólisis, el trabajo de parto progresa y el parto vaginal es inminente. Se reúne su equipo de reanimación para una exposición informativa para el equipo previa a la reanimación para revisar el rol y las responsabilidades de cada miembro. Preparan el equipo y los suministros necesarios usando una lista de verificación escrita.

En el momento del parto, la niña está flácida y no llora. El profesional obstétrico la sostiene con una toalla cálida y proporciona una suave estimulación táctil. Las secreciones transparentes se succionan cuidadosamente de la boca y la nariz, pero su tono sigue siendo malo y no respira. Se pinza y corta el cordón umbilical, y es entregada a un miembro de su equipo de reanimación. Se la lleva al calentador radiante donde se la coloca sobre el colchón térmico cubierto por una manta y se la cubre con un envoltorio plástico, y se le coloca un gorro en la cabeza. La bebé sigue flácida sin esfuerzo respiratorio. Usted administra VPP usando un reanimador con pieza en T y oxígeno al 30 %. Un miembro del equipo conecta el oxímetro de pulso a su muñeca derecha y los electrodos del monitor ECG a su pecho. Su frecuencia cardíaca es de 60 lpm y su pecho no se mueve con VPP. Se realiza cada uno de los pasos correctivos de ventilación, incluyendo el aumento cuidadoso de la presión a 30 cm H_2O, pero su frecuencia cardíaca aún no mejora. Se introduce un tubo endotraqueal de 2.5 mm y se confirma su colocación con un detector de dióxido de carbono (CO_2). Se sigue con la ventilación a presión positiva con el reanimador con pieza en T, los sonidos respiratorios son parejos a ambos lados y su frecuencia cardíaca aumenta rápidamente. La distancia nariz-trago (DNT) es de 4.5 cm y se ajusta el tubo endotraqueal con la marca de 5.5 cm junto al labio de la bebé. La concentración de oxígeno se ajusta gradualmente para lograr el objetivo de saturación específico en minutos. Poco después se le administra surfactante a través del tubo endotraqueal, y se ajusta la PIP del reanimador en T para mantener una suave elevación del pecho con cada respiración. A los 30 minutos de vida, la concentración de oxígeno disminuyó a 25 %.

Se informa a los padres sobre el progreso, tienen la oportunidad de verla y tocarla y se la lleva a cuidados intensivos de la sala de recién nacidos en una incubadora para traslado previamente calentada con oxígeno mezclado y control continuo. Poco después, los miembros de su equipo realizan un breve análisis para hablar sobre la preparación, el trabajo en equipo y la comunicación.

Parto prematuro

En las lecciones anteriores usted aprendió un enfoque sistemático de la reanimación neonatal. Cuando el parto ocurre antes de término, hay desafíos adicionales que hacen más difícil la transición a la vida extrauterina. La probabilidad de que un bebé prematuro necesite ayuda para realizar esta transición está relacionada con la edad gestacional. Los bebés nacidos con baja edad de gestación tienen más probabilidades de requerir intervenciones adicionales. Debido a que los recién nacidos prematuros también son más vulnerables a las lesiones por los procedimientos de reanimación, es importante encontrar el equilibrio correcto entre comenzar la reanimación sin retraso y evitar los procedimientos invasivos innecesarios. Su manejo durante estos primeros minutos puede disminuir el riesgo de complicaciones a corto y largo plazo. Esta lección se concentra en los problemas adicionales asociados con el nacimiento prematuro y las acciones que puede llevar a cabo para prevenirlos o manejarlos.

¿Por qué los bebés prematuros corren un mayor riesgo de complicaciones?

Algunas complicaciones resultan del problema subyacente que causó el parto prematuro mientras que otras reflejan la inmadurez anatómica y fisiológica del bebé.

- La piel fina, grasa subcutánea disminuida, gran área de superficie con relación a la masa corporal y una respuesta metabólica limitada ante el frío podrían conducir a una rápida pérdida de calor.

- Los músculos torácicos débiles y las costillas flexibles disminuyen la eficacia de los esfuerzos respiratorios espontáneos.

- Los pulmones inmaduros con deficiencia de surfactante son más difíciles de ventilar y corren mayor peligro de lesión por la VPP.

- Los tejidos inmaduros se pueden dañar más fácilmente debido al oxígeno.

- La infección del líquido amniótico y la placenta (corioamnionitis) puede iniciar un trabajo de parto prematuro y el sistema inmunológico inmaduro del bebé aumenta el riesgo de desarrollar infecciones graves tales como neumonía, sepsis y meningitis.

- Un menor volumen de sangre aumenta el riesgo de hipovolemia por pérdida de sangre.

- Los vasos sanguíneos inmaduros en el cerebro no pueden ajustarse a los cambios rápidos en el flujo sanguíneo, lo que puede causar sangrado o daño por suministro de sangre insuficiente.

- Las reservas metabólicas limitadas y los mecanismos compensatorios inmaduros aumentan el riesgo de hipovolemia después del parto.

¿Qué recursos adicionales necesita para reanimar a un recién nacido prematuro?

La probabilidad de que un bebé prematuro necesite reanimación es significativamente superior a la de un bebé nacido a término. Esto es cierto incluso para los bebés prematuros tardíos nacidos entre las 34 y 36 semanas de gestación. Si se anticipa que el bebé tendrá menos de 32 semanas de gestación, prepare una bolsa o un envoltorio de polietileno y un colchón térmico, tal como se describe en la próxima sección. Un calentador radiante con servocontrol con un sensor de temperatura ayuda a mantener la temperatura del bebé dentro del rango normal. Siempre debe haber un mezclador de oxígeno y un oxímetro con un sensor de tamaño adecuado a disposición para los partos prematuros. Un monitor ECG con 3 electrodos o electrodos de los miembros brinda un método rápido y confiable de mostrar continuamente la frecuencia cardíaca del bebé si el oxímetro de pulso tiene dificultad para adquirir una señal estable. Es preferible un dispositivo de reanimación capaz de administrar PEEP y CPAP, como un reanimador con pieza en T o una bolsa inflada por flujo. Se deben preparar una máscara de reanimación de tamaño de prematuro, una hoja de laringoscopio de tamaño 0 (tamaño 00 opcional) y tubos endotraqueales de los tamaños adecuados (3.0 mm y 2.5 mm). Considere la posibilidad de tener surfactante a disposición si se espera que el bebé tenga menos de 30 semanas de gestación. Una incubadora para traslado previamente calentada con oxígeno mezclado y un oxímetro de pulso es importante para mantener la temperatura y la oxigenación del bebé dentro del rango objetivo si se trasladará al bebé luego de la estabilización inicial.

¿Cómo mantiene caliente al recién nacido prematuro?

Los recién nacidos prematuros corren un riesgo alto de desarrollar hipotermia (temperatura del cuerpo menor a 36.5 °C) y complicaciones del estrés por frío. Mientras que secar con toallas calientes, el contacto piel con piel y la lactancia temprana pueden ser suficientes para mantener la temperatura normal del cuerpo para los recién nacidos a término y algunos recién nacidos prematuros tardíos vigorosos, se requieren medidas adicionales para los recién nacidos más prematuros y aquellos que requieren ayuda después del parto. Cuando se espera un nacimiento prematuro, prevea que la regulación de temperatura será un reto y prepárese para eso.

- Aumente la temperatura en la habitación donde el bebé recibirá los cuidados iniciales. Fije la temperatura de la habitación de 23 ºC a 25 ºC (74 ºF a 77 ºF).

- Precaliente bien el calentador radiante antes del momento del parto.

- Coloque un gorro en la cabeza del bebé.

- Para bebés nacidos con menos de 32 semanas de gestación:*

  - *Coloque un colchón térmico bajo la manta en el calentador radiante* (Figura 9.1).
    Los colchones térmicos portátiles liberan calor cuando se activa un gel químico dentro del colchón para formar cristales. Apriete la almohadilla para activar el gel al menos 5 minutos antes del nacimiento del bebé, siguiendo las instrucciones del fabricante. Cubra el colchón térmico con una manta de modo que la superficie caliente no esté en contacto directo con la piel del bebé. El colchón debe almacenarse y activarse a temperatura ambiente (19 ºC a 28 ºC o 66 ºF a 82 ºF) para alcanzar la temperatura de superficie objetivo en el plazo de 5 minutos y mantener esa temperatura durante 1 hora después de la activación.

  - *Envuelva al bebé en una bolsa o un envoltorio de polietileno.*
    Secar y poner al bebé bajo un calentador radiante no es suficiente para prevenir la pérdida de calor en un bebé muy prematuro. En vez de secar el cuerpo con toallas, los recién nacidos muy prematuros deben ser cubiertos o envueltos hasta el cuello en plástico de polietileno inmediatamente después de nacer. No es necesario secar el cuerpo.

    - Puede usar una bolsa de plástico para alimentos de 1 galón que permite volver a cerrarse, una bolsa de plástico quirúrgico grande, un envoltorio para alimentos u hojas de plástico de polietileno disponibles en el mercado (Figura 9.2). Si utiliza una bolsa que permite volver a cerrarse, puede cortar el fondo para que se abra, deslizar al bebé adentro de la bolsa a través del lado cortado y cerrar la bolsa debajo de los pies del bebé. Si utiliza una hoja de plástico o un envoltorio para alimentos, puede o bien envolver al bebé en una sola hoja o usar 2 hojas y colocar al bebé entre las hojas.

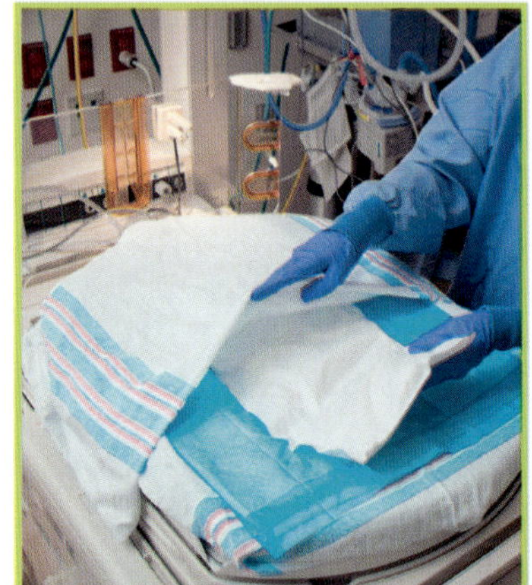

Figura 9.1. Colchón térmico colocado bajo una manta en el calentador radiante

---

*Nota: Dependiendo del peso y las condiciones ambientales en el nacimiento del bebé, algunos bebés con 35 semanas de gestación pueden beneficiarse del uso de un colchón térmico y envoltorio oclusivo.

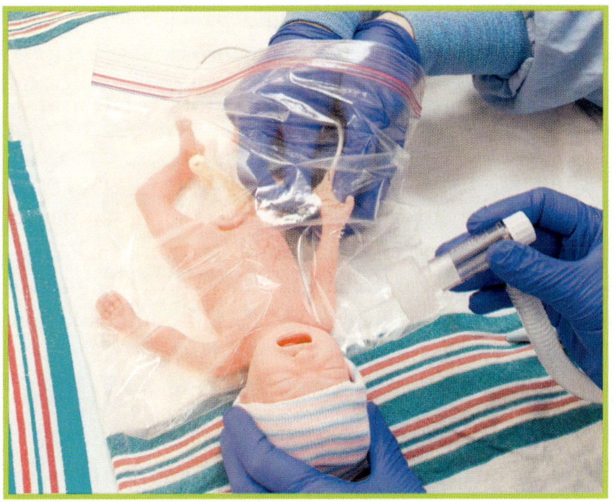

A

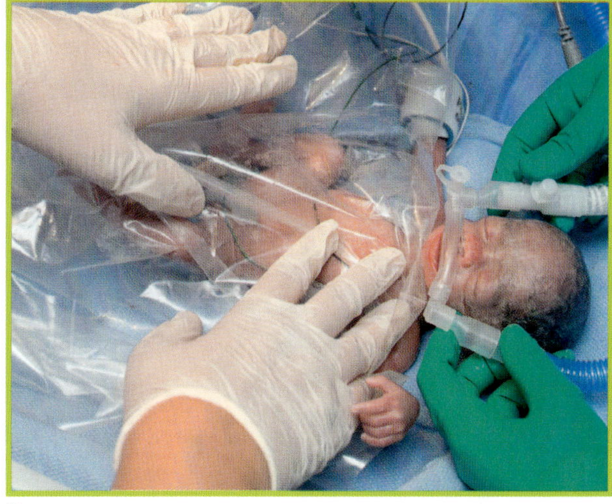

B

Figura 9.2. Bolsa (A) y envoltorio (B) plástico de polietileno para reducir la pérdida de calor. (Figura 9.2B utilizada con el permiso de la Fundación Mayo para la Educación e Investigación Médica).

- Es importante mantener al recién nacido totalmente cubierto durante la reanimación y estabilización. Si el recién nacido necesita la introducción de un catéter umbilical, corte un pequeño orificio en el plástico y tire del cordón umbilical a través del orificio antes que descubrir al recién nacido.

- Controle la temperatura del bebé con frecuencia porque se han descrito casos de *sobrecalentamiento* al usar una combinación de los métodos de calentamiento. Considere la posibilidad de colocar un sensor de temperatura y cubrir el sensor en el recién nacido y utilizar el modo de servocontrol del calentador para ajustar el calor radiante.

- Use una incubadora para traslado previamente calentada si se trasladará al bebé después de completar los cuidados iniciales.

- Mantenga la temperatura axilar del bebé entre los 36.5 °C y 37.5 °C.

¿Cómo ayuda con la ventilación?

Los bebés prematuros tienen los pulmones inmaduros que pueden ser difíciles de ventilar y son más susceptibles a las lesiones por VPP. Use el mismo criterio para iniciar la VPP con un bebé prematuro que aprendió para un bebé a término (apnea, respiración bloqueada o frecuencia cardíaca <100 lpm durante 60 segundos a partir del parto pese a los pasos iniciales). Si el bebé respira espontáneamente y la frecuencia cardíaca es de al menos 100 lpm, no se requiere VPP. Si el bebé tiene dificultad para respirar o la saturación de oxígeno se mantiene por debajo del rango objetivo, la CPAP puede ser útil.

A continuación se incluyen consideraciones especiales para la administración de ventilación asistida de bebés prematuros:

- **Si el bebé *respira espontáneamente*, considere la posibilidad de usar CPAP en vez de intubar.**

  Si el bebé respira espontáneamente y tiene una frecuencia cardíaca de al menos 100 lpm, pero respira con dificultad o presenta una saturación de oxígeno por debajo del rango objetivo, la administración de CPAP puede ser útil. Al utilizar la CPAP precozmente, tal vez pueda evitar la necesidad de intubación y ventilación mecánica. La sola administración de CPAP **NO** es una terapia adecuada para un bebé que no está respirando **o** cuya frecuencia cardíaca es menor a 100 lpm.

- **Si se requiere VPP, use la presión de insuflación más baja necesaria para alcanzar y mantener una frecuencia cardíaca de más de 100 lpm.**

  La respuesta de la frecuencia cardíaca del bebé es el mejor indicador de una ventilación eficaz. Una presión de insuflación inicial de entre 20 y 25 cm de H_2O es adecuada para la mayoría de los bebés prematuros. El volumen de aire que se necesita para ventilar los pulmones de un bebé prematuro es muy pequeño y puede no causar una elevación del pecho perceptible.

  Use la presión de insuflación más baja necesaria para mantener una frecuencia cardíaca de más de 100 lpm y una saturación de oxígeno que mejore gradualmente. La presión inspiratoria máxima recomendada durante la ventilación con máscara facial para un bebé nacido a término es de 40 cm de H_2O (Lección 4). Esto puede ser demasiado alto para un bebé prematuro. Use su criterio cuando aumente la presión de ventilación, sin embargo, es razonable limitar la ventilación con máscara facial a una presión inspiratoria de 30 cm de H_2O. Si la ventilación con máscara facial a esta presión no causa una mejoría clínica, la administración de ventilación a través de un tubo endotraqueal puede mejorar la eficacia de la VPP y permitirle disminuir la presión de ventilación.

  La obstrucción de la vía aérea y la pérdida en una máscara facial son problemas habituales durante la ventilación con máscara facial en recién nacidos prematuros y los cambios muy pequeños en la cabeza y la posición del cuello pueden causar mejorías importantes en la ventilación. Un detector de CO_2 colocado entre la máscara y el dispositivo de VPP puede proporcionar una pista visual para ayudar a identificar cuándo ha logrado la posición correcta de la máscara y el cuello. El detector de CO_2 cambiará de color cuando la ventilación intercambie gas dentro de los pulmones del bebé y se exhale CO_2 a través de la máscara de forma exitosa.

- **Si se requiere VPP, es preferible usar un dispositivo que pueda proporcionar PEEP.**

  Usar PEEP (5 cm de H_2O) ayuda a que los pulmones de los bebés permanezcan insuflados entre las respiraciones por presión positiva. Esto es particularmente importante si está utilizando un tubo endotraqueal para la ventilación. Tanto el reanimador con pieza en T como la bolsa inflada por flujo pueden proporcionar PEEP durante la ventilación a través de una máscara facial o un tubo endotraqueal. Si se conecta una válvula de PEEP, una bolsa autoinflable puede proporcionar PEEP durante la ventilación con tubo endotraqueal. Es difícil mantener la PEEP durante la ventilación con máscara facial con una bolsa autoinflable.

- **Considere la posibilidad de administrar surfactante si el bebé requiere intubación por dificultad respiratoria o si es extremadamente prematuro.**

Los bebés prematuros que necesitan intubación y ventilación mecánica debido al síndrome de dificultad respiratoria grave deberían recibir surfactante luego de la estabilización inicial.

Los estudios completados antes del uso habitual de esteroides prenatales y CPAP precoz concluyeron que los bebés nacidos con menos de aproximadamente 30 semanas de gestación se beneficiarán de la intubación y el tratamiento con surfactante profiláctico antes de desarrollar dificultad para respirar. Los estudios recientes indican que la CPAP usada inmediatamente después del parto debe ser considerada como una alternativa a la intubación y administración de surfactante profiláctico de rutina. Muchos bebés prematuros pueden ser tratados con CPAP precoz y evitar los riesgos de intubación o ventilación mecánica. Se puede administrar selectivamente el surfactante a bebés que fallaron en el intento de CPAP (Figura 9.3). En algunos casos, tal vez pueda quitar el tubo endotraqueal inmediatamente luego de la administración del surfactante y volver a la CPAP para el apoyo respiratorio continuado ("INtubar-SURfactante-Extubar" o *INSURE*"). Algunos expertos, sin embargo, todavía recomiendan el surfactante profiláctico para recién nacidos extremadamente prematuros (menos de 26 semanas de gestación) debido a que las probabilidades del fallo de la CPAP en este subgrupo son relativamente altas. Se debe desarrollar un criterio para el fallo de la CPAP y la administración del surfactante profiláctico en coordinación con los expertos locales.

La administración de surfactante no es un componente de la reanimación inicial y debe ser retrasada hasta que el bebé tenga una frecuencia cardíaca estable. Se debe confirmar la colocación adecuada del tubo endotraqueal por auscultación de sonidos respiratorios bilaterales o una radiografía de tórax antes de la administración de surfactante. Si el equipo de reanimación no tiene experiencia en la administración de surfactante, tal vez sea preferible esperar la llegada de profesionales con más experiencia.

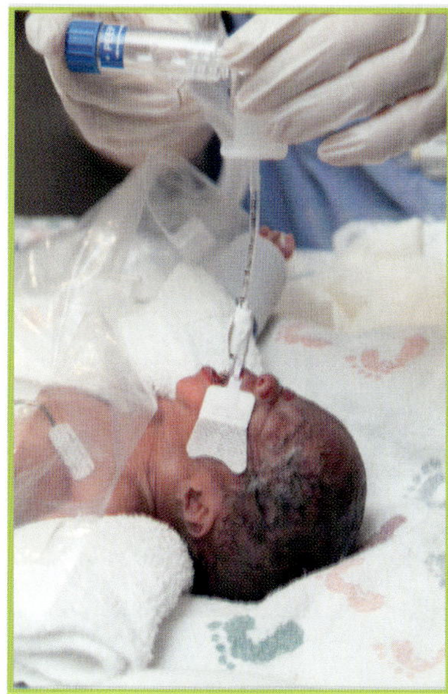

Figura 9.3. Intubación para la administración del surfactante. (Utilizado con el permiso de la Fundación Mayo para la Educación e Investigación Médica).

¿Cuánto oxígeno debe usar?

En las lecciones anteriores aprendió que las lesiones durante la transición pueden resultar de un flujo de sangre inadecuado y del suministro de oxígeno, y que restaurar estos factores son objetivos importantes durante la reanimación. Sin embargo, las investigaciones indican que la

Tabla 9-1. Rango objetivo de saturación de oxígeno

Spo$_2$ preductal objetivo después del parto	
1 min	60 % - 65 %
2 min	65 % - 70 %
3 min	70 % - 75 %
4 min	75 % - 80 %
5 min	80 % - 85 %
10 min	85 % - 95 %

administración de oxígeno en exceso después de que la perfusión haya sido restaurada puede causar lesiones adicionales. El bebé prematuro puede estar expuesto a un mayor riesgo de esta lesión por reperfusión porque los tejidos fetales suelen desarrollarse en un entorno con un nivel de oxígeno bajo, y los mecanismos que protegen al cuerpo de las lesiones asociadas con el oxígeno aún no están totalmente desarrollados. No obstante, muchos recién nacidos prematuros requerirán oxígeno suplementario para lograr el aumento gradual de la saturación de oxígeno que ocurre luego de un nacimiento a término saludable.

Al reanimar a un bebé prematuro, es importante equilibrar el deseo de corregir rápidamente la saturación de oxígeno baja y evitar la exposición a niveles excesivos de oxígeno. La recomendación actual es iniciar la reanimación de los recién nacidos prematuros (menos de 35 semanas de gestación) con oxígeno al 21 % a 30 % y usar un oxímetro de pulso y un mezclador de oxígeno para mantener la saturación de oxígeno dentro del mismo rango objetivo descrito para recién nacidos a término (Tabla 9-1).

¿Qué puede hacer para disminuir las posibilidades de lesión neurológica en bebés prematuros?

Antes de las 32 semanas de gestación, más o menos, los recién nacidos prematuros tienen una frágil red de capilares del cerebro que tienden a romperse y sangrar. La obstrucción del drenaje venoso de la cabeza o los cambios rápidos en los niveles de CO_2 en sangre, la presión arterial o el volumen de sangre podrían aumentar el riesgo de ruptura de estos capilares. El sangrado en el cerebro puede causar daño en los tejidos y llevar a una discapacidad para toda la vida. El flujo de sangre y el suministro de oxígeno inadecuados pueden causar daños en otras áreas del cerebro incluso cuando no haya hemorragia, mientras que la administración excesiva de oxígeno puede causar daños en la retina en desarrollo, causando pérdida de visión.

Tenga en cuenta las siguientes precauciones cuando esté reanimando a un recién nacido prematuro:

- **Manipule al bebé con delicadeza.**

  Si bien esto puede parecer obvio, este aspecto de la atención tal vez se olvide cuando los miembros del equipo de reanimación estén intentando realizar muchos pasos con rapidez.

- **No coloque las piernas del bebé a una altura superior a la de la cabeza (posición de Trendelenburg).**

- **Evite administrar un exceso de presión durante la VPP o la CPAP.**

  La presión de insuflación excesiva o demasiada CPAP puede crear un neumotórax o interferir con el retorno venoso desde la cabeza. Se han asociado estas dos complicaciones con un riesgo mayor de hemorragia cerebral.

- **Use un oxímetro de pulso y gases sanguíneos para controlar y ajustar la ventilación y la concentración de oxígeno.**

  Controle continuamente el SpO_2 hasta que esté seguro de que el bebé puede mantener una oxigenación normal respirando aire ambiente. Si el bebé requiere asistencia continua con ventilación, se debe obtener un gas sanguíneo para guiar la terapia. Los cambios rápidos en los niveles de CO_2 pueden aumentar el riesgo de hemorragia. Si su hospital no tiene los recursos para manejar a bebés prematuros que necesitan ventilación asistida continua, organice el traslado a una instalación adecuada.

- **No infunda líquidos intravenosos rápidamente.**

  Si se necesita una expansión de volumen, infunda los líquidos lentamente durante al menos 5 a 10 minutos. Las soluciones intravenosas hipertónicas deben evitarse o administrarse muy lentamente.

¿Qué precauciones especiales deben tomarse después del período de estabilización inicial?

Durante el último trimestre del embarazo, el feto se somete a cambios fisiológicos para prepararse para sobrevivir fuera del útero. Si un bebé nace prematuro, muchas de estas adaptaciones aún no ocurrieron. Además de los pasos que se describen en la Lección 8, tenga en cuenta lo siguiente:

- **Controlar la temperatura del bebé.**

  Continúe controlando cuidadosamente la temperatura del bebé después del período inicial de reanimación y estabilización. Un calentador con servocontrol o una incubadora que usa un sensor de piel para ajustar la producción de calor de acuerdo con la temperatura de la piel del bebé puede ser útil. Los bebés muy prematuros deben permanecer envueltos en plástico de polietileno hasta que se los pase a una incubadora calentada y humidificada. Incluso los recién nacidos prematuros moderados y tardíos permanecen en riesgo de hipotermia y deben ser controlados cuidadosamente.

- **Controle la glucosa en sangre.**

  Los bebés muy prematuros tienen menos cantidad de glucosa de reserva que los bebés nacidos a término. Si se necesita reanimación, es más probable que estas reservas se agoten rápidamente y el bebé se torne hipoglucémico. Rápidamente asegure el acceso intravenoso, inicie una infusión de dextrosa y controle la glucosa en sangre del bebé.

- **Controle al bebé para detectar apnea y bradicardia.**

  El control respiratorio suele ser inestable en bebés prematuros. La apnea y la bradicardia importantes durante el período de estabilización pueden ser el primer signo clínico de una anomalía en la temperatura del cuerpo, el oxígeno, el CO_2, los electrolitos, la glucosa en sangre o los niveles de ácido en sangre.

Enfocarse en el trabajo en equipo

La reanimación y estabilización de los bebés nacidos prematuros destacan muchas oportunidades para que los equipos eficaces utilicen las habilidades de comportamiento claves del Programa de Reanimación Neonatal (PRN).

Conducta	Ejemplo
Anticípese y planifique. Delegue la carga de trabajo en forma óptima.	Tal vez se deban realizar muchos procedimientos en un corto período de tiempo. Trabaje con un equipo multidisciplinario para desarrollar y practicar un enfoque sistemático de las primeras horas de atención definiendo previamente los roles y las responsabilidades.
Use la información disponible. Identifique claramente al líder del equipo.	Complete una exposición informativa para el equipo previa a la reanimación para revisar los antecedentes prenatales y durante el parto, identifique al líder del equipo y revise los roles y las responsabilidades de cada miembro del equipo y el enfoque planeado del apoyo respiratorio.
Conozca su entorno.	Sepa dónde se almacenan las bolsas o los envoltorios plásticos de polietileno y los colchones térmicos. Sepa cómo usar el sensor de temperatura en su calentador radiante. Sepa cómo configurar un dispositivo para administrar CPAP.
Dirija su atención de manera inteligente.	Si el líder del equipo se involucra en la intubación endotraqueal, su atención está enfocada principalmente en la tarea y tal vez no sea capaz de prestar toda su atención al estado del bebé o al paso del tiempo.
Comuníquese eficazmente. Mantenga una conducta profesional.	Comparta sus evaluaciones en voz alta de modo que todos los miembros de su equipo estén al tanto del estado y la respuesta al tratamiento del bebé. La importancia de la comunicación eficaz continúa después de que se haya completado la reanimación. El informe del equipo después de la reanimación es una oportunidad importante para revisar el desempeño del equipo de reanimación, identificar áreas a mejorar, practicar las habilidades de comunicación eficaces y mejorar el trabajo en equipo. Si el bebé será trasladado a otro hospital luego del parto, desarrolle un plan para comunicar de manera eficaz los antecedentes de la madre y del recién nacido.

Preguntas frecuentes

¿Se debe considerar la posibilidad de la pinzamiento tardío en el cordón para los recién nacidos prematuros?

Entre los recién nacidos prematuros, la colocación tardía de pinzas en el cordón se ha asociado con una mejor estabilidad cardiovascular, aumento de la presión arterial, disminución de la necesidad de transfusión de sangre, disminución de la incidencia de hemorragia intraventricular y disminución de la incidencia de enterocolitis necrosante. Para los recién nacidos prematuros vigorosos con la circulación placentaria intacta, la colocación de las pinzas en el cordón umbilical debe ser retrasada durante 30 a 60 segundos después del nacimiento. Al coordinar cuidadosamente con los profesionales obstétricos, los pasos iniciales de la atención del recién nacido, incluyendo el limpieza de la vía aérea de ser necesario y la estimulación suave, pueden realizarse con el cordón umbilical intacto.

Si la circulación placentaria no está intacta, como después de un desprendimiento de placenta, sangrado de placenta previa, sangrado de vasa previa o avulsión del cordón, se deben colocar pinzas en el cordón inmediatamente después del nacimiento.

No hay suficiente evidencia para hacer una recomendación definitiva acerca de retrasar el pinzamiento tardío del cordón umbilical en los recién nacidos prematuros que no son vigorosos después del parto. Si la circulación placentaria está intacta, puede ser razonable retrasar brevemente la colocación de las pinzas en el cordón mientras el profesional obstétrico despeja las vías áreas y estimula suavemente al bebé para respirar. Si el bebé no comienza a respirar durante este tiempo, se requiere tratamiento adicional. Se deben colocar pinzas en el cordón y el bebé debe ser llevado al calentador radiante. Otras situaciones donde se limitan los datos de seguridad para el pinzamiento del cordón se discuten en la Lección 3.

Antes del parto, establezca el plan para el momento de colocación de pinzas en el cordón umbilical con los profesionales obstétricos.

¿Cómo aconseja a los padres antes del nacimiento de un bebé extremadamente prematuro?

Reunirse con los padres antes del parto de un bebé extremadamente prematuro es importante, tanto para los padres como para los proveedores de atención neonatal. Las discusiones prenatales son una oportunidad para proporcionar información importante a los padres, discutir objetivos y establecer una relación de confianza que apoyará el objetivo de compartir la toma de decisiones para su bebé. Estas discusiones pueden ser difíciles debido a los desafíos inherentes a la comunicación de una gran cantidad de información compleja durante un momento tenso. Debe estar preparado, con información exacta sobre las opciones de tratamiento disponibles y los resultados previstos a corto y largo plazo para la situación específica. Debe estar familiarizado tanto con datos nacionales como locales y comprender las limitaciones de cada uno. Si fuera necesario, consulte con especialistas de su centro de referencia regional para obtener información actualizada. Lo ideal es que tanto el obstetra como el profesional neonatal estén presentes para hablar con los padres. La perspectiva obstétrica y la neonatal pueden ser diferentes. Estas diferencias deben conversarse antes de la reunión con los padres, a fin de presentar información coherente.

Si es posible, reúnase con ambos padres (o la madre y su persona de apoyo elegida) al mismo tiempo y permítales el tiempo suficiente para que consideren el contenido de su discusión y realicen preguntas. Intente reunirse con los padres antes de que la madre haya recibido medicamentos que pudieran hacerle difícil comprender o recordar la conversación, y antes de las etapas finales del trabajo de parto. Si se le llama cuando la mujer está en trabajo de parto activo, tal vez no haya tiempo para una discusión prolongada, pero aún es útil que se presente y describa brevemente los posibles problemas y su plan de tratamiento preliminar. Use un lenguaje claro, sin abreviaturas ni jerga médica. Tenga cuidado con describir los resultados en términos de cantidades, proporciones o porcentajes de riesgo debido a que los padres pueden tener una comprensión limitada de conceptos matemáticos. Además, citar estos datos puede dar la impresión de que sus estimaciones son más precisas de lo que en realidad son. Es importante presentar un panorama equilibrado y objetivo del rango de los posibles resultados mientras evita las descripciones excesivamente negativas o extremadamente positivas. Use un intérprete médico capacitado adecuadamente si la familia no domina el inglés o si incluye alguien con discapacidad auditiva. El material visual y los materiales escritos, incluyendo fotografías y gráficos, pueden complementar su discusión y ayudar a los padres a recordar los temas de los que ha hablado. Ofrezca a los padres un tiempo en privado para hablar sobre lo que usted les planteó. Algunos padres tal vez deseen consultar a otros familiares, o a un integrante del clero. Si el tiempo lo permite, ofrezca hacer una nueva visita para confirmar que entendieron lo que podría ocurrir y que usted entiende lo que ellos desean.

Después de reunirse con los padres, documente un resumen de la conversación en la historia clínica de la madre. Revise lo comentado con los proveedores de atención obstétrica y los demás miembros de su equipo de reanimación de la sala de recién nacidos. Si se decidió no iniciar una reanimación, asegúrese de que todos los miembros de su equipo, incluyendo el personal de guardia y los proveedores de atención obstétrica, estén informados y de acuerdo con esta decisión. Si hubiera discrepancias, convérselas con anticipación y consulte a otros profesionales si fuera necesario, incluyendo asesores legales y éticos.

Consideraciones éticas

¿Cuáles son las consideraciones éticas que implica la decisión de reanimar o no a un recién nacido en el umbral de la viabilidad?

¿Qué debe hacer si no está seguro de las probabilidades de supervivencia o discapacidad grave al examinar al bebé inmediatamente después de nacer?

Estas preguntas se explorarán detalladamente en la Lección 11.

Puntos claves

1 Los recién nacidos prematuros presentan un mayor riesgo de requerir reanimación y ayuda con la transición después del parto.

2 Los recién nacidos prematuros presentan un mayor riesgo de complicaciones debido a

- Pérdida rápida de calor

- Pulmones inmaduros

- Vulnerabilidad para lesionarse por el oxígeno excesivo

- Vulnerabilidad a las infecciones graves

- Poco volumen de sangre

- Cerebro inmaduro proclive a las hemorragias

- Vulnerabilidad a la hipoglucemia

3 Los recursos adicionales para un parto prematuro incluyen

- Suficiente personal experto para realizar una reanimación compleja y documentar los eventos a medida que ocurran.

- Suministros adicionales para mantener la temperatura, inclusive el envoltorio o la bolsa plástica de polietileno, gorro, colchón térmico, sensor de temperatura y tapa para el calentador radiante con servocontrol.

- Mezclador de oxígeno, fuente de aire comprimido, oxímetro de pulso, sensor de oxímetro de tamaño adecuado.

- Monitor cardíaco electrónico (ECG) con electrodos para pecho y miembros.

- Dispositivo de reanimación capaz de administrar PEEP y CPAP.

- Máscara de tamaño de prematuro, una hoja de laringoscopio de tamaño 0 (tamaño 00 opcional), tubos endotraqueales de tamaño de prematuro (2.5 mm y 3.0 mm).

- Surfactante.

- Incubadora para traslado previamente calentada (si se trasladará al bebé).

4 Los recién nacidos prematuros son más susceptibles a la pérdida de calor

- Aumente la temperatura de la habitación aproximadamente de 23 °C a 25 °C (74 °F a 77 °F).

- Precaliente el calentador radiante.

- Si tiene menos de 32 semanas de gestación, considere la utilización de un envoltorio o una bolsa plástica de polietileno y un colchón térmico.

- Incubadora para traslado previamente calentada si se moverá al bebé después del parto.

5 Cuando administre ventilación asistida a bebés prematuros

- Considere el uso de CPAP inmediatamente después del parto si el bebé respira espontáneamente con una frecuencia cardíaca de al menos 100 lpm, pero respira con dificultad o presenta baja saturación de oxígeno.

- Use los mismos criterios que usaría para iniciar la VPP en bebés nacidos a término.

- Si se necesita VPP, use la presión de insuflación más baja que sea necesaria para lograr una respuesta adecuada de la frecuencia cardíaca.

- Si se requiere ventilación a presión positiva (VPP), es preferible usar un dispositivo que puede proporcionar PEEP.

- Considere la posibilidad de administrar surfactante si el bebé requiere intubación y ventilación mecánica por dificultad respiratoria o si es extremadamente prematuro.

- Se debe desarrollar un criterio para el fallo de la CPAP y la administración de surfactante profiláctico en coordinación con los expertos locales.

6 Precauciones para reducir el riesgo de lesiones neurológicas

- Manipule al bebé con delicadeza.

- Evite colocar las piernas del bebé a una altura superior a la de la cabeza (posición de Trendelenburg).

- Evite presiones de las vías aéreas altas durante la VPP o la CPAP.

- Use un oxímetro y gases sanguíneos para controlar y ajustar la ventilación y la concentración de oxígeno.

- Evite las infusiones de líquido y soluciones hipertónicas intravenosas rápidas.

7 Después de la reanimación de un bebé prematuro

- Monitoree y controle la oxigenación y la ventilación.

- Monitoree y controle la temperatura del bebé.

- Monitoree y controle la glucosa en sangre.

- Controle que no haya apnea ni bradicardia; intervenga rápido de ser necesario.

REPASO DE LA LECCIÓN 9

1. Ha encendido el calentador radiante antes del nacimiento de un bebé de 27 semanas de gestación. Mencione los 3 pasos adicionales que ayudarán a mantener esta temperatura del bebé.

    a. _______________________________________

    b. _______________________________________

    c. _______________________________________

2. Nace un bebé de 30 semanas de gestación. A los 5 minutos de nacido, respira, tiene una frecuencia cardíaca de 140 latidos por minuto y está recibiendo CPAP con oxígeno al 30 %. Un oxímetro en su mano derecha lee 95 % y va en aumento. Debe (disminuir la concentración de oxígeno)/(comenzar la ventilación a presión positiva).

3. (Una bolsa autoinflable)/(Un reanimador con pieza en T) puede proporcionar CPAP a un bebé que respira espontáneamente.

4. Puede *disminuir* el riesgo de lesión neurológica en un recién nacido prematuro durante y después de la reanimación (inclinando la cama de modo que las piernas del bebé estén a una altura superior a la de la cabeza)/(ajustando la cama de modo que las piernas del bebé estén a la misma altura o más abajo que la cabeza).

5. Nace un bebé con 26 semanas de gestación. Los pasos iniciales de atención, incluso la estimulación suave, se han completado y casi tiene 1 minuto de vida. No respira y su frecuencia cardíaca es de 80 latidos por minuto. Debe (empezar la CPAP con una máscara facial)/(comenzar la ventilación a presión positiva).

Respuestas

1. Puede aumentar la temperatura de la habitación, preparar un colchón térmico, preparar una bolsa o envoltorio plástico de polietileno y precalentar una incubadora para traslado si se trasladará al bebé después del parto.

2. Debe disminuir la concentración de oxígeno.

3. Un reanimador con pieza en T puede proporcionar CPAP a un bebé que respira espontáneamente.

4. Puede disminuir el riesgo de lesión neurológica ajustando la cama de modo que las piernas del bebé estén a la misma altura o más abajo que la cabeza.

5. Debe comenzar la ventilación a presión positiva.

Lecturas adicionales

American Academy of Pediatrics, American College of Obstetricians and Gynecologists. *Guidelines for Perinatal Care.* 7th ed. Elk Grove Village, IL: American Academy of Pediatrics, American College of Obstetricians and Gynecologists; 2012

Cummings J, Committee on Fetus and Newborn, American Academy of Pediatrics. Antenatal counseling regarding resuscitation and neonatal intensive care before 25 weeks of gestation. *Pediatrics.* 2015;136(3):588-595

Committee on Fetus and Newborn, American Academy of Pediatrcs. Respiratory support in preterm infants at birth. *Pediatrics.* 2014;133(1):171-174

Halamek LP. Prenatal consultation at the limits of viability. *NeoReviews.* 2003;4(6):e153-e156

Consideraciones especiales

Lo que aprenderá

- Cuándo sospechar de un neumotórax o un derrame pleural

- Cómo manejar un neumotórax o un derrame pleural que pone en peligro la vida

- Cómo manejar a un recién nacido que tiene una obstrucción de las vías aéreas

- Cómo manejar anomalías congénitas de los pulmones que pueden complicar la reanimación

- Cómo manejar al recién nacido con complicaciones a causa de la exposición a narcóticos o anestésicos recibidos por la madre

- Cómo aplicar los principios de este programa a bebés que requieren reanimación después del período inmediato al nacimiento o fuera de la sala de partos del hospital

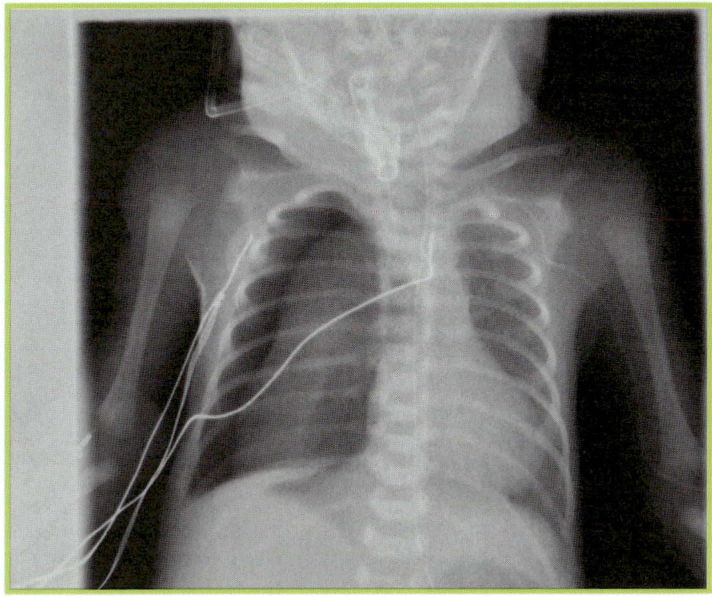

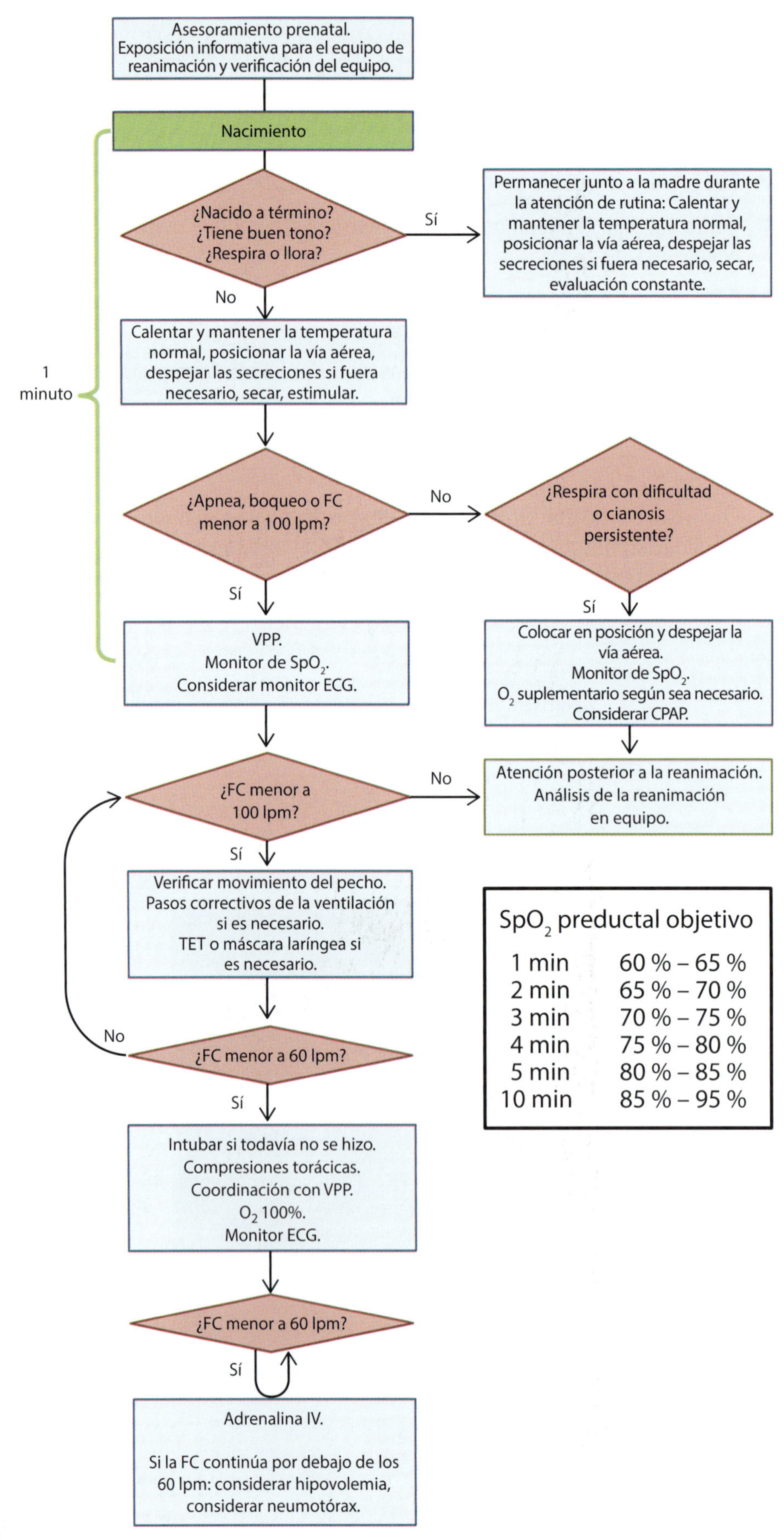

Asesoramiento prenatal. Exposición informativa para el equipo de reanimación y verificación del equipo.
Nacimiento
¿Nacido a término? ¿Tiene buen tono? ¿Respira o llora?
Sí
Permanecer junto a la madre durante la atención de rutina: Calentar y mantener la temperatura normal, posicionar la vía aérea, despejar las secreciones si fuera necesario, secar, evaluación constante.
No
Calentar y mantener la temperatura normal, posicionar la vía aérea, despejar las secreciones si fuera necesario, secar, estimular.
1 minuto
¿Apnea, boqueo o FC menor a 100 lpm?
No
¿Respira con dificultad o cianosis persistente?
Sí
VPP. Monitor de SpO2. Considerar monitor ECG.
Sí
Colocar en posición y despejar la vía aérea. Monitor de SpO2. O2 suplementario según sea necesario. Considerar CPAP.
¿FC menor a 100 lpm?
No
Atención posterior a la reanimación. Análisis de la reanimación en equipo.
Sí
Verificar movimiento del pecho. Pasos correctivos de la ventilación si es necesario. TET o máscara laríngea si es necesario.
No
¿FC menor a 60 lpm?
Sí
Intubar si todavía no se hizo. Compresiones torácicas. Coordinación con VPP. O2 100%. Monitor ECG.
¿FC menor a 60 lpm?
Sí
Adrenalina IV.
Si la FC continúa por debajo de los 60 lpm: considerar hipovolemia, considerar neumotórax.
SpO2 preductal objetivo
1 min	60 % – 65 %
2 min	65 % – 70 %
3 min	70 % – 75 %
4 min	75 % – 80 %
5 min	80 % – 85 %
10 min	85 % – 95 %

Los 2 casos que se exponen a continuación son ejemplos de circunstancias menos comunes que se puede enfrentar durante la reanimación neonatal. Debido a que estas situaciones no ocurren habitualmente, es importante ser capaz de reconocerlas y estar preparado para responder rápida y eficazmente. A medida que lea los casos, imagínese a sí mismo como integrante del equipo de reanimación.

Caso 1. Recién nacido con un neumotórax a tensión

Una mujer embarazada con 40 semanas de gestación ingresa en trabajo de parto con un patrón de frecuencia cardíaca fetal categoría III. Se planea un parto por cesárea de emergencia. Su equipo de reanimación se reúne rápidamente en la sala de operaciones, discute la información con el equipo de reanimación previo a la reanimación y prepara el equipo y los suministros para una reanimación compleja. Luego del parto, se pinza y se corta el cordón umbilical, y se entrega un bebé de sexo masculino flácido y apneico al equipo de reanimación. Un miembro del equipo comienza a documentar los eventos de la reanimación a medida que ocurren.

Se realizan los pasos iniciales, pero el bebé sigue flácido sin respiraciones espontáneas. Comienza la ventilación a presión positiva (VPP) con una máscara facial, pero su frecuencia cardíaca no mejora. Realiza los pasos correctivos de ventilación y logra movimiento del pecho después de aumentar la presión de la ventilación; sin embargo, su frecuencia cardíaca sigue siendo de 40 latidos por minuto (lpm). Se coloca un tubo endotraqueal rápidamente para continuar la VPP, pero su frecuencia cardíaca y tono no mejoran. Mientras tanto, un miembro del equipo coloca un sensor de oxímetro de pulso en la mano derecha del bebé, pero el oxímetro no muestra una señal confiable. Se colocan los electrodos del monitor cardíaco electrónico (ECG) en el tórax y confirman la frecuencia cardíaca persistentemente baja. Su equipo comienza las compresiones torácicas mientras se prepara y se coloca un catéter venoso umbilical. La frecuencia cardíaca del bebé no mejora después de 60 segundos de compresiones y ventilaciones coordinadas con oxígeno al 100 %. Se administra una dosis de adrenalina intravenosa a través del catéter umbilical seguida de un enjuague con solución salina normal, pero el estado del bebé aún no mejora. El equipo vuelve a evaluar la colocación del tubo endotraqueal y la eficacia de la ventilación y las compresiones mientras se consideran las circunstancias especiales que pueden complicar la reanimación. Al escuchar el pecho, reconoce que no hay sonidos respiratorios en el lado derecho. Su equipo sospecha de un neumotórax a tensión que pone en peligro la vida. La transiluminación del pecho rápidamente confirma la sospecha y un miembro del equipo inmediatamente prepara un dispositivo de aspiración de catéter percutáneo. Se introduce un catéter en forma perpendicular al pecho, justo por encima de la costilla, en el cuarto espacio intercostal en la línea axilar anterior, conectado a una llave de paso de 3 vías, y se aspiran 80 ml de aire del pecho. Al descomprimir el neumotórax, la frecuencia cardíaca del bebé mejora rápidamente y se detienen las compresiones torácicas. Una pequeña cantidad de aire sigue fluyendo a través del sistema de aspiración del catéter y el bebé es trasladado a la sala de recién nacidos para una radiografía de tórax y tratamiento adicional. Poco después, usted actualiza la información a los padres y realiza un breve análisis para revisar la preparación, el trabajo en equipo y la comunicación del equipo.

¿Cómo identifica a un recién nacido con una acumulación de aire o líquido alrededor del pulmón?

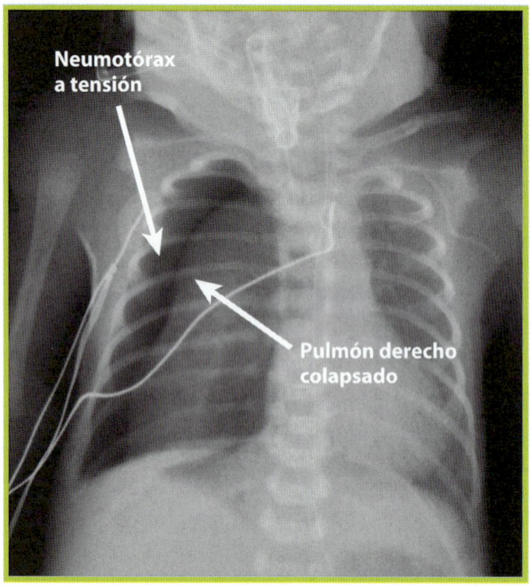

Las acumulaciones de aire o líquido anormales que evitan que el pulmón del recién nacido se expanda totalmente dentro del tórax pueden causar dificultades respiratorias graves y bradicardia persistente.

- **Neumotórax**

No es extraño que ocurran pequeñas pérdidas de aire cuando el pulmón del recién nacido se llena de aire. Cuando se junta aire en la cavidad pleural que rodea el pulmón, se llama neumotórax (Figura 10.1). Si bien es posible que un neumotórax ocurra de forma espontánea, el riesgo aumenta con la VPP, en particular en los bebés prematuros, bebés con aspiración de meconio y bebés con otras anomalías de los pulmones.

Neumotórax
a tensión

Pulmón derecho
colapsado

Figura 10.1. Neumotórax que causa el colapso del pulmón derecho

Un pequeño neumotórax puede ser asintomático o causar solamente dificultad respiratoria leve. Si el neumotórax se agranda, la presión del aire atrapado puede causar que el pulmón se colapse. Si el neumotórax se agranda lo suficiente, puede interferir con el flujo de sangre dentro del tórax causando dificultad respiratoria grave, desaturación de oxígeno y bradicardia. A esto se le llama neumotórax a tensión. Es una emergencia que pone en peligro la vida y requiere tratamiento urgente para evacuar el aire.

Debe considerar la posibilidad de un neumotórax si un bebé no mejora pese a las medidas de reanimación o si un bebé desarrolla repentinamente dificultad respiratoria grave. Los sonidos respiratorios pueden estar disminuidos en el lado del neumotórax, pero los sonidos respiratorios pueden ser engañosos debido a que se transmiten fácilmente al otro lado del pecho del bebé y pueden sonar normales incluso en presencia de un neumotórax. Si los sonidos respiratorios están disminuidos, considere la posibilidad de un neumotórax sumado a otras causas enumeradas en la Tabla 10-1. La transiluminación del pecho es una prueba de detección que puede resultar útil. En una habitación oscura, sostenga una luz de fibra óptica de alta intensidad contra la pared del pecho y compare la transmisión de luz en cada lado del pecho (Figura 10.2). Durante la transiluminación, la luz del lado con el neumotórax parecerá expandirse más y brillará más que en el lado opuesto. En una situación que pone en peligro la vida, una prueba de transiluminación positiva puede ayudar a ordenar un tratamiento

Tabla 10-1. Causas de la disminución de los sonidos respiratorios

- Técnica de ventilación inadecuada
- Tubo endotraqueal mal ubicado
- Neumotórax
- Derrame pleural
- Obstrucción de la tráquea
- Hernia diafragmática congénita
- Hipoplasia o agenesia pulmonar
- Corazón agrandado
- Pérdida en el dispositivo de ventilación a presión positiva (VPP) o falla del equipo

inmediato. Tenga precaución al interpretar los resultados de la transiluminación en bebés muy prematuros, ya que su piel puede ocasionar brillo, incluso si no tiene un neumotórax. Si no está inmediatamente disponible un transiluminador y el bebé tiene dificultad respiratoria grave, puede proceder con el tratamiento de emergencia según su sospecha clínica. Si el bebé está estable, el diagnóstico definitivo de un neumotórax se realiza con una radiografía de tórax.

Por lo general, los neumotórax pequeños se resuelven espontáneamente y no requieren tratamiento. Es preciso monitorear al bebé para controlar el empeoramiento de la dificultad respiratoria. Si el bebé mantiene una saturación de oxígeno normal, el oxígeno complementario no se indica y no causa la resolución precoz del neumotórax. Si un neumotórax causa dificultad respiratoria significativa, bradicardia o hipotensión, es necesario aliviarlo urgentemente colocando un catéter en la cavidad pleural y evacuando el aire. Si el bebé ha tenido dificultad respiratoria continuada, tal vez se requiera la colocación de un tubo de toracostomía conectado a una succión continua.

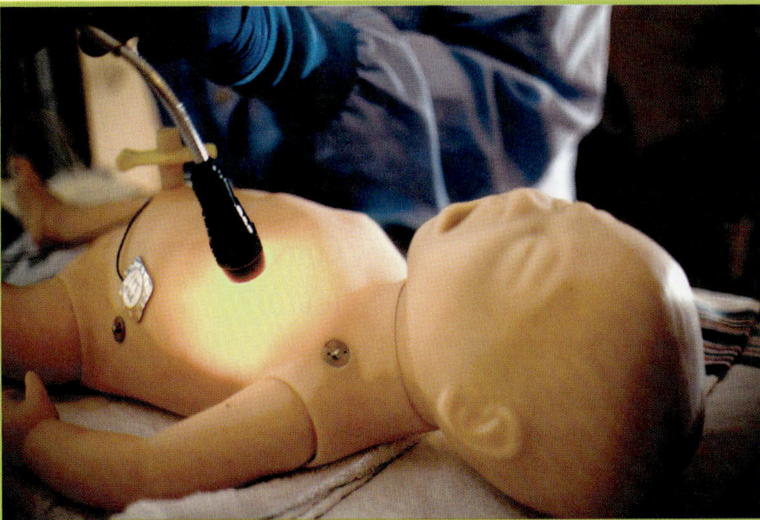

Figura 10.2. Transiluminación positiva de un neumotórax del lado izquierdo. La luz se dispersa y brilla dentro de una zona amplia.

- **Derrame pleural**

El líquido que se junta en la cavidad pleural se llama derrame pleural (Figura 10.3). Parecido a un neumotórax, un derrame pleural grande puede impedir que el pulmón se expanda. El líquido puede ser causado por un edema, infección o pérdida en el sistema linfático del bebé. Con frecuencia, los grandes derrames pleurales son diagnosticados antes del nacimiento mediante una ecografía. Puede haber antecedentes de anemia fetal grave, transfusión de un mellizo a otro, arritmia cardíaca, insuficiencia cardíaca congénita, infección congénita o un síndrome genético. Debe sospechar un derrame pleural si el recién nacido tiene dificultad para respirar y un edema generalizado del cuerpo (hidropesía fetal). El exceso de líquido también puede estar presente en el abdomen del bebé (ascitis) y alrededor del corazón del bebé (derrames pericárdicos). Debido a que la acumulación de líquido interfiere con la expansión del pulmón, los sonidos respiratorios pueden estar disminuidos en el lado afectado. El diagnóstico definitivo de un derrame pleural se realiza con una radiografía de tórax.

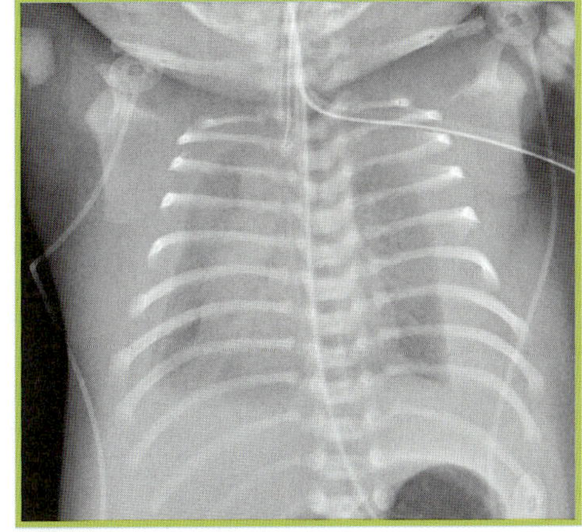

Figura 10.3. Grandes derrames pleurales bilaterales

Tal vez un derrame pleural pequeño no requiera tratamiento. Si la dificultad respiratoria es importante y no se resuelve con la intubación y la VPP, tal vez deba insertar un catéter en la cavidad pleural para drenar el líquido. Si se identifica un gran derrame pleural antes del nacimiento, tal vez se requiera un drenaje de emergencia después del parto. En este caso, el bebé debería nacer en un lugar donde en la sala de partos esté disponible el manejo de las vías aéreas y drenaje de líquidos de emergencia por parte de un equipo con experiencia.

¿Cómo se evacuan un neumotórax o un derrame pleural?

El aire o el líquido son aspirados insertando un catéter en el espacio pleural en el lado afectado. Este procedimiento se llama *toracocentesis*. Lo ideal es que la toracocentesis se realice utilizando una técnica estéril con los anestésicos adecuados para el manejo del dolor; sin embargo, tal vez se necesite modificar la técnica durante la aspiración de emergencia de un neumotórax a tensión.

1 Tome un breve "tiempo de espera" y confirme el lado que planea aspirar.

2 Lugar a aspirar y colocación

    a. Para un neumotórax, el lugar a aspirar es o el cuarto espacio intercostal en la línea axilar anterior o el segundo espacio intercostal en la línea clavicular media (Figura 10.4). Usando un rollo de mantas pequeño, coloque al bebé boca arriba (posición decúbito supina) con el lado afectado dirigido levemente hacia arriba para permitir el ascenso del aire hacia la parte alta (superior) del tórax.

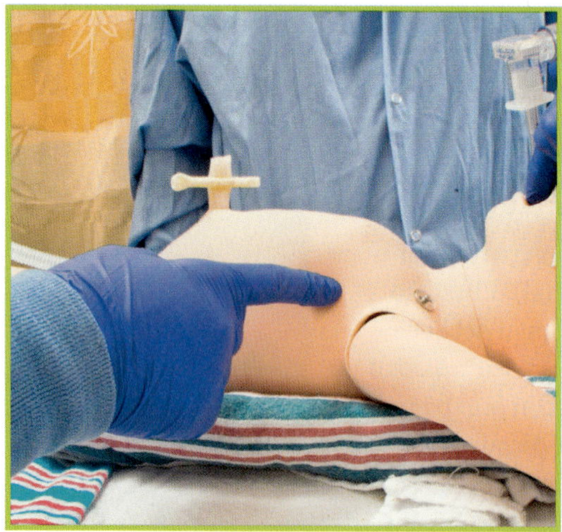
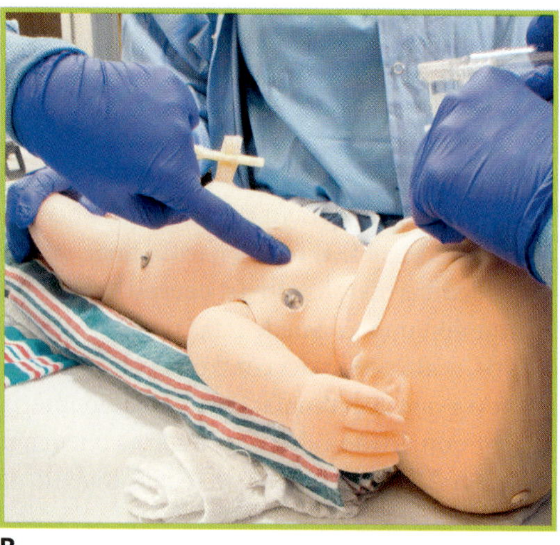

A   B

Figura 10.4. Lugares para aspiración percutánea de neumotórax. Cuarto espacio intercostal en la línea axilar anterior (A), segundo espacio intercostal en la línea clavicular media (B).

b. Para un derrame pleural, el lugar a aspirar es el quinto o sexto espacio intercostal junto a la línea axilar posterior. Coloque al bebé boca arriba (posición decúbito supina) para permitir que el líquido se acumule en la parte baja (posterior) del tórax (Figura 10.5).

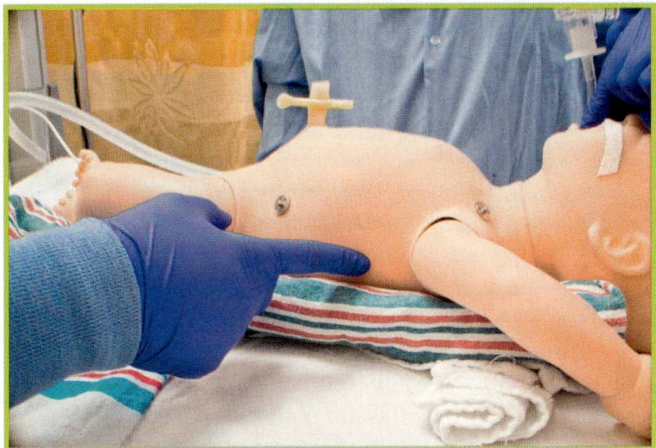

Figura 10.5. Lugar de aspiración de un derrame pleural

3 Prepare el lugar de inserción con antisépticos tópicos y toallas estériles.

4 Inserte un dispositivo de catéter percutáneo de calibre 18 o 20 en forma perpendicular al pecho y justo por encima de la costilla. La aguja se coloca por encima de la costilla en lugar de hacerlo justo debajo de la costilla para evitar la perforación de los vasos sanguíneos ubicados bajo cada costilla.

a. Para un neumotórax, dirija el catéter hacia arriba (Figura 10.6).

b. Para un derrame pleural, dirija el catéter hacia abajo.

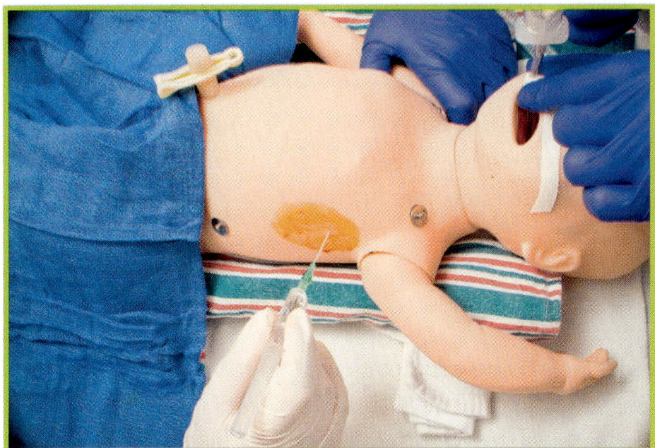

Figura 10.6. Aspiración de un neumotórax. La aguja se introduce por encima de la costilla y dirigida hacia arriba. Nota: El lugar de aspiración no está cubierto con toallas estériles a efectos fotográficos, sin embargo, la técnica estéril modificada es aceptable para una aspiración de emergencia.

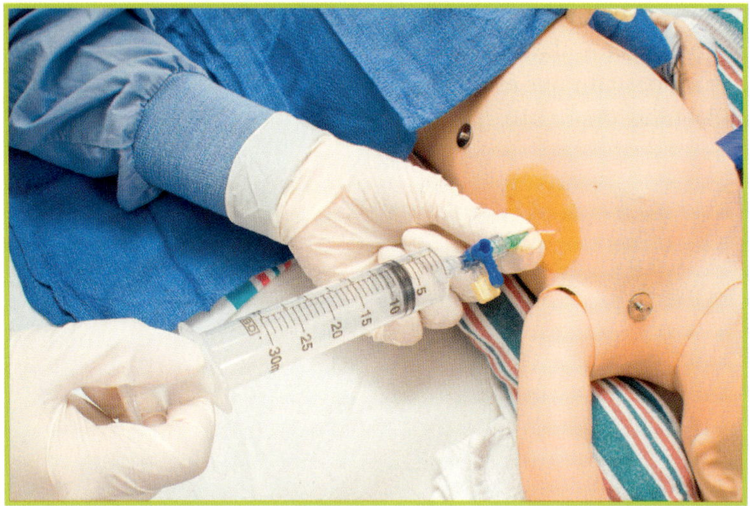

Figura 10.7. Ensamble de jeringa y llave de paso usado para aspirar un neumotórax. Se abre la llave de paso entre el catéter y la jeringa durante la aspiración. Se cierra la llave de paso si la jeringa se llena y debe ser vaciada. El mismo ensamble se usa para drenar un derrame pleural.

5 Una vez que se ingresa al espacio pleural, se quita la aguja y al catéter se le adjunta una jeringa grande (20-60 ml) conectada a la llave de paso de 3 vías (Figura 10.7).

   a. Cuando se abre la llave de paso entre la jeringa y el catéter se pueden evacuar el aire o el líquido.

   b. Cuando la jeringa esté llena, se puede cerrar la llave de paso hacia el pecho mientras se vacía la jeringa.

   c. Después de vaciar la jeringa, se puede volver a abrir la llave de paso al pecho y se puede aspirar más líquido o aire, hasta que mejore la afección del bebé. Para evitar la reinyección accidental de aire o líquido en la cavidad torácica, debe prestarse especial atención al manipular la llave de paso.

   d. Cuando evacue un derrame pleural, mantenga una muestra del líquido para una evaluación diagnóstica.

6 Deberá realizarse una radiografía para documentar la presencia o ausencia de un neumotórax o derrame residual.

Se puede utilizar una pequeña aguja "mariposa" si no dispone de un dispositivo de catéter percutáneo adecuado. En este caso, la jeringa y la llave de paso se conectarán al tubo conectado a la aguja.

¿Cómo maneja a un recién nacido que tiene una obstrucción de las vías aéreas?

La obstrucción de la vía aérea es una emergencia que pone en peligro la vida. Las vías aéreas del recién nacido pueden estar obstruidas por secreciones espesas o una anomalía congénita que lleva a una obstrucción anatómica.

Secreciones espesas

Las secreciones espesas, tales como el meconio, la sangre o el vérnix, pueden causar una obstrucción total de la tráquea. Si está intentando la VPP pero el bebé no mejora y el pecho no se mueve, realice cada paso correctivo de la ventilación (MR. SOPA) como se describe en la Lección 4, hasta que haya insuflado los pulmones con éxito. Si ha introducido correctamente el tubo endotraqueal para la ventilación, pero aún no puede lograr el movimiento del pecho, la tráquea puede estar obstruida por secreciones espesas. Como se describe en la Lección 5, puede intentar quitar las secreciones de la tráquea usando un catéter de succión (5F a 8F) introducido en el tubo endotraqueal. Si las secreciones son lo suficientemente espesas para obstruir por completo las vías aéreas, tal vez no pueda despejarlas usando un catéter de succión fino. En este caso, succione directamente la tráquea con un aspirador de meconio conectado a un tubo endotraqueal. Configure la presión de succión de 80 a 100 mg Hg, conecte el tubo de succión al aspirador de meconio, y adjunte el aspirador directamente al conector del tubo endotraqueal. Algunos tubos endotraqueales tienen un dispositivo de succión incorporado diseñado para succionar la tráquea. Ocluya el puerto de control de succión del aspirador con su dedo. Tal vez deba retirar gradualmente el tubo para quitar las secreciones de la tráquea y la faringe posterior antes de volver a introducir un nuevo tubo endotraqueal para la ventilación. No proceda con las compresiones torácicas hasta haber establecido una vía aérea abierta y la ventilación que insufla los pulmones.

Obstrucciones anatómicas

- **Síndrome de Pierre Robin**

El síndrome de Pierre Robin describe una combinación de anomalías faciales que ocurren debido a que el maxilar inferior (mandíbula) no se desarrolla normalmente. El maxilar inferior es pequeño y está retrocedido en relación al maxilar superior. La lengua del bebé se ubica más atrás de lo normal en la faringe y obstruye la vía aérea (Figura 10.8). Es habitual que los bebés con el síndrome de Pierre Robin también tengan un paladar hendido. Esta combinación de hallazgos clínicos pueden ser aislados o parte de un síndrome genético.

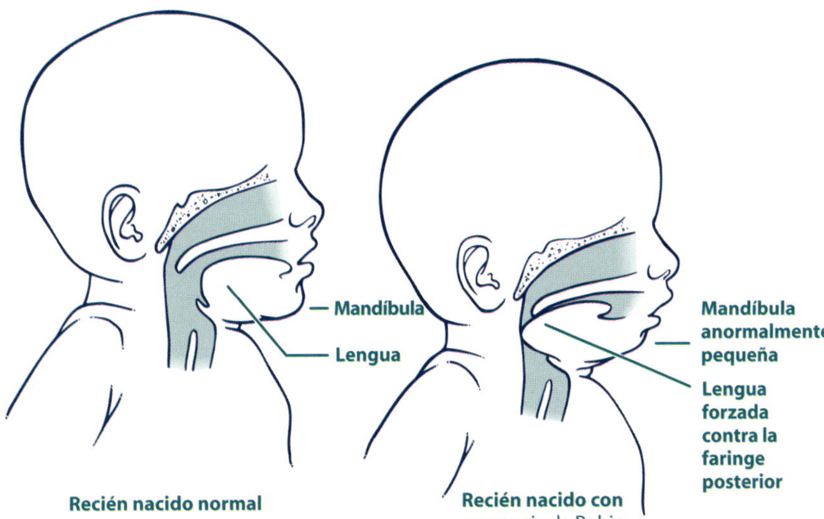

Figura 10.8. Recién nacido con anatomía normal (izquierda) y recién nacido con síndrome de Pierre Robin (derecha)

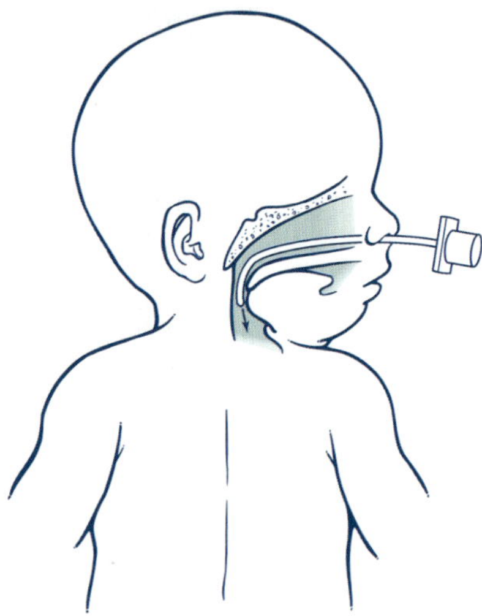

Figura 10.9. Tubo endotraqueal colocado profundamente en la faringe posterior para despejar la obstrucción de las vías aéreas en un recién nacido con síndrome de Pierre Robin. El tubo se encuentra en la nasofaringe, por encima de las cuerdas vocales, NO en la tráquea.

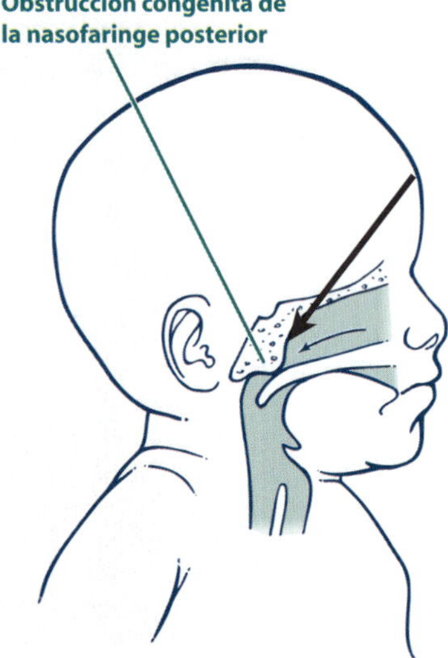

Figura 10.10. Atresia de coanas que causa obstrucción de la vía aérea nasal

Si un bebé con síndrome de Pierre Robin tiene dificultad respiratoria, gírelo boca abajo (decúbito prono). En esta posición la lengua puede moverse hacia adelante y abrir la vía aérea. Si la posición boca abajo no soluciona el problema, inserte un tubo endotraqueal pequeño (2.5 mm) a través de la nariz, con la punta colocada profundamente en la faringe posterior, pasando la base de la lengua y por encima de las cuerdas vocales. No se introduce en la tráquea (Figura 10.9). No se requiere un laringoscopio para hacer esto. Esto ayuda a liberar la obstrucción de la vía aérea.

Si el bebé tiene una dificultad respiratoria grave y requiere reanimación, la ventilación con máscara facial y la intubación endotraqueal pueden ser muy difíciles. Si ninguno de estos procedimientos previos resulta en un movimiento adecuado del aire y los intentos de ventilación con máscara facial e intubación endotraqueal no son exitosos, la **máscara laríngea** puede ser una vía aérea de rescate que puede salvar la vida.

- **Atresia de coanas**

La atresia de coanas es una afección donde la vía aérea nasal está obstruida por huesos o tejidos (Figura 10.10). Debido a que los recién nacidos habitualmente respiran por la nariz, los bebés con atresia de coanas pueden tener dificultad para respirar a menos que estén llorando o respirando por su boca. En la mayoría de los casos, la obstrucción ocurre solamente de un lado y no causa síntomas importantes en el período de recién nacido. Los bebés con atresia de coanas pueden presentar episodios cíclicos de obstrucción, cianosis y desaturación de oxígeno que ocurren cuando están durmiendo o alimentándose y se resuelven cuando lloran. Si la obstrucción es bilateral, el recién nacido puede tener dificultad para respirar inmediatamente después de nacimiento; sin embargo, la presencia de la atresia de coanas no debe evitar que alcance la VPP eficaz con una máscara facial.

Puede hacerse una prueba de atresia de coanas pasando un catéter de succión fino dentro de la faringe posterior a través las narinas. Si el catéter no pasa, es posible que haya atresia de coanas.

Si el bebé tiene atresia de coanas y dificultad respiratoria, usted puede mantener la boca y la vía aérea abiertas insertando uno de los siguientes en la boca del bebé: una tetina o un chupete modificado cortando la punta (chupete de McGovern) y asegurado con nudos alrededor del occipucio (Figura 10.11), un tubo endotraqueal oral colocado con la punta justo por

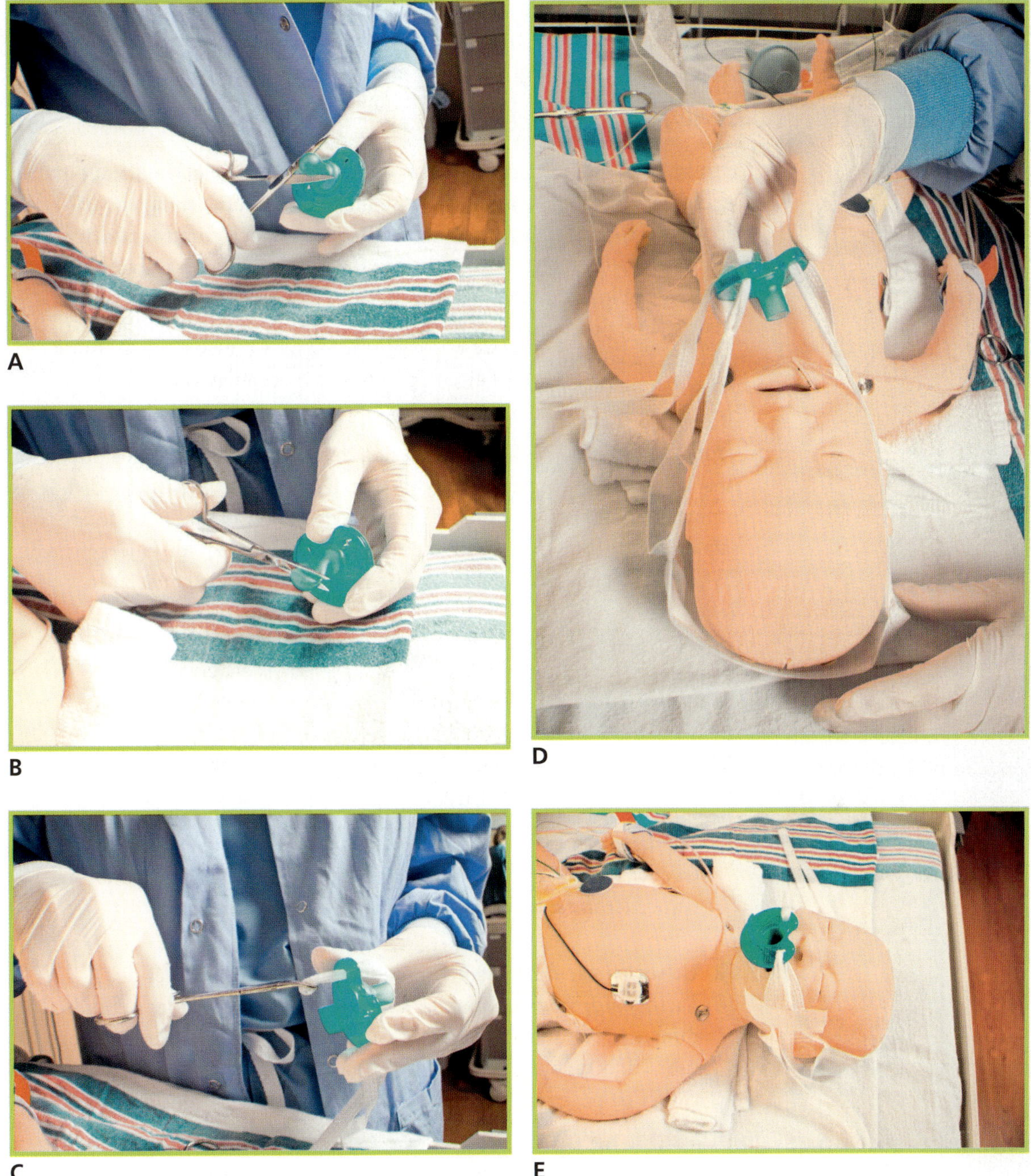

Figura 10.11. Chupete modificado (chupete de McGovern) para el despeje temporal de la obstrucción de las vías aéreas en atresia de coanas

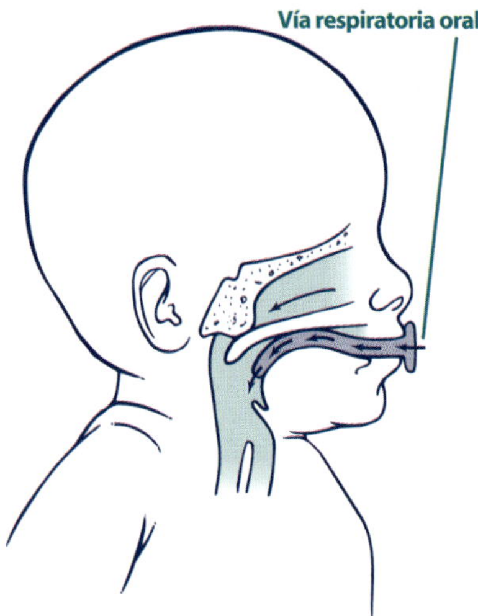

Figura 10.12. Vía aérea oral para el despeje de la obstrucción de las vías aéreas en atresia de coanas

encima de la lengua en la faringe posterior o una vía aérea oral plástica (Guedel) (Figura 10.12). Cada una de estas medidas proporciona una estabilización temporal hasta que un especialista pueda evaluar al bebé.

- **Otras afecciones poco comunes**

Otras afecciones, tales como masas orales, nasales o en el cuello, anomalías laríngeas y traqueales, y anillos vasculares que compriman la tráquea dentro del tórax, se han reportado como causas poco comunes de dificultad respiratoria en los recién nacidos. Algunas de estas malformaciones se notarán con los exámenes externos. Dependiendo de la ubicación de la obstrucción, puede ser muy difícil o imposible lograr una ventilación con máscara facial exitosa o colocar un tubo endotraqueal. Tal vez se requiera capacitación y equipo especial para una intubación exitosa. Si la obstrucción está por encima del nivel de las cuerdas vocales y no puede ventilar o intubar al bebé, la colocación de una **máscara laríngea** puede ser una vía aérea de rescate que puede salvar la vida. Si se identifican dichos problemas antes del nacimiento, el bebé debe nacer en un lugar donde en la sala de partos haya disponibilidad inmediata del manejo de emergencia de las vías aéreas por parte de un equipo multidisciplinario capacitado.

Repaso

1 La frecuencia cardíaca de un recién nacido es de 50 latidos por minuto. No ha mejorado con la ventilación a través de una máscara facial o un tubo endotraqueal de 3.5 mm adecuadamente colocado. Su pecho no se mueve con la ventilación a presión positiva. Usted debe (succionar la tráquea usando un catéter de succión 8F o un aspirador de meconio)/ (proceder inmediatamente con compresiones torácicas).

2 Un recién nacido presenta dificultad respiratoria después del nacimiento. Tiene un maxilar inferior pequeño y paladar hendido. La dificultad respiratoria del bebé puede mejorar si coloca un pequeño tubo endotraqueal en la nariz, lo hace avanzar hacia la faringe y lo coloca en posición (decúbito supina [boca arriba])/(decúbito prono [boca abajo]).

3 Atendió el parto de un bebé que recibió ventilación a presión positiva durante los primeros minutos de vida. El bebé mejoró y ha estado controlado en la sala de recién nacidos. Poco tiempo después, lo llaman debido a que el bebé presenta dificultad respiratoria aguda. Debe sospechar de (un neumotórax)/(un defecto cardíaco congénito) y debe preparar rápidamente (un dispositivo de aspiración con aguja)/ (adrenalina).

Respuestas

1 Usted debe succionar la tráquea usando un catéter de succión 8F o un aspirador de meconio.

2 La dificultad respiratoria de bebé puede mejorar si coloca un pequeño tubo endotraqueal en la nariz, lo hace avanzar hacia la faringe y lo coloca en posición decúbito prono (boca abajo).

3 Debe sospechar de un neumotórax y debe preparar rápidamente un dispositivo de aspiración con aguja.

¿Qué anomalías del desarrollo del pulmón del feto pueden complicar la reanimación?

- **Hernia diafragmática congénita**

El diafragma normalmente separa los contenidos abdominales y los torácicos. Cuando el diafragma no se forma correctamente, los intestinos, el estómago y el hígado pueden ingresar en el pecho e impedir que los pulmones se desarrollen normalmente (Figura 10.13). Este defecto se llama hernia diafragmática congénita (EDC). El tipo más común de EDC ocurre en el lado izquierdo del bebé. Con frecuencia el defecto se identifica mediante una ecografía prenatal y el nacimiento del bebé puede ser planificado en un centro de alto riesgo.

El bebé puede presentar un abdomen inusualmente plano (escafoide), dificultad respiratoria e hipoxemia. Si se administra VPP mediante una máscara facial, el gas ingresa al estómago y a los intestinos. A medida que las estructuras se expanden dentro del tórax, se inhibe cada vez más la

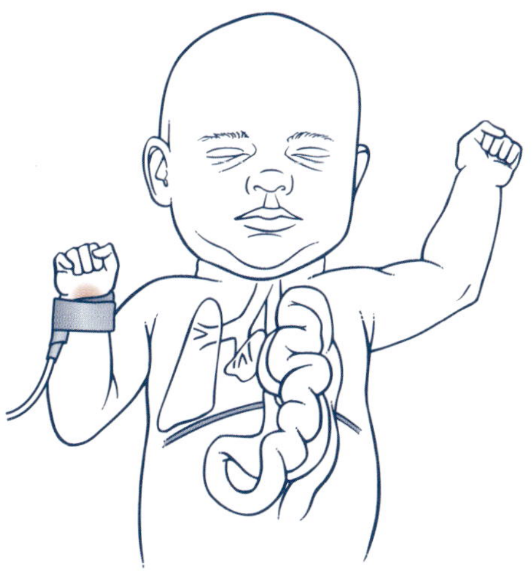

A

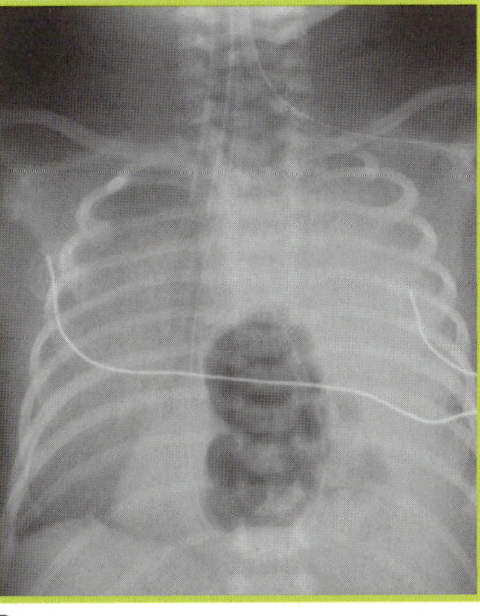

B

Figura 10.13. Hernia diafragmática congénita

insuflación de los pulmones y los sonidos respiratorios serán más bajos del lado de la hernia. Si la presión de ventilación aumenta en un intento de mejorar la insuflación, el bebé puede desarrollar un neumotórax. La hipertensión pulmonar normalmente se asocia a la EDC y puede contribuir a la hipoxemia grave.

> Los bebés con hernia diafragmática confirmada o supuesta no deben recibir reanimación prolongada con VPP mediante máscara facial.

Intube la tráquea rápidamente y coloque un catéter orogástrico grande (10F) para prevenir la distensión abdominal por aire (Figura 10.14). Lo más eficaz es una sonda de aspiración de doble lumen (sonda Replogle).

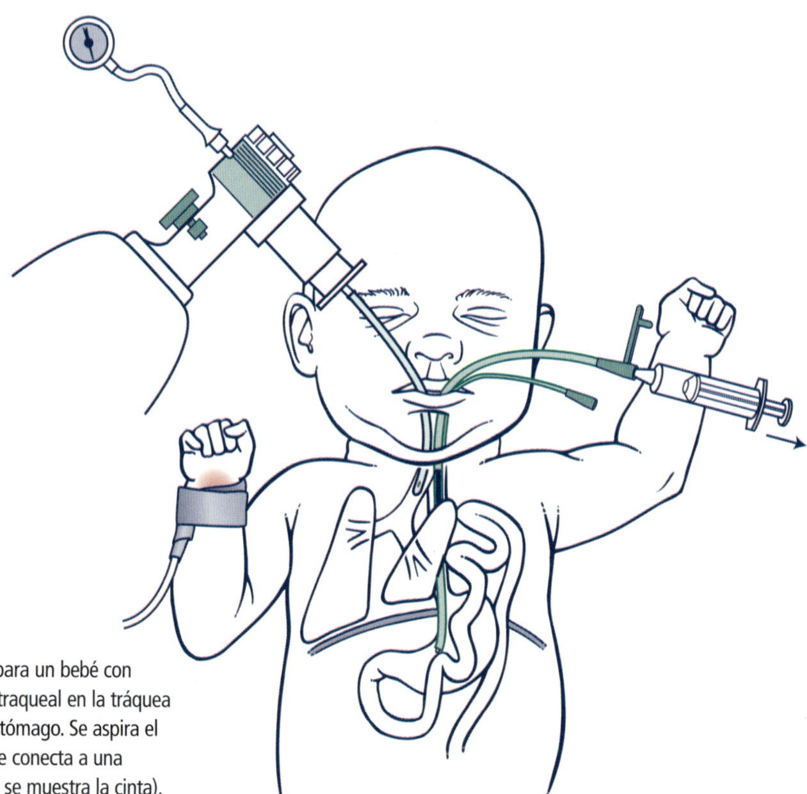

Figura 10.14. Tratamiento de estabilización para un bebé con hernia diafragmática congénita. Hay un tubo endotraqueal en la tráquea y una sonda de aspiración de doble lumen en el estómago. Se aspira el tubo de drenaje gástrico en forma intermitente o se conecta a una succión de vacío. Ambos tubos están ajustados (no se muestra la cinta).

- **Hipoplasia pulmonar**

El desarrollo normal del pulmón requiere de espacio adecuado dentro del tórax. Cualquier afección que ocupe espacio en el tórax o que cause una disminución prolongada y grave del líquido amniótico (oligohidramnios) puede causar que los pulmones se desarrollen de manera incompleta. Esto se llama hipoplasia pulmonar. Los ejemplos de afecciones que causan hipoplasia pulmonar incluyen la hernia diafragmática congénita y la obstrucción o ausencia de ambos riñones del feto. En el momento del parto, el pecho del bebé puede parecer pequeño y con forma de campana. Si la hipoplasia pulmonar fue causada por oligohidramnios, el bebé puede tener deformidades en sus manos, pies, nariz y orejas causadas por la compresión dentro del útero. Se requieren presiones altas de inflación para insuflar los pulmones del bebé y esto aumenta el riesgo de desarrollar neumotórax. La hipoplasia pulmonar grave no permite la supervivencia.

¿Qué hace si un bebé no respira o su actividad está disminuida y la madre recibió un narcótico durante el trabajo de parto?

Los narcóticos administrados a la madre en trabajo de parto para aliviar su dolor pueden atravesar la placenta y disminuir la actividad y el esfuerzo respiratorio del recién nacido. Si un recién nacido tiene depresión respiratoria después de la exposición materna a opiáceos, maneje la vía aérea del bebé y proporcione apoyo respiratorio con VPP como se describe en las lecciones anteriores. Si el recién nacido tiene apnea prolongada, tal vez se requiera la introducción de un tubo endotraqueal o una máscara laríngea para el apoyo respiratorio continuo.

Si bien el antagonista de narcóticos naloxona ha sido usado en este contexto, no hay evidencia suficiente para evaluar la seguridad y eficacia de esta práctica. Se conoce muy poco acerca de la farmacología de la naloxona en el recién nacido. Los estudios en animales y los casos que se han reportado han suscitado preocupaciones acerca de las complicaciones de la naloxona, incluyendo edema pulmonar, paro cardíaco y convulsiones.

¿Qué hace si el bebé no respira o su actividad está disminuida y la madre no recibió un narcótico durante el trabajo de parto?

Se deben tener en cuenta otras causas de la depresión neonatal. Si tras la VPP la frecuencia cardíaca y la saturación de oxígeno son normales pero el bebé no logra respirar espontáneamente, es posible que tenga el esfuerzo respiratorio o la actividad muscular deprimidos debido a la hipoxia, acidosis grave, una anomalía estructural del cerebro o un trastorno neuromuscular. Los medicamentos que haya recibido la madre, como sulfato de magnesio o anestesias generales, pueden deprimir la respiración del recién nacido. No hay medicamentos que reviertan los efectos de estos fármacos. Una vez más, el punto principal es proporcionar apoyo respiratorio y ventilación eficaz hasta que se haya resuelto el efecto de los medicamentos. Transporte al bebé a la sala de cuidados para recién nacidos para una evaluación adicional y cuidados mientras administra VPP y controla la frecuencia cardíaca y la saturación de oxígeno del bebé.

Caso 2: Emergencia en la unidad de posparto

Un bebé de 3 kg 400 g nació en el hospital después de un embarazo y trabajo de parto sin complicaciones. El período de transición transcurrió sin incidentes y permaneció con su madre para comenzar a amamantarse. Aproximadamente 12 horas después de nacido, su madre nota que no respira ni responde a estímulos. Activa la alarma de emergencia que está junto a su cama y una enfermera responde de inmediato. La enfermera prende las luces de la habitación, abre las sábanas para evaluarlo completamente y descubre que está apneico y flácido. Lo coloca en una superficie plana y le abre las vías aéreas colocándole la cabeza en la posición de «olfateo», le despeja las vías aéreas con una pera de goma y lo estimula frotando su espalda, pero no mejora. La enfermera comienza la VPP con la bolsa autoinflable y la máscara suministradas en la habitación de posparto.

El equipo de reanimación neonatal llega a la habitación, recibe información de parte de la enfermera de posparto y rápidamente evalúa la situación. Un miembro del equipo usa un estetoscopio para escuchar la frecuencia cardíaca del bebé y los sonidos respiratorios. Otro miembro del equipo trae un carro de emergencia con un oxímetro de pulso y un monitor ECG. El sensor del oxímetro de pulso se coloca en la mano derecha del bebé y los electrodos del monitor ECG se conectan al pecho del bebé. La frecuencia cardíaca del bebé es de 80 lpm y aumenta, pero el esfuerzo respiratorio aún es irregular y la saturación de oxígeno es baja. Se conecta una fuente de oxígeno mezclado a la bolsa de reanimación y se ajusta la concentración para lograr una saturación de oxígeno $>$ al 90 %. El bebé comienza a tener un esfuerzo respiratorio constante y se disminuye gradualmente la VPP. Se le administra oxígeno suplementario a través del depósito de extremo abierto de la bolsa autoinflable y se lo transporta a la sala de recién nacidos en una incubadora previamente calentada para evaluación y tratamiento adicional. Un miembro del equipo se queda con la madre del bebé para obtener información adicional, brindarle apoyo y responder preguntas. Poco después, el equipo de atención realiza una corta presentación de informes para evaluar su preparación, trabajo en equipo y comunicación.

¿Son distintas las técnicas de reanimación para los bebés nacidos fuera del hospital o más allá del período inmediatamente posterior al nacimiento?

Durante todo este programa, ha aprendido acerca de la reanimación de bebés, que nacieron en el hospital y tuvieron problemas durante la transición a la vida extrauterina. Algunos bebés tal vez necesiten reanimación después de nacidos, fuera del hospital, y otros bebés desarrollarán problemas que necesitarán reanimación después del período inmediatamente posterior al nacimiento. Si bien los escenarios encontrados fuera de la sala de partos presentan distintos desafíos, los principios fisiológicos y las medidas básicas siguen siendo los mismos durante todo el período neonatal. ***La prioridad inicial para reanimar bebés durante el período neonatal, independientemente del lugar donde se encuentre, debe ser restituir una ventilación adecuada.*** Una vez garantizada la ventilación adecuada, obtenga información adicional sobre los antecedentes del bebé para guiarse en las intervenciones.

Si bien este programa no está diseñado para enseñar reanimación neonatal en estos otros sitios, se presentarán algunas estrategias para aplicar los principios que ha aprendido. Hay más detalles disponibles a través de otros programas de la Academia Americana de Pediatría y de la Asociación Americana del Corazón, tales como el programa de Educación Pediátrica para Profesionales antes del Hospital (EPPAH), Apoyo Vital Infantil Avanzado (APLS, en inglés): El recurso de medicina pediátrica de urgencias, y Apoyo Vital Pediátrico Avanzado (PALS, en inglés).

¿Cuáles son algunas de las distintas estrategias necesarias para la reanimación de bebés nacidos fuera del hospital o más allá del período inmediatamente posterior al nacimiento?

- **Manejo de la temperatura**

Cuando los bebés nacen fuera del entorno de la sala de partos, mantener la temperatura corporal puede convertirse en un desafío importante, porque probablemente no tenga un calentador radiante disponible de inmediato. Algunas sugerencias para minimizar la pérdida de calor son las siguientes:

- Encienda la fuente de calor en la habitación o el vehículo, si correspondiera.

- Seque bien al bebé con toallas de baño, una manta o ropa limpia.

- Use el cuerpo de la madre como fuente de calor. Considere la posibilidad de colocar al bebé piel con piel contra el pecho de su madre y cubrirlos a ambos con una sábana limpia de plástico de grado alimenticio y una manta cálida.

- Los equipos de respuesta de emergencia deben considerar tener un envoltorio plástico de polietileno y un colchón térmico portátil para ayudar a mantener la temperatura.

Mantener una temperatura corporal normal es menos difícil si el bebé no es recién nacido, porque el cuerpo del bebé no está húmedo. Aún es muy importante prevenir el enfriamiento durante el traslado, en especial durante los meses de invierno, envolviendo al bebé en mantas cálidas y usando un gorro si hubiera uno disponible.

- **Despeje de vías aéreas**

Si se requiere reanimación fuera de una sala de partos o sala de recién nacidos, tal vez no haya succión por vacío disponible de inmediato. Si las secreciones están obstruyendo la vía aérea, use una pera de goma o limpie la boca y la nariz con un pañuelo limpio u otro paño enrollado alrededor de su dedo índice.

- **Ventilación**

La mayoría de los bebés respiran espontáneamente después de nacer. Secar al recién nacido y frotarle la espalda y las extremidades son métodos aceptables de estimulación. Algunos bebés nacidos fuera del hospital tal vez necesiten VPP para insuflar sus pulmones. Si no hubiera disponible una bolsa y máscara de reanimación, se puede administrar VPP mediante reanimación boca a boca y nariz. Coloque al bebé en la posición de "olfateo", y forme un sello firme con la boca de la persona que reanima colocada sobre la boca y la nariz del bebé. Si el bebé es grande, tal vez sea necesario cubrir sólo la boca del bebé mientras se pellizca la nariz del bebé para sellar la vía aérea. Esta técnica implica un riesgo de transmisión de enfermedades infecciosas.

- **Compresiones torácicas**

Las recomendaciones actuales de PALS para bebés incluyen una proporción de compresiones torácicas frente a ventilación de 30 a 2 (una sola persona para realizar el rescate) o de 15 a 2 (2 personas para realizar el rescate). Esta proporción fue seleccionada para disminuir la complejidad educativa de la educación en reanimación para los proveedores de atención médica que trabajan con muchos grupos etarios y para reanimadores legos. Durante las primeras semanas después del parto, la insuficiencia respiratoria aún es la causa de casi todos los paros cardiopulmonares. En general, donde existan diferencias entre el Programa de Reanimación Neonatal (PRN) y las recomendaciones presentadas en los programas de PALS, APLS y EPPAH, usted debe aplicar las recomendaciones del PRN durante el período inmediatamente posterior al nacimiento y durante el tiempo que el bebé siga siendo un paciente internado, después del parto. Si un recién nacido tiene un paro cardiopulmonar dentro del hospital durante este período, el PRN recomienda usar una proporción de compresiones torácicas frente a ventilación de 3 a 1, a menos que haya una razón para sospechar una etiología cardíaca primaria.

- **Acceso vascular**

La cateterización de los vasos umbilicales no suele ser una opción fuera del hospital o más allá de los primeros días después del nacimiento. En dichos casos, una pronta inserción de aguja intraósea en la tibia es una alternativa eficaz.

Si un bebé no responde a estímulos en la habitación de la madre en la unidad de posparto, ¿debe iniciarse la reanimación en la habitación de la madre o se debe llevar al bebé a la sala de recién nacidos?

La decisión de "cargar y correr" a la sala de recién nacidos con un recién nacido en peligro puede parecer un enfoque razonable, pero esta no es la mejor opción, por varias razones. No es seguro correr por el corredor cargando en sus brazos con un recién nacido en peligro. Esto los pone en riesgo a usted y al recién nacido de sufrir una lesión por una caída o una colisión con otra persona, equipo o puerta de pasaje. Todo lugar donde el recién nacido reciba atención debe tener acceso inmediato al equipo necesario para iniciar la reanimación. El acceso inmediato a la bolsa autoinflable de reanimación le permitirá a la primera persona que responda iniciar la VPP mientras el equipo de reanimación se reúne rápidamente y trae equipo adicional. Como equipo, determine cuándo el bebé está lo suficientemente estable como para ser trasladado al área de la sala de recién nacidos para una evaluación y un manejo posterior. Esté preparado para administrar ventilación de apoyo y controlar los signos vitales del bebé durante el traslado. Si hay un espacio designado para la reanimación que se encuentra a pocos pasos de todas las habitaciones de posparto, puede ser adecuado mover con cuidado al recién nacido en peligro directamente a este lugar para que reciba atención inmediata. En todos los casos, la solución correcta prioriza una respuesta oportuna y eficaz y que mejor satisfaga los intereses de la salud y seguridad del recién nacido.

Cada hospital debe evaluar la preparación para reanimar recién nacidos en lugares fuera de la sala de partos y la sala de recién nacidos. Prevea esta posible situación y desarrolle un plan sobre la forma en que se iniciará una llamada de emergencia, cómo se reunirá al equipo de reanimación adecuado, qué equipo se guardará en la habitación y qué equipo se guardará en un lugar cercano (por ejemplo, un carro de paro en el pasillo). Al simular situaciones inusuales o poco frecuentes en distintos lugares, puede hacer planes para enfrentar las debilidades de su sistema y mejorar el trabajo en equipo.

Enfocarse en el trabajo en equipo

Las consideraciones especiales descritas en esta lección ofrecen muchas oportunidades para que los equipos eficaces utilicen las habilidades de comportamiento claves del PRN.

Conducta	Ejemplo
Anticípese y planifique. Use la información disponible. Comuníquese eficazmente.	Mediante una comunicación eficaz con el proveedor de atención obstétrica, identifique los factores de riesgo prenatales importantes, tales como exposición de la madre a narcóticos, volumen de líquido amniótico anormal y los resultados de las ecografías prenatales. Comparta la información con su equipo de modo que pueda prever partos de alto riesgo y prepararse adecuadamente para la reanimación.
Use los recursos disponibles.	Conozca qué recursos se encuentran disponibles para estabilizar a un recién nacido con una vía aérea difícil. ¿Dónde se conserva el equipo? Desarrolle un plan de parto y reanimación fuera del área de la sala de partos. Si un bebé repentinamente se deteriora en la habitación posparto de la madre, planifique cómo pueden pedir ayuda la madre y la primera persona en responder. Tenga en cuenta cómo se le notificará a su equipo de reanimación acerca de una emergencia neonatal fuera de su ubicación habitual. ¿Quién responderá y cómo llegará el equipo necesario al lugar de la emergencia? Tenga en cuenta qué hará si no hay energía eléctrica o gas comprimido disponibles en el lugar.

Puntos claves

1 Sospeche de un neumotórax si un bebé no mejora pese a las medidas de reanimación o si desarrolla repentinamente dificultades respiratorias graves. En una emergencia, se puede detectar un neumotórax mediante los sonidos respiratorios disminuidos y el aumento de la transiluminación en el lado afectado.

2 Sospeche un derrame pleural si el recién nacido tiene dificultad para respirar y un edema generalizado (hidropesía fetal).

3 El neumotórax o el derrame pleural que cause compromiso cardiorrespiratorio se trata aspirando el aire o líquido con un ensamble de aguja-catéter-llave de paso conectado a una jeringa e introducido en el pecho.

4 Si hay secreciones espesas que obstruyen las vías aéreas pese a la colocación correcta del tubo endotraqueal, intente quitar las secreciones usando un catéter de succión (5F a 8F) introducido a través del tubo endotraqueal. Si continúa obstruido, succione directamente la tráquea con un aspirador de meconio conectado al tubo endotraqueal. No proceda con las compresiones torácicas hasta que la vía aérea esté despejada y haya logrado la ventilación que insufla y airea los pulmones.

5 La dificultad respiratoria asociada con el síndrome de Pierre Robin se puede mejorar colocando al bebé boca abajo e introduciendo un pequeño tubo endotraqueal (2.5 mm) en la nariz de modo que la punta esté en la faringe. Si esto no da como resultado un movimiento adecuado del aire, la máscara laríngea puede ser una vía aérea de rescate que puede salvar la vida. Frecuentemente la intubación endotraqueal es difícil en esta situación.

6 Se puede mejorar la dificultad respiratoria asociada con la atresia de coanas bilateral introduciendo en la boca del bebé una tetina o un chupete modificado con la punta cortada, un tubo endotraqueal en la boca con la punta en la faringe posterior o una vía aérea oral (Guedel).

7 Si sospecha de una hernia diafragmática congénita (EDC), evite la VPP prolongada con una máscara facial. Intube la tráquea rápidamente, en la sala de partos, e introduzca una sonda orogástrica con succión para descomprimir el estómago y los intestinos.

8 Si una madre recibió narcóticos en el trabajo de parto y su bebé no respira, proporcione apoyo respiratorio y ventilación asistida hasta que el bebé presente un esfuerzo respiratorio espontáneo adecuado.

9 Si bien la reanimación fuera de la sala de partos presenta distintos desafíos, los principios fisiológicos y las medidas básicas siguen siendo los mismos durante todo el período neonatal. La restitución de una ventilación adecuada es la prioridad al reanimar recién nacidos en la sala de partos, o posteriormente en la sala de recién nacidos, o en la habitación de la madre, o en otros sitios.

10 Las estrategias adicionales para reanimar bebés fuera de la sala de partos incluyen las siguientes:

- Mantener la temperatura secando la piel, colocando al bebé piel con piel con su madre, cubriendo al bebé con plástico de grado alimenticio limpio y una manta cálida, usando un colchón térmico y aumentando la temperatura del ambiente.

- Limpiar las vías aéreas, si es necesario, usando una pera de goma o con un paño en el dedo.

- Usar respiración boca a boca y nariz para la VPP si no hay ningún dispositivo mecánico disponible.

- Obtener acceso vascular de emergencia, si es necesario, colocando una aguja intraósea en la tibia.

REPASO DE LA LECCIÓN 10

1. La frecuencia cardíaca de un recién nacido es de 50 latidos por minuto. No ha mejorado con la ventilación a través de una máscara facial o un tubo endotraqueal de 3.5 mm adecuadamente colocado. Su pecho no se mueve con la ventilación a presión positiva. Usted debe (succionar la tráquea usando un catéter de succión 8F o un aspirador de meconio)/(proceder inmediatamente con compresiones torácicas).

2. Un recién nacido presenta dificultad respiratoria después del nacimiento. Tiene un maxilar inferior pequeño y paladar hendido. La dificultad respiratoria de bebé puede mejorar si coloca un pequeño tubo endotraqueal en la nariz, lo hace avanzar hacia la faringe y lo coloca en posición (decúbito supina [boca arriba])/ (decúbito prono [boca abajo]).

3. Atendió el parto de un bebé que recibió ventilación a presión positiva durante los primeros minutos de vida. El bebé mejoró y ha estado controlado en la sala de recién nacidos. Poco tiempo después, lo llaman debido a que el bebé desarrolló dificultad respiratoria aguda. Debe sospechar de (un neumotórax)/(un defecto cardíaco congénito) y debe preparar rápidamente (un dispositivo de aspiración con aguja)/(adrenalina).

4. Usted atiende el parto de un bebé con una hernia diafragmática congénita diagnosticada antes del nacimiento. Poco después del nacimiento, usted debe (comenzar la ventilación con máscara facial e introducir una sonda orogástrica en el estómago)/(intubar la tráquea e introducir una sonda orogástrica en el estómago).

5. Una madre recibe medicamentos narcóticos para aliviar el dolor 1 hora antes del parto. Después del nacimiento, el bebé no respira espontáneamente y no mejora con estimulación. Su principal prioridad es (comenzar la ventilación a presión positiva)/ (administrar el antagonista de narcóticos naloxona).

6. Un bebé se encuentra flácido, de color azul y cianótico en la habitación de su madre 12 horas después de un parto vaginal sin complicaciones. No mejora después recibir estimulación y de succionar su boca/nariz con una pera de goma. Su principal prioridad es (restituir una ventilación adecuada comenzando la ventilación a presión positiva)/(restituir la circulación adecuada administrando adrenalina).

Respuestas

1. Usted debe succionar la tráquea usando un catéter de succión 8F o un aspirador de meconio.

2. La dificultad respiratoria del bebé puede mejorar si coloca un pequeño tubo endotraqueal en la nariz, lo hace avanzar hacia la faringe y lo coloca en posición decúbito prono (boca abajo).

3. Debe sospechar de un neumotórax y debe preparar rápidamente un dispositivo de aspiración con aguja.

4. Poco después del nacimiento, usted debe intubar la tráquea e introducir una sonda orogástrica en el estómago.

5. Su principal prioridad es comenzar la ventilación a presión positiva.

6. Su principal prioridad es restituir una ventilación adecuada comenzando la ventilación a presión positiva.

Lecturas adicionales

Abrams ME, Meredith KS, Kinnard P, Clark RH. Hydrops fetalis: a retrospective review of cases reported to a large national database and identification of risk factors associated with death *Pediatrics.* 2007;120(1):84-89

Benjamin JR, Bizzarro MJ, Cotton CM. Congenital diaphragmatic hernia: updates and outcomes. *NeoReviews.* 2011;12(8):e439-e452

Niwas R, Nadroo AM, Sutija VG, Guadvalli M, Narula P. Malposition of endotracheal tube: association with pneumothorax in ventilated neonates. *Arch Dis Child Fetal Neonatal Ed.* 2007;92(3):F233-234

Chinnadurai S, Goudy SL. Neonatal airway obstruction: overview of diagnosis and treatment. *NeoReviews.* 2013;14(3):e128-e137

Ética y cuidados al final de la vida

Lo que aprenderá

- Los principios éticos asociados con la reanimación neonatal
- Cuándo sería adecuado detener la reanimación
- Qué hacer cuando el pronóstico es incierto
- Qué hacer cuando un bebé muere
- Cómo ayudar a los padres y al personal a atravesar el proceso de duelo

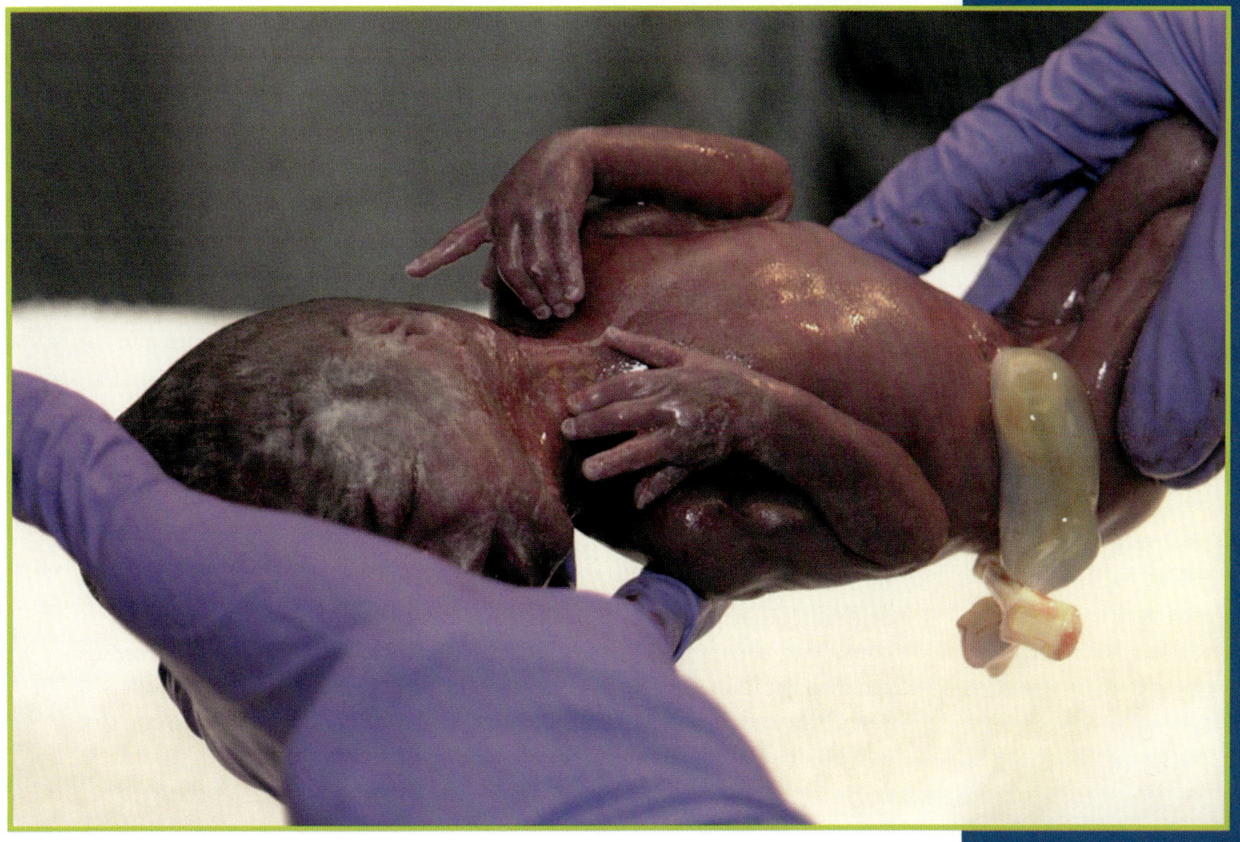

Si bien esta lección está dirigida al miembro del equipo de reanimación que guía la toma de decisiones médicas, todos los miembros del equipo deben comprender el razonamiento detrás de las decisiones. Debe haber tanto apoyo unificado como sea posible para los padres durante este período de crisis tan personal. Esta lección se refiere a "los padres", si bien se reconoce que a veces la madre o el padre están solos durante la crisis y que, en otros momentos, contarán con el apoyo del resto de su familia o de sus parejas. Esta lección se aplica a los proveedores de atención médica que participan en todos los aspectos de la atención de las mujeres embarazadas y los recién nacidos, incluidos los proveedores de atención prenatal, los pediatras que realizan consultas previas a la concepción y prenatales, los proveedores de atención perinatal de pacientes internadas y los profesionales que atienden a familias que sufrieron un fallecimiento neonatal.

Es importante reconocer que las recomendaciones que se hacen en esta lección están determinadas, hasta cierto punto, por el contexto cultural y los recursos disponibles, y que posiblemente deban ser adaptadas antes de aplicarse a otras culturas y países. Estas recomendaciones se basaron en los datos de morbimortalidad disponibles en el momento de la publicación. Las decisiones respecto al inicio o no de una reanimación deben basarse en los datos locales y las terapias disponibles actuales.

A continuación se incluye un ejemplo de las consideraciones éticas involucradas en la reanimación neonatal y cómo pueden proporcionarse los cuidados al final de la vida. A medida que lea el caso, imagínese a sí mismo como integrante del equipo de atención médica.

Caso: Bebé que no se puede reanimar

Una mujer ingresa al hospital con 23 semanas de gestación con contracciones, fiebre y ruptura de membranas con pérdida de líquido amniótico purulento. Ha recibido atención prenatal constante y la edad de gestación fue estimada mediante una ecografía del primer trimestre. Usted se reúne con el proveedor de atención obstétrica y discute los antecedentes del embarazo. Juntos revisan los datos nacionales y locales actuales que describen los resultados a corto y largo plazo en esta gestación extremadamente temprana. Posteriormente, ambos se reúnen con los padres para brindarles información, discutir los objetivos, explicar las opciones de tratamiento y desarrollar un plan de atención. Usted les explica que algunos padres podrían decidir que la reanimación y los cuidados intensivos no son lo mejor para su bebé en vista del alto riesgo de morbimortalidad y podrían, en cambio, elegir cuidados paliativos centrados en el bienestar del bebé después del nacimiento. Después de considerar el contenido de su conversación, los padres indican: "Queremos que se haga todo si existe alguna posibilidad de que nuestro bebé viva". Usted documenta su conversación en el registro médico y se reúne con su equipo de reanimación para revisar el plan de atención.

Su equipo realiza la discusión de la información para el equipo previa a la reanimación y prepara el equipo y los insumos para una reanimación compleja. En el momento del nacimiento, el bebé se encuentra flácido y apneico, y tiene piel fina y gelatinosa. Se lo lleva al calentador radiante y se lo cubre con un envoltorio plástico. Se llevan a cabo los pasos iniciales y se administra ventilación por presión positiva (VPP). Un miembro del equipo coloca el sensor del oxímetro de pulso y los electrodos del monitor cardíaco electrónico (ECG). Su frecuencia cardíaca es de 40 latidos por minuto (lpm) y no mejora. Se lo intuba rápidamente y continúa la VPP, sin embargo, su frecuencia cardíaca no aumenta y su saturación de oxígeno permanece bien por debajo del rango objetivo. Pese a la administración de más medidas de reanimación, su frecuencia cardíaca disminuye gradualmente. Usted les explica el estado del bebé a los padres y su evaluación de que la reanimación no será exitosa. Accede a quitar el tubo endotraqueal, envolver al bebé en una manta limpia y llevárselo a los padres para que lo carguen y lo reconforten. Los padres solicitan una ceremonia de bendición del clérigo del hospital y esto se arregla rápidamente. Los miembros del personal y los demás familiares brindan apoyo constante. El bebé es declarado muerto cuando ya no quedan signos de vida.

Más tarde ese día, usted regresa a la habitación de los padres, expresa sus condolencias, responde sus preguntas sobre el intento de reanimación y pregunta a los padres si desean realizar una autopsia. Ofrece programar una visita de seguimiento en varias semanas para discutir los hallazgos de la autopsia. Al día siguiente, se identifica una empresa fúnebre. Aproximadamente 1 mes después, usted se reúne con los padres para hablar de los resultados, responder preguntas y hablar sobre los problemas que tal vez estén teniendo los padres y los hermanos para adaptarse a su pérdida.

¿Qué principios éticos se aplican a la reanimación neonatal?

Los principios éticos de la reanimación neonatal son los mismos que los que se siguen en la reanimación de un niño más grande o de un adulto. Los principios éticos comunes que se aplican a toda la atención médica incluyen respetar los derechos de una persona a tomar decisiones que afectan su vida (autonomía), proceder para beneficiar a los demás (beneficencia), evitar causar daño (no maleficencia) y tratar a las personas en forma honesta y justa (justicia). Estos principios son la base de por qué pedimos a los pacientes su consentimiento informado antes de proceder con el tratamiento. Las excepciones a esta regla incluyen emergencias médicas que amenazan la vida y situaciones en las que los pacientes carecen de la competencia necesaria para tomar sus propias decisiones. La reanimación neonatal es un tratamiento médico que suele ser complicado por ambas excepciones.

¿Qué rol deben desempeñar los padres en las decisiones sobre reanimación?

A diferencia de los adultos, los recién nacidos no pueden tomar sus propias decisiones ni pueden expresar sus deseos. Es preciso identificar un responsable para la toma de decisiones sustituto que asuma la responsabilidad de proteger los intereses del recién nacido. Por lo general, se considera que son los padres los mejores sustitutos responsables de la toma de decisiones para sus propios bebés y deben participar en la toma de decisiones conjunta siempre que sea posible. Para que los padres puedan cumplir este rol con responsabilidad, necesitan información relevante, precisa y honesta sobre los riesgos y beneficios de cada opción de tratamiento. Además, deben contar con el tiempo adecuado para considerar a conciencia cada opción, hacer preguntas y buscar otras opiniones. Lamentablemente, la necesidad de reanimación suele ser una emergencia imprevista, con pocas posibilidades de obtener un consentimiento plenamente informado antes de proceder. Incluso cuando tenga la oportunidad de reunirse con los padres, la incertidumbre respecto al alcance de las anomalías congénitas, el tiempo real de gestación, las probabilidades de supervivencia y el potencial de discapacidades graves puede hacer difícil para los padres decidir lo que sea mejor para su bebé antes de que nazca el bebé. Puede que la información completa no esté disponible hasta después del parto, y tal vez no lo esté durante varias horas o días. Estas incertidumbres deben abordarse con los padres cuando se desarrolla el plan de tratamiento inicial y se debe hablar de las contingencias. Los padres y los proveedores de atención médica deben estar preparados para volver a evaluar sus objetivos y sus planes en función de los hallazgos después del parto y la respuesta del bebé al tratamiento. Las conversaciones acerca de qué es lo mejor para el recién nacido pueden continuar más allá de la sala de parto.

¿Cuáles son las consideraciones implicadas en la decisión de iniciar la reanimación o no de un bebé extremadamente prematuro?

A los padres se les debe proporcionar información de pronóstico precisa usando toda la información pertinente que afecte el pronóstico. Las estimaciones prenatales del resultado para la supervivencia y discapacidad entre los bebés extremadamente prematuros típicamente se han basado en la edad de gestación y el peso estimado. Salvo que el embarazo haya sido concebido mediante tecnología reproductiva asistida donde la fecha de fertilización o implantación puede definirse, las técnicas utilizadas por los obstetras para determinar las fechas son exactas con un margen de 3 a 5 días, si se aplican en el primer trimestre, pero solo de ±1 a 2 semanas de ahí en adelante. Los cálculos del peso fetal son exactos solo entre ±15 % a 20 % y pueden ser engañosos si hay una restricción de crecimiento intrauterino. Incluso las pequeñas discrepancias de 1 a 2 semanas entre el tiempo de gestación calculado y el tiempo de gestación real, o de 100 a 200 g de diferencia en el peso al nacer, podrían tener consecuencias en la supervivencia y en la morbilidad a largo plazo.

La edad gestacional y el peso no son los únicos factores que afectan el pronóstico. La salud de la madre, las complicaciones obstétricas y los factores genéticos también influyen sobre el resultado. En un esfuerzo por mejorar la exactitud del pronóstico, se han desarrollado sistemas de puntaje que incluyen variables tales como el sexo, uso de esteroides prenatales y la multiplicidad. Tenga cuidado al interpretar los resultados de diferentes estudios. Algunos investigadores pueden describir la proporción de bebés con cada resultado según la cantidad total de bebés nacidos vivos mientras otros describen el mismo resultado según la cantidad de bebés reanimados, la cantidad de bebés admitidos en la sala de recién nacidos, o la cantidad que sobreviven hasta que son dados de alta. Simplemente al cambiar el criterio de inclusión para el cálculo, la probabilidad de un resultado adverso cambiará. Recuerde que los puntajes de pronóstico proporcionan un rango de posibles resultados de acuerdo con una muestra de bebés; sin embargo, no pueden predecir el resultado para cualquier bebé en particular. De manera similar, la apariencia del bebé en el momento del parto no es un predictor preciso de la supervivencia o discapacidad. Los padres deben estar informados de que, pese a sus mejores esfuerzos, la habilidad de brindar un pronóstico exacto para un recién nacido específico antes o inmediatamente después del parto sigue siendo limitada.

¿Existen situaciones en las que sea ético no iniciar la reanimación?

El nacimiento de bebés extremadamente prematuros y aquellos con anomalías cromosómicas o malformaciones congénitas importantes suele hacer que surjan preguntas difíciles sobre el inicio de la reanimación. Si bien las recomendaciones generales pueden guiar la práctica, cada situación es única y la toma de decisiones debe ser individualizada.

Si el médico responsable cree que no hay probabilidad de supervivencia, el comienzo de la reanimación no ofrece ningún beneficio al bebé y no debería ofrecerse. El tratamiento adecuado desde el punto de vista médico y ético es un cuidado paliativo humano, compasivo y culturalmente sensible enfocado en asegurar el bienestar del bebé. Los ejemplos pueden incluir un nacimiento a una edad de gestación confirmada de menos de 22 semanas de gestación y algunas malformaciones congénitas y anomalías cromosómicas graves.

En el caso de afecciones relacionadas con un alto riesgo de mortalidad o una carga importante de morbilidad para el bebé, los profesionales de atención médica deben hablar acerca de los riesgos y beneficios del tratamiento para mantener la vida con los padres y hacerlos partícipes de la toma de decisiones acerca de si lo mejor para su bebé es intentar la reanimación. Si tanto los padres como los profesionales coinciden en que los cuidados médicos intensivos no mejorarán las probabilidades del recién nacido de sobrevivir a largo plazo o representarán una carga inaceptable, lo ético es proporcionar cuidados paliativos compasivos y no iniciar la reanimación. Si las preferencias de los padres sobre la reanimación son, ya sea desconocidas o inciertas, se debe iniciar la reanimación pendiente de seguir la discusión. Los ejemplos pueden incluir un nacimiento entre las 22 y 24 semanas de gestación y algunas malformaciones congénitas y anomalías cromosómicas graves.

La siguiente declaración del Código de Ética Médica (Opinión de AMA 2.215, 2010-2011) de la Asociación Médica Americana (AMA) resume este enfoque para la toma de decisiones y está avalada por el Programa de Reanimación Neonatal (PRN).

> **Lo fundamental a tener en cuenta respecto a las decisiones sobre el tratamiento para mantener la vida de recién nacidos gravemente enfermos debe ser lo que es mejor para el recién nacido.**
>
> Los factores que deben tenerse en cuenta son los siguientes:
> 1. Las probabilidades de éxito de la terapia
> 2. Los riesgos implicados con el tratamiento y sin el tratamiento
> 3. El grado hasta el cual la terapia, de ser exitosa, prolongaría la vida
> 4. El dolor y las molestias asociados con la terapia
> 5. La calidad de vida que se prevé para el recién nacido con y sin tratamiento

¿Qué debe hacer si no está seguro de las probabilidades de supervivencia o discapacidad grave al examinar al bebé después de nacer?

Si los padres no están seguros de cómo proceder, o si su examen sugiere que la evaluación prenatal de discapacidad fue incorrecta, la reanimación inicial y la estabilización le proporcionan un tiempo adicional para reunir información clínica más completa y repasar la situación con los padres y los asesores.

Una vez que haya reanimado a un bebé, ¿está éticamente obligado a continuar las terapias para mantener la vida?

No, no está éticamente obligado a continuar las terapias para mantener la vida. Suspender la reanimación y retirar el tratamiento para mantener la vida durante y después de la reanimación son éticamente equivalentes. Si los proveedores de atención médica responsables y los padres determinan que el tratamiento para mantener la vida ya no es lo mejor para el bebé, pueden optar por redirigir el cuidado curativo a un cuidado paliativo y enfocarse en asegurar el bienestar del bebé.

¿Qué leyes se aplican a la reanimación neonatal?

La ética médica proporciona pautas que describen cómo los proveedores de atención médica deben actuar dentro de una sociedad. De acuerdo con estos principios de guía, los gobiernos crean e implementan leyes que describen cómo deben actuar los individuos. En la actualidad no existen leyes federales en Estados Unidos que obliguen a la reanimación en la sala de partos bajo cualquier circunstancia. Puede que haya leyes en el área donde usted ejerce que se apliquen a la atención de recién nacidos en la sala de partos. Si no está seguro de cuáles son las leyes en su área, debe consultar al comité ético o al abogado del hospital. En la mayoría de las circunstancias, es ética y legalmente aceptable omitir o suspender los esfuerzos de reanimación si los padres y los proveedores de atención médica están de acuerdo en que sería inútil continuar con la intervención médica, que únicamente retrasaría el momento de la muerte o que no ofrecería beneficios suficientes que justificaran la carga impuesta sobre el bebé.

Los derechos y las responsabilidades específicas de los menores, padres y parejas no casadas pueden variar entre los estados. Si tiene preguntas acerca de las reglamentaciones en el lugar donde ejerce, debe reunirse con el asesor legal de su hospital.

¿Cómo informar a los padres que su bebé está muriendo?

Su rol es apoyar a los padres siendo honesto y hablándoles de forma empática y amable. Pregúnteles si han elegido un nombre para su bebé y, de ser así, refiérase al bebé por su nombre. Explique qué tratamiento le ha proporcionado y su evaluación del estado actual del bebé. Exprese claramente y sin eufemismos que, a pesar del tratamiento, su bebé está muriendo. Explique cómo planea cuidar a su hijo que está muriendo y cuáles son las opciones disponibles.

Algunos padres pueden estar interesados en realizar donación de órganos o tejidos. Si bien muchas muertes neonatales no cumplirán con los criterios de elegibilidad debido al tamaño pequeño o al intervalo de tiempo entre el retiro del soporte y el fallecimiento, muchas donaciones potencialmente elegibles se han perdido debido a que el equipo neonatal no hizo una derivación oportuna a su agencia de obtención de órganos. Cuando se prevé un fallecimiento neonatal, es importante consultar a su agencia de obtención de órganos regional respecto a los criterios de elegibilidad para que pueda aconsejar a los padres acerca de las posibles opciones de donación.

¿Cómo atender a un bebé que está muriendo?

El objetivo más importante es minimizar el sufrimiento brindando cuidados humanitarios y compasivos. Ofrezca llevar al bebé a los padres. Apague las alarmas de los monitores y el equipo médico antes de retirarlos. Quite todos los tubos, cintas, monitores o equipo médico que no sean necesarios y limpie delicadamente la boca y la cara del bebé. Si la causa de muerte del bebé es incierta o si la muerte será investigada por el forense o examinador médico, tal vez sea importante dejar colocados todos los dispositivos médicos y los tubos. Envuelva al bebé en una manta limpia y cálida. Los narcóticos pueden administrarse según sea necesario ya sea de forma oral, nasal o intravenosa, para aliviar la incomodidad del bebé. Prepare a los padres para lo que puedan ver, sentir y escuchar al cargar a su bebé que está muriendo, incluyendo la posibilidad de jadeos, respiración agónica, cambios de color, latido cardíaco persistente y movimientos continuados. Si el bebé tiene anomalías congénitas evidentes, explique brevemente a los padres qué es lo que verán. Ayúdeles a ver más allá de cualquier deformidad, señalando un rasgo bueno o digno de recordar. Algunas unidades preparan una "caja de recuerdos" para los padres con las huellas de las manos o pies del bebé, fotografías y otros elementos.

Se debe ofrecer a los padres un tiempo con el bebé en privado, en un entorno cómodo, pero un proveedor de atención médica debe controlar, de vez en cuando, si necesitan algo. Es preciso auscultar el pecho del bebé intermitentemente, durante por lo menos 60 segundos, ya que una frecuencia cardíaca muy baja podría persistir durante horas. Hay que reducir al mínimo los ruidos molestos como llamadas de teléfono, localizadores, alarmas de monitores y conversaciones del personal. Cuando los padres estén listos para que se lleve al bebé, habrá que llevarlo a un lugar previamente designado y privado hasta que esté listo para trasladarlo a la morgue.

Un miembro del equipo neonatal debe hablar sobre las opciones disponibles localmente para realizar una autopsia completa o limitada. Una autopsia puede ayudar a determinar la causa exacta de muerte, confirmar los diagnósticos prenatales y revelar nuevos diagnósticos importantes. Al delimitar más la causa de muerte, una autopsia puede reducir las preocupaciones de los padres y proporcionar conocimiento adicional sobre las posibles implicaciones para los futuros embarazos.

Es muy útil entender las expectativas culturales y religiosas en torno a la muerte en la comunidad donde trabaja. Algunas familias tienen su duelo discretamente, mientras que otras son más demostrativas; no obstante, todos los modos son aceptables y habrá que darles cabida. Algunos padres tal vez prefieran estar solos, mientras que otros quizá deseen que sus otros hijos, el resto de su familia, amigos, miembros de la comunidad y/o clérigos los acompañen. Tal vez las familias pidan llevar a su bebé a la capilla del hospital o a un entorno más tranquilo en el exterior, o quizá pidan ayuda para hacer arreglos para bendiciones o ritos para su bebé muerto o a punto de morir. Debe ser tan flexible como pueda para satisfacer sus deseos.

Es útil anticipar esta situación difícil de antemano y desarrollar un protocolo. Planifique qué miembros del personal serán responsables de proporcionar los cuidados paliativos y cómo pueden brindar apoyo los otros miembros del equipo. Los miembros del equipo neonatal pueden cumplir un rol importante aún si el bebé nace tan prematuro que no se indica la terapia para mantener la vida. Tal vez les ofrezcan a los padres más seguridad de que la evaluación de la edad de gestación es correcta y usen su experiencia para ayudar a brindarle atención de bienestar al bebé. En muchas maternidades se elabora un paquete de información útil para los miembros del personal, incluyendo los números telefónicos de apoyo clave para el personal, instrucciones para completar las tareas administrativas requeridas, recordatorios sobre cómo preparar el cuerpo del bebé e información para la familia sobre casos de pérdida de seres queridos.

¿Qué arreglos de seguimiento deben planearse para los padres?

Antes de que los padres dejen el hospital, asegúrese de tener su información de contacto, y proporcióneles detalles sobre cómo comunicarse con el médico tratante, con profesionales especialistas en casos de pérdida de seres queridos y un grupo de apoyo para casos de pérdida perinatal, si lo hubiera. Si su institución no ofrece estos servicios, sería útil comunicarse con su centro regional de referencia perinatal para obtener información de contacto para los padres. Es importante involucrar a los médicos y/u otros profesionales obstétricos de la familia para que puedan brindar apoyo adicional. El médico tratante podría programar una cita de seguimiento para responder todas las preguntas que hayan quedado pendientes, revisar los resultados de la autopsia u otros estudios pendientes en el momento de la muerte y evaluar las necesidades de la familia. Se debe dirigir a los padres al profesional obstétrico si tienen preguntas acerca de los hechos y cuidados antes del parto. Algunos hospitales patrocinan grupos de apoyo entre padres y planifican un servicio conmemorativo anual donde se reúnen todas las familias que han sufrido una pérdida perinatal. Reconozca que algunas familias tal vez no deseen tener ningún contacto adicional con el personal del hospital. Hay que respetar este deseo. Las comunicaciones inesperadas, como una encuesta de calidad del hospital, o los boletines informativos sobre cuidados del bebé, podrían ser un recordatorio indeseable de la pérdida de la familia.

¿Cómo apoyar al personal de la sala de recién nacidos luego de una muerte perinatal?

Los miembros del personal que participaron en la atención del bebé y de la familia también necesitan apoyo. Se sentirán tristes, y tal vez sientan enojo y culpa. Tenga en cuenta organizar una reunión de presentación de informes, poco después de la muerte del bebé, para poder plantear abiertamente preguntas y sentimientos en un entorno profesional, que ofrezca apoyo y no juzgue. No obstante, habrá que evitar la especulación basada en información de segunda mano en ese tipo de reuniones, y las preguntas y temas respecto a las decisiones y medidas de atención se deben comentar sólo en una sesión de revisión entre colegas calificados, siguiendo las normas del hospital para dichas sesiones.

Enfocarse en el trabajo en equipo

Las consideraciones éticas y los cuidados al final de la vida descritos en esta lección ofrecen muchas oportunidades para que los equipos eficaces utilicen las habilidades de comportamiento claves del PRN.

Conducta	Ejemplo
Anticípese y planifique.	Planifique cómo proporcionará asesoramiento prenatal y manejará las decisiones éticas difíciles. Desarrolle un protocolo para usar cuando esté cuidando a un bebé que está muriendo y apoyando a la familia que está sufriendo.
Comuníquese eficazmente.	Al orientar a los padres, use lenguaje claro y terminología que comprendan. Los materiales visuales y escritos pueden ser útiles. Use un intérprete médico capacitado adecuadamente si la familia no domina el inglés o tiene discapacidad auditiva.
Use la información disponible.	Revise tanto los datos nacionales como locales y comprenda sus limitaciones. Use toda la información de pronóstico disponible.
Use los recursos disponibles. Pida ayuda adicional cuando se necesite.	Familiarícese con los recursos de su hospital y comunidad que pueden ayudar a resolver conflictos, responder las preguntas legales y brindar servicios para los casos de pérdida de seres queridos. Si fuera necesario, consulte con especialistas de su centro de referencia regional para obtener información actualizada sobre los resultados.
Mantenga una conducta profesional.	Asegúrese de que todos los miembros del equipo de atención médica entiendan el plan de tratamiento. Las discrepancias se deben discutir en un foro adecuado. Consulte con el comité de ética o el asesor legal del hospital si es necesario.
Conozca su entorno.	Entienda las expectativas culturales y religiosas en torno a la muerte en su comunidad.

Puntos claves

1 Los principios éticos de la reanimación neonatal no difieren de los que se siguen en la reanimación de un niño más grande o de un adulto.

2 Por lo general, los padres son considerados los mejores responsables sustitutos de la toma de decisiones para sus bebés y deben participar en la toma de decisiones conjunta siempre que sea posible. Para que los padres puedan cumplir este rol con responsabilidad, necesitan información relevante, precisa y honesta sobre los riesgos y beneficios de cada opción de tratamiento.

3 A los padres se les debe proporcionar información de pronóstico precisa usando toda la información pertinente que afecta al pronóstico de su bebé.

4 Los padres deben estar informados de que, pese a sus mejores esfuerzos, la habilidad de brindar un pronóstico exacto para un bebé extremadamente prematuro sigue siendo limitada antes o inmediatamente después del parto.

5 Lo fundamental a tener en cuenta respecto a decisiones sobre el tratamiento para mantener la vida de recién nacidos gravemente enfermos debe ser lo que es mejor para el recién nacido.

6 Si el médico responsable cree que no hay probabilidad de supervivencia, el comienzo de la reanimación no es una opción de tratamiento ética y no debería ofrecerse. Los ejemplos pueden incluir un nacimiento a una edad de gestación confirmada de menos de 22 semanas de gestación y algunas malformaciones congénitas y anomalías cromosómicas graves.

7 En el caso de afecciones relacionadas con un alto riesgo de mortalidad o una carga importante de morbilidad para el bebé, los padres deben participar en la decisión acerca de si lo mejor para su bebé es intentar la reanimación. Si coinciden en que los cuidados médicos intensivos no mejorarán las probabilidades del recién nacido de sobrevivir o representarán una carga inaceptable para el niño, es ético omitir la reanimación.

8 Puede que haya leyes en el área donde usted ejerce que se apliquen a la atención de recién nacidos en la sala de partos. Si no está seguro de cuáles son las leyes en su área, consulte al comité ético o al abogado del hospital.

9 Se debe proporcionar un cuidado paliativo humano, compasivo y culturalmente sensible a todos los recién nacidos a quienes no se les inicie la reanimación o para quienes la reanimación no sea exitosa.

Lecturas adicionales

American Academy of Pediatrics and American College of Obstetricians and Gynecologists. *Guidelines for Perinatal Care.* 7th ed. Elk Grove Village, IL: American Academy of Pediatrics, American College of Obstetricians and Gynecologists; 2012

American Medical Association, Council on Ethical and Judicial Affairs. *Code of Medical Ethics: Current Opinions with Annotations,* 2010-2011 ed. Chicago, IL: American Medical Association (Opinion 2.215)

Cummings J, Committee on Fetus and Newborn, American Academy of Pediatrics. Antenatal counseling regarding resuscitation and intensive care before 25 weeks of gestation. *Pediatrics.* 2015;136(3):588-595

Carter BS, Jones PM. Evidence-based comfort care for neonates towards the end of life. *Semin Fetal and Neonatal Med.* 2013;18(2):88-92

Gold KJ. Navigating care after a baby dies: a systematic review of parent experiences with health providers. *J Perinatol.* 2007;27(4):230-237

Rysavy MA, Li L, Bell EF, et al. Between-hospital variation in treatment and outcomes in extremely preterm infants. *N Engl J Med.* 2015;372(19):1801-1811

Uthaya S, Mancini A, Beardsley C, Wood D, Ranmal R, Modi N. Managing palliation in the neonatal unit. *Arch Dis Child Fetal Neonatal Ed.* 2014;99(5):F349-F352

Younge N, Smith PB, Goldberg RN, et al. Impact of a palliative care program on end-of-life care in a neonatal intensive care unit. *J Perinatol.* 2015;35(3):218-222

Anexo

PEDIATRICS®

OFFICIAL JOURNAL OF THE AMERICAN ACADEMY OF PEDIATRICS

Part 13: Neonatal Resuscitation: 2015 American Heart Association Guidelines Update for Cardiopulmonary Resuscitation and Emergency Cardiovascular Care (Reprint)

Myra H. Wyckoff, Khalid Aziz, Marilyn B. Escobedo, Vishal S. Kapadia, John Kattwinkel, Jeffrey M. Perlman, Wendy M. Simon, Gary M. Weiner and Jeanette G. Zaichkin

Pediatrics 2015;136;S196; originally published online October 14, 2015;
DOI: 10.1542/peds.2015-3373G

The online version of this article, along with updated information and services, is located on the World Wide Web at:
/content/136/Supplement_2/S196.full.html

PEDIATRICS is the official journal of the American Academy of Pediatrics. A monthly publication, it has been published continuously since 1948. PEDIATRICS is owned, published, and trademarked by the American Academy of Pediatrics, 141 Northwest Point Boulevard, Elk Grove Village, Illinois, 60007. Copyright © 2015 by the American Academy of Pediatrics. All rights reserved. Print ISSN: 0031-4005. Online ISSN: 1098-4275.

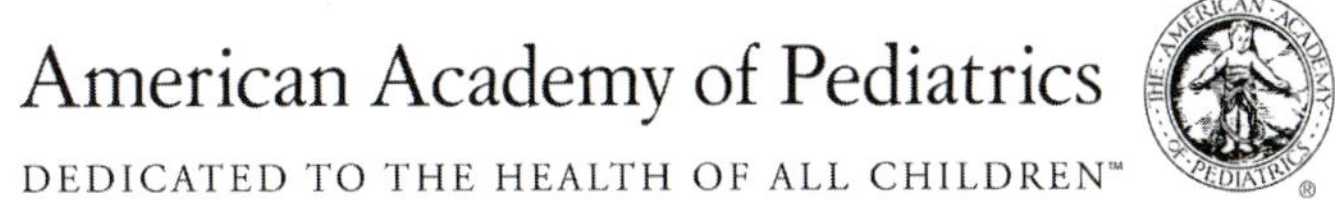

American Academy of Pediatrics

DEDICATED TO THE HEALTH OF ALL CHILDREN™

Downloaded from by guest on March 14, 2016

Part 13: Neonatal Resuscitation
2015 American Heart Association Guidelines Update for Cardiopulmonary Resuscitation and Emergency Cardiovascular Care (Reprint)

Reprint: The American Heart Association requests that this document be cited as follows: Wyckoff MH, Aziz K, Escobedo MB, Kapadia VS, Kattwinkel J, Perlman JM, Simon WM, Weiner GM, Zaichkin, JG. Part 13: neonatal resuscitation: 2015 American Heart Association Guidelines Update for Cardiopulmonary Resuscitation and Emergency Cardiovascular Care. *Circulation*. 2015;132(suppl 2):S543–S560.

Reprinted with permission of the American Heart Association, Inc. This article has been co-published in *Circulation*.

AUTHORS: Myra H. Wyckoff, Chair; Khalid Aziz; Marilyn B. Escobedo; Vishal S. Kapadia; John Kattwinkel; Jeffrey M. Perlman; Wendy M. Simon; Gary M. Weiner; Jeanette G. Zaichkin

KEY WORD

cardiopulmonary resuscitation

www.pediatrics.org/cgi/doi/10.1542/peds.2015-3373G

doi:10.1542/peds.2015-3373G

PEDIATRICS (ISSN Numbers: Print, 0031-4005; Online, 1098-4275).

(*Circulation*. 2015;132[suppl 2]:S543–S560. DOI: 10.1161/CIR. 0000000000000267.)

Copyright © 2015 American Heart Association, Inc.

INTRODUCTION

The following guidelines are a summary of the evidence presented in the *2015 International Consensus on Cardiopulmonary Resuscitation and Emergency Cardiovascular Care Science With Treatment Recommendations* (CoSTR).[1,2] Throughout the online version of this publication, live links are provided so the reader can connect directly to systematic reviews on the International Liaison Committee on Resuscitation (ILCOR) Scientific Evidence Evaluation and Review System (SEERS) website. These links are indicated by a combination of letters and numbers (eg, NRP 787). We encourage readers to use the links and review the evidence and appendices.

These guidelines apply primarily to newly born infants transitioning from intrauterine to extrauterine life. The recommendations are also applicable to neonates who have completed newborn transition and require resuscitation during the first weeks after birth.[3] Practitioners who resuscitate infants at birth or at any time during the initial hospitalization should consider following these guidelines. For purposes of these guidelines, the terms *newborn* and *neonate* apply to any infant during the initial hospitalization. The term *newly born* applies specifically to an infant at the time of birth.[3]

Immediately after birth, infants who are breathing and crying may undergo delayed cord clamping (see Umbilical Cord Management section). However, until more evidence is available, infants who are not breathing or crying should have the cord clamped (unless part of a delayed cord clamping research protocol), so that resuscitation measures can commence promptly.

Approximately 10% of newborns require some assistance to begin breathing at birth. Less than 1% require extensive resuscitation measures,[4] such as cardiac compressions and medications. Although most newly born infants successfully transition from intrauterine to extrauterine life without special help, because of the large total number

Downloaded from by guest on March 14, 2016

of births, a significant number will require some degree of resuscitation.[3]

Newly born infants who do not require resuscitation can be generally identified upon delivery by rapidly assessing the answers to the following 3 questions:

- Term gestation?

- Good tone?

- Breathing or crying?

If the answer to all 3 questions is "yes," the newly born infant may stay with the mother for routine care. Routine care means the infant is dried, placed skin to skin with the mother, and covered with dry linen to maintain a normal temperature. Observation of breathing, activity, and color must be ongoing.

If the answer to any of these assessment questions is "no," the infant should be moved to a radiant warmer to receive 1 or more of the following 4 actions in sequence:

A. Initial steps in stabilization (warm and maintain normal temperature, position, clear secretions only if copious and/or obstructing the airway, dry, stimulate)

B. Ventilate and oxygenate

C. Initiate chest compressions

D. Administer epinephrine and/or volume

Approximately 60 seconds ("the Golden Minute") are allotted for completing the initial steps, reevaluating, and beginning ventilation if required (Figure 1). Although the 60-second mark is not precisely defined by science, it is important to avoid unnecessary delay in initiation of ventilation, because this is *the* most important step for successful resuscitation of the newly born who has not responded to the initial steps. The decision to progress beyond the initial steps is determined by simultaneous assessment of 2 vital characteristics: respirations (apnea, gasping, or labored or unlabored breathing) and heart rate (less than 100/min). Methods to accurately assess the heart rate will

be discussed in detail in the section on Assessment of Heart Rate. Once positive-pressure ventilation (PPV) or supplementary oxygen administration is started, assessment should consist of simultaneous evaluation of 3 vital characteristics: heart rate, respirations, and oxygen saturation, as determined by pulse oximetry and discussed under Assessment of Oxygen Need and Administration of Oxygen. The most sensitive indicator of a successful response to each step is an increase in heart rate.[3]

Neonatal Resuscitation Algorithm—2015 Update

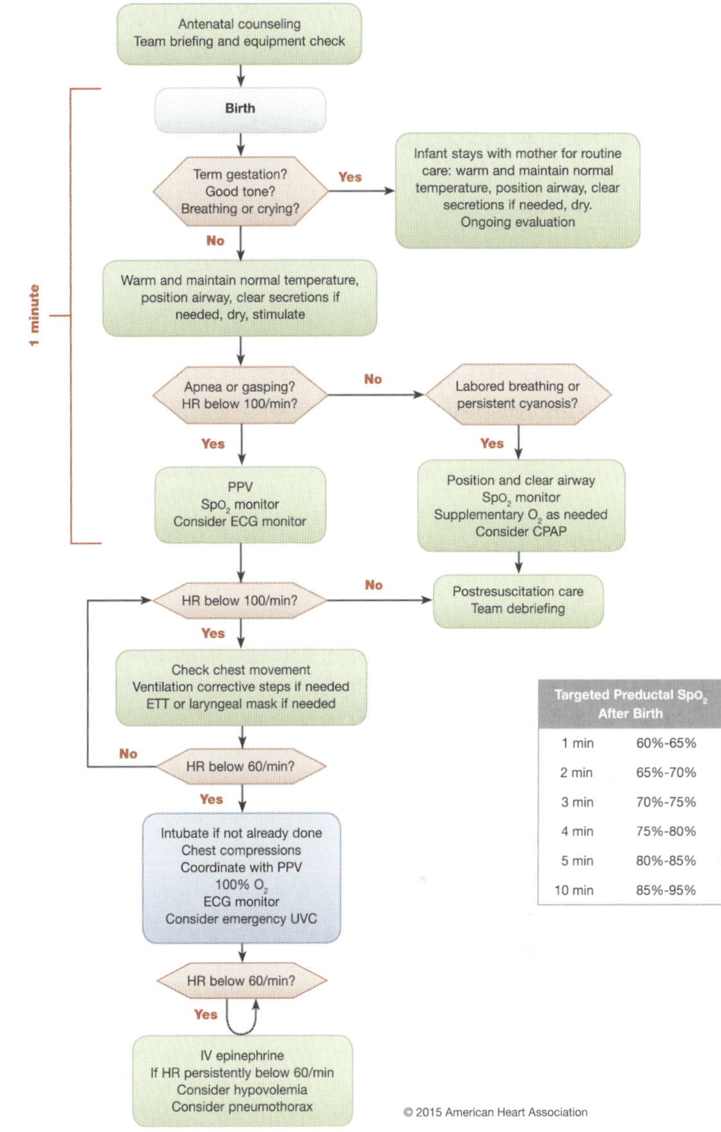

Figure 1
Neonatal Resuscitation Algorithm—2015 Update.

ANTICIPATION OF RESUSCITATION NEED

Readiness for neonatal resuscitation requires assessment of perinatal risk, a system to assemble the appropriate personnel based on that risk, an organized method for ensuring immediate access to supplies and equipment, and standardization of behavioral skills that help assure effective teamwork and communication.

Every birth should be attended by at least 1 person who can perform the

Downloaded from by guest on March 14, 2016

initial steps of newborn resuscitation and PPV, and whose only responsibility is care of the newborn. In the presence of significant perinatal risk factors that increase the likelihood of the need for resuscitation,[5,6] additional personnel with resuscitation skills, including chest compressions, endotracheal intubation, and umbilical vein catheter insertion, should be immediately available. Furthermore, because a newborn without apparent risk factors may unexpectedly require resuscitation, each institution should have a procedure in place for rapidly mobilizing a team with complete newborn resuscitation skills for any birth.

The neonatal resuscitation provider and/or team is at a major disadvantage if supplies are missing or equipment is not functioning. A standardized checklist to ensure that all necessary supplies and equipment are present and functioning may be helpful. A known perinatal risk factor, such as preterm birth, requires preparation of supplies specific to thermoregulation and respiratory support for this vulnerable population.

When perinatal risk factors are identified, a team should be mobilized and a team leader identified. As time permits, the leader should conduct a preresuscitation briefing, identify interventions that may be required, and assign roles and responsibilities to the team members.[7,8] During resuscitation, it is vital that the team demonstrates effective communication and teamwork skills to help ensure quality and patient safety.

UMBILICAL CORD MANAGEMENT[NRP 787, NRP 849]

Until recent years, a common practice has been to clamp the umbilical cord soon after birth to quickly transfer the infant to the neonatal team for stabilization. This immediate clamping was deemed particularly important for infants at high risk for difficulty with transition and those most likely to require resuscitation, such as infants born preterm. During the 2010 CoSTR review, evidence began to emerge suggesting that delayed cord clamping (DCC) might be beneficial for infants who did not need immediate resuscitation at birth.[7]

The 2015 ILCOR systematic review[NRP 787] confirms that DCC is associated with less intraventricular hemorrhage (IVH) of any grade, higher blood pressure and blood volume, less need for transfusion after birth, and less necrotizing enterocolitis. There was no evidence of decreased mortality or decreased incidence of severe IVH.[1,2] The studies were judged to be very low quality (downgraded for imprecision and very high risk of bias). The only negative consequence appears to be a slightly increased level of bilirubin, associated with more need for phototherapy. These findings have led to national recommendations that DCC be practiced when possible.[9,10] A major problem with essentially all of these studies has been that infants who were thought to require resuscitation were either withdrawn from the randomized controlled trials or electively were not enrolled. Therefore, there is no evidence regarding safety or utility of DCC for infants requiring resuscitation and some concern that the delay in establishing ventilation may be harmful. Some studies have suggested that cord "milking" might accomplish goals similar to DCC,[11–13] but there is insufficient evidence of either its safety or utility to suggest its routine use in the newly born, particularly in extremely preterm infants.

In summary, from the evidence reviewed in the 2010 CoSTR[7] and subsequent review of DCC and cord milking in preterm newborns in the 2015 ILCOR systematic review,[1,2] DCC for longer than 30 seconds is reasonable for both term and preterm infants who do not require resuscitation at birth (Class IIa, Level of Evidence [LOE] C-LD). There is insufficient evidence to recommend an approach to cord clamping for infants who require resuscitation at birth, and more randomized trials involving such infants are encouraged. In light of the limited information regarding the safety of rapid changes in blood volume for extremely preterm infants, we suggest against the routine use of cord milking for infants born at less than 29 weeks of gestation outside of a research setting. Further study is warranted because cord milking may improve initial mean blood pressure and hematologic indices and reduce intracranial hemorrhage, but thus far there is no evidence for improvement in long-term outcomes (Class IIb, LOE C-LD).

INITIAL STEPS

The initial steps of newborn resuscitation are to maintain normal temperature of the infant, position the infant in a "sniffing" position to open the airway, clear secretions if needed with a bulb syringe or suction catheter, dry the infant (unless preterm and covered in plastic wrap), and stimulate the infant to breathe. Current examination of the evidence for these practices is summarized below.

Importance of Maintaining Normal Temperature in the Delivery Room[NRP 589]

It has long been recognized (since Budin's 1907 publication of *The Nursling*)[14] that the admission temperature of newly born nonasphyxiated infants is a strong predictor of mortality at all gestational ages.[15–49] Preterm infants are especially vulnerable. Hypothermia is also associated with serious morbidities, such as increased risk of IVH,[19,26,39,50–54] respiratory issues,[15,19,21,50,55–60] hypoglycemia,[15,44,60–64] and late-onset sepsis.[33,65]

Downloaded from by guest on March 14, 2016

Because of this, admission temperature should be recorded as a predictor of outcomes as well as a quality indicator (Class I, LOE B-NR.) It is recommended that the temperature of newly born nonasphyxiated infants be maintained between 36.5°C and 37.5°C after birth through admission and stabilization (Class I, LOE C-LD).

Interventions to Maintain Newborn Temperature in the Delivery Room[NRP 599]

The use of radiant warmers and plastic wrap with a cap has improved but not eliminated the risk of hypothermia in preterm infants in the delivery room. Other strategies have been introduced, which include increased room temperature, thermal mattresses, and the use of warmed humidified resuscitation gases. Various combinations of these strategies may be reasonable to prevent hypothermia in infants born at less than 32 weeks of gestation (Class IIb, LOE B-R, B-NR, C-LD). Compared with plastic wrap and radiant warmer, the addition of a thermal mattress,[66–70] warmed humidified gases,[71,72] and increased room temperature plus cap plus thermal mattress[55,57,59,73] were all effective in reducing hypothermia. For all the studies, hyperthermia was a concern, but harm was not shown. Hyperthermia (greater than 38.0°C) should be avoided due to the potential associated risks (Class III: Harm, LOE C-EO).

Warming Hypothermic Newborns to Restore Normal Temperature[NRP 858]

The traditional recommendation for the method of rewarming neonates who are hypothermic after resuscitation has been that slower is preferable to faster rewarming to avoid complications such as apnea and arrhythmias. However, there is insufficient current evidence to recommend a preference for either rapid (0.5°C/h or greater) or slow rewarming (less than 0.5°C/h) of unintentionally hypothermic newborns (temperature less than 36°C) at hospital admission. Either approach to rewarming may be reasonable (Class IIb, LOE C-LD).

Effect of Maternal Hypothermia and Hyperthermia on the Neonate[NRP 804]

Maternal hyperthermia in labor is associated with adverse neonatal effects. These include increased mortality,[74,75] neonatal seizures,[74–80] and adverse neurologic states like encephalopathy.[81–84] Maternal hypothermia in labor has not been shown to be associated with clinically significant adverse neonatal outcomes at the time of birth.[85–89] Although maternal hyperthermia is associated with adverse neonatal outcomes, there is insufficient evidence to make a recommendation on the management of maternal hyperthermia.

Maintaining Normothermia in Resource-Limited Settings[NRP 793]

The ability to maintain temperature in resource-limited settings after birth is a significant problem,[40] with a dose-dependent increase in mortality for temperatures below 36.5°C. Premature newborns are at much higher risk than those born at term. Simple interventions to prevent hypothermia during transition (birth until 1 to 2 hours of life) reduce mortality. During transition, the use of plastic wraps[90–92] and the use of skin-to-skin contact[93–100] reduce hypothermia.

In resource-limited settings, to maintain body temperature or prevent hypothermia during transition (birth until 1 to 2 hours of life) in well newborn infants, it may be reasonable to put them in a clean food-grade plastic bag up to the level of the neck and swaddle them after drying (Class IIb, LOE C-LD). Another option that may be reasonable is to nurse such newborns with skin-to-skin contact or kangaroo mother care (Class IIb, LOE C-LD). There are no data examining the use of plastic wraps or skin-to-skin contact during resuscitation/stabilization in resource-limited settings.

Clearing the Airway

When Amniotic Fluid Is Clear

This topic was last reviewed in 2010.[3] Suctioning immediately after birth, whether with a bulb syringe or suction catheter, may be considered only if the airway appears obstructed or if PPV is required. Avoiding unnecessary suctioning helps prevent the risk of induced bradycardia due to suctioning of the nasopharynx.[101,102] Deterioration of pulmonary compliance, oxygenation, and cerebral blood flow velocity shown to accompany tracheal suction in intubated infants in the neonatal intensive care unit also suggests the need for caution in the use of suction immediately after birth.[103–105] This recommendation remains unchanged. Please refer to the 2010 CoSTR for the latest science review.[7,8]

When Meconium Is Present[NRP 865]

Since the mid-1970s, interventions to decrease the mortality and morbidity of meconium aspiration syndrome in infants who are born through meconium-stained amniotic fluid have been recommended. The practice of universal oropharyngeal suctioning of the fetus on the perineum followed by routine intubation and suctioning of the trachea at birth was generally practiced for many years. This practice was abandoned over a decade ago after a large multicenter, multinational randomized clinical trial provided evidence that newborns born through meconium-stained amniotic fluid who were vigorous at birth did not benefit from intervention and could avoid the risk of intubation.[106]

Because the presence of meconium-stained amniotic fluid may indicate fetal distress and increases the risk that the infant will require resuscitation after birth, a team that includes an individual

Downloaded from by guest on March 14, 2016

skilled in tracheal intubation should be present at the time of birth. If the infant is vigorous with good respiratory effort and muscle tone, the infant may stay with the mother to receive the initial steps of newborn care. Gentle clearing of meconium from the mouth and nose with a bulb syringe may be done if necessary.

However, if the infant born through meconium-stained amniotic fluid presents with poor muscle tone and inadequate breathing efforts, the initial steps of resuscitation should be completed under the radiant warmer. PPV should be initiated if the infant is not breathing or the heart rate is less than 100/min after the initial steps are completed.

Routine intubation for tracheal suction in this setting is not suggested, because there is insufficient evidence to continue recommending this practice (Class IIb, LOE C-LD). In making this suggested change, greater value has been placed on harm avoidance (ie, delays in providing bag-mask ventilation, potential harm of the procedure) over the unknown benefit of the intervention of routine tracheal intubation and suctioning. Therefore, emphasis should be made on initiating ventilation within the first minute of life in nonbreathing or ineffectively breathing infants.

Although a definitive randomized clinical trial is still needed, current published human evidence does not support a recommendation for routine intervention of intubation and suction for the nonvigorous newborn with meconium-stained amniotic fluid.[107–116] Appropriate intervention to support ventilation and oxygenation should be initiated as indicated for each individual infant. This may include intubation and suction if the airway is obstructed.

Assessment of Heart Rate[NRP 898]

Immediately after birth, assessment of the newborn's heart rate is used to evaluate the effectiveness of spontaneous respiratory effort and determine the need for subsequent interventions. During resuscitation, an increase in the newborn's heart rate is considered the most sensitive indicator of a successful response to each intervention. Therefore, identifying a rapid, reliable, and accurate method to measure the newborn's heart rate is critically important. In previous treatment guidelines, auscultation of the precordium was recommended as the preferred physical examination method, and pulse oximetry was recommended as an adjunct to provide a noninvasive, rapid, and continuous assessment of heart rate during resuscitation.[3]

The 2015 ILCOR systematic review evaluated 1 study comparing clinical assessment with electrocardiography (ECG) in the delivery room[117] and 5 studies comparing simultaneous pulse oximetry and ECG.[118–122] Clinical assessment was found to be both unreliable and inaccurate. Among healthy newborns, providers frequently could not palpate the umbilical pulse and underestimated the newborn's heart rate by auscultation or palpation.[117] Four studies found that 3-lead ECG displayed a reliable heart rate faster than pulse oximetry.[118,120–122] In 2 studies, ECG was more likely to detect the newborn's heart rate during the first minute of life.[120,121] Although the mean differences between the series of heart rates measured by ECG and pulse oximetry were small, pulse oximetry tended to underestimate the newborn's heart rate and would have led to potentially unnecessary interventions.[118,119,122] During the first 2 minutes of life, pulse oximetry frequently displayed the newborn's heart rate below either 60/min or 100/min, while a simultaneous ECG showed the heart rate greater than 100/min.[122]

Many of the newborns included in the studies did not require resuscitation, and very few required chest compressions.

The majority of the studies did not report any difficulties with applying the leads.[118–120]

During resuscitation of term and preterm newborns, the use of 3-lead ECG for the rapid and accurate measurement of the newborn's heart rate may be reasonable (Class IIb, LOE C-LD). The use of ECG does not replace the need for pulse oximetry to evaluate the newborn's oxygenation.

Assessment of Oxygen Need and Administration of Oxygen

Use of Pulse Oximetry

This topic was last reviewed in 2010.[3] It is recommended that oximetry be used when resuscitation can be anticipated, when PPV is administered, when central cyanosis persists beyond the first 5 to 10 minutes of life, or when supplementary oxygen is administered.

Administration of Oxygen

Term Infants

This topic was last reviewed in 2010.[3] It is reasonable to initiate resuscitation with air (21% oxygen at sea level). Supplementary oxygen may be administered and titrated to achieve a preductal oxygen saturation approximating the interquartile range measured in healthy term infants after vaginal birth at sea level.[7,8,123]

Preterm[NRP 864]

Meta-analysis of 7 randomized trials that compared initiating resuscitation of preterm newborns (less than 35 weeks of gestation) with high oxygen (65% or greater) and low oxygen (21% to 30%) showed no improvement in survival to hospital discharge with the use of high oxygen.[124–130] Similarly, in the subset of studies that evaluated these outcomes, no benefit was seen for the prevention of bronchopulmonary dysplasia,[125,127–130] IVH,[125,128–130] or retinopathy of prematurity.[125,128,129]

Downloaded from by guest on March 14, 2016

When oxygen targeting was used as a cointervention, the oxygen concentration of resuscitation gas and the preductal oxygen saturation were similar between the high-oxygen and low-oxygen groups within the first 10 minutes of life.[125,128–130]

In all studies, irrespective of whether air or high oxygen (including 100%) was used to initiate resuscitation, most infants were in approximately 30% oxygen by the time of stabilization. Resuscitation of preterm newborns of less than 35 weeks of gestation should be initiated with low oxygen (21% to 30%), and the oxygen concentration should be titrated to achieve preductal oxygen saturation approximating the interquartile range measured in healthy term infants after vaginal birth at sea level[123] (Class I, LOE B-R). Initiating resuscitation of preterm newborns with high oxygen (65% or greater) is not recommended (Class III: No Benefit, LOE B-R). This recommendation reflects a preference for not exposing preterm newborns to additional oxygen without data demonstrating a proven benefit for important outcomes.

POSITIVE PRESSURE VENTILATION

Initial Breaths[NRP 809]

Several recent animal studies have suggested that a longer sustained inflation may be beneficial for establishing functional residual capacity during transition from fluid-filled to air-filled lungs after birth.[131,132] Some clinicians have suggested applying this technique for transition of human newborns. Review of the literature in 2015 identified 3 randomized controlled trials[133–135] and 2 cohort studies[136,137] that demonstrated a benefit of sustained inflation for reducing need for mechanical ventilation (very low quality of evidence, downgraded for variability of interventions). However, no benefit was found for reduction of mortality, bronchopulmonary dysplasia, or air leak.

One cohort study[136] suggested that the need for intubation was less after sustained inflation.

There are insufficient data regarding short and long-term safety and the most appropriate duration and pressure of inflation to support routine application of sustained inflation of greater than 5 seconds' duration to the transitioning newborn (Class IIb, LOE B-R). Further studies using carefully designed protocols are needed.

End-Expiratory Pressure[NRP 897]

Administration of PPV is the standard recommended treatment for both preterm and term infants who are apneic. A flow-inflating or self-inflating resuscitation bag or T-piece resuscitator are appropriate devices to use for PPV. In the 2010 Guidelines[3] and based on experience with delivering PPV in the neonatal intensive care unit, the use of positive end-expiratory pressure (PEEP) was speculated to be beneficial when PPV is administered to the newly born, but no published evidence was available to support this recommendation. PEEP was evaluated again in 2015, and 2 randomized controlled trials[138,139] suggested that addition of PEEP during delivery room resuscitation of preterm newborns resulted in no improvement in mortality, no less need for cardiac drugs or chest compressions, no more rapid improvement in heart rate, no less need for intubation, no change in pulmonary air leaks, no less chronic lung disease, and no effect on Apgar scores, although the studies were underpowered to have sufficient confidence in a no-difference conclusion. However, 1 of the trials[139] provided low-quality evidence that the maximum amount of supplementary oxygen required to achieve target oxygen saturation may be slightly less when using PEEP. In 2015, the Neonatal Resuscitation ILCOR and Guidelines Task Forces repeated their 2010 recommendation that, when

PPV is administered to preterm newborns, use of approximately 5 cm H_2O PEEP is suggested (Class IIb, LOE B-R). This will require the addition of a PEEP valve for self-inflating bags.

Assisted-Ventilation Devices and Advanced Airways[NRP 870, NRP 806]

PPV can be delivered effectively with a flow-inflating bag, self-inflating bag, or T-piece resuscitator[138,139] (Class IIa, LOE B-R). The most appropriate choice may be guided by available resources, local expertise, and preferences. The self-inflating bag remains the only device that can be used when a compressed gas source is not available. Unlike flow-inflating bags or T-piece resuscitators, self-inflating bags cannot deliver continuous positive airway pressure (CPAP) and may not be able to achieve PEEP reliably during PPV, even with a PEEP valve.[140–143] However, it may take more practice to use a flow-inflating bag effectively. In addition to ease of use, T-piece resuscitators can consistently provide target inflation pressures and longer inspiratory times in mechanical models,[144–146] but there is insufficient evidence to suggest that these qualities result in improved clinical outcomes.[138,139]

Use of respiratory mechanics monitors have been reported to prevent excessive pressures and tidal volumes[147] and exhaled CO_2 monitors may help assess that actual gas exchange is occurring during face-mask PPV attempts.[148] Although use of such devices is feasible, thus far their effectiveness, particularly in changing important outcomes, has not been established (Class IIb, LOE C-LD).

Laryngeal Mask[NRP 618]

Laryngeal masks, which fit over the laryngeal inlet, can facilitate effective ventilation in term and preterm newborns at 34 weeks or more of gestation. Data are limited for their use in preterm

Downloaded from by guest on March 14, 2016

infants delivered at less than 34 weeks of gestation or who weigh less than 2000 g. A laryngeal mask may be considered as an alternative to tracheal intubation if face-mask ventilation is unsuccessful in achieving effective ventilation[149] (Class IIb, LOE B-R). A laryngeal mask is recommended during resuscitation of term and preterm newborns at 34 weeks or more of gestation when tracheal intubation is unsuccessful or is not feasible (Class I, LOE C-EO). Use of the laryngeal mask has not been evaluated during chest compressions or for administration of emergency medications.

Endotracheal Tube Placement

During neonatal resuscitation, endotracheal intubation may be indicated when bag-mask ventilation is ineffective or prolonged, when chest compressions are performed, or for special circumstances such as congenital diaphragmatic hernia. When PPV is provided through an endotracheal tube, the best indicator of successful endotracheal intubation with successful inflation and aeration of the lungs is a prompt increase in heart rate. Although last reviewed in 2010,[3] exhaled CO_2 detection remains the most reliable method of confirmation of endotracheal tube placement.[7,8] Failure to detect exhaled CO_2 in neonates with adequate cardiac output strongly suggests esophageal intubation. Poor or absent pulmonary blood flow (eg, during cardiac arrest) may result in failure to detect exhaled CO_2 despite correct tube placement in the trachea and may result in unnecessary extubation and reintubation in these critically ill newborns.[3] Clinical assessment such as chest movement, presence of equal breath sounds bilaterally, and condensation in the endotracheal tube are additional indicators of correct endotracheal tube placement.

Continuous Positive Airway Pressure[NRP 590]

Three randomized controlled trials enrolling 2358 preterm infants born at less than 30 weeks of gestation demonstrated that starting newborns on CPAP may be beneficial when compared with endotracheal intubation and PPV.[150–152] Starting CPAP resulted in decreased rate of intubation in the delivery room, decreased duration of mechanical ventilation with potential benefit of reduction of death and/or bronchopulmonary dysplasia, and no significant increase in air leak or severe IVH. Based on this evidence, spontaneously breathing preterm infants with respiratory distress may be supported with CPAP initially rather than routine intubation for administering PPV (Class IIb, LOE B-R).

CHEST COMPRESSIONS[NRP 605, NRP 895, NRP 738, NRP 862]

If the heart rate is less than 60/min despite adequate ventilation (via endotracheal tube if possible), chest compressions are indicated. Because ventilation is the most effective action in neonatal resuscitation and because chest compressions are likely to compete with effective ventilation, rescuers should ensure that assisted ventilation is being delivered optimally before starting chest compressions.[3]

Compressions are delivered on the lower third of the sternum[153–156] to a depth of approximately one third of the anterior-posterior diameter of the chest (Class IIb, LOE C-LD).[157] Two techniques have been described: compression with 2 thumbs with the fingers encircling the chest and supporting the back (the 2-thumb technique) or compression with 2 fingers with a second hand supporting the back (the 2-finger technique). Because the 2-thumb technique generates higher blood pressure and coronary perfusion pressure with less rescuer fatigue, the 2 thumb–encircling hands technique is suggested as the preferred method[158–172] (Class IIb, LOE C-LD). Because the 2-thumb technique can be continued from the head of the bed while the umbilicus is accessed for insertion of an umbilical catheter, the 2-finger technique is no longer needed.

It is still suggested that compressions and ventilations be coordinated to avoid simultaneous delivery. The chest should be allowed to re-expand fully during relaxation, but the rescuer's thumbs should not leave the chest. The Neonatal Resuscitation ILCOR and Guidelines Task Forces continue to support use of a 3:1 ratio of compressions to ventilation, with 90 compressions and 30 breaths to achieve approximately 120 events per minute to maximize ventilation at an achievable rate[173–178] (Class IIa, LOE C-LD). Thus, each event will be allotted approximately a half of a second, with exhalation occurring during the first compression after each ventilation. A 3:1 compression-to-ventilation ratio is used for neonatal resuscitation where compromise of gas exchange is nearly always the primary cause of cardiovascular collapse, but rescuers may consider using higher ratios (eg, 15:2) if the arrest is believed to be of cardiac origin (Class IIb, LOE C-EO).

The Neonatal Guidelines Writing Group endorses increasing the oxygen concentration to 100% whenever chest compressions are provided (Class IIa, LOE C-EO). There are no available clinical studies regarding oxygen use during neonatal CPR. Animal evidence shows no advantage to 100% oxygen during CPR.[179–186] However, by the time resuscitation of a newborn infant has reached the stage of chest compressions, efforts to achieve return of spontaneous circulation using effective ventilation with low-concentration oxygen should have been attempted. Thus, it would appear sensible to try increasing the supplementary oxygen

Downloaded from by guest on March 14, 2016

concentration. To reduce the risks of complications associated with hyperoxia, the supplementary oxygen concentration should be weaned as soon as the heart rate recovers (Class I, LOE C-LD).

The current measure for determining successful progress in neonatal resuscitation is to assess the heart rate response. Other devices, such as end-tidal CO_2 monitoring and pulse oximetry, may be useful techniques to determine when return of spontaneous circulation occurs.[187–191] However, in asystolic/bradycardic neonates, we suggest against the routine use of any single feedback device such as $ETCO_2$ monitors or pulse oximeters for detection of return of spontaneous circulation, as their usefulness for this purpose in neonates has not been well established (Class IIb, LOE C-LD).

MEDICATIONS

Drugs are rarely indicated in resuscitation of the newly born infant. Bradycardia in the newborn infant is usually the result of inadequate lung inflation or profound hypoxemia, and establishing adequate ventilation is the most important step to correct it. However, if the heart rate remains less than 60/min despite adequate ventilation with 100% oxygen (preferably through an endotracheal tube) and chest compressions, administration of epinephrine or volume, or both, is indicated.[3]

Epinephrine

This topic was last reviewed in 2010.[3] Dosing recommendations remain unchanged from 2010.[7,8] Intravenous administration of epinephrine may be considered at a dose of 0.01 to 0.03 mg/kg of 1:10 000 epinephrine. If endotracheal administration is attempted while intravenous access is being established, higher dosing at 0.05 to 0.1 mg/kg may be reasonable. Given the lack of sup-

portive data for endotracheal epinephrine, it is reasonable to provide drugs by the intravenous route as soon as venous access is established.

VOLUME EXPANSION

This topic was last reviewed in 2010.[3] Dosing recommendations remain unchanged from 2010.[7,8] Volume expansion may be considered when blood loss is known or suspected (pale skin, poor perfusion, weak pulse) and the infant's heart rate has not responded adequately to other resuscitative measures. An isotonic crystalloid solution or blood may be considered for volume expansion in the delivery room. The recommended dose is 10 mL/kg, which may need to be repeated. When resuscitating premature infants, it is reasonable to avoid giving volume expanders rapidly, because rapid infusions of large volumes have been associated with IVH.[3]

POSTRESUSCITATION CARE

Infants who require resuscitation are at risk of deterioration after their vital signs have returned to normal. Once effective ventilation and/or the circulation has been established, the infant should be maintained in or transferred to an environment where close monitoring and anticipatory care can be provided.

Glucose

In the 2010 Guidelines, the potential role of glucose in modulating neurologic outcome after hypoxia-ischemia was identified. Lower glucose levels were associated with an increased risk for brain injury, while increased glucose levels may be protective. However, it was not possible to recommend a specific protective target glucose concentration range. There are no new data to change this recommendation.[7,8]

Induced Therapeutic Hypothermia

Resource-Abundant Areas

Induced therapeutic hypothermia was last reviewed in 2010; at that time it was recommended that infants born at more than 36 weeks of gestation with evolving moderate-to-severe hypoxic-ischemic encephalopathy should be offered therapeutic hypothermia under clearly defined protocols similar to those used in published clinical trials and in facilities with the capabilities for multidisciplinary care and longitudinal follow-up (Class IIa, LOE A).[7,8] This recommendation remains unchanged.

Resource-Limited Areas[NRP 734]

Evidence suggests that use of therapeutic hypothermia in resource-limited settings (ie, lack of qualified staff, inadequate equipment, etc) may be considered and offered under clearly defined protocols similar to those used in published clinical trials and in facilities with the capabilities for multidisciplinary care and longitudinal follow-up[192–195] (Class IIb, LOE B-R).

GUIDELINES FOR WITHHOLDING AND DISCONTINUING

Data reviewed for the 2010 Guidelines regarding management of neonates born at the margins of viability or those with conditions that predict a high risk of mortality or morbidity document wide variation in attitudes and practice by region and availability of resources. Additionally, parents desire a larger role in decisions related to initiation of resuscitation and continuation of support of severely compromised newborns. Noninitiation of resuscitation and discontinuation of life-sustaining treatment during or after resuscitation are considered ethically equivalent. The 2010 Guidelines provide suggestions for when resuscitation is not indicated, when it is nearly always indicated, and that under circumstances when outcome remains

Downloaded from by guest on March 14, 2016

unclear, that the desires of the parents should be supported. No new data have been published that would justify a change to these guidelines as published in 2010.[7,8]

Antenatal assignment of prognosis for survival and/or disability of the neonate born extremely preterm has generally been made on the basis of gestational age alone. Scoring systems for including additional variables such as gender, use of maternal antenatal steroids, and multiplicity have been developed in an effort to improve prognostic accuracy. Indeed, it was suggested in the 2010 Guidelines that decisions regarding morbidity and risks of morbidity may be augmented by the use of published tools based on data from specific populations.

Withholding Resuscitation[NRP 805]

There is no evidence to support the prospective use of any particular delivery room prognostic score presently available over gestational age assessment alone, in preterm infants at less than 25 weeks of gestation. Importantly, no score has been shown to improve the clinician's ability to estimate likelihood of survival through the first 18 to 22 months after birth. However, in individual cases, when counseling a family and constructing a prognosis for survival at gestations below 25 weeks, it is reasonable to consider variables such as perceived accuracy of gestational age assignment, the presence or absence of chorioamnionitis, and the level of care available for location of delivery. Decisions about appropriateness of resuscitation below 25 weeks

of gestation will be influenced by region-specific guidelines. In making this statement, a higher value was placed on the lack of evidence for a generalized prospective approach to changing important outcomes over improved retrospective accuracy and locally validated counseling policies. The most useful data for antenatal counseling provides outcome figures for infants alive at the onset of labor, not only for those born alive or admitted to a neonatal intensive care unit[196–200] (Class IIb, LOE C-LD).

Discontinuing Resuscitative Efforts[NRP 896]

An Apgar score of 0 at 10 minutes is a strong predictor of mortality and morbidity in late preterm and term infants. We suggest that, in infants with an Apgar score of 0 after 10 minutes of resuscitation, if the heart rate remains undetectable, it may be reasonable to stop assisted ventilation; however, the decision to continue or discontinue resuscitative efforts must be individualized. Variables to be considered may include whether the resuscitation was considered optimal; availability of advanced neonatal care, such as therapeutic hypothermia; specific circumstances before delivery (eg, known timing of the insult); and wishes expressed by the family[201–206] (Class IIb, LOE C-LD).

BRIEFING/DEBRIEFING

This topic was last reviewed in 2010.[3] It is still suggested that briefing and

debriefing techniques be used whenever possible for neonatal resuscitation.

STRUCTURE OF EDUCATIONAL PROGRAMS TO TEACH NEONATAL RESUSCITATION

Instructors[NRP 867]

In studies that looked at the preparation of instructors for the training of healthcare providers, there was no association between the preparation provided and instructor or learner performance.[207–214] Until more research is available to clarify the optimal instructor training methodology, it is suggested that neonatal resuscitation instructors be trained using timely, objective, structured, and individually targeted verbal and/or written feedback (Class IIb, LOE C-EO).

Resuscitation Providers[NRP 859]

The 2010 Guidelines suggested that simulation should become a standard component in neonatal resuscitation training.[3,6,215] Studies that explored how frequently healthcare providers or healthcare students should train showed no differences in patient outcomes (LOE C-EO) but were able to show some advantages in psychomotor performance (LOE B-R) and knowledge and confidence (LOE C-LD) when focused training occurred every 6 months or more frequently.[216–231] It is therefore suggested that neonatal resuscitation task training occur more frequently than the current 2-year interval (Class IIb, LOE B-R).

REFERENCES

1. Perlman JM, Wyllie J, Kattwinkel J, Wyckoff MH, Aziz K, Guinsburg R, Kim HS, Liley HG, Mildenhall L, Simon WM, Szyld E, Tamura M, Velaphi S; on behalf of the Neonatal Resuscitation Chapter Collaborators. Part 7: neonatal resuscitation: 2015 International Consensus on Cardiopulmonary Resuscitation and Emergency Cardiovascular Care Science With Treatment Recommendations. *Circulation.* 2015;132(suppl 1):S204–S241. doi: 10.1161/CIR.0000000000000276.
2. Wyllie J, Perlman JM, Kattwinkel J, Wyckoff MH, Aziz K, Guinsburg R, Kim HS, Liley HG, Mildenhall L, Simon WM, Szyld E, Tamura M, Velaphi S; on behalf of the Neonatal Resuscitation Chapter Collaborators. Part 7: neonatal resuscitation: 2015 International Consensus on Cardiopulmonary Resuscitation and Emergency Cardiovascular Care Science With Treatment Recommendations. *Resuscitation.* 2015. In press.
3. Kattwinkel J, Perlman JM, Aziz K, Colby C, Fairchild K, Gallagher J, Hazinski MF, Halamek LP, Kumar P, Little G, McGowan

Downloaded from by guest on March 14, 2016

JE, Nightengale B, Ramirez MM, Ringer S, Simon WM, Weiner GM, Wyckoff M, Zaichkin J. Part 15: neonatal resuscitation: 2010 American Heart Association Guidelines for Cardiopulmonary Resuscitation and Emergency Cardiovascular Care. *Circulation.* 2010;122(suppl 3):S909–S919. doi: 10.1161/CIRCULATIONAHA.110.971119.

4. Barber CA, Wyckoff MH. Use and efficacy of endotracheal versus intravenous epinephrine during neonatal cardiopulmonary resuscitation in the delivery room. *Pediatrics.* 2006;118:1028–1034. doi: 10.1542/peds.2006-0416.

5. Aziz K, Chadwick M, Baker M, Andrews W. Ante- and intra-partum factors that predict increased need for neonatal resuscitation. *Resuscitation.* 2008;79:444–452. doi: 10.1016/j.resuscitation.2008.08.004.

6. Zaichkin J, ed. *Instructor Manual for Neonatal Resuscitation.* Chicago, IL: American Academy of Pediatrics;2011.

7. Perlman JM, Wyllie J, Kattwinkel J, Atkins DL, Chameides L, Goldsmith JP, Guinsburg R, Hazinski MF, Morley C, Richmond S, Simon WM, Singhal N, Szyld E, Tamura M, Velaphi S; Neonatal Resuscitation Chapter Collaborators. Part 11: neonatal resuscitation: 2010 International Consensus on Cardiopulmonary Resuscitation and Emergency Cardiovascular Care Science With Treatment Recommendations. *Circulation.* 2010;122(suppl 2): S516–S538. doi: 10.1161/CIRCULATIONAHA.110.971127.

8. Wyllie J, Perlman JM, Kattwinkel J, Atkins DL, Chameides L, Goldsmith JP, Guinsburg R, Hazinski MF, Morley C, Richmond S, Simon WM, Singhal N, Szyld E, Tamura M, Velaphi S; Neonatal Resuscitation Chapter Collaborators. Part 11: neonatal resuscitation: 2010 International Consensus on Cardiopulmonary Resuscitation and Emergency Cardiovascular Care Science With Treatment Recommendations. *Resuscitation.* 2010;81 suppl 1:e260–e287. doi: 10.1016/j.resuscitation.2010.08.029.

9. Committee Opinion No.543: Timing of umbilical cord clamping after birth. *Obstet Gynecol.* 2012;120:1522–1526.

10. American Academy of Pediatrics. Statement of endorsement: timing of umbilical cord clamping after birth. *Pediatrics.* 2013;131:e1323.

11. Hosono S, Mugishima H, Fujita H, Hosono A, Minato M, Okada T, Takahashi S, Harada K. Umbilical cord milking reduces the need for red cell transfusions and improves neonatal adaptation in infants born at less than 29 weeks' gestation: a randomised controlled trial. *Arch Dis Child Fetal Neonatal Ed.* 2008;93:F14–F19. doi: 10.1136/adc.2006.108902.

12. Katheria AC, Leone TA, Woelkers D, Garey DM, Rich W, Finer NN. The effects of umbilical cord milking on hemodynamics and neonatal outcomes in premature neonates. *J Pediatr.* 2014;164:1045–1050.e1. doi: 10.1016/j.jpeds.2014.01.024.

13. March MI, Hacker MR, Parson AW, Modest AM, de Veciana M. The effects of umbilical cord milking in extremely preterm infants: a randomized controlled trial. *J Perinatol.* 2013;33:763–767. doi: 10.1038/jp.2013.70.

14. Budin P. *The Nursling. The Feeding and Hygiene of Premature and Full-term Infants. Translation by WJ Maloney.* London: The Caxton Publishing Co;1907.

15. A Abd-El Hamid S, Badr-El Din MM, Dabous NI, Saad KM. Effect of the use of a polyethylene wrap on the morbidity and mortality of very low birth weight infants in Alexandria University Children's Hospital. *J Egypt Public Health Assoc.* 2012;87:104–108.

16. Acolet D, Elbourne D, McIntosh N, Weindling M, Korkodilos M, Haviland J, Modder J, Macintosh M; Confidential Enquiry Into Maternal and Child Health. Project 27/28: inquiry into quality of neonatal care and its effect on the survival of infants who were born at 27 and 28 weeks in England, Wales, and Northern Ireland. *Pediatrics.* 2005;116:1457–1465. doi: 10.1542/peds.2004-2691.

17. Bateman DA, O'Bryan L, Nicholas SW, Heagarty MC. Outcome of unattended out-of-hospital births in Harlem. *Arch Pediatr Adolesc Med.* 1994;148:147–152.

18. Bhoopalam PS, Watkinson M. Babies born before arrival at hospital. *Br J Obstet Gynaecol.* 1991;98:57–64.

19. Boo NY, Guat-Sim Cheah I; Malaysian National Neonatal Registry. Admission hypothermia among VLBW infants in Malaysian NICUs. *J Trop Pediatr.* 2013;59:447–452. doi: 10.1093/tropej/fmt051.

20. Buetow KC, Kelein SW. Effects of maintenenance of "normal" skin temperature on survival of infants of low birth weight. *Pediatr.* 1964;33:163–169.

21. Costeloe K, Hennessy E, Gibson AT, Marlow N, Wilkinson AR. The EPICure study: outcomes to discharge from hospital for infants born at the threshold of viability. *Pediatrics.* 2000;106:659–671.

22. Costeloe KL, Hennessy EM, Haider S, Stacey F, Marlow N, Draper ES. Short term outcomes after extreme preterm birth in England: comparison of two birth cohorts in 1995 and 2006 (the EPICure studies). *BMJ.* 2012;345:e7976.

23. da Mota Silveira SM, Gonçalves de Mello MJ, de Arruda Vidal S, de Frias PG, Cattaneo A. Hypothermia on admission: a risk factor for death in newborns referred to the Pernambuco Institute of Mother and Child Health. *J Trop Pediatr.* 2003;49:115–120.

24. Daga AS, Daga SR, Patole SK. Determinants of death among admissions to intensive care unit for newborns. *J Trop Pediatr.* 1991;37:53–56.

25. de Almeida MF, Guinsburg R, Sancho GA, Rosa IR, Lamy ZC, Martinez FE, da Silva RP, Ferrari LS, de Souza Rugolo LM, Abdallah VO, Silveira Rde C; Brazilian Network on Neonatal Research. Hypothermia and early neonatal mortality in preterm infants. *J Pediatr.* 2014;164:271–5.e1. doi: 10.1016/j.jpeds.2013.09.049.

26. García-Muñoz Rodrigo F, Rivero Rodríguez S, Siles Quesada C. [Hypothermia risk factors in the very low weight newborn and associated morbidity and mortality in a neonatal care unit]. *An Pediatr (Barc).* 2014;80:144–150. doi: 10.1016/j.anpedi.2013.06.029.

27. Harms K, Osmers R, Kron M, Schill M, Kuhn W, Speer CP, Schröter W. [Mortality of premature infants 1980-1990: analysis of data from the Göttingen perinatal center]. *Z Geburtshilfe Perinatol.* 1994;198:126–133.

28. Hazan J, Maag U, Chessex P. Association between hypothermia and mortality rate of premature infants—revisited. *Am J Obstet Gynecol.* 1991;164(1 pt 1):111–112.

29. Jones P, Alberti C, Julé L, Chabernaud JL, Lodé N, Sieurin A, Dauger S. Mortality in out-of-hospital premature births. *Acta Paediatr.* 2011;100:181–187. doi: 10.1111/j.1651-2227.2010.02003.x.

30. Kalimba E, Ballot D. Survival of extremely low-birth-weight infants. *South African Journal of Child Health.* 2013;7:13–16.

31. Kambarami R, Chidede O. Neonatal hypothermia levels and risk factors for mortality in a tropical country. *Cent Afr J Med.* 2003;49:103–106.

32. Kent AL, Williams J. Increasing ambient operating theatre temperature and wrapping in polyethylene improves admission temperature in premature infants. *J Paediatr Child Health.* 2008;44:325–331. doi: 10.1111/j.1440-1754.2007.01264.x.

33. Laptook AR, Salhab W, Bhaskar B; Neonatal Research Network. Admission temperature of low birth weight infants: predictors and associated morbidities. *Pediatrics.* 2007;119:e643–e649. doi: 10.1542/peds.2006-0943.

Downloaded from by guest on March 14, 2016

34. Lee HC, Ho QT, Rhine WD. A quality improvement project to improve admission temperatures in very low birth weight infants. *J Perinatol.* 2008;28:754–758. doi: 10.1038/jp.2008.92.

35. Levi S, Taylor W, Robinson LE, Levy LI. Analysis of morbidity and outcome of infants weighing less than 800 grams at birth. *South Med J.* 1984;77:975–978.

36. Manani M, Jegatheesan P, DeSandre G, Song D, Showalter L, Govindaswami B. Elimination of admission hypothermia in preterm very-low-birth-weight infants by standardization of delivery room management. *Perm J.* 2013;17:8–13. doi: 10.7812/TPP/12-130.

37. Manji KP, Kisenge R. Neonatal hypothermia on admission to a special care unit in Dar-es-Salaam, Tanzania: a cause for concern. *Cent Afr J Med.* 2003;49:23–27.

38. Mathur NB, Krishnamurthy S, Mishra TK. Evaluation of WHO classification of hypothermia in sick extramural neonates as predictor of fatality. *J Trop Pediatr.* 2005; 51:341–345. doi: 10.1093/tropej/fmi049.

39. Miller SS, Lee HC, Gould JB. Hypothermia in very low birth weight infants: distribution, risk factors and outcomes. *J Perinatol.* 2011;31 suppl 1:S49–S56. doi: 10. 1038/jp.2010.177.

40. Mullany LC, Katz J, Khatry SK, LeClerq SC, Darmstadt GL, Tielsch JM. Risk of mortality associated with neonatal hypothermia in southern Nepal. *Arch Pediatr Adolesc Med.* 2010;164:650–656. doi: 10. 1001/archpediatrics.2010.103.

41. Nayeri F, Nili F. Hypothermia at birth and its associated complications in newborn infants: a follow-up study. *Iran J Public Health.* 2006;35:48–52.

42. Obladen M, Heemann U, Hennecke KH, Hanssler L. [Causes of neonatal mortality 1981-1983: a regional analysis]. *Z Geburtshilfe Perinatol.* 1985;189:181–187.

43. Ogunlesi TA, Ogunfowora OB, Adekanmbi FA, Fetuga BM, Olanrewaju DM. Point-of-admission hypothermia among high-risk Nigerian newborns. *BMC Pediatr.* 2008;8: 40. doi: 10.1186/1471-2431-8-40.

44. Pal DK, Manandhar DS, Rajbhandari S, Land JM, Patel N, de L Costello AM. Neonatal hypoglycaemia in Nepal 1. Prevalence and risk factors. *Arch Dis Child Fetal Neonatal Ed.* 2000;82:F46–F51.

45. Shah S, Zemichael O, Meng HD. Factors associated with mortality and length of stay in hospitalised neonates in Eritrea, Africa: a cross-sectional study. *BMJ Open.* 2012;2. doi: 10.1136/bmjopen-2011-000792.

46. Singh A, Yadav A, Singh A. Utilization of postnatal care for newborns and its association with neonatal mortality in India: an analytical appraisal. *BMC Pregnancy Childbirth.* 2012;12:33. doi: 10.1186/1471-2393-12-33.

47. Sodemann M, Nielsen J, Veirum J, Jakobsen MS, Biai S, Aaby P. Hypothermia of newborns is associated with excess mortality in the first 2 months of life in Guinea-Bissau, West Africa. *Trop Med Int Health.* 2008;13:980–986. doi: 10.1111/j. 1365-3156.2008.02113.x.

48. Stanley FJ, Alberman EV. Infants of very low birthweight. I: Perinatal factors affecting survival. *Dev Med Child Neurol.* 1978;20:300–312.

49. Wyckoff MH, Perlman JM. Effective ventilation and temperature control are vital to outborn resuscitation. *Prehosp Emerg Care.* 2004;8:191–195.

50. Bartels DB, Kreienbrock L, Dammann O, Wenzlaff P, Poets CF. Population based study on the outcome of small for gestational age newborns. *Arch Dis Child Fetal Neonatal Ed.* 2005;90:F53–F59. doi: 10.1136/ adc.2004.053892.

51. Carroll PD, Nankervis CA, Giannone PJ, Cordero L. Use of polyethylene bags in extremely low birth weight infant resuscitation for the prevention of hypothermia. *J Reprod Med.* 2010;55:9–13.

52. Gleissner M, Jorch G, Avenarius S. Risk factors for intraventricular hemorrhage in a birth cohort of 3721 premature infants. *J Perinat Med.* 2000;28:104–110. doi: 10.1515/JPM.2000.013.

53. Herting E, Speer CP, Harms K, Robertson B, Curstedt T, Halliday HL, Compagnone D, Gefeller O, McClure G, Reid M. Factors influencing morbidity and mortality in infants with severe respiratory distress syndrome treated with single or multiple doses of a natural porcine surfactant. *Biol Neonate.* 1992;61 suppl 1:26–30.

54. Van de Bor M, Van Bel F, Lineman R, Ruys JH. Perinatal factors and periventricular-intraventricular hemorrhage in preterm infants. *Am J Dis Child.* 1986;140:1125–1130.

55. DeMauro SB, Douglas E, Karp K, Schmidt B, Patel J, Kronberger A, Scarboro R, Posencheg M. Improving delivery room management for very preterm infants. *Pediatrics.* 2013;132:e1018–e1025. doi: 10. 1542/peds.2013-0686.

56. Harms K, Herting E, Kron M, Schill M, Schiffmann H. [Importance of pre- and perinatal risk factors in respiratory distress syndrome of premature infants. A logical regression analysis of 1100 cases]. *Z Geburtshilfe Neonatol.* 1997; 201:258–262.

57. Lee HC, Powers RJ, Bennett MV, Finer NN, Halamek LP, Nisbet C, Crockett M, Chance K, Blackney D, von Köhler C, Kurtin P, Sharek PJ. Implementation methods for delivery room management: a quality improvement comparison study. *Pediatrics.* 2014;134:e1378–e1386. doi: 10.1542/ peds.2014-0863.

58. Reilly MC, Vohra S, Rac VE, Dunn M, Ferrelli K, Kiss A, Vincer M, Wimmer J, Zayack D, Soll RF; Vermont Oxford Network Heat Loss Prevention (HeLP) Trial Study Group. Randomized trial of occlusive wrap for heat loss prevention in preterm infants. *J Pediatr.* 2015;166:262–8.e2. doi: 10.1016/j. jpeds.2014.09.068.

59. Russo A, McCready M, Torres L, Theuriere C, Venturini S, Spaight M, Hemway RJ, Handrinos S, Perlmutter D, Huynh T, Grunebaum A, Perlman J. Reducing hypothermia in preterm infants following delivery. *Pediatrics.* 2014;133:e1055–e1062. doi: 10.1542/peds.2013-2544.

60. Zayeri F, Kazemnejad A, Ganjali M, Babaei G, Khanafshar N, Nayeri F. Hypothermia in Iranian newborns. Incidence, risk factors and related complications. *Saudi Med J.* 2005;26:1367–1371.

61. Anderson S, Shakya KN, Shrestha LN, Costello AM. Hypoglycaemia: a common problem among uncomplicated newborn infants in Nepal. *J Trop Pediatr.* 1993;39: 273–277.

62. Lazić-Mitrović T, Djukić M, Cutura N, Andjelić S, Curković A, Soldo V, Radlović N. [Transitory hypothermia as early prognostic factor in term newborns with intrauterine growth retardation]. *Srp Arh Celok Lek.* 2010;138:604–608.

63. Lenclen R, Mazraani M, Jugie M, Couderc S, Hoenn E, Carbajal R, Blanc P, Paupe A. [Use of a polyethylene bag: a way to improve the thermal environment of the premature newborn at the delivery room]. *Arch Pediatr.* 2002;9:238–244.

64. Sasidharan CK, Gokul E, Sabitha S. Incidence and risk factors for neonatal hypoglycaemia in Kerala, India. *Ceylon Med J.* 2004;49:110–113.

65. Mullany LC. Neonatal hypothermia in low-resource settings. *Semin Perinatol.* 2010; 34:426–433. doi: 10.1053/j.semperi.2010. 09.007.

66. McCarthy LK, Molloy EJ, Twomey AR, Murphy JF, O'Donnell CP. A randomized trial of exothermic mattresses for preterm newborns in polyethylene bags. *Pediatrics.* 2013;132:e135–e141. doi: 10.1542/ peds.2013-0279.

67. Billimoria Z, Chawla S, Bajaj M, Natarajan G. Improving admission temperature in

Downloaded from by guest on March 14, 2016

extremely low birth weight infants: a hospital-based multi-intervention quality improvement project. *J Perinat Med.* 2013; 41:455–460. doi: 10.1515/jpm-2012-0259.

68. Chawla S, Amaram A, Gopal SP, Natarajan G. Safety and efficacy of Trans-warmer mattress for preterm neonates: results of a randomized controlled trial. *J Perinatol.* 2011;31:780–784. doi: 10.1038/jp.2011.33.

69. Ibrahim CP, Yoxall CW. Use of self-heating gel mattresses eliminates admission hypothermia in infants born below 28 weeks gestation. *Eur J Pediatr.* 2010;169:795–799. doi: 10.1007/s00431-009-1113-y.

70. Singh A, Duckett J, Newton T, Watkinson M. Improving neonatal unit admission temperatures in preterm babies: exothermic mattresses, polythene bags or a traditional approach? *J Perinatol.* 2010;30:45–49. doi: 10.1038/jp.2009.94.

71. Meyer MP, Payton MJ, Salmon A, Hutchinson C, de Klerk A. A clinical comparison of radiant warmer and incubator care for preterm infants from birth to 1800 grams. *Pediatrics.* 2001;108:395–401.

72. te Pas AB, Lopriore E, Dito I, Morley CJ, Walther FJ. Humidified and heated air during stabilization at birth improves temperature in preterm infants. *Pediatrics.* 2010;125:e1427–e1432. doi: 10.1542/peds.2009-2656.

73. Pinheiro JM, Furdon SA, Boynton S, Dugan R, Reu-Donlon C, Jensen S. Decreasing hypothermia during delivery room stabilization of preterm neonates. *Pediatrics.* 2014;133:e218–e226. doi: 10.1542/peds.2013-1293.

74. Petrova A, Demissie K, Rhoads GG, Smulian JC, Marcella S, Ananth CV. Association of maternal fever during labor with neonatal and infant morbidity and mortality. *Obstet Gynecol.* 2001;98:20–27.

75. Alexander JM, McIntire DM, Leveno KJ. Chorioamnionitis and the prognosis for term infants. *Obstet Gynecol.* 1999;94:274–278.

76. Greenwell EA, Wyshak G, Ringer SA, Johnson LC, Rivkin MJ, Lieberman E. Intrapartum temperature elevation, epidural use, and adverse outcome in term infants. *Pediatrics.* 2012;129:e447–e454. doi: 10.1542/peds.2010-2301.

77. Goetzl L, Manevich Y, Roedner C, Praktish A, Hebbar L, Townsend DM. Maternal and fetal oxidative stress and intrapartum term fever. *Am J Obstet Gynecol.* 2010;202: 363.e1–363.e5. doi: 10.1016/j.ajog.2010.01. 034.

78. Glass HC, Pham TN, Danielsen B, Towner D, Glidden D, Wu YW. Antenatal and intrapartum risk factors for seizures in term newborns: a population-based study, California 1998-2002. *J Pediatr.* 2009;154:24–28.e1. doi: 10.1016/j.jpeds.2008.07.008.

79. Lieberman E, Lang J, Richardson DK, Frigoletto FD, Heffner LJ, Cohen A. Intrapartum maternal fever and neonatal outcome. *Pediatrics.* 2000;105(1 pt 1):8–13.

80. Lieberman E, Eichenwald E, Mathur G, Richardson D, Heffner L, Cohen A. Intrapartum fever and unexplained seizures in term infants. *Pediatrics.* 2000;106:983–988.

81. Badawi N, Kurinczuk JJ, Keogh JM, Alessandri LM, O'Sullivan F, Burton PR, Pemberton PJ, Stanley FJ. Intrapartum risk factors for newborn encephalopathy: the Western Australian case-control study. *BMJ.* 1998;317:1554–1558.

82. Impey L, Greenwood C, MacQuillan K, Reynolds M, Sheil O. Fever in labour and neonatal encephalopathy: a prospective cohort study. *BJOG.* 2001;108:594–597.

83. Impey LW, Greenwood CE, Black RS, Yeh PS, Sheil O, Doyle P. The relationship between intrapartum maternal fever and neonatal acidosis as risk factors for neonatal encephalopathy. *Am J Obstet Gynecol.* 2008; 198:49.e1–49.e6. doi: 10.1016/j.ajog.2007.06. 011.

84. Linder N, Fridman E, Makhoul A, Lubin D, Klinger G, Laron-Kenet T, Yogev Y, Melamed N. Management of term newborns following maternal intrapartum fever. *J Matern Fetal Neonatal Med.* 2013;26:207–210. doi: 10.3109/14767058.2012.722727.

85. Butwick AJ, Lipman SS, Carvalho B. Intraoperative forced air-warming during cesarean delivery under spinal anesthesia does not prevent maternal hypothermia. *Anesth Analg.* 2007;105:1413–1419, table of contents. doi: 10.1213/01.ane.0000286167. 96410.27.

86. Fallis WM, Hamelin K, Symonds J, Wang X. Maternal and newborn outcomes related to maternal warming during cesarean delivery. *J Obstet Gynecol Neonatal Nurs.* 2006;35:324–331. doi: 10.1111/j.1552-6909. 2006.00052.x.

87. Horn EP, Schroeder F, Gottschalk A, Sessler DI, Hiltmeyer N, Standl T, Schulte am Esch J. Active warming during cesarean delivery. *Anesth Analg.* 2002;94:409–414, table of contents.

88. Woolnough M, Allam J, Hemingway C, Cox M, Yentis SM. Intra-operative fluid warming in elective caesarean section: a blinded randomised controlled trial. *Int J Obstet Anesth.* 2009;18:346–351. doi: 10.1016/ j.ijoa.2009.02.009.

89. Yokoyama K, Suzuki M, Shimada Y, Matsushima T, Bito H, Sakamoto A. Effect of administration of pre-warmed intravenous fluids on the frequency of hypothermia following spinal anesthesia for Cesarean delivery. *J Clin Anesth.* 2009;21: 242–248. doi: 10.1016/j.jclinane.2008.12. 010.

90. Belsches TC, Tilly AE, Miller TR, Kambeyanda RH, Leadford A, Manasyan A, Chomba E, Ramani M, Ambalavanan N, Carlo WA. Randomized trial of plastic bags to prevent term neonatal hypothermia in a resource-poor setting. *Pediatrics.* 2013; 132:e656–e661. doi: 10.1542/peds.2013-0172.

91. Leadford AE, Warren JB, Manasyan A, Chomba E, Salas AA, Schelonka R, Carlo WA. Plastic bags for prevention of hypothermia in preterm and low birth weight infants. *Pediatrics.* 2013;132:e128–e134. doi: 10.1542/peds.2012-2030.

92. Raman S, Shahla A. Temperature drop in normal term newborn infants born at the University Hospital, Kuala Lumpur. *Aust N Z J Obstet Gynaecol.* 1992;32:117–119.

93. Bergman NJ, Linley LL, Fawcus SR. Randomized controlled trial of skin-to-skin contact from birth versus conventional incubator for physiological stabilization in 1200- to 2199-gram newborns. *Acta Paediatr.* 2004;93:779–785.

94. Fardig JA. A comparison of skin-to-skin contact and radiant heaters in promoting neonatal thermoregulation. *J Nurse Midwifery.* 1980;25:19–28.

95. Christensson K, Siles C, Moreno L, Belaustequi A, De La Fuente P, Lagercrantz H, Puyol P, Winberg J. Temperature, metabolic adaptation and crying in healthy full-term newborns cared for skin-to-skin or in a cot. *Acta Paediatr.* 1992;81:488–493.

96. Christensson K. Fathers can effectively achieve heat conservation in healthy newborn infants. *Acta Paediatr.* 1996;85: 1354–1360.

97. Bystrova K, Widström AM, Matthiesen AS, Ransjö-Arvidson AB, Welles-Nyström B, Wassberg C, Vorontsov I, Uvnäs-Moberg K. Skin-to-skin contact may reduce negative consequences of "the stress of being born": a study on temperature in newborn infants, subjected to different ward routines in St. Petersburg. *Acta Paediatr.* 2003;92:320–326.

98. Gouchon S, Gregori D, Picotto A, Patrucco G, Nangeroni M, Di Giulio P. Skin-to-skin contact after cesarean delivery: an experimental study. *Nurs Res.* 2010;59:78–84. doi: 10.1097/NNR.0b013e3181d1a8bc.

99. Marín Gabriel MA, Llana Martín I, López Escobar A, Fernández Villalba E, Romero

Downloaded from by guest on March 14, 2016

Blanco I, Touza Pol P. Randomized controlled trial of early skin-to-skin contact: effects on the mother and the newborn. *Acta Paediatr.* 2010;99:1630–1634. doi: 10.1111/j.1651-2227.2009.01597.x.

100. Nimbalkar SM, Patel VK, Patel DV, Nimbalkar AS, Sethi A, Phatak A. Effect of early skin-to-skin contact following normal delivery on incidence of hypothermia in neonates more than 1800 g: randomized control trial. *J Perinatol.* 2014;34:364–368. doi: 10.1038/jp.2014.15.

101. Gungor S, Kurt E, Teksoz E, Goktolga U, Ceyhan T, Baser I. Oronasopharyngeal suction versus no suction in normal and term infants delivered by elective cesarean section: a prospective randomized controlled trial. *Gynecol Obstet Invest.* 2006;61:9–14. doi: 10.1159/000087604.

102. Waltman PA, Brewer JM, Rogers BP, May WL. Building evidence for practice: a pilot study of newborn bulb suctioning at birth. *J Midwifery Womens Health.* 2004;49:32–38. doi: 10.1016/j.jmwh.2003.10.003.

103. Carrasco M, Martell M, Estol PC. Oronasopharyngeal suction at birth: effects on arterial oxygen saturation. *J Pediatr.* 1997;130:832–834.

104. Perlman JM, Volpe JJ. Suctioning in the preterm infant: effects on cerebral blood flow velocity, intracranial pressure, and arterial blood pressure. *Pediatrics.* 1983;72:329–334.

105. Simbruner G, Coradello H, Fodor M, Havelec L, Lubec G, Pollak A. Effect of tracheal suction on oxygenation, circulation, and lung mechanics in newborn infants. *Arch Dis Child.* 1981;56:326–330.

106. Vain NE, Szyld EG, Prudent LM, Wiswell TE, Aguilar AM, Vivas NI. Oropharyngeal and nasopharyngeal suctioning of meconium-stained neonates before delivery of their shoulders: multicentre, randomised controlled trial. *Lancet.* 2004;364:597–602. doi: 10.1016/S0140-6736(04)16852-9.

107. Al Takroni AM, Parvathi CK, Mendis KB, Hassan S, Reddy I, Kudair HA. Selective tracheal suctioning to prevent meconium aspiration syndrome. *Int J Gynaecol Obstet.* 1998;63:259–263.

108. Chettri S, Adhisivam B, Bhat BV. Endotracheal suction for nonvigorous neonates born through meconium stained amniotic fluid: a randomized controlled trial. *J Pediatr.* 2015;166:1208–1213.e1. doi: 10.1016/j.jpeds.2014.12.076.

109. Davis RO, Philips JB 3rd, Harris BA Jr, Wilson ER, Huddleston JF. Fatal meconium aspiration syndrome occurring despite airway management considered appropriate. *Am J Obstet Gynecol.* 1985;151:731–736.

110. Dooley SL, Pesavento DJ, Depp R, Socol ML, Tamura RK, Wiringa KS. Meconium below the vocal cords at delivery: correlation with intrapartum events. *Am J Obstet Gynecol.* 1985;153:767–770.

111. Hageman JR, Conley M, Francis K, Stenske J, Wolf I, Santi V, Farrell EE. Delivery room management of meconium staining of the amniotic fluid and the development of meconium aspiration syndrome. *J Perinatol.* 1988;8:127–131.

112. Manganaro R, Mami C, Palmara A, Paolata A, Gemelli M. Incidence of meconium aspiration syndrome in term meconium-stained babies managed at birth with selective tracheal intubation. *J Perinat Med.* 2001;29:465–468. doi: 10.1515/JPM.2001.065.

113. Peng TC, Gutcher GR, Van Dorsten JP. A selective aggressive approach to the neonate exposed to meconium-stained amniotic fluid. *Am J Obstet Gynecol.* 1996;175:296–301; discussion 301.

114. Rossi EM, Philipson EH, Williams TG, Kalhan SC. Meconium aspiration syndrome: intrapartum and neonatal attributes. *Am J Obstet Gynecol.* 1989;161:1106–1110.

115. Suresh GK, Sarkar S. Delivery room management of infants born through thin meconium stained liquor. *Indian Pediatr.* 1994;31:1177–1181.

116. Yoder BA. Meconium-stained amniotic fluid and respiratory complications: impact of selective tracheal suction. *Obstet Gynecol.* 1994;83:77–84.

117. Kamlin CO, O'Donnell CP, Everest NJ, Davis PG, Morley CJ. Accuracy of clinical assessment of infant heart rate in the delivery room. *Resuscitation.* 2006;71:319–321. doi: 10.1016/j.resuscitation.2006.04.015.

118. Dawson JA, Saraswat A, Simionato L, Thio M, Kamlin CO, Owen LS, Schmölzer GM, Davis PG. Comparison of heart rate and oxygen saturation measurements from Masimo and Nellcor pulse oximeters in newly born term infants. *Acta Paediatr.* 2013;102:955–960. doi: 10.1111/apa.12329.

119. Kamlin CO, Dawson JA, O'Donnell CP, Morley CJ, Donath SM, Sekhon J, Davis PG. Accuracy of pulse oximetry measurement of heart rate of newborn infants in the delivery room. *J Pediatr.* 2008;152:756–760. doi: 10.1016/j.jpeds.2008.01.002.

120. Katheria A, Rich W, Finer N. Electrocardiogram provides a continuous heart rate faster than oximetry during neonatal resuscitation. *Pediatrics.* 2012;130:e1177–e1181. doi: 10.1542/peds.2012-0784.

121. Mizumoto H, Tomotaki S, Shibata H, Ueda K, Akashi R, Uchio H, Hata D. Electrocardiogram shows reliable heart rates much earlier than pulse oximetry during neonatal resuscitation. *Pediatr Int.* 2012;54:205–207. doi: 10.1111/j.1442-200X.2011.03506.x.

122. van Vonderen JJ, Hooper SB, Kroese JK, Roest AA, Narayen IC, van Zwet EW, te Pas AB. Pulse oximetry measures a lower heart rate at birth compared with electrocardiography. *J Pediatr.* 2015;166:49–53. doi: 10.1016/j.jpeds.2014.09.015.

123. Mariani G, Dik PB, Ezquer A, Aguirre A, Esteban ML, Perez C, Fernandez Jonusas S, Fustiñana C. Pre-ductal and post-ductal O2 saturation in healthy term neonates after birth. *J Pediatr.* 2007;150:418–421. doi: 10.1016/j.jpeds.2006.12.015.

124. Armanian AM, Badiee Z. Resuscitation of preterm newborns with low concentration oxygen versus high concentration oxygen. *J Res Pharm Pract.* 2012;1:25–29. doi: 10.4103/2279-042X.99674.

125. Kapadia VS, Chalak LF, Sparks JE, Allen JR, Savani RC, Wyckoff MH. Resuscitation of preterm neonates with limited versus high oxygen strategy. *Pediatrics.* 2013;132:e1488–e1496. doi: 10.1542/peds.2013-0978.

126. Lundstrøm KE, Pryds O, Greisen G. Oxygen at birth and prolonged cerebral vasoconstriction in preterm infants. *Arch Dis Child Fetal Neonatal Ed.* 1995;73:F81–F86.

127. Rabi Y, Singhal N, Nettel-Aguirre A. Room-air versus oxygen administration for resuscitation of preterm infants: the ROAR study. *Pediatrics.* 2011;128:e374–e381. doi: 10.1542/peds.2010-3130.

128. Rook D, Schierbeek H, Vento M, Vlaardingerbroek H, van der Eijk AC, Longini M, Buonocore G, Escobar J, van Goudoever JB, Vermeulen MJ. Resuscitation of preterm infants with different inspired oxygen fractions. *J Pediatr.* 2014;164:1322–6.e3. doi: 10.1016/j.jpeds.2014.02.019.

129. Vento M, Moro M, Escrig R, Arruza L, Villar G, Izquierdo I, Roberts LJ 2nd, Arduini A, Escobar JJ, Sastre J, Asensi MA. Preterm resuscitation with low oxygen causes less oxidative stress, inflammation, and chronic lung disease. *Pediatrics.* 2009;124:e439–e449. doi: 10.1542/peds.2009-0434.

130. Wang CL, Anderson C, Leone TA, Rich W, Govindaswami B, Finer NN. Resuscitation of preterm neonates by using room air or 100% oxygen. *Pediatrics.* 2008;121:1083–1089. doi: 10.1542/peds.2007-1460.

131. Klingenberg C, Sobotka KS, Ong T, Allison BJ, Schmölzer GM, Moss TJ, Polglase GR, Dawson JA, Davis PG, Hooper SB. Effect of sustained inflation duration; resuscitation of near-term asphyxiated lambs. *Arch Dis Child Fetal Neonatal Ed.* 2013;98:

Downloaded from by guest on March 14, 2016

F222–F227. doi: 10.1136/archdischild-2012-301787.

132. te Pas AB, Siew M, Wallace MJ, Kitchen MJ, Fouras A, Lewis RA, Yagi N, Uesugi K, Donath S, Davis PG, Morley CJ, Hooper SB. Effect of sustained inflation length on establishing functional residual capacity at birth in ventilated premature rabbits. *Pediatr Res.* 2009;66:295–300. doi: 10.1203/PDR.0b013e3181b1bca4.

133. Harling AE, Beresford MW, Vince GS, Bates M, Yoxall CW. Does sustained lung inflation at resuscitation reduce lung injury in the preterm infant? *Arch Dis Child Fetal Neonatal Ed.* 2005;90:F406–F410. doi: 10.1136/adc.2004.059303.

134. Lindner W, Högel J, Pohlandt F. Sustained pressure-controlled inflation or intermittent mandatory ventilation in preterm infants in the delivery room? A randomized, controlled trial on initial respiratory support via nasopharyngeal tube. *Acta Paediatr.* 2005;94:303–309.

135. Lista G, Boni L, Scopesi F, Mosca F, Trevisanuto D, Messner H, Vento G, Magaldi R, Del Vecchio A, Agosti M, Gizzi C, Sandri F, Biban P, Bellettato M, Gazzolo D, Boldrini A, Dani C; SLI Trial Investigators. Sustained lung inflation at birth for preterm infants: a randomized clinical trial. *Pediatrics.* 2015;135:e457–e464. doi: 10.1542/peds.2014-1692.

136. Lindner W, Vossbeck S, Hummler H, Pohlandt F. Delivery room management of extremely low birth weight infants: spontaneous breathing or intubation? *Pediatrics.* 1999;103(5 pt 1):961–967.

137. Lista G, Fontana P, Castoldi F, Cavigioli F, Dani C. Does sustained lung inflation at birth improve outcome of preterm infants at risk for respiratory distress syndrome? *Neonatology.* 2011;99:45–50. doi: 10.1159/000298312.

138. Dawson JA, Schmölzer GM, Kamlin CO, Te Pas AB, O'Donnell CP, Donath SM, Davis PG, Morley CJ. Oxygenation with T-piece versus self-inflating bag for ventilation of extremely preterm infants at birth: a randomized controlled trial. *J Pediatr.* 2011;158:912–918.e1. doi: 10.1016/j.jpeds.2010.12.003.

139. Szyld E, Aguilar A, Musante GA, Vain N, Prudent L, Fabres J, Carlo WA; Delivery Room Ventilation Devices Trial Group. Comparison of devices for newborn ventilation in the delivery room. *J Pediatr.* 2014;165:234–239.e3. doi: 10.1016/j.jpeds.2014.02.035.

140. Dawson JA, Gerber A, Kamlin CO, Davis PG, Morley CJ. Providing PEEP during neonatal resuscitation: which device is best? *J Paediatr Child Health.* 2011;47:698–703. doi: 10.1111/j.1440-1754.2011.02036.x.

141. Morley CJ, Dawson JA, Stewart MJ, Hussain F, Davis PG. The effect of a PEEP valve on a Laerdal neonatal self-inflating resuscitation bag. *J Paediatr Child Health.* 2010;46:51–56. doi: 10.1111/j.1440-1754.2009.01617.x.

142. Bennett S, Finer NN, Rich W, Vaucher Y. A comparison of three neonatal resuscitation devices. *Resuscitation.* 2005;67:113–118. doi: 10.1016/j.resuscitation.2005.02.016.

143. Kelm M, Proquitté H, Schmalisch G, Roehr CC. Reliability of two common PEEP-generating devices used in neonatal resuscitation. *Klin Padiatr.* 2009;221:415–418. doi: 10.1055/s-0029-1233493.

144. Oddie S, Wyllie J, Scally A. Use of self-inflating bags for neonatal resuscitation. *Resuscitation.* 2005;67:109–112. doi: 10.1016/j.resuscitation.2005.05.004.

145. Hussey SG, Ryan CA, Murphy BP. Comparison of three manual ventilation devices using an intubated mannequin. *Arch Dis Child Fetal Neonatal Ed.* 2004;89:F490–F493. doi: 10.1136/adc.2003.047712.

146. Finer NN, Rich W, Craft A, Henderson C. Comparison of methods of bag and mask ventilation for neonatal resuscitation. *Resuscitation.* 2001;49:299–305.

147. Schmölzer GM, Morley CJ, Wong C, Dawson JA, Kamlin CO, Donath SM, Hooper SB, Davis PG. Respiratory function monitor guidance of mask ventilation in the delivery room: a feasibility study. *J Pediatr.* 2012;160:377–381.e2. doi: 10.1016/j.jpeds.2011.09.017.

148. Kong JY, Rich W, Finer NN, Leone TA. Quantitative end-tidal carbon dioxide monitoring in the delivery room: a randomized controlled trial. *J Pediatr.* 2013;163:104–8.e1. doi: 10.1016/j.jpeds.2012.12.016.

149. Esmail N, Saleh M, et al. Laryngeal mask airway versus endotracheal intubation for Apgar score improvement in neonatal resuscitation. *Egypt J Anesth.* 2002;18:115–121.

150. Morley CJ, Davis PG, Doyle LW, Brion LP, Hascoet JM, Carlin JB; COIN Trial Investigators. Nasal CPAP or intubation at birth for very preterm infants. *N Engl J Med.* 2008;358:700–708. doi: 10.1056/NEJMoa072788.

151. SUPPORT Study Group of the Eunice Kennedy Shriver NICHD Neonatal Research Network, Finer NN, Carlo WA, Walsh MC, Rich W, Gantz MG, Laptook AR, Yoder BA, Faix RG, Das A, Poole WK, Donovan EF, Newman NS, Ambalavanan N, Frantz ID 3rd, Buchter S, Sanchez PJ, Kennedy KA, Laroia N, Poindexter BB, Cotten CM, Van Meurs KP, Duara S, Narendran V, Sood BG, O'Shea TM, Bell EF, Bhandari V, Watterberg KL, Higgins RD. Early CPAP versus surfactant in extremely preterm infants. *N Engl J Med.* 2010;362:1970–1979.

152. Dunn MS, Kaempf J, de Klerk A, de Klerk R, Reilly M, Howard D, Ferrelli K, O'Conor J, Soll RF; Vermont Oxford Network DRM Study Group. Randomized trial comparing 3 approaches to the initial respiratory management of preterm neonates. *Pediatrics.* 2011;128:e1069–e1076. doi: 10.1542/peds.2010-3848.

153. Orlowski JP. Optimum position for external cardiac compression in infants and young children. *Ann Emerg Med.* 1986;15:667–673.

154. Phillips GW, Zideman DA. Relation of infant heart to sternum: its significance in cardiopulmonary resuscitation. *Lancet.* 1986;1:1024–1025.

155. Saini SS, Gupta N, Kumar P, Bhalla AK, Kaur H. A comparison of two-fingers technique and two-thumbs encircling hands technique of chest compression in neonates. *J Perinatol.* 2012;32:690–694. doi: 10.1038/jp.2011.167.

156. You Y. Optimum location for chest compressions during two-rescuer infant cardiopulmonary resuscitation. *Resuscitation.* 2009;80:1378–1381. doi: 10.1016/j.resuscitation.2009.08.013.

157. Meyer A, Nadkarni V, Pollock A, Babbs C, Nishisaki A, Braga M, Berg RA, Ades A. Evaluation of the Neonatal Resuscitation Program's recommended chest compression depth using computerized tomography imaging. *Resuscitation.* 2010;81:544–548. doi: 10.1016/j.resuscitation.2010.01.032.

158. Christman C, Hemway RJ, Wyckoff MH, Perlman JM. The two-thumb is superior to the two-finger method for administering chest compressions in a manikin model of neonatal resuscitation. *Arch Dis Child Fetal Neonatal Ed.* 2011;96:F99–F101. doi: 10.1136/adc.2009.180406.

159. David R. Closed chest cardiac massage in the newborn infant. *Pediatrics.* 1988;81:552–554.

160. Dellimore K, Heunis S, Gohier F, Archer E, de Villiers A, Smith J, Scheffer C. Development of a diagnostic glove for unobtrusive measurement of chest compression force and depth during neonatal CPR. *Conf Proc IEEE Eng Med Biol Soc.* 2013;2013:350–353. doi: 10.1109/EMBC.2013.6609509.

161. Dorfsman ML, Menegazzi JJ, Wadas RJ, Auble TE. Two-thumb vs. two-finger chest

Downloaded from by guest on March 14, 2016

compression in an infant model of prolonged cardiopulmonary resuscitation. *Acad Emerg Med*. 2000;7:1077–1082.

162. Houri PK, Frank LR, Menegazzi JJ, Taylor R. A randomized, controlled trial of two-thumb vs two-finger chest compression in a swine infant model of cardiac arrest [see comment]. *Prehosp Emerg Care*. 1997;1:65–67.

163. Martin PS, Kemp AM, Theobald PS, Maguire SA, Jones MD. Do chest compressions during simulated infant CPR comply with international recommendations? *Arch Dis Child*. 2013;98:576–581. doi: 10.1136/archdischild-2012-302583.

164. Martin PS, Kemp AM, Theobald PS, Maguire SA, Jones MD. Does a more "physiological" infant manikin design effect chest compression quality and create a potential for thoracic over-compression during simulated infant CPR? *Resuscitation*. 2013;84:666–671. doi: 10.1016/j.resuscitation.2012.10.005.

165. Martin P, Theobald P, Kemp A, Maguire S, Maconochie I, Jones M. Real-time feedback can improve infant manikin cardiopulmonary resuscitation by up to 79%–a randomised controlled trial. *Resuscitation*. 2013;84:1125–1130. doi: 10.1016/j.resuscitation.2013.03.029.

166. Menegazzi JJ, Auble TE, Nicklas KA, Hosack GM, Rack L, Goode JS. Two-thumb versus two-finger chest compression during CRP in a swine infant model of cardiac arrest. *Ann Emerg Med*. 1993;22:240–243.

167. MOYA F, JAMES LS, BURNARD ED, HANKS EC. Cardiac massage in the newborn infant through the intact chest. *Am J Obstet Gynecol*. 1962;84:798–803.

168. Park J, Yoon C, Lee JC, Jung JY, Kim do K, Kwak YH, Kim HC. Manikin-integrated digital measuring system for assessment of infant cardiopulmonary resuscitation techniques. *IEEE J Biomed Health Inform*. 2014;18:1659–1667. doi: 10.1109/JBHI.2013.2288641.

169. Thaler MM, Stobie GH. An improved technic of external cardiac compression in infants and young children. *N Engl J Med*. 1963;269: 606–610. doi: 10.1056/NEJM196309192691204.

170. Todres ID, Rogers MC. Methods of external cardiac massage in the newborn infant. *J Pediatr*. 1975;86:781–782.

171. Udassi S, Udassi JP, Lamb MA, Theriaque DW, Shuster JJ, Zaritsky AL, Haque IU. Two-thumb technique is superior to two-finger technique during lone rescuer infant manikin CPR. *Resuscitation*. 2010;81:712–717. doi: 10.1016/j.resuscitation.2009.12.029.

172. Whitelaw CC, Slywka B, Goldsmith LJ. Comparison of a two-finger versus two-thumb method for chest compressions by healthcare providers in an infant mechanical model. *Resuscitation*. 2000;43:213–216.

173. Dannevig I, Solevåg AL, Saugstad OD, Nakstad B. Lung injury in asphyxiated newborn pigs resuscitated from cardiac arrest—the impact of supplementary oxygen, longer ventilation intervals and chest compressions at different compression-to-ventilation ratios. *Open Respir Med J*. 2012;6:89–96. doi: 10.2174/1874306401206010089.

174. Dannevig I, Solevåg AL, Sonerud T, Saugstad OD, Nakstad B. Brain inflammation induced by severe asphyxia in newborn pigs and the impact of alternative resuscitation strategies on the newborn central nervous system. *Pediatr Res*. 2013;73:163–170. doi: 10.1038/pr.2012.167.

175. Hemway RJ, Christman C, Perlman J. The 3:1 is superior to a 15:2 ratio in a newborn manikin model in terms of quality of chest compressions and number of ventilations. *Arch Dis Child Fetal Neonatal Ed*. 2013;98:F42–F45. doi: 10.1136/archdischild-2011-301334.

176. Solevåg AL, Dannevig I, Wyckoff M, Saugstad OD, Nakstad B. Extended series of cardiac compressions during CPR in a swine model of perinatal asphyxia. *Resuscitation*. 2010; 81:1571–1576. doi: 10.1016/j.resuscitation.2010.06.007.

177. Solevåg AL, Dannevig I, Wyckoff M, Saugstad OD, Nakstad B. Return of spontaneous circulation with a compression:ventilation ratio of 15:2 versus 3:1 in newborn pigs with cardiac arrest due to asphyxia. *Arch Dis Child Fetal Neonatal Ed*. 2011;96:F417–F421. doi: 10.1136/adc.2010.200386.

178. Solevåg AL, Madland JM, Gjærum E, Nakstad B. Minute ventilation at different compression to ventilation ratios, different ventilation rates, and continuous chest compressions with asynchronous ventilation in a newborn manikin. *Scand J Trauma Resusc Emerg Med*. 2012;20:73. doi: 10.1186/1757-7241-20-73.

179. Lakshminrusimha S, Steinhorn RH, Wedgwood S, Savorgnan F, Nair J, Mathew B, Gugino SF, Russell JA, Swartz DD. Pulmonary hemodynamics and vascular reactivity in asphyxiated term lambs resuscitated with 21 and 100% oxygen. *J Appl Physiol (1985)*. 2011;111:1441–1447. doi: 10.1152/japplphysiol.00711.2011.

180. Linner R, Werner O, Perez-de-Sa V, Cunha-Goncalves D. Circulatory recovery is as fast with air ventilation as with 100% oxygen after asphyxia-induced cardiac arrest in piglets. *Pediatr Res*. 2009;66:391–394. doi: 10.1203/PDR.0b013e3181b3b110.

181. Lipinski CA, Hicks SD, Callaway CW. Normoxic ventilation during resuscitation and outcome from asphyxial cardiac arrest in rats. *Resuscitation*. 1999;42:221–229.

182. Perez-de-Sa V, Cunha-Goncalves D, Nordh A, Hansson S, Larsson A, Ley D, Fellman V, Werner O. High brain tissue oxygen tension during ventilation with 100% oxygen after fetal asphyxia in newborn sheep. *Pediatr Res*. 2009;65:57–61.

183. Solevåg AL, Dannevig I, Nakstad B, Saugstad OD. Resuscitation of severely asphyctic newborn pigs with cardiac arrest by using 21% or 100% oxygen. *Neonatology*. 2010;98:64–72. doi: 10.1159/000275560.

184. Temesvári P, Karg E, Bódi I, Németh I, Pintér S, Lazics K, Domoki F, Bari F. Impaired early neurologic outcome in newborn piglets reoxygenated with 100% oxygen compared with room air after pneumothorax-induced asphyxia. *Pediatr Res*. 2001;49:812–819. doi: 10.1203/00006450-200106000-00017.

185. Walson KH, Tang M, Glumac A, Alexander H, Manole MD, Ma L, Hsia CJ, Clark RS, Kochanek PM, Kagan VE, Bayr H. Normoxic versus hyperoxic resuscitation in pediatric asphyxial cardiac arrest: effects on oxidative stress. *Crit Care Med*. 2011;39:335–343. doi: 10.1097/CCM.0b013e3181ffda0e.

186. Yeh ST, Cawley RJ, Aune SE, Angelos MG. Oxygen requirement during cardiopulmonary resuscitation (CPR) to effect return of spontaneous circulation. *Resuscitation*. 2009;80:951–955. doi: 10.1016/j.resuscitation.2009.05.001.

187. Berg RA, Henry C, Otto CW, Sanders AB, Kern KB, Hilwig RW, Ewy GA. Initial end-tidal CO2 is markedly elevated during cardiopulmonary resuscitation after asphyxial cardiac arrest. *Pediatr Emerg Care*. 1996;12:245–248.

188. Bhende MS, Karasic DG, Menegazzi JJ. Evaluation of an end-tidal CO2 detector during cardiopulmonary resuscitation in a canine model for pediatric cardiac arrest. *Pediatr Emerg Care*. 1995;11:365–368.

189. Bhende MS, Thompson AE. Evaluation of an end-tidal CO2 detector during pediatric cardiopulmonary resuscitation. *Pediatrics*. 1995;95:395–399.

190. Bhende MS, Karasic DG, Karasic RB. End-tidal carbon dioxide changes during cardiopulmonary resuscitation after experimental

Downloaded from by guest on March 14, 2016

asphyxial cardiac arrest. *Am J Emerg Med.* 1996;14:349–350. doi: 10.1016/S0735-6757(96)90046-7.

191. Chalak LF, Barber CA, Hynan L, Garcia D, Christie L, Wyckoff MH. End-tidal CO_2 detection of an audible heart rate during neonatal cardiopulmonary resuscitation after asystole in asphyxiated piglets. *Pediatr Res.* 2011;69(5 pt 1):401–405. doi: 10.1203/PDR.0b013e3182125f7f.

192. Jacobs SE, Morley CJ, Inder TE, Stewart MJ, Smith KR, McNamara PJ, Wright IM, Kirpalani HM, Darlow BA, Doyle LW; Infant Cooling Evaluation Collaboration. Whole-body hypothermia for term and near-term newborns with hypoxic-ischemic encephalopathy: a randomized controlled trial. *Arch Pediatr Adolesc Med.* 2011;165:692–700. doi: 10.1001/archpediatrics.2011.43.

193. Bharadwaj SK, Bhat BV. Therapeutic hypothermia using gel packs for term neonates with hypoxic ischaemic encephalopathy in resource-limited settings: a randomized controlled trial. *J Trop Pediatr.* 2012;58:382–388. doi: 10.1093/tropej/fms005.

194. Robertson NJ, Hagmann CF, Acolet D, Allen E, Nyombi N, Elbourne D, Costello A, Jacobs I, Nakakeeto M, Cowan F. Pilot randomized trial of therapeutic hypothermia with serial cranial ultrasound and 18-22 month follow-up for neonatal encephalopathy in a low resource hospital setting in Uganda: study protocol. *Trials.* 2011;12:138. doi: 10.1186/1745-6215-12-138.

195. Thayyil S, Shankaran S, Wade A, Cowan FM, Ayer M, Satheesan K, Sreejith C, Eyles H, Taylor AM, Bainbridge A, Cady EB, Robertson NJ, Price D, Balraj G. Whole-body cooling in neonatal encephalopathy using phase changing material. *Arch Dis Child Fetal Neonatal Ed.* 2013;98:F280–F281. doi: 10.1136/archdischild-2013-303840.

196. Bottoms SF, Paul RH, Mercer BM, MacPherson CA, Caritis SN, Moawad AH, Van Dorsten JP, Hauth JC, Thurnau GR, Miodovnik M, Meis PM, Roberts JM, McNellis D, Iams JD. Obstetric determinants of neonatal survival: antenatal predictors of neonatal survival and morbidity in extremely low birth weight infants. *Am J Obstet Gynecol.* 1999;180 (3 pt 1):665–669.

197. Ambalavanan N, Carlo WA, Bobashev G, Mathias E, Liu B, Poole K, Fanaroff AA, Stoll BJ, Ehrenkranz R, Wright LL; National Institute of Child Health and Human Development Neonatal Research Network. Prediction of death for extremely low birth weight neonates. *Pediatrics.* 2005;116:1367–1373. doi: 10.1542/peds.2004-2099.

198. Manktelow BN, Seaton SE, Field DJ, Draper ES. Population-based estimates of in-unit survival for very preterm infants. *Pediatrics.* 2013;131:e425–e432. doi: 10.1542/peds.2012-2189.

199. Medlock S, Ravelli AC, Tamminga P, Mol BW, Abu-Hanna A. Prediction of mortality in very premature infants: a systematic review of prediction models. *PLoS One.* 2011;6:e23441. doi: 10.1371/journal.pone.0023441.

200. Tyson JE, Parikh NA, Langer J, Green C, Higgins RD; National Institute of Child Health and Human Development Neonatal Research Network. Intensive care for extreme prematurity—moving beyond gestational age. *N Engl J Med.* 2008;358:1672–1681. doi: 10.1056/NEJMoa073059.

201. Casalaz DM, Marlow N, Speidel BD. Outcome of resuscitation following unexpected apparent stillbirth. *Arch Dis Child Fetal Neonatal Ed.* 1998;78:F112–F115.

202. Harrington DJ, Redman CW, Moulden M, Greenwood CE. The long-term outcome in surviving infants with Apgar zero at 10 minutes: a systematic review of the literature and hospital-based cohort. *Am J Obstet Gynecol.* 2007;196:463.e1–463.e5. doi: 10.1016/j.ajog.2006.10.877.

203. Kasdorf E, Laptook A, Azzopardi D, Jacobs S, Perlman JM. Improving infant outcome with a 10 min Apgar of 0. *Arch Dis Child Fetal Neonatal Ed.* 2015;100:F102–F105. doi: 10.1136/archdischild-2014-306687.

204. Laptook AR, Shankaran S, Ambalavanan N, Carlo WA, McDonald SA, Higgins RD, Das A; Hypothermia Subcommittee of the NICHD Neonatal Research Network. Outcome of term infants using apgar scores at 10 minutes following hypoxic-ischemic encephalopathy. *Pediatrics.* 2009;124:1619–1626. doi: 10.1542/peds.2009-0934.

205. Patel H, Beeby PJ. Resuscitation beyond 10 minutes of term babies born without signs of life. *J Paediatr Child Health.* 2004;40:136–138.

206. Sarkar S, Bhagat I, Dechert RE, Barks JD. Predicting death despite therapeutic hypothermia in infants with hypoxic-ischaemic encephalopathy. *Arch Dis Child Fetal Neonatal Ed.* 2010;95:F423–F428. doi: 10.1136/adc.2010.182725.

207. Breckwoldt J, Svensson J, Lingemann C, Gruber H. Does clinical teacher training always improve teaching effectiveness as opposed to no teacher training? A randomized controlled study. *BMC Med Educ.* 2014;14:6. doi: 10.1186/1472-6920-14-6.

208. Boerboom TB, Jaarsma D, Dolmans DH, Scherpbier AJ, Mastenbroek NJ, Van Beukelen P. Peer group reflection helps clinical teachers to critically reflect on their teaching. *Med Teach.* 2011;33:e615–e623. doi: 10.3109/0142159X.2011.610840.

209. Litzelman DK, Stratos GA, Marriott DJ, Lazaridis EN, Skeff KM. Beneficial and harmful effects of augmented feedback on physicians' clinical-teaching performances. *Acad Med.* 1998;73:324–332.

210. Naji SA, Maguire GP, Fairbairn SA, Goldberg DP, Faragher EB. Training clinical teachers in psychiatry to teach interviewing skills to medical students. *Med Educ.* 1986;20:140–147.

211. Schum TR, Yindra KJ. Relationship between systematic feedback to faculty and ratings of clinical teaching. *Acad Med.* 1996;71:1100–1102.

212. Skeff KM, Stratos G, Campbell M, Cooke M, Jones HW III. Evaluation of the seminar method to improve clinical teaching. *J Gen Intern Med.* 1986;1:315–322.

213. Lye P, Heidenreich C, Wang-Cheng R, Bragg D, Simpson D; Advanced Faculty Development Group. Experienced clinical educators improve their clinical teaching effectiveness. *Ambul Pediatr.* 2003;3:93–97.

214. Regan-Smith M, Hirschmann K, Iobst W. Direct observation of faculty with feedback: an effective means of improving patient-centered and learner-centered teaching skills. *Teach Learn Med.* 2007;19:278–286. doi: 10.1080/10401330701366739.

215. American Academy of Pediatrics, American Heart Association. *Textbook of Neonatal Resuscitation (NRP).* Chicago, IL: American Academy of Pediatrics;2011.

216. Berden HJ, Willems FF, Hendrick JM, Pijls NH, Knape JT. How frequently should basic cardiopulmonary resuscitation training be repeated to maintain adequate skills? *BMJ.* 1993;306:1576–1577.

217. Ernst KD, Cline WL, Dannaway DC, Davis EM, Anderson MP, Atchley CB, Thompson BM. Weekly and consecutive day neonatal intubation training: comparable on a pediatrics clerkship. *Acad Med.* 2014;89:505–510. doi: 10.1097/ACM.0000000000000150.

218. Kaczorowski J, Levitt C, Hammond M, Outerbridge E, Grad R, Rothman A, Graves L. Retention of neonatal resuscitation skills and knowledge: a randomized controlled trial. *Fam Med.* 1998;30:705–711.

219. Kovacs G, Bullock G, Ackroyd-Stolarz S, Cain E, Petrie D. A randomized controlled trial on the effect of educational interventions in promoting airway management skill maintenance. *Ann Emerg Med.* 2000;36:301–309. doi: 10.1067/mem.2000.109339.

220. Montgomery C, Kardong-Edgren SE, Oermann MH, Odom-Maryon T. Student satisfaction and self report of CPR competency:

Downloaded from by guest on March 14, 2016

HeartCode BLS courses, instructor-led CPR courses, and monthly voice advisory manikin practice for CPR skill maintenance. *Int J Nurs Educ Scholarsh.* 2012;9. doi: 10.1515/1548-923X.2361.

221. Oermann MH, Kardong-Edgren SE, Odom-Maryon T. Effects of monthly practice on nursing students' CPR psychomotor skill performance. *Resuscitation.* 2011;82:447–453. doi: 10.1016/j.resuscitation. 2010.11.022.

222. Stross JK. Maintaining competency in advanced cardiac life support skills. *JAMA.* 1983;249:3339–3341.

223. Su E, Schmidt TA, Mann NC, Zechnich AD. A randomized controlled trial to assess decay in acquired knowledge among paramedics completing a pediatric resuscitation course. *Acad Emerg Med.* 2000;7:779–786.

224. Sutton RM, Niles D, Meaney PA, Aplenc R, French B, Abella BS, Lengetti EL, Berg RA, Helfaer MA, Nadkarni V. "Booster" training: evaluation of instructor-led bedside cardiopulmonary resuscitation skill training and automated corrective feedback to improve cardiopulmonary resuscitation compliance of Pediatric Basic Life Support providers during simulated cardiac arrest. *Pediatr Crit Care Med.* 2011;12:e116–e121. doi: 10.1097/PCC.0b013e3181e91271.

225. Turner NM, Scheffer R, Custers E, Cate OT. Use of unannounced spaced telephone testing to improve retention of knowledge after life-support courses. *Med Teach.* 2011;33: 731–737. doi: 10.3109/0142159X.2010.542521.

226. Lubin J, Carter R. The feasibility of daily mannequin practice to improve intubation success. *Air Med J.* 2009;28:195–197. doi: 10.1016/j.amj.2009.03.006.

227. Mosley CM, Shaw BN. A longitudinal cohort study to investigate the retention of knowledge and skills following attendance on the Newborn Life support course. *Arch Dis Child.* 2013;98:582–586. doi: 10.1136/archdischild-2012-303263.

228. Nadel FM, Lavelle JM, Fein JA, Giardino AP, Decker JM, Durbin DR. Teaching resuscitation to pediatric residents: the effects of an intervention. *Arch Pediatr Adolesc Med.* 2000; 154:1049–1054.

229. Niles D, Sutton RM, Donoghue A, Kalsi MS, Roberts K, Boyle L, Nishisaki A, Arbogast KB, Helfaer M, Nadkarni V. "Rolling Refreshers": a novel approach to maintain CPR psychomotor skill competence. *Resuscitation.* 2009;80: 909–912. doi: 10.1016/j.resuscitation.2009.04.021.

230. Nishisaki A, Donoghue AJ, Colborn S, Watson C, Meyer A, Brown CA 3rd, Helfaer MA, Walls RM, Nadkarni VM. Effect of just-in-time simulation training on tracheal intubation procedure safety in the pediatric intensive care unit. *Anesthesiology.* 2010;113:214–223. doi: 10.1097/ALN.0b013e3181e19bf2.

231. O'Donnell CM, Skinner AC. An evaluation of a short course in resuscitation training in a district general hospital. *Resuscitation.* 1993;26:193–201.

Downloaded from by guest on March 14, 2016

DISCLOSURES

Part 13: Neonatal Resuscitation: 2015 Guidelines Update Writing Group Disclosures

Writing Group Member	Employment	Research Grant	Other Research Support	Speakers' Bureau/ Honoraria	Expert Witness	Ownership Interest	Consultant/ Advisory Board	Other
Myra H. Wyckoff	UT Southwestern Medical School	None	None	None	None	None	None	None
Khalid Aziz	Royal Alexandra Hospital	None	None	None	None	None	None	None
Marilyn B. Escobedo	University of Oklahoma Medical School	None	None	None	None	None	None	None
Vishal S. Kapadia	UT Southwestern	None	Neonatal Resuscitation Program*; NIH/NCATS KL2TR001103†	None	None	None	None	None
John Kattwinkel	University of Virginia Health System	None	None	None	None	None	None	None
Jeffrey M. Perlman	Weill Cornell Medical College	None	Laerdal Foundation for Global Health*	None	None	None	None	None
Wendy M. Simon	American Academy of Pediatrics	None	None	None	None	None	None	None
Gary M. Weiner	University of Michigan	None	None	None	None	None	American Academy of Pediatrics†	None
Jeannette G. Zaichkin	Self-employed	None	None	None	None	None	American Academy of Pediatrics†	None

This table represents the relationships of writing group members that may be perceived as actual or reasonably perceived conflicts of interest as reported on the Disclosure Questionnaire, which all members of the writing group are required to complete and submit. A relationship is considered to be "significant" if (a) the person receives $10 000 or more during any 12-month period, or 5% or more of the person's gross income; or (b) the person owns 5% or more of the voting stock or share of the entity, or owns $10 000 or more of the fair market value of the entity. A relationship is considered to be "modest" if it is less than "significant" under the preceding definition.

* Modest.

† Significant.

Downloaded from by guest on March 14, 2016

APPENDIX

2015 Guidelines Update: Part 13 Recommendations

Year Last Reviewed	Topic	Recommendation	Comments
2015	Umbilical Cord Management	In summary, from the evidence reviewed in the 2010 CoSTR and subsequent review of DCC and cord milking in preterm newborns in the 2015 ILCOR systematic review, DCC for longer than 30 seconds is reasonable for both term and preterm infants who do not require resuscitation at birth (Class IIa, LOE C-LD).	new for 2015
2015	Umbilical Cord Management	There is insufficient evidence to recommend an approach to cord clamping for infants who require resuscitation at birth and more randomized trials involving such infants are encouraged. In light of the limited information regarding the safety of rapid changes in blood volume for extremely preterm infants, we suggest against the routine use of cord milking for infants born at less than 29 weeks of gestation outside of a research setting. Further study is warranted because cord milking may improve initial mean blood pressure, hematologic indices, and reduce intracranial hemorrhage, but thus far there is no evidence for improvement in long-term outcomes (Class IIb, LOE C-LD).	new for 2015
2015	Importance of Maintaining Normal Temperature in the Delivery Room	Preterm infants are especially vulnerable. Hypothermia is also associated with serious morbidities, such as increased respiratory issues, hypoglycemia, and late-onset sepsis. Because of this, admission temperature should be recorded as a predictor of outcomes as well as a quality indicator (Class I, LOE B-NR).	new for 2015
2015	Importance of Maintaining Normal Temperature in the Delivery Room	It is recommended that the temperature of newly born nonasphyxiated infants be maintained between 36.5°C and 37.5°C after birth through admission and stabilization (Class I, LOE C-LD).	new for 2015
2015	Interventions to Maintain Newborn Temperature in the Delivery Room	The use of radiant warmers and plastic wrap with a cap has improved but not eliminated the risk of hypothermia in preterms in the delivery room. Other strategies have been introduced, which include increased room temperature, thermal mattresses, and the use of warmed humidified resuscitation gases. Various combinations of these strategies may be reasonable to prevent hypothermia in infants born at less than 32 weeks of gestation (Class IIb, LOE B-R, B-NR, C-LD).	updated for 2015
2015	Interventions to Maintain Newborn Temperature in the Delivery Room	Compared with plastic wrap and radiant warmer, the addition of a thermal mattress, warmed humidified gases and increased room temperature plus cap plus thermal mattress were all effective in reducing hypothermia. For all the studies, hyperthermia was a concern, but harm was not shown. Hyperthermia (greater than 38.0°C) should be avoided due to the potential associated risks (Class III: Harm, LOE C-EO).	updated for 2015
2015	Warming Hypothermic Newborns to Restore Normal Temperature	The traditional recommendation for the method of rewarming neonates who are hypothermic after resuscitation has been that slower is preferable to faster rewarming to avoid complications such as apnea and arrhythmias. However, there is insufficient current evidence to recommend a preference for either rapid (0.5°C/h or greater) or slow rewarming (less than 0.5°C/h) of unintentionally hypothermic newborns (temperature less than 36°C) at hospital admission. Either approach to rewarming may be reasonable (Class IIb, LOE C-LD).	new for 2015
2015	Maintaining Normothermia in Resource-Limited Settings	In resource-limited settings, to maintain body temperature or prevent hypothermia during transition (birth until 1 to 2 hours of life) in well newborn infants, it may be reasonable to put them in a clean food-grade plastic bag up to the level of the neck and swaddle them after drying (Class IIb, LOE C-LD).	new for 2015
2015	Maintaining Normothermia in Resource-Limited Settings	Another option that may be reasonable is to nurse such newborns with skin-to-skin contact or kangaroo mother care (Class IIb, LOE C-LD).	new for 2015

Downloaded from by guest on March 14, 2016

Appendix Continued

Year Last Reviewed	Topic	Recommendation	Comments
2015	Clearing the Airway When Meconium Is Present	However, if the infant born through meconium-stained amniotic fluid presents with poor muscle tone and inadequate breathing efforts, the initial steps of resuscitation should be completed under the radiant warmer. PPV should be initiated if the infant is not breathing or the heart rate is less than 100/min after the initial steps are completed. Routine intubation for tracheal suction in this setting is not suggested, because there is insufficient evidence to continue recommending this practice (Class IIb, LOE C-LD).	updated for 2015
2015	Assessment of Heart Rate	During resuscitation of term and preterm newborns, the use of 3-lead ECG for the rapid and accurate measurement of the newborn's heart rate may be reasonable (Class IIb, LOE C-LD).	new for 2015
2015	Administration of Oxygen in Preterm Infants	In all studies, irrespective of whether air or high oxygen (including 100%) was used to initiate resuscitation, most infants were in approximately 30% oxygen by the time of stabilization. Resuscitation of preterm newborns of less than 35 weeks of gestation should be initiated with low oxygen (21% to 30%), and the oxygen concentration should be titrated to achieve preductal oxygen saturation approximating the interquartile range measured in healthy term infants after vaginal birth at sea level (Class I, LOE B-R).	new for 2015
2015	Administration of Oxygen	Initiating resuscitation of preterm newborns with high oxygen (65% or greater) is not recommended (Class III: No Benefit, LOE B-R).	new for 2015
2015	Positive Pressure Ventilation (PPV)	There is insufficient data regarding short and long-term safety and the most appropriate duration and pressure of inflation to support routine application of sustained inflation of greater than 5 seconds' duration to the transitioning newborn (Class IIb, LOE B-R).	new for 2015
2015	Positive Pressure Ventilation (PPV)	In 2015, the Neonatal Resuscitation ILCOR and Guidelines Task Forces repeated their 2010 recommendation that, when PPV is administered to preterm newborns, approximately 5 cm H_2O PEEP is suggested (Class IIb, LOE B-R).	updated for 2015
2015	Positive Pressure Ventilation (PPV)	PPV can be delivered effectively with a flow-inflating bag, self-inflating bag, or T-piece resuscitator (Class IIa, LOE B-R).	updated for 2015
2015	Positive Pressure Ventilation (PPV)	Use of respiratory mechanics monitors have been reported to prevent excessive pressures and tidal volumes and exhaled CO_2 monitors may help assess that actual gas exchange is occurring during face-mask PPV attempts. Although use of such devices is feasible, thus far their effectiveness, particularly in changing important outcomes, has not been established (Class IIb, LOE C-LD).	new for 2015
2015	Positive Pressure Ventilation (PPV)	Laryngeal masks, which fit over the laryngeal inlet, can achieve effective ventilation in term and preterm newborns at 34 weeks or more of gestation. Data are limited for their use in preterm infants delivered at less than 34 weeks of gestation or who weigh less than 2000 g. A laryngeal mask may be considered as an alternative to tracheal intubation if face-mask ventilation is unsuccessful in achieving effective ventilation (Class IIb, LOE B-R).	updated for 2015
2015	Positive Pressure Ventilation (PPV)	A laryngeal mask is recommended during resuscitation of term and preterm newborns at 34 weeks or more of gestation when tracheal intubation is unsuccessful or is not feasible (Class I, LOE C-EO).	updated for 2015
2015	CPAP	Based on this evidence, spontaneously breathing preterm infants with respiratory distress may be supported with CPAP initially rather than routine intubation for administering PPV (Class IIb, LOE B-R).	updated for 2015
2015	Chest Compressions	Compressions are delivered on the lower third of the sternum to a depth of approximately one third of the anterior-posterior diameter of the chest (Class IIb, LOE C-LD).	updated for 2015

Downloaded from by guest on March 14, 2016

299

Year Last Reviewed	Topic	Recommendation	Comments
2015	Chest Compressions	Because the 2-thumb technique generates higher blood pressures and coronary perfusion pressure with less rescuer fatigue, the 2 thumb–encircling hands technique is suggested as the preferred method (Class IIb, LOE C-LD).	updated for 2015
2015	Chest Compressions	It is still suggested that compressions and ventilations be coordinated to avoid simultaneous delivery. The chest should be allowed to re-expand fully during relaxation, but the rescuer's thumbs should not leave the chest. The Neonatal Resuscitation ILCOR and Guidelines Task Forces continue to support use of a 3:1 ratio of compressions to ventilation, with 90 compressions and 30 breaths to achieve approximately 120 events per minute to maximize ventilation at an achievable rate (Class IIa, LOE C-LD).	updated for 2015
2015	Chest Compressions	A 3:1 compression-to-ventilation ratio is used for neonatal resuscitation where compromise of gas exchange is nearly always the primary cause of cardiovascular collapse, but rescuers may consider using higher ratios (eg, 15:2) if the arrest is believed to be of cardiac origin (Class IIb, LOE C-EO).	updated for 2015
2015	Chest Compressions	The Neonatal Guidelines Writing Group endorses increasing the oxygen concentration to 100% whenever chest compressions are provided (Class IIa, LOE C-EO).	new for 2015
2015	Chest Compressions	To reduce the risks of complications associated with hyperoxia the supplementary oxygen concentration should be weaned as soon as the heart rate recovers (Class I, LOE C-LD).	new for 2015
2015	Chest Compressions	The current measure for determining successful progress in neonatal resuscitation is to assess the heart rate response. Other devices, such as end-tidal CO_2 monitoring and pulse oximetry, may be useful techniques to determine when return of spontaneous circulation occurs. However, in asystolic/ bradycardic neonates, we suggest against the routine use of any single feedback device such as $ETCO_2$ monitors or pulse oximeters for detection of return of spontaneous circulation, as their usefulness for this purpose in neonates has not been well established (Class IIb, LOE C-LD).	new for 2015
2015	Induced Therapeutic Hypothermia Resource-Limited Areas	Evidence suggests that use of therapeutic hypothermia in resource-limited settings (ie, lack of qualified staff, inadequate equipment, etc) may be considered and offered under clearly defined protocols similar to those used in published clinical trials and in facilities with the capabilities for multidisciplinary care and longitudinal follow-up (Class IIb, LOE-B-R).	new for 2015
2015	Guidelines for Withholding and Discontinuing	However, in individual cases, when counseling a family and constructing a prognosis for survival at gestations below 25 weeks, it is reasonable to consider variables such as perceived accuracy of gestational age assignment, the presence or absence of chorioamnionitis, and the level of care available for location of delivery. It is also recognized that decisions about appropriateness of resuscitation below 25 weeks of gestation will be influenced by region-specific guidelines. In making this statement, a higher value was placed on the lack of evidence for a generalized prospective approach to changing important outcomes over improved retrospective accuracy and locally validated counseling policies. The most useful data for antenatal counseling provides outcome figures for infants alive at the onset of labor, not only for those born alive or admitted to a neonatal intensive care unit (Class IIb, LOE C-LD).	new for 2015
2015	Guidelines for Withholding and Discontinuing	We suggest that, in infants with an Apgar score of 0 after 10 minutes of resuscitation, if the heart rate remain undetectable, it may be reasonable to stop assisted ventilations; however, the decision to continue or discontinue resuscitative efforts must be individualized. Variables to be considered may include whether the resuscitation was considered optimal; availability of advanced neonatal care, such as therapeutic hypothermia; specific circumstances before delivery (eg, known timing of the insult); and wishes expressed by the family (Class IIb, LOE C-LD).	updated for 2015

Downloaded from by guest on March 14, 2016

Appendix Continued

Year Last Reviewed	Topic	Recommendation	Comments
2015	Structure of Educational Programs to Teach Neonatal Resuscitation: Instructors	Until more research is available to clarify the optimal instructor training methodology, it is suggested that neonatal resuscitation instructors be trained using timely, objective, structured, and individually targeted verbal and/or written feedback (Class IIb, LOE C-EO).	new for 2015
2015	Structure of Educational Programs to Teach Neonatal Resuscitation: Providers	Studies that explored how frequently healthcare providers or healthcare students should train showed no differences in patient outcomes (LOE C-EO) but were able to show some advantages in psychomotor performance (LOE B-R) and knowledge and confidence (LOE C-LD) when focused training occurred every 6 months or more frequently. It is therefore suggested that neonatal resuscitation task training occur more frequently than the current 2-year interval (Class IIb, LOE B-R, LOE C-EO, LOE C-LD).	new for 2015

The following recommendations were not reviewed in 2015. For more information, see the *2010 AHA Guidelines for CPR and ECC*, "Part 15: Neonatal Resuscitation."

Year Last Reviewed	Topic	Recommendation	Comments
2010	Temperature Control	All resuscitation procedures, including endotracheal intubation, chest compression, and insertion of intravenous lines, can be performed with these temperature-controlling interventions in place (Class IIb, LOE C).	not reviewed in 2015
2010	Clearing the Airway When Amniotic Fluid Is Clear	Suctioning immediately after birth, whether with a bulb syringe or suction catheter, may be considered only if the airway appears obstructed or if PPV is required (Class IIb, LOE C).	not reviewed in 2015
2010	Assessment of Oxygen Need and Administration of Oxygen	It is recommended that oximetry be used when resuscitation can be anticipated, when PPV is administered, when central cyanosis persists beyond the first 5 to 10 minutes of life, or when supplementary oxygen is administered (Class I, LOE B).	not reviewed in 2015
2010	Administration of Oxygen in Term Infants	It is reasonable to initiate resuscitation with air (21% oxygen at sea level; Class IIb, LOE C).	not reviewed in 2015
2010	Administration of Oxygen in Term Infants	Supplementary oxygen may be administered and titrated to achieve a preductal oxygen saturation approximating the interquartile range measured in healthy term infants after vaginal birth at sea level (Class IIb, LOE B).	not reviewed in 2015
2010	Initial Breaths and Assisted Ventilation	Inflation pressure should be monitored; an initial inflation pressure of 20 cm H_2O may be effective, but $\geq$30 to 40 cm H_2O may be required in some term babies without spontaneous ventilation (Class IIb, LOE C).	not reviewed in 2015
2010	Initial Breaths and Assisted Ventilation	In summary, assisted ventilation should be delivered at a rate of 40 to 60 breaths per minute to promptly achieve or maintain a heart rate of 100 per minute (Class IIb, LOE C).	not reviewed in 2015
2010	Assisted-Ventilation Devices	Target inflation pressures and long inspiratory times are more consistently achieved in mechanical models when T-piece devices are used rather than bags, although the clinical implications of these findings are not clear (Class IIb, LOE C).	not reviewed in 2015
2010	Assisted-Ventilation Devices	Resuscitators are insensitive to changes in lung compliance, regardless of the device being used (Class IIb, LOE C).	not reviewed in 2015
2010	Endotracheal Tube Placement	Although last reviewed in 2010, exhaled CO_2 detection remains the most reliable method of confirmation of endotracheal tube placement (Class IIa, LOE B).	not reviewed in 2015
2010	Chest Compressions	Respirations, heart rate, and oxygenation should be reassessed periodically, and coordinated chest compressions and ventilations should continue until the spontaneous heart rate is <60 per minute (Class IIb, LOE C).	not reviewed in 2015
2010	Epinephrine	Dosing recommendations remain unchanged from 2010. Intravenous administration of epinephrine may be considered at a dose of 0.01 to 0.03 mg/kg of 1:10 000 epinephrine. If an endotracheal administration route is attempted while intravenous access is being established, higher dosing will be needed at 0.05 to 0.1 mg/kg (Class IIb, LOE C).	not reviewed in 2015
2010	Epinephrine	Given the lack of supportive data for endotracheal epinephrine, it is reasonable to provide drugs by the intravenous route as soon as venous access is established (Class IIb, LOE C).	not reviewed in 2015
2010	Volume Expansion	Volume expansion may be considered when blood loss is known or suspected (pale skin, poor perfusion, weak pulse) and the infant's heart rate has not responded adequately to other resuscitative measures (Class IIb, LOE C).	not reviewed in 2015

Downloaded from by guest on March 14, 2016

Appendix Continued

Year Last Reviewed	Topic	Recommendation	Comments
2010	Volume Expansion	An isotonic crystalloid solution or blood may be useful for volume expansion in the delivery room (Class IIb, LOE C).	not reviewed in 2015
2010	Volume Expansion	The recommended dose is 10 mL/kg, which may need to be repeated. When resuscitating premature infants, care should be taken to avoid giving volume expanders rapidly, because rapid infusions of large volumes have been associated with IVH (Class IIb, LOE C).	not reviewed in 2015
2010	Induced Therapeutic Hypothermia Resource-Abundant Areas	Induced therapeutic hypothermia was last reviewed in 2010; at that time it was recommended that infants born at more than 36 weeks of gestation with evolving moderate-to-severe hypoxic-ischemic encephalopathy should be offered therapeutic hypothermia under clearly defined protocols similar to those used in published clinical trials and in facilities with the capabilities for multidisciplinary care and longitudinal follow-up (Class IIa, LOE A).	not reviewed in 2015
2010	Guidelines for Withholding and Discontinuing	The 2010 Guidelines provide suggestions for when resuscitation is not indicated, when it is nearly always indicated, and that under circumstances when outcome remains unclear, that the desires of the parents should be supported (Class IIb, LOE C).	not reviewed in 2015
2010	Briefing/Debriefing	It is still suggested that briefing and debriefing techniques be used whenever possible for neonatal resuscitation (Class IIb, LOE C).	not reviewed in 2015

Downloaded from by guest on March 14, 2016

Part 13: Neonatal Resuscitation: 2015 American Heart Association Guidelines Update for Cardiopulmonary Resuscitation and Emergency Cardiovascular Care (Reprint)

Myra H. Wyckoff, Khalid Aziz, Marilyn B. Escobedo, Vishal S. Kapadia, John Kattwinkel, Jeffrey M. Perlman, Wendy M. Simon, Gary M. Weiner and Jeanette G. Zaichkin

Pediatrics 2015;136;S196; originally published online October 14, 2015;
DOI: 10.1542/peds.2015-3373G

Updated Information & Services	including high resolution figures, can be found at: /content/136/Supplement_2/S196.full.html
References	This article cites 223 articles, 62 of which can be accessed free at: /content/136/Supplement_2/S196.full.html#ref-list-1
Permissions & Licensing	Information about reproducing this article in parts (figures, tables) or in its entirety can be found online at: /site/misc/Permissions.xhtml
Reprints	Information about ordering reprints can be found online: /site/misc/reprints.xhtml

PEDIATRICS is the official journal of the American Academy of Pediatrics. A monthly publication, it has been published continuously since 1948. PEDIATRICS is owned, published, and trademarked by the American Academy of Pediatrics, 141 Northwest Point Boulevard, Elk Grove Village, Illinois, 60007. Copyright © 2015 by the American Academy of Pediatrics. All rights reserved. Print ISSN: 0031-4005. Online ISSN: 1098-4275.

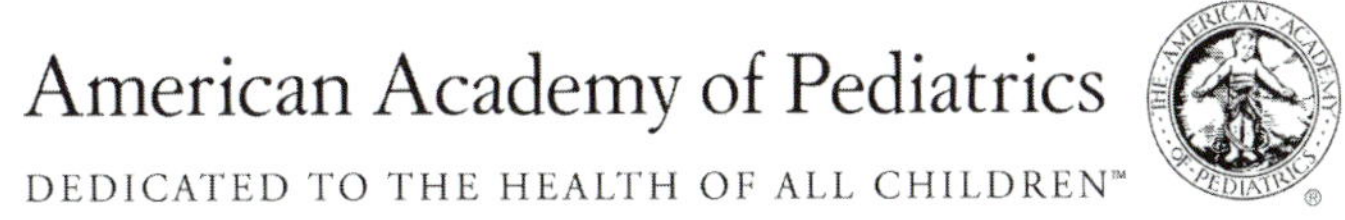

Downloaded from by guest on March 14, 2016

Índice

A

B

C

situaciones en las que sea ético no
iniciar la reanimación, 269–270
y el rol que deben desempeñar los
padres en las decisiones sobre
reanimación, 268
y las leyes relacionadas a la
reanimación neonatal, 271
evaluación del tono muscular, 38
expansor de volumen
administración, 191
cuándo considerar la administración
de, 190
dosis, 190
glóbulos rojos, 190
infusión lenta de, 235
líquido cristaloide, 190
preparación, 191
qué hacer si el bebé no responde
después de administrar,
191–192
resumen, 191
selección de, 190
vías de administración, 191

F

factores de riesgo perinatal aumentando la
probabilidad de reanimación
neonatal, 18
final de la vida, ética y cuidados al,
266–274
flujómetro, oxígeno, 49–50
frecuencia cardíaca, 28
aumento con intubación endotraqueal,
133
como indicación para VPP, 72
cuánto tiempo seguir la reanimación
en un bebé sin que se detecte la,
192–193
después de administrar adrenalina,
188–189
deterioro de función y, 8
en la evaluación de recién nacidos,
44–45
en VPP
primera evaluación, 81–82
dificultad para respirar o baja
saturación de oxígeno con, 86–88
segunda evaluación de, 85–86
indicación de adrenalina y, 187
neumotórax a tensión y, 245
no mejora luego de 60 segundos de
compresiones torácicas, 172–173
respuesta a baja, 45, 165
verificar después de comenzar las
compresiones torácicas,
171–172
frecuencia cardíaca fetal, 28

G

gases en sangre arterial, 217, 235
gestación múltiple, necesidad de
reanimación neonatal y, 18, 19
glotis, 117, 119
máscara laríngea y, 118, 141
mover la lengua para exponer, 126
visión de, 123–124, 127

H

Habilidades de comportamiento claves,
21, 32
HDC. *Consultar* hernia diafragmática
congénita (HDC)
hemorragia gastrointestinal, 216
hernia diafragmática congénita (HDC),
255–257
hidropesía fetal, 18, 247
hipertensión pulmonar, 217
hipertensión pulmonar persistente del
recién nacido (HPPRN), 217
hipertermia, 219
hipoglucemia, 218
en bebés prematuros, 229
hipoplasia pulmonar, 256–257
hipotensión, 217–218
hipotermia
cuándo considerar la hipotermia
terapéutica, 220
en bebés prematuros, 229–231
hipotermia terapéutica, 220
hipovolemia
aguda, 191
expansor de volumen para, 190–191
hipovolemia aguda, 191
HPPRN. *Consultar* hipertensión pulmonar
persistente del recién nacido
(HPPRN)

I

infección
como complicación de inserción de un
catéter venoso umbilical, 194
derrame pleural causado por, 247
letargo debido a, 219
neumonía, 217
información para el equipo previa a la
reanimación, 20–21
insuficiencia renal, 218–219
International Liaison Comitte on
Resuscitation (ILCOR), 53
intubación, endotraqueal. *Consultar*
intubación endotraqueal
intubación endotraqueal, 53, 83, 117–118, 226
afección que empeora después de, 140

antes de comenzar las compresiones
torácicas, 149
ayudando con, 138–139
colocación para, 123–124
no adecuada, 133–134
cómo confirmar la colocación en la
tráquea, 132
cómo realizar, 125
cuándo considerar el uso de, 118
detector de dióxido de carbono,
132–133, 174
equipo para, 119–122
inserción del tubo, 129–130
profundidad, 134–135
lista de verificación de desempeño,
156–161
medicación previa de sedación antes
de, 149
para síndrome de Pierre Robin, 252
para succión, 139
preparación de laringoscopio para, 123
quitar secreciones espesas, 250–251
reanimación con VPP usando, 117
sonidos respiratorios bilaterales para
confirmar la colocación de, 85,
86, 159, 160, 172, 176
sujeción del tubo en, 130–131, 136–138
tiempo permitido para intentar, 131
ventilación a través de, 193-194
vía de administración de adrenalina,
187, 188

L

laringe, 119
laringoscopio, 123
cómo sostener, 125
hojas en intubación endotraqueal, 25,
26, 31
inserción e identificación de los puntos
de referencia claves usando,
126–129
lesión cerebral, 218, 219
lesión neurológica, prevención de, 234–235
leyes relacionadas con la reanimación
neonatal, 271
líquido amniótico, 18, 19, 51
líquido cristaloide, 190
lista de verificación rápida del equipo, 25
listas de verificación de desempeño
compresiones torácicas, 179–182
medicamentos de emergencia, 207–212
pasos iniciales de la atención del recién
nacido, 58–63
preparación para la reanimación, 29–32
ventilación a presión positiva, 110–114
vía aérea alternativa, 156–161
llanto, inicial, 38